# 中华医学百科全书

## 公共卫生学

### 健康教育学

国家出版基金项目
NATIONAL PUBLICATION FOUNDATION

中国协和医科大学出版社

图书在版编目 (CIP) 数据

中华医学百科全书·健康教育学 / 马骁主编 . —北京：中国协和医科大学出版社，2020.1
ISBN 978-7-5679-1370-7

Ⅰ.①中…　Ⅱ.①马…　Ⅲ.①健康教育学－基本知识　Ⅳ.①R

中国版本图书馆 CIP 数据核字（2019）第 222745 号

## 中华医学百科全书·健康教育学

主　　编：马　骁

编　　审：谢　阳

责任编辑：李元君

出版发行：**中国协和医科大学出版社**
（北京东单三条九号　邮编 100730　电话 010-6526 0431）

网　　址：www.pumcp.com

经　　销：新华书店总店北京发行所

印　　刷：北京雅昌艺术印刷有限公司

开　　本：889×1230　1/16

印　　张：16

字　　数：470 千字

版　　次：2020 年 1 月第 1 版

印　　次：2020 年 1 月第 1 次印刷

定　　价：200.00 元

ISBN 978-7-5679-1370-7

# 《中华医学百科全书》编纂委员会

总顾问　吴阶平　韩启德　桑国卫

总指导　陈　竺

总主编　刘德培

副总主编　曹雪涛　李立明　曾益新

编纂委员（以姓氏笔画为序）

| | | | | | |
|---|---|---|---|---|---|
| B·吉格木德 | 丁　洁 | 丁　樱 | 丁安伟 | 于中麟 | 于布为 |
| 于学忠 | 万经海 | 马　军 | 马　骁 | 马　静 | 马　融 | 马中立 |
| 马安宁 | 马建辉 | 马烈光 | 马绪臣 | 王　伟 | 王　辰 | 王　政 |
| 王　恒 | 王　硕 | 王　舒 | 王　键 | 王一飞 | 王一镗 | 王士贞 |
| 王卫平 | 王长振 | 王文全 | 王心如 | 王生田 | 王立祥 | 王兰兰 |
| 王汉明 | 王永安 | 王永炎 | 王华兰 | 王成锋 | 王延光 | 王旭东 |
| 王军志 | 王声湧 | 王坚成 | 王良录 | 王拥军 | 王茂斌 | 王松灵 |
| 王明荣 | 王明贵 | 王宝玺 | 王诗忠 | 王建中 | 王建业 | 王建军 |
| 王建祥 | 王临虹 | 王贵强 | 王美青 | 王晓民 | 王晓良 | 王鸿利 |
| 王维林 | 王琳芳 | 王喜军 | 王晴宇 | 王道全 | 王德文 | 王德群 |
| 木塔力甫·艾力阿吉 | 尤启冬 | 戈　烽 | 牛　侨 | 毛秉智 | 毛常学 |
| 乌　兰 | 文卫平 | 文历阳 | 文爱东 | 方以群 | 尹　佳 | 孔北华 |
| 孔令义 | 孔维佳 | 邓文龙 | 邓家刚 | 书　亭 | 毋福海 | 艾措千 |
| 艾儒棣 | 石　岩 | 石远凯 | 石学敏 | 石建功 | 布仁达来 | 占　堆 |
| 卢志平 | 卢祖洵 | 叶　桦 | 叶冬青 | 叶常青 | 叶章群 | 申昆玲 |
| 申春悌 | 田景振 | 田嘉禾 | 史录文 | 代　涛 | 代华平 | 白春学 |
| 白慧良 | 丛　斌 | 丛亚丽 | 包怀恩 | 包金山 | 冯卫生 | 冯学山 |
| 冯希平 | 边旭明 | 边振甲 | 匡海学 | 邢小平 | 达万明 | 达庆东 |
| 成　军 | 成翼娟 | 师英强 | 吐尔洪·艾买尔 | 吕时铭 | 吕爱平 |
| 朱　珠 | 朱万孚 | 朱立国 | 朱华栋 | 朱宗涵 | 朱建平 | 朱晓东 |
| 朱祥成 | 乔延江 | 伍瑞昌 | 任　华 | 任钧国 | 华　伟 | |
| 伊河山·伊明 | 向　阳 | 多　杰 | 邬堂春 | 庄　辉 | 庄志雄 |
| 刘　平 | 刘　进 | 刘　玮 | 刘　蓬 | 刘大为 | 刘小林 | 刘中民 |
| 刘玉清 | 刘尔翔 | 刘训红 | 刘永锋 | 刘吉开 | 刘伏友 | 刘芝华 |
| 刘华平 | 刘华生 | 刘志刚 | 刘克良 | 刘更生 | 刘迎龙 | 刘建勋 |
| 刘胡波 | 刘树民 | 刘昭纯 | 刘俊涛 | 刘洪涛 | 刘献祥 | 刘嘉瀛 |

| | | | | | | |
|---|---|---|---|---|---|---|
| 刘德培 | 闫永平 | 米 玛 | 米光明 | 许 媛 | 许腊英 | 那彦群 |
| 阮长耿 | 阮时宝 | 孙 宁 | 孙 光 | 孙 皎 | 孙 锟 | 孙长颢 |
| 孙少宣 | 孙立忠 | 孙则禹 | 孙秀梅 | 孙建中 | 孙建方 | 孙建宁 |
| 孙贵范 | 孙晓波 | 孙海晨 | 孙景工 | 孙颖浩 | 孙慕义 | 严世芸 |
| 苏 川 | 苏 旭 | 苏荣扎布 | 杜元灏 | 杜文东 | 杜治政 | 杜惠兰 |
| 李 龙 | 李 飞 | 李 东 | 李 宁 | 李 刚 | 李 丽 | 李 波 |
| 李 勇 | 李 桦 | 李 鲁 | 李 磊 | 李 燕 | 李 冀 | 李大魁 |
| 李云庆 | 李太生 | 李日庆 | 李玉珍 | 李世荣 | 李立明 | 李永哲 |
| 李志平 | 李连达 | 李灿东 | 李君文 | 李劲松 | 李其忠 | 李若瑜 |
| 李松林 | 李泽坚 | 李宝馨 | 李建勇 | 李映兰 | 李莹辉 | 李晓明 |
| 李继承 | 李森恺 | 李曙光 | 杨 凯 | 杨 恬 | 杨 健 | 杨 硕 |
| 杨化新 | 杨文英 | 杨世民 | 杨世林 | 杨伟文 | 杨克敌 | 杨国山 |
| 杨宝峰 | 杨炳友 | 杨晓明 | 杨跃进 | 杨腊虎 | 杨瑞馥 | 杨慧霞 |
| 励建安 | 连建伟 | 肖 波 | 肖 南 | 肖永庆 | 肖海峰 | 肖培根 |
| 肖鲁伟 | 吴 东 | 吴 江 | 吴 明 | 吴 信 | 吴令英 | 吴立玲 |
| 吴欣娟 | 吴勉华 | 吴爱勤 | 吴群红 | 吴德沛 | 邱建华 | 邱贵兴 |
| 邱海波 | 邱蔚六 | 何 维 | 何 勤 | 何方方 | 何绍衡 | 何春涤 |
| 何裕民 | 余争平 | 余新忠 | 狄 文 | 冷希圣 | 汪 海 | 汪受传 |
| 沈 岩 | 沈 岳 | 沈 敏 | 沈 铿 | 沈卫峰 | 沈心亮 | 沈华浩 |
| 沈俊良 | 宋国维 | 张 泓 | 张 学 | 张 亮 | 张 强 | 张 霆 |
| 张 澍 | 张大庆 | 张为远 | 张世民 | 张华敏 | 张志愿 | 张丽霞 |
| 张伯礼 | 张宏誉 | 张劲松 | 张奉春 | 张宝仁 | 张宇鹏 | 张建中 |
| 张建宁 | 张承芬 | 张琴明 | 张富强 | 张新庆 | 张潍平 | 张德芹 |
| 张燕生 | 陆 华 | 陆 林 | 陆小左 | 陆付耳 | 陆伟跃 | 陆静波 |
| 阿不都热依木·卡地尔 | | 陈 文 | 陈 杰 | 陈 实 | 陈 洪 | 陈 琪 |
| 陈 楠 | 陈 薇 | 陈士林 | 陈大为 | 陈文祥 | 陈代杰 | 陈红风 |
| 陈尧忠 | 陈志南 | 陈志强 | 陈规化 | 陈国良 | 陈佩仪 | 陈家旭 |
| 陈智轩 | 陈锦秀 | 陈誉华 | 邵 蓉 | 邵荣光 | 武志昂 | |
| 其仁旺其格 | 范 明 | 范炳华 | 林三仁 | 林久祥 | 林子强 | 林江涛 |
| 林曙光 | 杭太俊 | 欧阳靖宇 | 尚 红 | 果德安 | 明根巴雅尔 | 易定华 |
| 易著文 | 罗 力 | 罗 毅 | 罗小平 | 罗长坤 | 罗永昌 | 罗颂平 |
| 帕尔哈提·克力木 | | 帕塔尔·买合木提·吐尔根 | | | 图门巴雅尔 | 岳建民 |
| 金 玉 | 金 奇 | 金少鸿 | 金伯泉 | 金季玲 | 金征宇 | 金银龙 |
| 金惠铭 | 郁 琦 | 周 兵 | 周 林 | 周永学 | 周光炎 | 周灿全 |
| 周良辅 | 周纯武 | 周学东 | 周宗灿 | 周定标 | 周宜开 | 周建平 |
| 周建新 | 周荣斌 | 周福成 | 郑一宁 | 郑家伟 | 郑志忠 | 郑金福 |

| | | | | | | |
|---|---|---|---|---|---|---|
| 郑法雷 | 郑建全 | 郑洪新 | 郎景和 | 房 敏 | 孟 群 | 孟庆跃 |
| 孟静岩 | 赵 平 | 赵 群 | 赵子琴 | 赵中振 | 赵文海 | 赵玉沛 |
| 赵正言 | 赵永强 | 赵志河 | 赵彤言 | 赵明杰 | 赵明辉 | 赵耐青 |
| 赵继宗 | 赵铱民 | 郝 模 | 郝小江 | 郝传明 | 郝晓柯 | 胡 志 |
| 胡大一 | 胡文东 | 胡向军 | 胡国华 | 胡昌勤 | 胡晓峰 | 胡盛寿 |
| 胡德瑜 | 柯 杨 | 查 干 | 柏树令 | 柳长华 | 钟翠平 | 钟赣生 |
| 香多·李先加 | | 段 涛 | 段金廒 | 段俊国 | 侯一平 | 侯金林 |
| 侯春林 | 俞光岩 | 俞梦孙 | 俞景茂 | 饶克勤 | 姜小鹰 | 姜玉新 |
| 姜廷良 | 姜国华 | 姜柏生 | 姜德友 | 洪 两 | 洪 震 | 洪秀华 |
| 洪建国 | 祝庆余 | 祝蔯晨 | 姚永杰 | 姚祝军 | 秦 川 | 袁文俊 |
| 袁永贵 | 都晓伟 | 晋红中 | 粟占国 | 贾 波 | 贾建平 | 贾继东 |
| 夏照帆 | 夏慧敏 | 柴光军 | 柴家科 | 钱传云 | 钱忠直 | 钱家鸣 |
| 钱焕文 | 倪 鑫 | 倪 健 | 徐 军 | 徐 晨 | 徐永健 | 徐志云 |
| 徐志凯 | 徐克前 | 徐金华 | 徐建国 | 徐勇勇 | 徐桂华 | 凌文华 |
| 高 妍 | 高 晞 | 高志贤 | 高志强 | 高学敏 | 高金明 | 高健生 |
| 高树中 | 高思华 | 高润霖 | 郭 岩 | 郭小朝 | 郭长江 | 郭巧生 |
| 郭宝林 | 郭海英 | 唐 强 | 唐朝枢 | 唐德才 | 诸欣平 | 谈 勇 |
| 谈献和 | 陶·苏和 | 陶广正 | 陶永华 | 陶芳标 | 陶建生 | 黄 峻 |
| 黄 烽 | 黄人健 | 黄叶莉 | 黄宇光 | 黄国宁 | 黄国英 | 黄跃生 |
| 黄璐琦 | 萧树东 | 梅长林 | 曹 佳 | 曹广文 | 曹务春 | 曹建平 |
| 曹洪欣 | 曹济民 | 曹雪涛 | 曹德英 | 龚千锋 | 龚守良 | 龚非力 |
| 袭著革 | 常耀明 | 崔 蒙 | 崔丽英 | 庾石山 | 康 健 | 康廷国 |
| 康宏向 | 章友康 | 章锦才 | 章静波 | 梁显泉 | 梁铭会 | 梁繁荣 |
| 谌贻璞 | 屠鹏飞 | 隆 云 | 绳 宇 | 巢永烈 | 彭 成 | 彭 勇 |
| 彭明婷 | 彭晓忠 | 彭瑞云 | 彭毅志 | 斯拉甫·艾白 | | 葛 坚 |
| 葛立宏 | 董方田 | 蒋力生 | 蒋建东 | 蒋建利 | 蒋澄宇 | 韩晶岩 |
| 韩德民 | 惠延年 | 粟晓黎 | 程 伟 | 程天民 | 程训佳 | 童培建 |
| 曾 苏 | 曾小峰 | 曾正陪 | 曾学思 | 曾益新 | 谢 宁 | 谢立信 |
| 蒲传强 | 赖西南 | 赖新生 | 詹启敏 | 詹思延 | 鲍春德 | 窦科峰 |
| 窦德强 | 赫 捷 | 蔡 威 | 裴国献 | 裴晓方 | 裴晓华 | 管柏林 |
| 廖品正 | 谭仁祥 | 谭先杰 | 翟所迪 | 熊大经 | 熊鸿燕 | 樊飞跃 |
| 樊巧玲 | 樊代明 | 樊立华 | 樊明文 | 樊瑜波 | 黎源倩 | 颜 虹 |
| 潘国宗 | 潘柏申 | 潘桂娟 | 薛社普 | 薛博瑜 | 魏光辉 | 魏丽惠 |
| 藤光生 | | | | | | |

# 《中华医学百科全书》学术委员会

梁文权　　梁德荣　　彭名炜　　董　怡　　温　海　　程元荣　　程书钧
程伯基　　傅民魁　　曾长青　　曾宪英　　裘雪友　　甄永苏　　褚新奇
蔡年生　　廖万清　　樊明文　　黎介寿　　薛　淼　　戴行锷　　戴宝珍
戴尅戎

# 公共卫生学

总主编

李立明　　北京大学

## 本卷编委会

主　编

马　骁　　四川大学华西公共卫生学院

副主编

米光明　　河北大学公共卫生学院

编　委（以姓氏笔画为序）

田本淳　　中国健康教育中心

李　枫　　复旦大学公共卫生学院

周　欢　　四川大学华西公共卫生学院

娄晓民　　郑州大学公共卫生学院

常　春　　北京大学公共卫生学院

学术秘书

周　欢　　四川大学华西公共卫生学院

# 前　言

《中华医学百科全书》终于和读者朋友们见面了！

古往今来，凡政通人和、国泰民安之时代，国之重器皆为科技、文化领域的鸿篇巨制。唐代《艺文类聚》、宋代《太平御览》、明代《永乐大典》、清代《古今图书集成》等，无不彰显盛世之辉煌。新中国成立后，国家先后组织编纂了《中国大百科全书》第一版、第二版，成为我国科学文化事业繁荣发达的重要标志。医学的发展，从大医学、大卫生、大健康角度，集自然科学、人文社会科学和艺术之大成，是人类社会文明与进步的集中体现。随着经济社会快速发展，医药卫生领域科技日新月异，知识大幅更新。广大读者对医药卫生领域的知识文化需求日益增长，因此，编纂一部医药卫生领域的专业性百科全书，进一步规范医学基本概念，整理医学核心体系，传播精准医学知识，促进医学发展和人类健康的任务迫在眉睫。在党中央、国务院的亲切关怀以及国家各有关部门的大力支持下，《中华医学百科全书》应运而生。

作为当代中华民族"盛世修典"的重要工程之一，《中华医学百科全书》肩负着全面总结国内外医药卫生领域经典理论、先进知识，回顾展现我国卫生事业取得的辉煌成就，弘扬中华文明传统医药璀璨历史文化的使命。《中华医学百科全书》将成为我国科技文化发展水平的重要标志、医药卫生领域知识技术的最高"检阅"、服务千家万户的国家健康数据库和医药卫生各学科领域走向整合的平台。

肩此重任，《中华医学百科全书》的编纂力求做到两个符合。一是符合社会发展趋势：全面贯彻以人为本的科学发展观指导思想，通过普及医学知识，增强人民群众健康意识，提高人民群众健康水平，促进社会主义和谐社会构建。二是符合医学发展趋势：遵循先进的国际医学理念，以"战略前移、重心下移、模式转变、系统整合"的人口与健康科技发展战略为指导。同时，《中华医学百科全书》的编纂力求做到两个体现：一是体现科学思维模式的深刻变革，即学科交叉渗透/知识系统整合；二是体现继承发展与时俱进的精神，准确把握学科现有基础理论、基本知识、基本技能以及经典理论知识与科学思维精髓，深刻领悟学科当前面临的交叉渗透与整合转化，敏锐洞察学科未来的发展趋势与突破方向。

作为未来权威著作的"基准点"和"金标准"，《中华医学百科全书》编纂过程中，制定了严格的主编、编者遴选原则，聘请了一批在学界有相当威望、具有较高学术造诣和较强组织协调能力的专家教授（包括多位两院院士）担任大类主编和学科卷主编，确保全书的科学性与权威性。另外，还借鉴了已有百科全书的编写经验。鉴于《中华医学百科全书》的编纂过程本身带有科学研究性质，还聘请了若干科研院所的科研管理专家作为特约编审，站在科研管理的高度为全书的顺利编纂保驾护航。除了编者、编审队伍外，还制订了详尽的质量保证计划。编纂委员会和工作委员会秉持质量源于设计的理念，共同制订了一系列配套的质量控制规范性文件，建立了一套切实可行、行之有效、效率最优的编纂质量管理方案和各种情况下的处理原则及预案。

《中华医学百科全书》的编纂实行主编负责制，在统一思想下进行系统规划，保证良好的全程质量策划、质量控制、质量保证。在编写过程中，统筹协调学科内各编委、卷内条目以及学科间编委、卷间条目，努力做到科学布局、合理分工、层次分明、逻辑严谨、详略有方。在内容编排上，务求做到"全准精新"。形式"全"：学科"全"，册内条目"全"，全面展现学科面貌；内涵"全"：知识结构"全"，多方位进行条目阐释；联系整合"全"：多角度编制知识网。数据"准"：基于权威文献，引用准确数据，表述权威观点；把握"准"：审慎洞察知识内涵，准确把握取舍详略。内容"精"："一语天然万古新，豪华落尽见真淳。"内容丰富而精练，文字简洁而规范；逻辑"精"："片言可以明百意，坐驰可以役万里。"严密说理，科学分析。知识"新"：以最新的知识积累体现时代气息；见解"新"：体现出学术水平，具有科学性、启发性和先进性。

《中华医学百科全书》之"中华"二字，意在中华之文明、中华之血脉、中华之视角，而不仅限于中华之地域。在文明交织的国际化浪潮下，中华医学汲取人类文明成果，正不断开拓视野，敞开胸怀，海纳百川般融入，润物无声状拓展。《中华医学百科全书》秉承了这样的胸襟怀抱，广泛吸收国内外华裔专家加入，力求以中华文明为纽带，牵系起所有华人专家的力量，展现出现今时代下中华医学文明之全貌。《中华医学百科全书》作为由中国政府主导，参与编纂学者多、分卷学科设置全、未来受益人口广的国家重点出版工程，得到了联合国教科文等组织的高度关注，对于中华医学的全球共享和人类的健康保健，都具有深远意义。

《中华医学百科全书》分基础医学、临床医学、中医药学、公共卫生学、军事与特种医学和药学六大类，共计144卷。由中国医学科学院/北京协和医学院牵头，联合军事医学科学院、中国中医科学院和中国疾病预防控制中心，带动全国知名院校、科研单位和医院，有多位院士和海内外数千位优秀专家参加。国内知名的医学和百科编审汇集中国协和医科大学出版社，并培养了一批热爱百科事业的中青年编辑。

回览编纂历程，犹然历历在目。几年来，《中华医学百科全书》编纂团队呕心沥血，孜孜矻矻。组织协调坚定有力，条目撰写字斟句酌，学术审查一丝不苟，手书长卷撼人心魂……在此，谨向全国医学各学科、各领域、各部门的专家、学者的积极参与以及国家各有关部门、医药卫生领域相关单位的大力支持致以崇高的敬意和衷心的感谢！

《中华医学百科全书》的编纂是一项泽被后世的创举，其牵涉医学科学众多学科及学科间交叉，有着一定的复杂性；需要体现在当前医学整合转型的新形式，有着相当的创新性；作为一项国家出版工程，有着毋庸置疑的严肃性。《中华医学百科全书》开创性和挑战性都非常强。由于编纂工作浩繁，难免存在差错与疏漏，敬请广大读者给予批评指正，以便在今后的编纂工作中不断改进和完善。

刘德培

# 凡 例

一、《中华医学百科全书》（以下简称《全书》）按基础医学类、临床医学类、中医药学类、公共卫生类、军事与特种医学类、药学类的不同学科分卷出版。一学科辑成一卷或数卷。

二、《全书》基本结构单元为条目，主要供读者查检，亦可系统阅读。条目标题有些是一个词，例如"自杀"；有些是词组，例如"自杀行为"。

三、由于学科内容有交叉，会在不同卷设有少量同名条目。例如《健康教育学》《儿童少年卫生学》都设有"健康促进学校"条目。其释文会根据不同学科的视角不同各有侧重。

四、条目标题上方加注汉语拼音，条目标题后附相应的外文。例如：

jiànkāng jiàoyù
**健康教育**（health education）

五、本卷条目按学科知识体系顺序排列。为便于读者了解学科概貌，卷首条目分类目录中条目标题按阶梯式排列，例如：

健康相关行为 ·······················································

　成瘾行为 ···························································

　自杀行为 ···························································

健康教育行为改变理论 ·············································

　健康信念模式 ·····················································

　　自我效能 ·······················································

　　保护动机理论 ···················································

　行为变化阶段模式 ·················································

　理性行为理论 ·····················································

六、各学科都有一篇介绍本学科的概观性条目，一般作为本学科卷的首条。介绍学科大类的概观性条目，列在本大类中基础性学科卷的学科概观性条目之前。

七、条目之中设立参见系统，体现相关条目内容的联系。一个条目的内容涉及其他条目，需要其他条目的释文作为补充的，设为"参见"。所参见的本卷条目的标题在本条目释文中出现的，用蓝色楷体字印刷；所参见的本卷条目的标题未在本条目释文中出现的，在括号内用蓝色楷体字印刷该标题，另加"见"字；参见其他卷条目的，注明参见条所属学科卷名，如"参见□□□卷"或"参见□□□卷□□□□"。

八、《全书》医学名词以全国科学技术名词审定委员会审定公布的为标准。同一概念或疾病在不同学科有不同命名的，以主科所定名词为准。字数较多，释文中拟用简称的名词，每个条目中第一次出现时使用全称，并括注简称，例如：甲型病毒性肝炎（简称甲肝）。个别众所周知的名词直接使用简称、缩写，例如：B超。药物名称参照《中华人民共和国药典》2015年版和《国家基本药物目录》2012年版。

九、《全书》量和单位的使用以国家标准GB 3100～3102—1993《量和单位》为准。援引古籍或外文时维持原有单位不变。必要时括注与法定计量单位的换算。

十、《全书》数字用法以国家标准GB/T 15835—2011《出版物上数字用法》为准。

十一、正文之后设有内容索引和条目标题索引。内容索引供读者按照汉语拼音字母顺序查检条目和条目之中隐含的知识主题。条目标题索引分为条目标题汉字笔画索引和条目外文标题索引，条目标题汉字笔画索引供读者按照汉字笔画顺序查检条目，条目外文标题索引供读者按照外文字母顺序查检条目。

十二、部分学科卷根据需要设有附录，列载本学科有关的重要文献资料。

# 目　录

jiànkāng jiàoyùxué

## 健康教育学（health education science）

研究健康相关行为和健康教育基本理论与方法的科学。健康教育学建立于公共卫生和预防医学与行为科学交叉融合的基础之上，并吸取了其他相关学科的理论与方法。由于行为与生活方式是健康和疾病的主要决定因素之一，因此健康教育学是公共卫生与预防医学一级学科下的重要二级学科。

**发展简史**　关于健康和疾病的知识的传播，无疑起源于远古，应是人类最早的"卫生"活动。但在很长的历史时期中，健康教育都处于自发的、无理论的状态。直到第二次世界大战以后，1949年在美国芝加哥的一次跨学科会议上"行为科学"正式建立，才产生了"健康教育学"的科学基础。几乎与此同时，"传播学"作为一门独立的学科也建立起来，加之"教育学""教育心理学"等学科的发展，成为健康教育学重要的理论和方法学来源。20世纪中期以后，人类疾病谱发生根本变化，慢性疾病成为主要威胁，行为和生活方式对健康和疾病的影响越来越受到重视，相关研究加快，关于人的健康相关行为和健康教育规律的研究成果逐渐具有系统性和一般性。1989年美国著名健康教育学家劳伦斯·格林教授（Lawrence W. Green）等所著《健康教育计划设计—PRECEDE 模式》（PRECEDE，即 predisposing, reinforcing and enabling constructs in educational/environmental diagnosis and evaluation，意为"在教育/环境诊断和评价中的倾向因素、促成因素和强化因素"）和 1991 年所著的《健康促进计划：教育与环境途径》（Health Promotion Planning：An Educational and Environmental Approach）；1994 年美国阿拉巴马大学伯明翰分校的健康教育学家理查德·温沙教授等所著《健康促进、健康教育和疾病预防项目的评价》（Evaluation of Health Promotion, Health Education, and Disease Prevention Programs）；1995 年世界卫生组织的文献《健康新视野》（New Horizons in Health）；1997 年美国路易斯维尔大学的健康教育学者大卫·高士曼教授所著《健康行为研究指南》（Handbook of Health Behavior Research）等一系列文献的发表，标志着健康教育学的建立。中国是人类文明的发源地之一，两千多年以来一系列典籍中包含有关于健康教育的阐述。1915 年"中华医学会"成立、1926 年北京协和医学院"丙寅医学社"成立，均以健康教育为重要使命。1934 年陈志潜编译出版《健康教育原理》（［美］C. F. Turner 原著），是近现代国外健康教育理论传入中国的开端。新中国建立后，全国性的卫生宣教体系的建立、"爱国卫生运动"等重要工作的开展，为中国积累相关经验，形成对健康教育规律的认识创造了条件。1958 年邓宗禹等发表《卫生宣传教育》。1988 年 5 月贾伟廉主编出版《健康教育学》。1993 年 9 月黄敬亨、张铁民、朱锡莹、马骁、米光明等学者编写出版《健康教育学》《健康行为学》《健康心理学》和《健康传播学》，以及 2004 年 1 月马骁主编出版国家级规划教材《健康教育学》（第一版），是中国健康教育学科逐步建立的标志。

**研究对象**　以人类健康相关行为为研究对象。

**研究目的**　健康相关行为是决定人类健康与疾病的四大类因素之一，并占据首位，因此健康教育学研究的根本目的是了解人类个体、群体或团体的行为与疾病或健康问题的关系，并分析、评估和推断健康相关行为（主要是危害健康的行为）发生发展的原因与影响因素。其次是研究通过健康教育改善对象人群或个体的健康相关行为的规律、形成和发展理论与方法。

**研究内容**　①基本概念体系。健康教育和健康教育学的性质、任务、意义、特征，在公共卫生和预防医学系统及学科中的作用与地位等；健康相关行为和健康教育的基本术语概念体系；健康教育学的知识体系；健康教育专业工作基本策略、措施和过程；健康教育和健康教育学的历史经验和发展趋势等。②健康相关行为和健康教育的基本理论。主要为两部分，一是基于"行为科学"的关于健康相关行为的主要知识，特别是基于心理学、社会学和文化人类学中关于行为发生发展与主要影响因素的知识；二是健康教育学用于解释和预测健康相关行为，指导健康教育干预的专门理论或理论模式。③健康教育的方法学。当前主要包括三个部分，一是心理学、社会学、传播学、教育学、管理学等学科的方法在健康教育中的应用；二是健康教育专业工作的计划、设计、实施、评价，以及健康教育专业工作、社区健康教育工作和基本公共卫生服务中的健康教育工作的整合等；三是行为科学与健康教育学理论在实际应用中的定量和定性研究方法，及其与流行病学、统计学、系统科学等学科的方法的整合。④健康教育工作的具体策略和方法。适用于不同疾病或健康问题、人群、场所的健康教育方法。

**研究方法** 因健康相关行为的复杂性，健康教育学的研究方法以系统科学为指导。对于健康相关行为及其影响因素的分布，健康教育学主要基于流行病学和统计学理论与方法进行研究设计。健康教育学使用观察和试验方法采集健康相关行为和其影响因素，以及健康教育干预的数据资料，心理学、社会科学、文化人类学、教育学和传播学的理论与方法是重要基础。健康教育学整合应用定量、定性和系统科学的方法分析数据资料，以归纳、判断、推理健康相关行为和健康教育的规律。

**与相关学科的关系** 健康教育学是行为科学与公共卫生和预防医学相结合的产物，所以公共卫生、基础医学和临床医学的知识是健康教育学的前提。心理学、社会科学和文化人类学是行为科学的主要成分，所以这些学科的理论和方法是健康教育学的基石。此外，健康教育学还从传播学、教育学、管理学等学科借鉴理论和方法。随着健康教育学的发展，健康相关行为的复杂性逐渐被认识，因此系统科学的理论与方法开始被健康教育学所引用。

（马 晓）

jiànkāng jiàoyù

# 健康教育（health education）

帮助对象人群和个体改善健康相关行为的一种系统的社会活动。人的行为与生活方式是健康和疾病的主要决定因素之一。几乎所有人类疾病都与人的行为有关。世界卫生组织在《2002 年世界卫生报告》中指出必须将改善人们的行为作为减少疾病风险的最重要策略之一。而改善人们健康相关行为的任务主要地由健康教育来承担。

**主要任务** 健康教育通过调查研究了解目标行为的分布及其特征，探索其与相关疾病或健康问题的关系，分析、归纳和推断导致其发生发展的原因与影响因素；在此基础上，依据有关知识和技术进行干预设计，采取切合实际的组织形式与工作机制，实施健康信息传播等多方面、多层次的干预措施，促使对象人群或个体自觉采纳有利于健康的行为和生活方式；并且，在干预设计、实施中和干预后进行评价。从而帮助人们避免或减少暴露于危险因素，达到预防疾病、治疗康复、提高健康水平的目的。

**特点** 健康教育既是一个卫生工作领域，也是一种卫生工作方法。健康教育以改善人们的健康相关行为为特定目标和工作任务，以此防制疾病，增进健康，是医疗卫生的一个独立的专业工作领域；健康教育同时又是对人们的健康相关行为及其影响因素进行研究和干预的方法，因而被广泛应用于公共卫生、预防医学和临床医学的各个方面。

**发展简史** 古代人类的生存和种族的延续面临比今天更大的挑战，将前人或自身在实践中积累起来的关于避免伤害、预防疾病的知识和技能传授给同伴和下一代，无疑是重要的社会活动。随着社会发展及健康知识的积累，一些最重要、最基本的相关行为要求逐渐成为全社会都必须遵守的规范，但大量的健康知识和技能依然需要通过信息传播和教育等活动来扩散和传承。第二次世界大战后行为科学体系的形成和传播学、管理科学等的发展日趋成熟，为健康教育从自然的、缺乏理论指导的状态转变为自觉的、建立在科学理论和方法学基础上的系统的社会活动创造了条件。另外，人类行为与生活方式的改变、疾病谱的变化和新的严重传染性疾病的出现，以及人们对健康的更强烈的追求，也使健康教育越来越受到关注与重视。

1920 年，中国出现第一部健康教育影片《驱灭蚊蝇》。1924年中国最早的健康教育期刊《卫生》创刊。1931 年中央大学教育学院设立卫生教育科提供学士学位教育。1933 年陈志潜发表"定县乡村健康教育实验报告"。1934年徐苏恩主编出版《学校健康教育》。1936 年"中华健康教育学会"在南京成立。另外，中国共产党领导下的红色根据地为保障人民和军队的健康而十分重视并在极端艰难的条件下积极开展健康教育工作。1929 年在赣东北的红军总医院开设卫生宣传栏。1931 年《健康》在江西瑞金创刊。1933 年，红军总卫生部出版大众健康教育刊物《卫生讲话》。1934 年在中华苏维埃共和国中央政府中建立常设卫生宣传管理机构，同年编辑出版《卫生常识》。1937 年在延安，《新中华报》开设《卫生突击》栏。在抗日战争和解放战争中，根据地与解放区的卫生宣教活动广泛开展，为民族独立、人民解放做出了贡献。新中国建立后，1951 年中央卫生部卫生宣传处、电化教育所、卫生宣教器材制造所建立，随后各地卫生教育所（馆）相继成立。至 1986 年，各省（自治区、直辖市）和 70 多个大中城市建立了健康教育专业机构；1997 年，全国已有健康教育机构 2 654 个，全国大多数县都建立了健康教育所，各级卫生防疫站、妇幼保健院

（所）也普遍设立卫生宣教科（室）；健康教育专业队伍规模显著扩大。1984年"中国卫生宣传教育协会"在北京成立，下设健康教育研究会，标志着中国正式采用"健康教育"名称。1985年专业学术期刊《中国健康教育》创刊。1986年中国健康教育研究所正式建立，至此中国形成了比较完整的健康教育组织体系。从20世纪80年代后期始，当时的上海医科大学、北京医科大学、华西医科大学、同济医科大学、河北省职工医学院等一批重点大学和专科学校开始培养健康教育领域的学士和专科人才；2000年以后，部分院校开始培养健康教育学专业的硕士和博士。与此同时期，在国家的组织领导和各级健康教育机构的努力下，以"亿万农民健康促进行动""健康促进学校""健康素养"等为代表的健康促进/健康教育活动在全国蓬勃发展；与世界卫生组织、联合国儿童基金会、联合国艾滋病署等国际卫生组织的合作日益广泛，大规模的国际合作健康促进/健康教育项目成功实施；采用新的信息技术的健康教育策略、方法、途径等越来越丰富，与各社会部门合作建立的正式和非正式健康教育网络越来越普遍；在防制艾滋病、重症急性呼吸综合征（SARS）等严重威胁人类健康的疾病中，和在汶川特大地震灾后的公共卫生工作中，健康教育所取得的显著成效一再证明其不可替代的重要意义和地位。

**前景展望**　1997年《中共中央、国务院关于卫生改革与发展的决定》明确指出："要十分重视健康教育"。2005年1月，卫生部发布《全国健康教育与健康促进工作规划纲要》。在党的"十八大"以后，2016年8月中共中央和国务院颁发《"健康中国2030"规划纲要》，在"第一篇 总体战略"后即为"第二篇 普及健康生活"，包含"加强健康教育""塑造自主自律的健康行为"和"提高全民身体素质"三部分内容。2019年6月国家卫生与健康委员会发布《健康中国行动（2019～2030年）》，最主要内容即是通过健康教育改善人们的健康相关行为和生活方式。因此，中国健康教育事业一定会有更大、更深入的发展，并将为保护和促进中华民族的健康做出更大的贡献。

（马　骁）

jiànkāng cùjìn

## 健康促进 （health promotion）

促使人们维护和提高他们自身健康的过程，是协调人类与环境的战略，它规定个人与社会对健康各自所负的责任。这是1986年11月世界卫生组织召开的第一届健康促进国际会议给出的定义，根据这一定义，健康促进具有人类健康和医学卫生工作的战略性质。

美国著名健康教育学家劳伦斯·格林教授（Prof. Lawrence W. Green）等人认为："健康促进指一切能促使行为和生活条件向有益于健康改变的教育和环境支持的综合体"。世界卫生组织西太区办事处1995年发表《健康新视野》（New Horizons in Health），提出："健康促进指个人与其家庭、社区和国家一起采取措施，鼓励健康的行为，增强人们改进和处理自身健康问题的能力。"

由此可知，对健康促进存在着广义和狭义的理解。将健康促进视为当前防制疾病、增进健康的总体战略，这是广义的理解；将健康促进视为一种工作策略或行动，这是狭义的理解。在实践中，广义和狭义的理解都是有意义的。

**《渥太华宣言》**　1986年11月在加拿大渥太华召开的第一届健康促进国际会议所发表的宣言，又称《渥太华宪章》（Ottawa Delaration），将5方面的活动列为健康促进的优先领域：①建立促进健康的公共政策。促进健康的公共政策多样而互补：政策、法规、财政、税收和组织改变等。由此可将健康问题提到各级各部门的议事日程上，使之了解其决策对健康的影响并需承担健康责任。②创造健康支持环境。创造安全、舒适、满意、愉悦的工作和生活条件，为人们提供免受疾病威胁的保护，促使人们提高增进健康的能力及自立程度。环境包括人们的家庭、工作和休闲地、当地社区，还包括人们获取健康资源的途径。这需要保护自然和自然资源。营造健康的支持环境有很多要素，如政治行动，发展和完善有助于营造该种环境的政策法规；经济行动，尤其是鼓励经济的可持续发展。③加强社区行动。发动社区力量，利用社区资源，形成灵活机制，增进自我帮助和社会支持，提高解决健康问题的能力。确定健康问题和需求是社区行动的出发点，社区群众的参与是社区行动的核心。这要求社区群众能够连续、充分地获得健康信息、学习机会以及资金支持。④发展个人技能。通过提供健康信息和教育来帮助人们提高作出健康选择的能力，并支持个人和社会的发展。由此可使人们更有效地维护自身健康和生存环境。学校、家庭和工作场所均有责任在发展个人技能方面提供帮助。⑤调整卫生服务方向。卫生部门不应仅仅提供临床治疗服务，而应该将预防保健和健康促进作为服务模式的一部分。卫生研究和专业教育培训也应转变，要把完整的人的健康需求作为服务内容。卫生服务责任应由个人、社区组织、卫生专业人员、卫生机构、工商业部门和政府共同来承担。

《渥太华宣言》还提出了健康促进的3项基本策略。①倡导（advocacy）。倡导政策支持、社会各界对健康措施的认同和卫生部门调整服务方向，激发社会关注和群众参与，从而创造有利健康的社会经济、文化与环境条件。②赋能（empowerment）。又称"增权""赋权"。帮助群众具备正确的观念、科学的知识、可行的技能，激发其朝向完全健康的潜力；使群众获得控制那些影响自身健康的决策和行动的能力，从而有助于保障人人享有卫生保健及资源的平等机会；使社区的集体行动能在更大程度上影响和控制与社区健康和生活质量相关的因素。③协调（mediation）。协调不同个人、家庭、社区、社会相关部门、政府和非政府组织等在健康促进中的利益和行动，组成强大的联盟与社会支持体系，共同努力实现健康目标。

此外，联合国儿童基金会指出"社会动员"是健康促进的核心策略。

**《雅加达宣言》**　1997年7月在印度尼西亚首都雅加达举行的第四届国际健康促进大会所发表的《雅加达宣言》，对于指导21世纪健康促进的发展而提出5个重点：①提高对健康的社会责任。②增加对健康发展的资金投入。③扩大健康促进的合作关系。④增强社团及个人能力。⑤保护

健康促进工作的基层组织。

**《上海宣言》**　于2016年11月在中国上海举行的第九届全球健康促进大会上通过了《2030可持续发展中的健康促进上海宣言》，提出"为健康做出大胆的政治选择"，要求"优先选择良好治理、以城市和社区为平台的地方行动和通过提高健康素养的人民赋权，创新发展，共享健康，并致力于解决最脆弱群体的健康问题。"

**内涵**　无论是《渥太华宣言》的5个活动领域和3项基本策略，还是《雅加达宣言》的5个重点和《上海宣言》的要求，以及联合国儿童基金会提出的核心策略，都体现了健康促进的战略性质，因此宏观层面实施健康促进的主体无疑是各国政府。基于此，健康促进主要是卫生政策范畴的工作和"全球卫生"的核心内容；健康促进不是一个学科，也不是一个工作部门，它是医疗卫生系统和所有与人类健康相关的社会部门共同的工作。中国《"健康中国2030"规划纲要》中提出"将健康融入所有政策"正是体现了健康促进思想和中国政府对人民健康负责任的态度。从"微观"层面，能够在一定程度上制定影响其成员健康的制度并调用资源加以实施的单位，如学校、企业、社区等，也是实现健康促进的重要方面，中国"健康促进学校""健康促进社区""健康城市"等活动的广泛开展即是健康促进思想的体现。

影响健康的因素可分为环境因素、人类生物学因素、行为与生活方式因素和卫生服务因素。健康促进的5个活动领域全面针对除人类生物学因素外的所有影响健康的因素。也可将健康促进

视作对生物-心理和社会医学模式的进一步阐述。事实上，中国于20世纪50年代初开始的"爱国卫生运动"，就是基于当时中国实际情况的非常成功的健康促进实践，中华民族的健康水平和居民的期望寿命从而得以迅速地大幅度提高。

**与健康教育的关系**　从公共卫生和医学角度来推动健康促进战略的实施，必须依靠健康教育工作。所以，健康教育与健康促进密不可分。另外，健康教育也必须以健康促进战略思想为指导，健康教育要改善人们的健康相关行为需要得到健康促进的支持。健康促进框架包含了健康教育，而健康教育则是健康促进战略中最活跃、最具有推动作用的部分。

因此，健康教育不能脱离健康促进，健康促进也不能没有健康教育。"健康促进"和"健康教育"常在一起被提到。健康促进战略的明确和实施，为健康教育的进步提供了机遇并提出了挑战。

（马骁）

wèishēng xuānchuán

**卫生宣传**（hygiene propaganda）　为了预防疾病、维护和促进健康而进行的信息传播活动。卫生宣传是健康教育的主要措施之一，也是医疗卫生工作的重要组成部分。

卫生宣传教育工作对在群众中普及卫生知识和相关法规与政策知识，培养良好的卫生习惯，增强人民体质，建设和谐社会有着重大意义。新中国建立以来，坚持不懈的卫生宣传教育工作对有效预防控制传染性疾病和慢性非传染性疾病，改善环境，大幅度提高人民群众的健康水平，保障各项社会建设发挥了非常积极

的作用。

单纯的卫生宣传主要是卫生专业人员或卫生组织面对群众的单向的健康信息传播活动。同时它也承担着宣传卫生政策和相关法规的重要职责。卫生宣传可以分为大众传播、人际传播等多种形式，随着社会的发展和技术的进步，健康信息传播的策略和方法日渐丰富。

（马　骁）

jiànkāng sùyǎng

**健康素养**（health literacy）　个人获取和理解健康信息，并运用这些信息维护和促进自身健康的能力。居民健康素养评价指标已被纳入国家卫生事业发展规划之中，作为综合反映卫生事业发展的重要评价指标。公民健康素养包括三方面内容：基本知识和理念、健康生活方式与行为、基本技能。提升公众健康素养，可以促进人们树立科学的健康观和健康意识，提高健康知识水平、自我保健能力和健康问题的应对能力，最终实现提升全民健康水平和生命质量的目的。2008 年 1 月，卫生部发布第 3 号公告《中国公民健康素养—基本知识与技能（试行）》（简称《健康 66 条》），这是世界上第一份界定公民健康素养的政府文件。《健康 66 条》是中国公民应具备的健康素养的基本内容，其中包括基本知识和理念 25 条，生活方式与行为 34 条和基本技能 7 条。2015 年 12 月 30 日，国家卫生计生委办公厅印发了《中国公民健康素养——基本知识与技能（2015 年版）》（简称《健康素养 66 条》（2015 年版），在 2008 版《健康 66 条》的基础上进行了全面修订，重点增加了近几年凸显出来的健康问题：如精神卫生问题、慢性病防

治问题、安全与急救问题、科学就医和合理用药问题等。此外，还增加了关爱妇女生殖健康，健康信息的获取、甄别与利用等知识。《健康素养 66 条》（2015 年版），提出了现阶段中国城乡居民应该具备的基本健康知识和理念、健康生活方式与行为、健康基本技能，是各级卫生计生部门、医疗卫生专业机构、社会机构、大众媒体等向公众进行健康教育和开展健康传播的重要依据。

（马　骁）

jiànkāng xiāngguān xíngwéi

**健康相关行为**（health-related behaviors）　人类个体或团体的与健康或疾病有关联的行为的总称。

对与健康和疾病有关的行为，国外学术界不仅使用"健康相关行为"，同时也使用"健康行为（health behavior）"术语，但为了避免在中文中出现"健康行为包含危害健康的行为"或"健康行为中的危害健康的行为"等使普通群众费解的表述，自 20 世纪 90 年代初国内学者经慎重考虑后即主张使用内涵和外延清晰、好理解、无歧义的"健康相关行为"一词，在与国外学界交流时也没有任何障碍。这样，根据中文习惯，实际工作中"健康行为"一词常被赋予与"促进健康的行为"同样的含义。进一步，如果将健康教育学的此基本概念体系与世界卫生组织关于健康的定义相联系，理论上还可以引申出"健康行为"意味着人在健康状态下的行为模式，即理想的健康相关行为的概念。

**分类**　按行为对行为者自身和他人健康状况的影响，健康相关行为可分为促进健康的行为和危害健康的行为两大类。

促进健康的行为　个体或团体的客观上有利于自身和他人健康的行为。主要特点有：①有利性。行为表现有益于自身、他人和整个社会的健康。如不抽烟。②规律性。行为表现规律有恒，不是偶然行为，如定时进餐。③和谐性。个体行为表现出个性，但又能根据环境调整自身行为使之与其所处的环境和谐。④一致性。个体外显行为与其内在的心理情绪一致，无矛盾。⑤适宜性。行为的强度能理性地控制。

促进健康的行为常被分为 5 大类。①日常健康行为。指日常生活中有益于健康的基本行为，如合理营养、充足的睡眠、适量运动、饭前便后洗手等。②避开环境风险的行为。指避免暴露于自然环境和社会环境中的有害健康的危险因素，如离开污染的环境、不接触疫水、积极调适应对各种紧张生活事件等。③无不良嗜好。如不吸烟、酗酒、滥用药物等。④预警和应急行为。指对可能发生的危害健康的事件的预防性行为并在事故发生后正确处置的行为，如避免受凉，驾车使用安全带，火灾、溺水等的预防以及意外事故发生后的自救与他救行为。⑤合理利用卫生服务。指及时、合理、有效地利用可及卫生保健服务，维护自身健康的行为，包括定期体检、预防接种、患病后及时就诊、遵从医嘱、积极配合医疗护理、保持乐观向上的情绪、积极康复等。

危害健康的行为　不利于自身和他人健康的一组行为。主要特点有：①危害性。行为对人、对己、对社会健康有直接或间接的、明显或潜在的危害作用，例如吸烟行为，不仅对吸烟者本人的健康产生危害作用，而且对他

人（造成被动吸烟）和社会（影响发病率、死亡率水平）健康带来不利影响。②明显性和稳定性。行为非偶然发生，有一定的作用强度和持续时间。③习得性。危害健康的行为都是个体在后天的生活经历中学会的，故又称"自我制造的健康危险因素"。危害健康的行为常被分为以下4类。

**不良生活方式**　持续的定势化的行为称为习惯。日常生活和职业活动中的行为习惯及其特征称为生活方式。不良生活方式是一组习以为常的、对健康有害的行为习惯，如吸烟、酗酒、不良饮食习惯（饮食过度、高脂高糖低纤维素饮食、偏食、挑食、好吃零食、嗜好长时间高温加热或烟熏火烤食品、进食过快、过热、过硬、过酸等）、缺乏体育锻炼等。不良生活方式与肥胖、心脑血管疾病、早衰、癌症等的发生有非常密切的关系。不良生活方式对健康的影响具有潜伏期长、特异性差、协同作用强、个体差异大、广泛存在等特点。

**致病性行为模式**　导致特异性疾病发生的行为模式，国内外研究较多的是A型行为模式和C型行为模式。"A型行为模式"是一种与冠心病的发生密切相关的行为模式。A型行为又叫"冠心病易发性行为"，其行为表现为做事动作快，具有时间紧迫感，大声和爆发性的讲话，喜欢竞争，对人怀有潜在的敌意和戒心。其核心行为表现为不耐烦和敌意。A型行为者的冠心病发病率、复发率和病死率均比非A型行为者高出2~4倍。"C型行为模式"是一种与肿瘤的发生有关的行为模式，又称"肿瘤易发性行为"，C是癌症（cancer）的第一个字母。其核心行为表现是情绪较压抑，

性格较自我克制，表面上处处依顺、谦和善忍、回避矛盾，内心却是强压怒火，爱生闷气。研究表明C型行为可促进癌前病变恶化。C型行为者宫颈癌、胃癌、食管癌、结肠癌和恶性黑色素瘤等的发生率比非C型行为者高3倍左右，并易发生癌的转移。

**不良疾病行为**　在个体从感知到自身患病到疾病康复过程中所表现出来的不利健康的行为。不良疾病行为的常见表现：疑病、瞒病、恐病、讳疾忌医、不及时就诊、不遵从医嘱、求神拜佛、自暴自弃等。

**违规行为**　违反法律法规、道德规范并危害健康的行为，如药物滥用、性乱等。有人主张违规行为也包括自杀行为。违规行为既直接危害行为者个人健康，又严重影响社会健康。

**求医行为与遵医行为**　①求医行为指人自觉患病后，为了寻求医疗保健服务所进行的一系列活动。人们察觉到自己身体不适或出现某些体征之后，通常会寻求医学帮助，但也有一部分人由于各种原因拒绝或放弃及时寻求医疗服务，因此求医行为的缺失可能导致疾病诊治的延误和严重的健康后果。求医行为也包括即便现在没有感到不适，可是感觉到有潜在患病危险的时候，请医生判断和建议的行为。求医行为指人们从感知症状到求助医疗照顾的全过程，至少经历3个阶段：即症状的体验与认知阶段、做出求医决定与寻求医疗帮助阶段、接受病人角色阶段。②遵医行为指患者求医后其行为（服药、饮食、运动等）与临床医嘱的符合程度，即遵从医嘱的行为活动。

**内在行为**　健康相关行为不仅指人们外在的可见的行为，也

包括"内在行为"——影响健康和疾病的心理活动。对此，早在《黄帝内经》等典籍中就有阐述。心理健康教育是健康教育工作的一个重要方面，也是健康教育学与精神病学等学科交叉融合的部分。

**团体健康相关行为**　以社会团体为行为主体的与健康和疾病有关的行为。健康相关行为不仅指人类个体的行为，也包括人类团体的行为。例如政府制定各种可能影响人群健康和环境的政策、企业对"三废"的处理、群众团体组织开展的文体活动等，都可视为团体健康相关行为。从这个意义上，传染病控制、劳动保护、妇幼保健、健康保险、食品安全、医疗服务提供等一系列医疗卫生服务，都离不开团体健康相关行为。团体健康相关行为不同于个体健康相关行为的一个特点是后果影响大，由于团体拥有一定的，有时是大量的资源，团体凭借严密组织和强大动员功能，可以让这些资源产生出极大的能量，要么是极大的效益，要么是极大的破坏作用。团体健康相关行为发生发展的过程与规律，与个体健康相关行为也是很不相同的。如果健康教育工作的对象不仅是普通群众或个体，而且也包括团体的领导，进而改善团体健康相关行为，即为健康教育推动健康促进的重要作用的体现。对于团体健康相关行为的研究和干预，使健康教育工作同社会医学和卫生政策与管理工作发生了交叉融合。

（马骁）

chéngyǐn xíngwéi

**成瘾行为**（addictive behaviors）　一种通过刺激中枢神经而造成的超乎寻常的兴奋或愉快感的嗜好和习惯。

成瘾的概念来自于药物成瘾，个体不可自制地反复渴求从事某种活动或滥用某种药物，虽然这样做会给自己或已经给自己带来各种不良后果，但仍然无法控制。一些嗜好对人体不一定有害，如有人酷爱读书。然而某些有害嗜好，如处方药滥用成瘾、吸毒、吸烟、酗酒、赌博、网瘾及纵火癖等却会导致严重的生理心理问题和社会危害，属于病态的成瘾。

成瘾行为分为物质成瘾和精神行为成瘾，主要包括处方药滥用成瘾（如曲马多、复方甘草片、复方地芬诺酯等）、阿片类药物成瘾（如吗啡、哌替啶、美沙酮、丁丙诺啡等）、新型毒品成瘾（如K粉、摇头丸、冰毒、麻古、五仔等）、传统毒品成瘾（如海洛因、鸦片、黄皮、大麻等）、安眠药成瘾（如地西泮、艾司唑仑、三唑仑、阿普唑仑等）、酒瘾、烟瘾、性爱成瘾、电子游戏成瘾、网络成瘾、赌博成瘾、购买彩票成瘾等行为。

世界精神病学界普遍认为成瘾性疾病尤其是毒品成瘾是一种慢性复发性脑疾病，而且不仅是一类躯体疾病，更是一种心理疾病。传统上往往从道德角度来看待成瘾性问题，转为从医学和心理学角度看待成瘾问题具有相当重大的意义，有助于对成瘾性疾病的进一步研究以及正确对待患有成瘾性疾病的人群。

（马 骁）

zìshā xíngwéi

## 自杀行为 （suicidal behaviors）

蓄意采取某种手段结束自己生命的行为。

**分类** 从以下角度分类。

**从自杀行为的发展阶段与结果来分类** ①美国国立精神卫生研究所自杀预防研究中心将自杀分类为"完全性自杀（CS）、自杀企图（SA）、自杀观念（SI）"。②1963年鲍塞尔（Bowsell）把自杀分为"自杀姿态、矛盾的自杀企图、严重的自杀企图、完全性自杀"。③根据自杀的结果，一般分为自杀意念、自杀未遂和自杀成功三种形态。

**从自杀行为的原因来分类** ①利他性自杀：指在社会习俗或某种压力下，为追求非利己目标而自杀，如屈原投身汨罗江，以死唤起民众的觉醒；疾病缠身的人为避免连累家人或社会而自杀；不愿投降或导致他人伤害而自杀，等。这类自杀者的共同心理是死是有价值的，是唯一的选择。通常认为在原始社会和军队里这类自杀较多，而在现代社会里较少。②自我性自杀：与利他性自杀正好相反。指因个人失去社会支持，孤独而选择自杀，如离婚者、无子女者。通常认为这类自杀在家庭气氛浓厚的社会中发生机会较低。③失调性自杀：指个人与社会既有的关系被破坏后导致严重的物质困难或精神创伤而选择自杀，例如失去工作、亲人死亡、失恋、社会地位急剧变化等后不知所措难以应对而自杀。④逃避性自杀：指面对或预期面对某种难以承受的局面时为逃避痛苦而选择自杀，例如获知罹患绝症、即将受到社会严厉惩罚等情况时实施自杀。⑤宿命性自杀：指因在外界的诱导下感到某种虚幻的期望而自杀，如某些宗教的教徒集体自杀。⑥报复性自杀：指为了报复某个人或某个群体，在当事人无法改变其报复对象的观点或行为时，采用自杀的方法来达到改变的目的。⑦胁迫性自杀：指在外界的强大压力下不得不采取的自杀行为，例如古代在君主"赐死"命令下的非自愿的自杀行为。

**从自杀行为的心理特点来分类** 另有些学者从心理角度把自杀分为情绪性自杀和理智性自杀两类。情绪性自杀常由于爆发性的情绪所引起，例如由委屈、悔恨、内疚、羞惭、激愤、烦躁或赌气等情绪状态所引起的自杀，此类自杀进程比较迅速，发展期短，甚至呈现即时的冲动性或突发性。理智性自杀不是由于偶然的外界刺激唤起的激情状态导致的，而是经过行为者长期的评价和体验，进行了充分的判断和推理以后，逐渐地萌发自杀的意向，并且有目的、有计划地选择自杀措施。因此，自杀的进程比较缓慢，发展期较长。

**其他分类方法** 习俗性自杀、慢性自杀、疏忽性自杀、精神病性自杀等。

**进程** 中国学者一般将自杀行为过程分为三个阶段：①自杀动机或自杀意念形成阶段。②矛盾冲突阶段，产生自杀意念后，由于求生的本能会使打算自杀的人陷入生与死的矛盾冲突之中，从而表现出谈论自杀、暗示自杀等直接或间接的表达自杀企图的信号。③自杀行为选择阶段，从矛盾冲突中解脱出来，决死意志坚定，情绪逐渐恢复，表现出异常平静，考虑自杀方式，做自杀准备，如买绳子、搜集安眠药等，等待时机一到，即采取结束生命的行为。

**自杀行为与环境** 显然，自杀行为与社会文化、社会压力、社会支持等有关。19世纪法国社会学家埃米尔·迪尔凯姆（Émile Durkheim）认为，自杀并不是一种简单的个人行为，而是对正在解体的社会的反应。由于社会的动乱和衰退造成了社会-文化的不稳定状态，破坏了对个体来说非常重要的社会支持和交往，因而削弱了人们的生存能力、信心和意志，这时往往出现自杀率的明显增高。现代精神医学中对自杀的基本假定是："自杀总是发生在非正常状态下，或是社会偏离了常态，或是一个人的精神状况偏离了常态。"因此，人类自杀的原因可以分为社会层面和个人层面，分别需要回答：为什么有这么些人自杀？为什么他会自杀？降低社会自杀率的基本办法是研究自杀的社会层面原因，然后针对这些原因采取相应的干预措施。

**预防**  一级预防，主要措施有管理好农药、毒药、危险药品和其他危险品，监控有自杀可能的高危人群，积极治疗高危人群的精神疾病或躯体疾病，提高社会支持度，广泛开展心理健康教育，增强人群应对困难的能力。二级预防，对处于自杀边缘的个体进行危机干预。通过心理咨询服务等帮助有轻生念头的人摆脱困境，打消自杀念头。三级预防，采取措施预防曾经有过自杀未遂的人再次发生自杀行为。2003年9月10日是世界卫生组织和国际自杀预防协会共同确定的第一个"预防自杀日"。

(马 骁)

shēnghuó fāngshì

## 生活方式 (lifestyle)

不同的个人、群体或全体社会成员在一定的社会条件制约和价值观念指导下所形成的满足自身生活需要的全部活动形式与行为特征的体系。在健康教育工作中一般采用狭义的表述："日常生活领域的活动形式与行为特征"。

生活方式是一个历史范畴，随着社会的发展而变化。地理条件、人口、生产方式、社会制度等影响和决定着社会生活方式；社会阶层、经济、教育、宗教、习俗等影响和决定着群体生活方式；个体的心理过程和特征，以及生理状态，影响和决定着个人的生活方式。

对个体而言，生活方式是人的"社会化"的结果，表现了个体社会化的方向和水平。不同社会、不同历史时期、不同阶层和不同职业的人，有着不同的思想意识并深刻影响其生活方式，因此生活方式反映了一个人的认知、态度、价值观和社会生活状况。同时，生活方式的变化又直接或间接影响着一个人的思想意识和世界观。

生活方式不是单一的行为，而是一系列行为的集合。因生活方式包含了物质消费方式、精神生活方式以及闲暇生活方式等，涉及人们的衣、食、住、行、劳动工作、休息娱乐、社会交往、待人接物，因此生活方式与健康关系密切，特别是与慢性疾病的关系密切，但因其为行为集合故与健康的关系又极为复杂，相关研究更加困难，所以尽管生活方式对健康和疾病的影响早已被察知，然而迄今研究成果尚不丰富。

(马 骁)

jiànkāng jiàoyù xíngwéi gǎibiàn lǐlùn

## 健康教育行为改变理论 (theories of health behavior)

分析、解释和预测健康相关行为的一套相互关联的观点和概念体系。是在实践中获得的对健康相关行为变化发展的规律性的认识，用于指导健康教育调查研究和干预活动。健康教育的核心是行为改善，包括终止或减少危害健康的行为、实践有利健康的行为以及强化已有的健康行为。要达到行为的改善，首先要明了影响行为改善的主要因素。健康教育行为改变理论系统地描述/解释/预测了健康相关行为（有利健康的行为和危害健康的行为）发生、发展的动力和过程，以及内外部影响因素之间的关系，为进一步的行为改变干预计划提供科学的依据。因此，健康教育行为改变理论在健康教育项目计划过程中起着至关重要的作用。健康教育行为改变理论通常以源于实践，以行为科学为基础，同时结合卫生领域的流行病学和生物医学，因此属于跨学科的理论体系。

**意义**  应用健康教育行为改变理论来计划和发展项目，事实上也体现了基于证据的公共卫生干预实践的精髓。健康教育行为改变理论能帮助健康教育工作者寻找为什么（why）人们不实践有利健康的卫生行为的答案；能指导健康教育工作者在一个行为改变干预项目开始之前应该明确了解什么（what）；能有益于健康教育工作者形成关于如何（how）对个人或组织实施有效的干预策略的思路。同时也能提示健康教育工作者确定哪些指标应该在项目评估中进行监控、测量和比较。因此，基于健康教育行为改变理论的健康教育项目计划、实施以及评价将更为科学、有效。

**应用**  常用的健康教育行为改变理论一般分为3类：①应用于个体水平的理论，主要针对影响行为改变的个人的特点，如知识、态度、信念及个性等。常用的有知信行模式、健康信念模式、行为变化阶段模式、理性行为理论和计划行为理论等。②应用于人际水平的理论，主要针对人际间的交往与互动对行为改变的影响，如家庭、朋友以及同伴等所能提供的对社会的认识、社会支持和社会角色等，常用的理论有社会认知理论、社会网络与社会支持等。③应用于社区和群体水平的理论，主要指有助于行为改变的制度、法律、政策以及各种正式与非正式的社会网络结构等，如创新扩散理论、社区组织和社区建设等。

在实际健康教育工作中，没有哪一种健康教育行为改变理论能适应所有情况。因此，在健康教育实践中，应针对不同的健康问题、不同的对象人群、不同的行为危险因素、不同的社会文化背景，综合运用多种健康教育行为改变理论，从而探明影响行为改变的主要原因。

（周　欢）

zhī-xìn-xíng móshì

## 知-信-行模式（knowledge-attitude-belief-practice model，KABP 或 KAP model）

将人们的行为改变分为获取知识、产生信念及形成行为以增进健康三个连续递进过程的理论模式。即知识-信念（态度）-行为，该模式认为知识是基础，信念是动力，行为改变是目标。英国健康教育学者柯斯特（Cust George）于 20 世纪 60 年代提出的行为理论模式，用以说明知识、信念、行为在促进个人健康行为改变方面的关联作用。

**基本内容**　知信行模式是认知理论和动机理论在健康教育中的应用，其中，"知"是与行为改变相关的知识，"信"是行为改变的信念和积极的态度，"行"指的是行动。知信行理论认为，知识，是行为改变的基础，通过学习，获取行为改变相关的知识与技能。信念指个人对某种事物的观点和看法，是知识经过独立思考和评判后的产物。态度指行为主体对某种行为所存在的一般而稳定的

倾向和立场。态度的结构包括认知、情感和意愿三个组成成分。认知，指对事物的有关特性和意义的认识；情感，指对待事物持有的好恶情感；意愿指作出行动的思想倾向。这三者一般是相互协调一致的，但有时也会发生矛盾，当出现矛盾时，通常由情感起主要作用。行动，就是将已经掌握并且坚信的知识付之行动，促成有利健康的行为形成。要使对象人群从接受知识转化到行为改变是一个非常复杂的过程，其中有两大关键步骤：信念的确立和态度的改变。

**意义**　知信行模式直观明了，它一经提出就受到人们的广泛应用。它隐含这样的假定：传播健康信息给对象人群，可以改变其信念和态度，进而使对象人群的行为发生改变，促进其健康。主要针对对象个体在行为改变中的心理活动来解释、预测健康相关行为并指导健康教育行为改变干预活动。知信行模式假定传播健康信息给对象，可以改变其信念和态度，进而改变其行为。

但是人们从接受知识到改变行为是一个非常复杂的过程，知、信、行三者间的单向线性的联系并不一定导致必然的行为反应。在理论假设中，缺少对对象人群的需要/需求、行为条件和行为场景的考虑，因此知信行理论模式在指导健康教育行为改变实际工作中的作用具有局限性。

（周　欢）

jiànkāng xìnniàn móshì

## 健康信念模式（health belief model，HBM）

最早应用于个体健康行为解释和预测的理论模型。它是应用最为广泛的理论之一。它认为人们要接受医生或健康教育工作者的建议而采取某种有益

健康的行为或放弃某种危害健康的行为，需要认识到某种疾病或危险因素的威胁及严重性，认识到行为改变的困难及益处，以及对自身行为改变能力的自信。

**简史**　健康信念模式最初发展于 20 世纪 50 年代。在美国公共卫生服务领域的社会心理学家在研究中发现大多数的对象人群不愿意参加免费的疾病的筛查，为了解释这一现象，1952 年美国社会心理学家、健康教育学家霍克巴姆（Hochbaum）对 1200 名成年人参加 X 胸片照射筛查结核的意愿进行了调查，在一组意识到自己有可能患有结核或者相信结核检查是有益的人群中，82% 的成年人接受了至少一次胸片检查，而在另外一组没有上述信念的人群中，仅有 21% 的成年人接受了胸片检查。根据此项调查研究的结果，结合刺激-反应理论和认知理论，1958 年由霍克巴姆提出了人们是否知觉到对某种疾病的易感性以及早期筛查所获得的益处，是决定人们采取筛查行动的主要因素，即健康信念模式的雏形。其后经美国社会心理学家贝克尔（Becker）、罗森斯托克（Rosenstock）等进一步的完善，发展为健康信念模式，即一个人是否采取或放弃某种行为取决于对某种疾病严重性的认识、对疾病易感性的认识、对采取某种行为或放弃某种行为的正面和负面结果的估计、行动暗示以及确信自己能够克服困难采取推荐的行为等六个方面。

**基本内容**　健康信念模式从对象的需要出发考虑问题，并且应用了关于认知、意志的知识和价值期望理论。它假设一个人是否采取或放弃某种行为取决于这个人是否认识到某个负面结果对

自己的健康和利益（经济、家庭、社会地位等）是严重的威胁，而且这种威胁是现实的；是否有一个正向期望，即通过采取一个推荐的行动，将能确实避免该负性健康结果；是否确信自己能成功克服困难，从而采取所建议的行为。具体来说，包括下面六个方面（图）。

知觉到易感性 即人们主观知觉到处于疾病的危险的可能性。在已有疾病诊疗条件下，对医生诊断疾病的接受程度、自己对疾病发生和复发的可能性的判断。

知觉到严重性 即人们知觉到罹患疾病的严重性。包括对患病的临床后果的认识如死亡、伤残、疼痛等，还包括对疾病的社会后果的认识，如工作效率降低、家庭生活矛盾和社会关系损害等。

知觉到益处 即人们知觉到减少疾病威胁会给自己带来益处。认识到疾病的易感性和严重性后，给健康行为提供动力，但同时还要依赖于对益处的判断，如戒烟会给自己和家人的健康带来好处。另外还会带来与健康无关的一些益处，如戒烟会节省开支，取悦家人，树立形象等。因此，人们仅仅知觉到疾病的易感性和严重性可能不会采取行动，除非意识到这种行动所带来的潜在好处。

知觉到障碍 即人们知觉到采取特定健康行为会有潜在障碍。有些预防行为可能成本高，会带来疼痛，带来医疗负面结果，不方便，花费大量时间等，采取健康行为应该对这些障碍有足够的认识，尽量减少障碍，确保健康行为成功实施。

行动暗示 即人们知觉到疾病易感性和减少疾病威胁的好处，而这些知觉可能受到某些暗示而加强。这些暗示可能是身体事件或环境事件，如媒体公开的保健信息能触发人们的保健行动。

自我效能 人们对自己成功实施某行为或克服障碍处理困难的能力的自信。

如果健康教育能够有针对性地在上述几个方面帮助对象，就有可能促使其实现预防保护行为。相反，如果对象没有认识到威胁的严重性和采取健康行为的益处及自我效能，就不会重视医生或健康教育工作者对他/她的劝告，也就不会采取所建议的行为。

意义 自健康信念模式提出以来，已在公共卫生领域得到广泛应用。该模式被国内外不同学者的多项研究实践不断丰富与完善，适用范围越来越广，解释、预测能力越来越强，对帮助健康教育与健康促进研究项目设计、指导临床健康教育实施、基本公共卫生服务及不同场所、不同对象人群健康干预具有很高的应用价值。

（周 欢）

ziwǒ xiàonéng

# 自我效能（self-efficacy）

描述个人相信自己在某行为问题上的执行能力的一个概念。1988 年美国社会心理学者罗森斯托克（Rosentock）等人将自我效能添加到健康信念模式框架中来，特指行为者对自己实施或放弃某一健康相关行为的能力的自信。即一个人对自己的行为能力有正确的评价和判断，相信自己一定能通过努力成功地采取一个导致期望结果的行动。自我效能的重要作用在于当认识到采取某种行动会面临的障碍时，需要有克服障碍的信心和意志，才能完成这种行动。

简史 美国斯坦福大学心理学家阿尔伯特·班杜拉（Albert Bandura）在 20 世纪 70 年代首次提出自我效能，班杜拉将效能预期区别于结果预期。结果预期是指个体对自己的某种行为可能导致什么样结果的推测，它与健康信念模式中的知觉到行为的益处非常相似但又有区别。他认为自我效能是自己对能够成功实施某种行为的能力的自信。因此，1988 年社会心理学家罗森斯托克

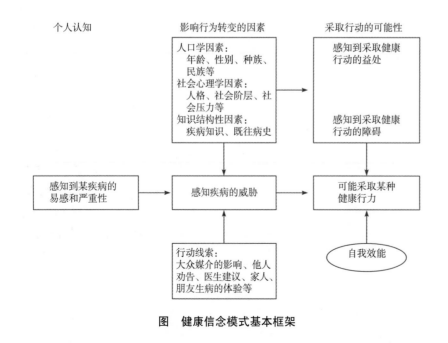

图 健康信念模式基本框架

（Rosenstock），雷克尔（Strecher）及贝克尔（Becker）建议自我效能作为一个独立的内容加在健康信念模式中。

**基本内容**　个人对自己在特定情境中，是否有能力去完成某个行为的期望，它包括两个成分，即结果预期和效能预期，其中结果预期是指个体对自己的某种行为可能导致什么样结果的推测；效能预期是指个体对自己实施某行为的能力的主观判断。

**意义**　自我效能感在调节人的行为上具有重要的作用。效能期待指人对自己能够进行某一行为的实施能力的推测或判断，它意味着人是否确信自己能够成功地进行带来某一结果的行为，当确信自己有能力进行某一活动，他就会产生高度的"自我效能感"，并会去进行那一活动。例如，高血压患者不仅知道戒酒限盐可以不使血压升高，而且还感到自己有能力做到戒酒限盐，所以他们会认真执行。在这里，自我效能感是指一个人在进行某一活动前，对自己能否有效地做出某一行为的判断。换句话说，是人对自己行为能力的主观推测。

（周　欢）

bǎohù dòngjī lǐlùn

## 保护动机理论（protection motivation theory，PMT）

在健康信念模式基础上建立起来的，通过认知调节过程的威胁评估（threat appraisal）和应对评估（coping appraisal）来解释行为改变的过程，从动机因素角度探讨健康相关行为的一种理论模型。保护动机理论充分考虑到环境和社会准则等因素对个人行为的影响，综合、深入地分析了行为转变的内在机制和过程。

**简史**　美国社会心理学家罗杰斯（Rogers）等在研究中发现，健康信念模式产生的基础是对持续时间短暂的健康相关行为的研究，而与慢性非传染性疾病相联系的多数行为危险因素的作用时间长且多能给行为者带来某种"收益"。因此，他们认为，影响健康相关行为的因素除了知觉到严重性、易感性、效益和自我效能、知觉到障碍代价外，还受行为对象感知目标内部回报（intrinsic rewards）和外部回报（extrinsic rewards）的影响，由此可以更好地解释和预测健康相关行为。因此在 1975 年提出了保护动机理论。此后，1983 年罗杰斯（Rogers）等学者通过进一步研究将恐惧（fear）从威胁评估中分离出来，作为一个单独的变量，直接影响行为的意向。

**内容**　按照行为形成的模式，保护动机理论框架分为 3 个部分：信息源、认知中介过程及应对模式，其中认知中介过程是其核心部分，包括两个评估过程，威胁评估和应对评估。威胁评估是对不健康行为的评估，是个体认为该行为的内部回报（实施有害健康行为所带来的主观的愉快感受）、外部回报（实施有害健康行为所带来的某种客观"好处"）、严重性（危险行为可能带来的负面影响）、易感性（自身暴露于危险行为的可能性）的综合结果。内部回报和外部回报增强适应不良性反应，严重性和易感性弱化适应不良性反应。恐惧（感知到威胁严重而又不明情况，不知如何应对而产生出的带逃避愿望的情绪反应）在威胁评估中起间接作用，与严重性相互影响。应对评估是评价个体应付和避免危险的能力，是行为效益（健康行为有益的信念）、效能期待、行为代价（采取健康行为需要克服的困难）的综合结果。行为效益、效能期待增加适应性反应的可能性，行为代价降低适应性反应的可能性。根据威胁评估和应对评估的结果，看是否产生保护动机，最终产生行为的变化。整个认知中介过程由信息源启动，信息源包括个人因素和外界环境因素。保护动机最终归结为应对模式，包括适应性反应（如改变不健康行为）和适应不良性反应（继续维持不健康行为）。同时应对模式又可以反馈作为信息源再次影响认知中介过程，从而形成循环的连续反应。一个人即便知道他现在的生活方式可能给他带来疾病，也知道疾病后果的严重性和自身易感性，但如果他觉得这种行为给他带来的好处（内、外部回报）大于它的不利，则他不可能采取预防行为。反之，如果他觉得这种行为导致的疾病危害的严重性和易感性远远大于行为给他带来的好处，则采取预防行为的可能性较大（图）。

**应用**　保护动机理论提出后，被广泛应用于健康相关行为的解释、预测和干预上，更好地解释了健康相关行为的形成和改变过程，使健康相关行为的理论得到了进一步的充实和完善，同样已得到越来越多的证据支持。

（周　欢）

xíngwéi biànhuà jiēduàn móshì

## 行为变化阶段模式（stages of change model，SCM）

行为变化阶段模式将行为的变化解释为一个连续的、动态的逐渐推进的过程。又称为跨理论模式（transtheoretical model，TTM）。由无转变打算阶段（precontemplation）、打算转变阶段（contemplation）、转变准备阶段（preparation）、转

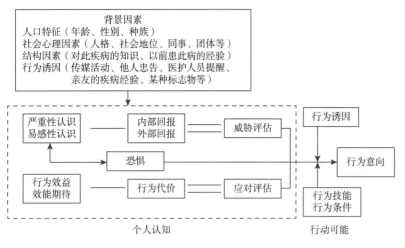

背景因素
人口特征（年龄、性别、种族）
社会心理因素（人格、社会地位、同事、团体等）
结构因素（对此疾病的知识、以前患此病的经验）
行为诱因（传媒活动、他人忠告、医护人员提醒、
亲友的疾病经验、某种标志物等）

个人认知　　　　　　　　　行动可能

图　保护动机理论示意图

改变后的好处，但同时也意识到会有一些困难与阻碍，在好处与困难之间权衡而处于一种矛盾心态，对象常停留在这个阶段，不在继续前进。

转变准备阶段（preparation）进入"准备阶段"的人将于未来一个月内改变行为。这种人在过去一年中已经有所行动，并对所采取的行动已有打算，例如参加一些有关课程或购买需要的资料等。

转变行为阶段（action）在此阶段的人，在过去的六个月中目标行为已经有所改变。行动往往被视作行为改变，但在行为阶段变化模式中，不是所有的行动都可以看成行为改变。对象行为的改变必须符合科学家或专家的判断，以达到足以降低疾病风险的程度。以吸烟为例，减少吸烟量并非处于转变行为阶段，完全不吸烟才是处于此期。

行为维持阶段（maintenance）处于此阶段的人已经维持新行为状态长达六个月以上，以达到预期目的。对象努力防止旧行为复发，但其已比较自信，不易再受到诱惑而复发旧行为。

行为变化阶段模式将行为的改变分成五个阶段，但对象的行为变化并不总是在这5个阶段间单向移动（图）。很多人在达到目标前，往往尝试过多次，有些会

变行为阶段（action）和行为维持阶段（maintenance）5个步骤组成。该模式注重个体内在的因素，并认为人们改善不利健康的行为和形成有利健康的行为实质上是一个决策行为。

简史　美国心理学者普罗查斯卡（Prochaska）和迪克莱门特（DiClemente）在对吸烟者戒烟过程的研究中发现人的行为改变必须经过一系列过程，而不仅仅是一个事件，如停止吸烟。于1982年他们提出了行为改变阶段模式。该模式是以社会心理学为理论基础、一个有目的的行为转变模型。最初该模式适用于戒烟行为的探讨，但它很快被广泛应用于酗酒及物质滥用、饮食失调及肥胖、高脂饮食、艾滋病预防等方面的行为干预，并被证明是有效的。

行为阶段　行为变化阶段模式包括了5行为阶段。行为转变理论着眼于行为变化过程及对象需求，整合了若干个行为干预模型的模式和方法，通过多方面的引导来转变人们的日常不良生活方式，从而达到促进人群健康的目的。行为转变理论在行为转变过程中，根据行为转变者的需求，

提供有针对性的行为支持技术。行为变化的阶段模式认为人的行为变化通常需要经过以下5个阶段。

无转变打算阶段（precontemplation）处于该阶段的人，没有在未来六个月中改变自己行为的考虑，或意欲坚持不改。对象可能还没有意识到自己的行为存在问题，也可能是以前曾尝试过改变，但因失败而觉得没有能力来改变。这两种情况下，对象可能避免想到或提到其目前所具有的疾病危险行为。

打算转变阶段（contemplation）处于该阶段的人打算在未来六个月内采取行动，改变疾病危险行为。对象已经意识到自己的行为问题，也已经意识到行为

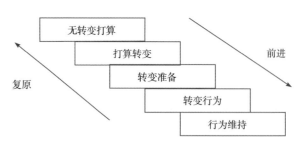

图　行为变化阶段模式示意图

退回到无打算阶段。行为者能从任何阶段退回到一个早前的阶段，包括从行为阶段或维持阶段复原到一个比较早期的阶段。一种健康行为的形成有时并非易事，而要经过多次尝试才能成功。

处于行为转变不同阶段的对象无疑有不同的需要，因此要根据他们的特点和需要，采取不同的措施。这是行为改变阶段模式的基本原则和精华所在。

**心理认知**　该模式认为行为改变中存在 10 种心理活动。

提高认识（consciousness raising）　发现和学习新事实，新思想，向行为健康方向努力。

情感唤起（dramatic relief or emotional arousal）　知觉到如果采取适当的行动，可减低不良行为带来的负面社会影响。

自我再评价（self-reevaluation）　在认知与情感上对自己的健康风险行为进行自我评价，认识到行为改变的重要性。

环境再评价（environmental reevaluation）　在认知与情感上对自己的健康风险行为对社会环境产生的影响进行评价，例如评估自己吸烟对他人健康的影响。

自我解放（self-liberation）　在建立行动信念的基础上做出要改变行为的承诺。

社会解放（social-liberation）　意识到有一个尊重个人及有利于健康的社会环境在支持健康行为。

反思习惯（counterconditioning）　认识到不健康行为习惯的危害，学习一种健康的行为取代它。

强化管理（reinforcement management）　增加对健康行为的奖赏，反之实施处罚，使改变后的健康行为不断出现。

控制刺激（stimulus control）　消除诱发不健康行为的因素，增加有利行为向健康方向改变的提示。

求助关系（helping relationships）　在健康行为形成过程中，向社会支持网络寻求支持。

对这 10 个心理活动的认识有助于在工作中帮助干预对象从一个阶段过渡到另一个阶段，最终成功改善健康相关行为。

**意义**　行为变化阶段理论模式以变化发展的观点看待健康相关行为。其最重要的实际价值是提示健康教育工作必须建立在调查研究的基础之上，必须清楚了解对象人群的目标行为的实际情况；并且针对处于不同阶段的对象的实际需要，设计个性化的行为改变干预措施，真正做到有的放矢。

（周　欢）

lǐxìng xíngdòng lǐlùn

**理性行动理论**（theory of reasoned action，TRA）　基于个人信念-态度-意向与行为之间关系分析、预测个人健康行为决策及行为发生的理论模式。又译理性行为理论。该理论认为，决定某行为是否发生的心理过程中，最直接的因素是人们是否打算实施这个行为，即有无行为意向（behavior intention）。而决定行为意向的最重要因素是个人对此行为的态度和主观行为规范（subjective norm）。其中态度是由个人对预期行为结果的相信程度和对这种结果的价值判断来决定的。当个人对行为结果有正向评价时，对这种行为就会产生积极的态度。主观行为规范是个人的信仰决定的，如根据某些重要任务对这件事是赞成还是反对，再结合个人对这些重要人物的依从性来决定。当在一个人心目中占有非常重要位置的人希望他去做某件事，而他又愿意满足这个人的愿望时，他对做这件事就有了正向的看法。

**简史**　理性行动理论来源于社会心理学，被认为是研究认知行为最基础、最具影响力的理论之一。当美国心理学家菲什拜因（Fishbein）在研究态度与行为之间的关系时，发现个人的行为意向比对疾病的态度能够更好地预测行为，如是否参加乳腺癌筛查的意愿比对乳腺癌的态度能够更好地预测是否参加乳腺癌筛查行为。于是他在 1967 年由首次提出理性行动理论，即把个人动机因素作为了某种行为的决定因素。确立了信念、态度、意愿和行为之间的联系。

**基本内容**　理性行动理论建立了信念、态度、主观行为规范、行为意向等各因素和行为之间的联系框架（图）。

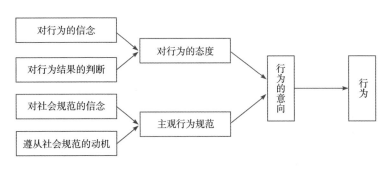

**图　理性行动理论示意图**

行为意向指实施某种行为的有明确指向的打算。态度指行为的倾向性。即对行为的总体评价，包括对行为的信念及对行为结果的评价。对行为的信念（behavioral belief）指相信实施某种行为会得到某种结果。评价（evaluation）指对行为的结果给予价值判断。主观行为规范（subjective norm）指包括对社会规范的看法和是否愿意遵从。对社会规范的信念（normative belief）指对相关重要人物是否赞成某种行为的信念。遵从社会规范的动机（motivation to comply）指愿意遵照社会规范采取行动。

该理论的两项基本假设是：①人们的大部分行为表现是在自己的意志控制下，而且合乎理性。②人们的某一行为意向是某一行为是否发生的直接的决定因素。潜在的假定是实施行为的客观条件完全具备，因此是否实施行为取决于个人的意愿。

**意义** 这一理论的重要意义就在于它表述了两个基本原理。①态度和主观规范是其他变量对行为意向产生影响的中间变量。②行为意向是态度和主观规范对行为产生影响的中间变量。

理性行动理论可以成功地预测多个领域的行为与行为意向，由于这个理论的开放性，很多研究对它进行了广泛地拓展。但是理性行动理论只能预测行为主体能够用意志控制的行为。如果行为需要技能、资源或没有自由机会实现则很难用理性行为理论预测，即如果在这种情形下利用理性行动理论，理论的预测能力就会很低。因此针对非意志因素（行为的客观条件，如机会、技术、与他人合作等）影响较强的行为，在理性行动理论基础上增加一个知觉行为控制因素，从而提出了计划行为模式。

（周 欢）

zhǔguān xíngwéi zhǔnzé

## 主观行为准则（subjective norm）

个人在采取某一特定行为时所感受到的社会压力的认知。当在一个人心目中占有非常重要位置的人希望他去做某件事，而他又愿意满足这个人的愿望时，他对做这件事就有了正向的看法，所以主观行为规范是规范信念和遵从社会规范的动机之积。规范信念越强，遵从社会规范的动机越强，则主观行为规范对个人行为意向的影响越强。主观行为规范通常在理性行为理论和计划行为理论中发挥作用。在理性行为理论中，态度越强，某个重要人物对自己的影响力越强，则行为意向越强。在计划行为理论中，主观行为规范越强，也越能产生强的行为意向。在健康教育干预活动中，掌握主观行为规范心理，如对与性伴发生不同方式的性活动，如果能使参与者认为对其最重要的人认为他在每次性生活中应该使用安全套，则能使参与者产生使用安全套的信念，促使其在发生性行为时使用安全套的行为。

（周 欢）

jìhuà xíngwéi lǐlùn

## 计划行为理论（theory of planned behavior，TPB）

在理性行为理论基础上增加一个知觉行为控制因素的扩展理论。知觉行为控制是指个人对于完成某行为的困难或者容易程度的信念，它可以反映过去的经验和预期的障碍。因此计划行为理论确定行为意向由态度、主观行为规范和知觉行为控制三类因素决定。

**简史** 理性行动理论的潜在的假定是实施行为的客观条件完全具备，但在面对不完全受个人意愿控制的行为，如习惯性行为（吸烟、喝酒）或具有很难实现的目标的行为（成为电影明星）时，该理论不能提供好的解释。因此针对非意志因素（行为的客观条件，如机会、技术、与他人合作等）影响较强的行为，美国心理学者阿耶兹（Ajzen）在理性行为理论基础上增加一个知觉行为控制（perceived behavioral control）因素，于1980年提出了计划行为理论。知觉行为控制又译自觉行为控制，是指个人对完成某行为的困难或容易程度的信念，包括对洞察力和控制力的信念。阿耶兹认为所有可能影响行为的因素都是经由行为意向来间接影响行为的表现。而行为意向受到三项相关因素的影响，其一是源自于个人本身的态度，即对于采行某项特定行为所持有的"态度"；其二是源自于外在的主观规范，即会影响个人采取某项特定行为的"主观规范"；其三是源自于知觉行为控制。

**内容** 计划行为理论确定行为意向由三个因素来决定：态度、主观行为规范和知觉行为控制。计划行为理论的理论框架主要由如下概念构成（图）。

**态度**（attitude） 指个人对该项行为所抱持的正面或负面的感觉，亦即指由个人对此特定行为的评价经过概念化之后所形成的态度，所以态度的组成成分经常被视为个人对此行为结果的显著信念的函数。

**主观准则**（subjective norm） 指个人对于是否采取某项特定行为所感受到的社会压力，亦即在预测他人的行为时，那些对个人的行为决策具有影响力的个人

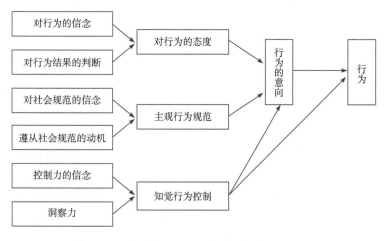

**图　计划行为理论示意图**

或团体（salient individuals or groups）对于个人是否采取某项特定行为所发挥的影响作用大小。

知觉行为控制（perceived behavioral control）　指反映个人过去的经验和预期的阻碍，当个人认为自己所掌握的资源与机会愈多、所预期的阻碍愈少，则对行为的知觉行为控制就愈强。而其影响的方式有两种，一是对行为意向具有动机上的含意；二是其亦能直接预测行为。

行为意向（behavior intention）　指个人对于采取某项特定行为的主观概率的判定，它反映了个人对于某一项特定行为的采行意愿。

行为（behavior）　指个人实际采取行动的行为。

**意义**　在面对完全不受人意志控制的行为，理性行为理论不能很好地解释，这时需要用计划行为理论进行解释。健康教育工作中，如果将对行为背后的因素（如态度、对行为规范的主观认识等）的分析与人口统计学因素（如年龄、性别、社会经济因素等）相结合，对设计干预活动是很有益的。一般而言，个人对于某项行为的态度愈正向时，则个

人的行为意向愈强；对于某项行为的主观规范愈正向时，同样个人的行为意向也会愈强；而当态度与主观规范愈正向且知觉行为控制愈强的话，则个人的行为意向也会愈强。因此，要预测不完全在意志控制之下的行为，有必要增加行为知觉控制这个变项。不过当个人对行为的控制愈接近最强的程度，或是控制问题并非个人所考量的因素时，则计划行为理论的预测效果是与理性行动理论是相近的。计划行为理论具有良好的解释力和预测力，其适用的个人行为领域包括：饮食行为，如摄取纤维素、避免咖啡因；药物成瘾行为，如戒除烟酒、药物、控制食欲；临床医疗与筛检行为，如健康检查、癌症筛检、乳房自我检查；运动行为，如慢跑、爬山、骑自行车、休闲活动的选择等。

（周　欢）

*shèhuì rènzhī lǐlùn*

## 社会认知理论（social cognitive theory，SCT）　应用于人际水平的健康相关行为理论。社会认知理论源于社会学习理论。它不局限于个体的心理活动和行为改变，而是更关注人和环境的关

系，强调人类行为是个体认知、行为和环境影响等相互作用的产物。社会认知理论体系庞大，内容丰富，其特点是：①以社会学习理论为基础。观察性学习、替代性强化、自我效能等是社会学习理论的基本概念，同时也是社会认知理论的基础原理。②强调个人认知因素。在解释个体行为过程时，社会认知理论认为个体在特定的社会情景中，不是简单地接受外界刺激，而是把刺激进行认知层面的加工处理，组织成简要的、有意义的感知，且把已有的经验运用于需要加以解释的对象，在此基础上才决定行为方式。例如，个体在遇到他人时，首先确定是在什么场合，对方的身份、性格，对方在做什么，其意图、动机及对自己的期望是什么，然后再决定做出何种反应。③以交互决定论为核心思想。社会认知理论强调，一个人的行为表现并非仅由个人特质或外在环境单一因素来决定，这个过程包括了"行为表现""个人因素""环境因素"三者之间的交互影响作用，故又称为"三元交互决定论"（图）。社会认知理论多年来应用于理解健康相关行为，并进而设计促使有利健康的行为形成的健康教育干预活动，积累了很多成功经验，是健康教育与健康促进实践的常用理论之一。

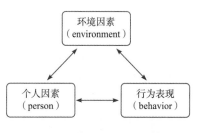

**图　三元交互决定论示意图**

**简史** 社会认知理论是美国加拿大裔著名心理学家班杜拉（Albert Bandura）于1986年出版的《思考与行为的社会基础：社会认知理论》一书中正式发表的理论。班杜拉博士自1953年以来一直在美国斯坦福大学从事心理学研究，经过长期不懈的努力，他的研究领域从儿童的学习行为拓展到更广泛的人类认知行为范畴，其研究重心也由社会学习理论发展到社会认知理论。而社会学习理论的起源和发展本身就有着深厚的基础实验研究背景，甚至可追溯到俄国著名生理学家巴普洛夫（Iven Pavlov）实验和美国心理学家桑代克（Thorndike）、斯金纳（skinner）等的学习理论。20世纪中叶，经过美国心理学家米勒（Miller）、杜拉德（Dollard）和罗特（Rotter）等多人的科学研究，社会学习理论逐渐完善概念，形成理论体系。班杜拉以社会学习理论为基础最终在1986年完成了社会认知理论的主体框架。班杜拉的社会认知理论在人类学习规律的基础上，加入了认知心理的概念，并提出"根据社会认知的观点，个体的行为既不是单由内部因素驱动，也不是单由外部刺激控制，而是由行为、个人的认知和其他内部因素、环境三者之间交互作用所决定的"。因此，社会认知理论又被称作"交互决定论"，这是一种综合性的人类行为理论。相比之前偏向生物-心理模式下的行为改变理论，社会认知理论更强调人本主义，对学习、教育、行为理论的发展有很大贡献。

**内容** 包括以下几个方面。

**交互作用** 交互作用因素包括人的思想、情绪、期望、信念、自我知觉、目标和意向、生物学特性（如性别、种族、气质和遗传易感性）与人的行为等。如人决定自己的行为方式与方向；反过来所采取的行为又会影响自己的思想和情绪。

环境和个人特性的双向作用表现为人的期望、信念和认知能力的形成和改变要受到环境中社会因素与物质因素的影响。这些社会影响通过诸如榜样的作用、指导和社会规劝等因素能传递和激发情绪反应。反过来，人对社会环境产生的影响取决于不同的个人特征，如年龄、身材、种族、性别、身体外在的吸引力等。

环境和人的行为之间也有双向交互作用，人是其环境的产品和生产者。人的行为将会决定他们暴露于环境的方式，而行为又被环境改变。交互决定论认为人有能力影响自己的命运，同时也承认人们不是自己的意愿的自由行动者。

社会认知理论认为某些因素的作用会比其他因素强些，这些影响因素不一定同时出现。事实上，环境、行为、个人三者之间的交互作用将会因人而异，并因特定行为和行为发生的特定情形不同而不同。

**观察学习** 社会认知理论对个体通过观察来学习，了解社会环境，进而形成行为作了系统的说明。如通过模仿过程可形成自己的行为。大量的心理学研究结果表明，人类的大多数行为都是通过观察学会的。模仿学习甚至可以在既没有示范也没有奖励的情况下发生，个体仅仅通过观察其他人的行为反应，就可以达到模仿学习的目的。

**自我效能** 是社会认知理论的核心内容，它对行为的形成、改变至关重要。自我效能是一种信念，即相信自己能在特定环境中恰当而有效地实施行为。自我效能不同于一般意义上的自信。它是对能力的自我认识。自我效能以多种方式影响着人们的知觉、动机、行动及其效果，也影响环境。自我效能不是天生就有的，在行为实践中，在能力训练和强化刺激下，自我效能会逐渐增强。

**情绪** 情绪的控制是行为形成和转变的重要因素。在行为形成和改变的过程中会出现一些情感性问题，包括心理性的防御机制。如否定新行为，美化旧行为；畏难学习新行为，不愿改变旧行为；或感到紧张，有压力等。这种情感干扰因不同的人，在不同的文化环境中有很大不同。如有些体重超重的人在面对体重控制时会碰到某种困难。由于一般人对体重超重持负向态度，会使超重者产生焦虑情绪，这可能使他们以进食喜爱食品来缓解焦虑，结果使情况更加恶化。因此健康教育者需要考虑如何帮助这样的对象控制自己的情绪。

**环境** 环境在人们健康行为的形成中有非常重要的作用。环境要通过人的主观意识起作用。当人们意识到环境提供了采取某类行为的机会时，人们可能克服障碍而形成该行为。

**强化** 行为的强化有助于行为的巩固或中断。强化理论认为行为发生（或再发生）与否及其频度同行为前件和行为后件相关，尤其是行为后件。外部强化一般通过他人的反应或其他环境因素来实现。人们通过观察了解到周围的人对某些行为的正面或负面的反应，因而自己的行为受到强化（正或负）。这些行为既可能是自己的行为，也可能是他人的行为。内部强化来源于个人的经验或自身的价值观。在内部强化中，结果预期和结果期望是重要成分。结果预期是通过在类似情境中的经验，或观察（或听说）其他人在该情景的情况，使人们相信这样做会达到某种预期的结果。

**应用**　社会认知理论被广泛应用在教育、个人发展和社会化、行为矫正、健康教育与健康促进领域。社会认知理论为解释、预测健康相关行为和制定健康教育干预策略提供了有用的理论工具。健康教育工作者应用该理论来设计健康教育与健康促进项目、实施行为干预时的工作中心不仅在于改变行为，还需要通过改变环境、改变个体自我效能等方面进行干预。在健康教育与健康促进领域，社会认知理论的实际应用有三种常见方式。

**通过提高自我效能来改变健康相关行为**　提高自我效能的方法有：①调节身心状态。如采取压力放松技术、闭目冥想等方法，克服紧张、焦虑等情绪，提高自己能够成功完成健康演讲的自信力。②说服。通过劝说的方式让人们认识到他们有能力去执行某项行为。③替代性学习。通过观察学习他人的做法和经验，而对自己执行该行为的自我效能有所提高。在有相似背景的周围人的影响下，这种变化会更加明显。如同伴教育。④获得行为规则。这是提高自我效能最有效的方法。行为规则包括知识和技能。通过演示操作，学会执行某行为的技能，会大大提升学习者的自我效能。如指导高血压患者及其家属学会如何进行家庭自测血压，会促使他们产生坚持自测血压的信心和行为。

**以三元交互决定论为理论框架设计实施健康促进项目**　由于社会环境因素是社区或群体健康的重要影响因素，在社区或群体健康促进项目设计与实施中，会更突出该理论框架的优势。

**以三层级实施模式指导个体化健康教育干预**　美国心理学家班杜拉（Bandura）在2004年将自我效能和结果期望整合为心理准备程度或层级（levels of readiness）作为个体的动机水平。针对如何提高个体的心理准备程度，他又提出了三层级实施模式（threefold stepwise implementation model）。该模式主要针对如何改变个人认知因素中的心理决定因素，对自我效能和结果期望同时进行评估和干预。这一干预方法适用于个体化健康教育干预活动。①高层级。处于心理准备高层级的个体往往已经有了很高水平的自我效能和强烈的结果期望，即行为动机水平很高。通常情况下，给予其一些信息和知识的提示，就可以让他行动起来。如微信告知周末将组织职工登山活动，喜好健身运动的人就会积极报名。②中层级。处于中层级水平的个体往往对自己的行为改变能力有所怀疑，其结果期望也不强烈。对于这种目标对象需要采取多种措施，从个人认知、环境改变、社会支持等多方面提供帮助，才能使他们的心理准备程度提升，之后才能开始行为调整和改变过程。③低层级。完全缺失个人行为控制信心，认为自己没有能力去改变自己的行为。如有人感叹"我这吸烟的老毛病可改不了"。为提高他们的心理准备层级，首先需要提高他们的多种个人能力如学习能力、沟通能力乃至对生命与健康的态度等。这是运用社会认知理论进行相应的行为干预的前提条件。

由于社会认知理论内容广泛和结构复杂，实际应用该理论需要广泛的知识、经验和训练。同时健康教育专业人员帮助目标对象形成特定的目标行为，也应接受与这种行为有关的知识和技能培训。

（周　欢　米光明）

shèhuì wǎngluò

**社会网络**（social network）特定人群中人与人之间的社会关系。在医学实践中人们早已认识到社会关系对健康相关行为及健康本身有重要影响，而且对这种影响的认识已经对健康教育工作有所帮助。社会网络的基本构成单位是人、人与人之间的联系以及人与人联系过程中传播的事物（情感、信息、物质、疾病）。社会网络关注的是人们之间的互动和联系，社会互动会影响人们的社会行为。社会网络主要通过社会影响、伙伴关系、社会资本、社会支持等功能对健康带来影响。社会网络对健康的影响具有双重作用，如一个人身边的朋友都是吸烟者，则其吸烟的可能性也会增大，这是伙伴关系、社会影响的负向作用；家人、朋友劝告、鼓励吸烟者戒烟，则是社会影响、社会支持的正向作用。

**简史**　"社会网络分析"是西方社会学的一个重要分支，是从20世纪30年代末出现并在最近20多年得到重要发展的研究社会结构的最新方法和技术，也是一种全新的社会科学研究范式。它是在英国著名人类学家R.布朗（Alfred R. Brown）对结构的关注中提出来的。但是，布朗所探讨的网络概念焦点在于文化是如何规定了有界群体（如部落、乡村等）内部成员的行为，而实际的人际交往行为要复杂得多。因此，为了深入理解布朗提出的"社会结构"概念，从 20 世纪 30 年代到 60 年代，在心理学［主要是移居美国的具有格式塔研究传统的德国社会科学家如 K. 勒温（Lewin）对群体结构的研究、J. 莫雷诺（Moreno）开创的社会计量学研究以及 F. 海德（Heider）对社会态度、社会均衡的研究等］、人类学［梅奥（Mayo）等人对工厂的霍桑实验研究］以及数学、统计学、概率论研究领域，越来越多的学者开始构建"社会结构"概念，认真思考社会生活的"网络结构"，各种网络概念如中心性、密度、结构平衡性、结构均衡性、区块等纷至沓来，"社会网络"一词渐渐步入学术殿堂。随后，社会网络分析的理论、方法和技术日益深入，成为一种重要的社会结构研究范式。

1978 年，国际网络分析网组织宣告成立，这标志着网络分析范式的正式诞生。此后，在网络分析的一些重要概念得到深化的同时，一些网络分析软件也应运而生。

社会网络研究基本上坚持如下重要观点。①世界是由网络而不是由群体或个体组成的。②网络结构环境影响或制约个体行动，社会结构决定二元关系的运作。③行动者及其行动是互依的单位，而不是独立自主的实体。④行动者之间的关系是资源流动的渠道。⑤用网络模型把各种（社会的、经济的、政治的）结构进行操作化，以便研究行动者之间的持续性的关系模式。⑥规范产生于社会关系系统之中的各个位置。⑦从社会关系角度入手进行的社会学解释要比单纯从个体（或者群体）属性角度给出的解释更有说服力。⑧结构方法将补充并超越个体主义方法。

**特点**　社会网络的特点有：①互惠。社会关系中资源和支持的给予和获得。②强度。社会关系中感情支持的程度。③复杂性。社会关系中的多种功能。④密度。社会关系中成员相互了解和影响的程度。⑤同质性。社会关系中成员在人口统计学特征上的相似性。⑥地理分布。社会关系中成员居住相近。

**应用**　社会网络和社会关系对健康有直接的影响，通过满足人类的基本需要如伙伴、亲密、归属感和安全感，尽管存在压力，社会支持也可以促进健康。社会网络和社会关系对个人资源和社区资源也有影响。如社会网络和社会支持能提高个人获得新关系和信息的能力，从而增强一个人识别和解决问题的能力。因而人的社会网络联系可以帮助他们以一种更积极和建设性的眼光重新解释事件和问题。许多以社区为基础的干预证明了加强社区网络可以增加社区储备资源和解决问题的能力。个人和社区的资源有直接的健康促进作用或者通过减轻压力对健康发生影响。健康教育干预活动中，可以利用社会网络对身体，精神和社会健康的影响机制进行分析，制定干预活动。

（周　欢）

shèhuì zhīchí

## 社会支持（social support）

人们通过社会网络所建立的联系，成员间相互提供帮助和支持的社会行为。社会支持是社会网络的一项重要功能，对健康与健康相关行为具有积极的影响和保护作用。社会支持包括支持的提供者、支持的接受者以及支持的内容。社会支持的高低程度，不仅取决于支持提供者提供支持的多少和时机，还需要支持接受者的感受和预期。因此，支持提供者所提供的社会支持一定要满足接受者的需求。

**背景**　社会支持的研究始于 20 世纪 60 年代，是在人们探求生活压力对身心健康影响的背景下产生的。1974 年，南非社会流行病学家卡塞尔（Cassel）根据一些动物和人体试验结果，首次提出社会支持这一专业概念，并指出社会支持在机体应激情况下对健康是一种重要的心理保护因子。之后，很多著名学者进一步在解释社会支持与健康及健康相关行为的关联方面做出了贡献。

**分类**　社会支持从性质上可以分为主观和客观两类。客观的社会支持是可见的或实际的，包括物质上的直接援助、团体关系的参与等；主观的社会支持是个体体验到的或情感上感受到的支持，是指个体在社会中受尊重、信任、关爱与理解的情感体验和满意程度，与个体的主观感受密切相关。社会支持从内容上可以分为以下 4 类。

**情感支持**（emotional support）　指在社会网络中，成员之间相互提供或表达同情心、爱心、信任和关怀的情感帮助，使人在情感上获取满足。例如，家庭成员通过彼此的关爱和支持满足爱和被爱的需要。

**物质支持**（instrumental support）　指在社会网络中，成员之间相互提供具体的实际帮助或服务，使个体在物质上或技术上获得满足。例如，朋友生活困难时，提供金钱支持帮助其渡过难关。

**信息支持**（information support）　指在社会网络中，成员之间相互提供信息、建议、咨询、忠告等。例如，当朋友遇到无法解决的问题时，给予建议或忠告，帮助其解决问题。

评价支持（appraisal support）指在社会网络中，成员之间相互提供有助于提高自我评价的反馈和行动意见，包括肯定其价值、强化其主观感受、正向的社会比较等。例如，当一个人对自己失去信心时，老师告诉他看到了他的优点和潜力，使其得到积极的鼓励和支持，进而肯定自己，提高其自我效能。

**功能** 社会支持是一个重要的社会心理保护因素，它可以降低个体对于紧张刺激的易感性，从而有益于维护身心健康。卡塞尔（Cassel）认为社会支持的这种保护性作用是非特异性的，因此社会支持可广泛影响各种健康结局。当前研究结果显示：社会支持不但与心理健康、吸烟、身体活动、饮食等健康相关行为有关，而且与全死因死亡率、心血管疾病和肿瘤的发病和生存等健康结局有关。总的来说，社会支持不仅可以直接影响压力、健康相关行为和健康，而且与影响健康的个人及社区因素有关联，从而形成复杂的相互作用。

现实生活中，每个人都同时属于多个社会网络，如家庭网络、校友网络、职业网络、兴趣网络等。不同网络所提供的社会支持的类别及比重也不相同，即使是同一网络在不同的时期提供的功能也不相同。如家庭网络通常提供较多的经济支持和情感支持，而职业网络通常提供较多的专业信息支持。当有家庭成员患病入院治疗初期家庭网络以提供经济支持为主，在治疗后期则主要提供情感支持。

**应用** 运用社会支持理论开展

干预性研究，健康教育研究者需要回答：什么时候（when）、由谁（who）提供什么样（what）的社会支持。①社会支持可以由各种类型的人来提供，有效的社会支持往往来源于社会经历相同或经历过相同压力源、相同处境的人。长期的关系密切的社会网络在社会支持提供方面具有其独特优势。健康教育干预可将正式和非正式社会网络连接起来，提高干预对象社会支持的可及性。②健康教育干预实施前，研究者可通过和干预对象进行小组讨论的方法确认支持接受者的需要或期望的支持类型、过去成功的社会支持类型。③支持接受者在不同年龄、不同发展阶段、遭遇不同阶段所需要的社会支持的类型是不同的，因此需要根据支持接受者所处的特定时期来提供相应的社会支持内容。

在健康教育实践中，常用的社会支持干预策略包括：①加强现有社会网络的联系。②发展新的社会网络联系。③通过社区志愿者和卫生服务人员加强社会网络的支持。④通过社区能力建设和问题解决过程来加强社会网络和社会支持。⑤综合使用上述4种策略进行综合干预。

（周 欢）

chuàngxīn kuòsàn lǐlùn

**创新扩散理论**（diffusion of innovation，DI） 应用于群体和社区水平的健康相关行为理论。阐述了一项新事物通过一定的传播渠道在整个社区或某个人群内扩散，逐渐为社区成员或该人群成员所了解与采用的过程及其规律。该理论由美国著名的传播学者和社会学家埃弗雷特·罗杰斯（Everett M. Rogers，EM）于20世纪60年代提出，目前在卫生领域被

广泛应用，如研究人们对计划生育的态度、新医疗技术的推广应用，以及人们对健康生活方式的接受等。

**背景** 19世纪30年代以来，伴随工业革命的兴起，报刊、广播、电影、电话等传播工具的发展，使新的信息、产品、理念、技术的扩散由传统的口耳相传逐渐演变成通过各种大众媒体的公众传播。二战后美国农业科技迅速发展，出现了新型杀虫剂等产品，但这些重要的创新成果并没有被农民普遍采纳和使用。因此，引发人们对创新的采纳与否问题的关注和广泛研究，这一问题被认为是理解和促进社会、文化变革动力的关键。

在所有创新扩散研究中最有影响力的是美国社会学家布莱斯·瑞恩（Bryce Ryan）和尼尔·格罗斯（Neal Gross）进行的"艾奥瓦杂交玉米种推广活动"研究。通过农民个人访谈结果发现：创新的采纳取决于既存的人际关系和对媒介的习惯性接触这两个因素的共同作用。这个研究范例作为一个转折点，让学者们开始关注创新扩散过程中的行为。关注在创新扩散的不同阶段做出不同决定的不同类型的人。关注大众传播和人际传播的过程，并且发现大众传播可以较有力地提供新信息，而人际传播对改变人的态度和行为更为有力。

美国著名传播学家罗杰斯是创新扩散理论的集大成者。1962年，罗杰斯与休梅克合著出版《创新扩散》一书，对不同领域（包括农业、教育、医学等）有关创新扩散的研究进行了回顾和总结。在前人研究的基础上，罗杰斯定义了扩散的概念，认为扩散是在一段时间内，创新通过某些

渠道在社会系统成员中传播的过程。该书全面论述了创新如何通过某些渠道在社会系统成员中扩散和传播，将创新扩散过程分为知晓、劝服、决定、确定4个阶段，并提出了"创新扩散"的基本假设。

20世纪70~80年代，创新扩散的研究转向在社会和文化境况中研究传播媒介和受众。编码与译码、传媒与社会发展等注重双向性和宏观层面的研究成为热点。

**分类** 面对创新人们呈不同的反应类型，创新采用者有以下几种分类：①先行者。大胆热衷于发现和尝试新观念，信息来源广泛。②早期采用者。地位受人尊敬，通常是社会系统内的领导者或意见领袖。③早期众多跟进者。深思熟虑，经常与同事沟通，但很少居于意见领袖的地位。④后期众多跟进者。疑虑较多，通常是出于经济必要或社会关系压力。⑤滞后者。因循守旧，局限于地方观念，主要信息来源是邻居和朋友（图）。这5类人对新事物的行为之所以不同，与其对新事物的态度有关。在健康教育工作中对于早期采用者，重点提高其认识；对于早期众多跟进者，重点应放在通过典型示范等活动激发其动机；对于后期众多跟进者，重点在帮助他们克服其接受新事物所遇到的心理障碍和客观障碍。

**过程** 创新扩散的过程如下：①创新形成。新事物从产生、发展到成型的全部活动和过程。②传递。将新事物从发源地向使用者积极传送的活动，包括确定对目标人群和该创新而言最好的传播渠道和系统。如在社区中开展血胆固醇水平筛查，这对该社区人群而言是一种新事物，可采取两种方法向群众传播消息：一种是由公共卫生服务机构发出正式通知，另一种是由一些组织以非正式渠道向群众宣传，例如在社区文娱活动中公布。③采用。即目标人群对创新的接受。目标人群接受创新需要经历以下步骤：得到信息，被说服并转变态度，决定接受创新，实施，确认。本阶段应注意这些问题：目标人群的需求，他们当前的态度和价值观，他们对创新可能有什么反应，哪些因素可增加接受可能性，采用什么方法可能促使潜在的接受者受到影响并转变行为，存在哪些障碍及如何克服它们等。目标人群作出接受创新的决定受三方面知识的影响：知晓知识——新事物的存在；程序知识——怎样应用新事物；原理知识——新事物怎样起作用。④实施。即创新开始扩散：开始被接受或实际应用。本阶段的关键是提高人群的自我效能和技巧，积极推行试点。在人员培训、解决发现的问题、保证实施过程顺利进行等方面，基层工作人员具有很重要的作用。⑤维持。即创新得以持续地实际应用或实施。造成计划中断的原因很多，健康教育工作者的任务就是要找出这些原因，保证计划能持续进行。

不同类型创新采用者的特点和数量将会影响新事物扩散的速度和范围。通常，当一种创新刚刚开始在人群中扩散时，人们对它的接受程度比较低，因此一开始扩散过程比较缓慢。而当接受者所占比例一旦达到某个临界数值，扩散过程就会加快，出现起飞，以致人群的大部分人都是在这一阶段接受该创新。然后，扩散过程再次慢下来，对创新的接受逐渐达到饱和点，整个扩散过程于是呈现S形曲线。

**特征** 影响创新扩散采用率的新事物特征如下：①相对优越性。认为某项创新优越于它所取代的旧事物的程度。②兼容性。认为某项创新与现有价值观、以往经验、预期采用者需求的共存程度。③复杂性。认为某项创新理解和运用的难度。④可试验性。某项创新在有限基础上可被试验的程度。⑤可观察性。某项创新结果能为他人看见的程度。

可见，一件创新在人群中的扩散取决于3方面的变量：新事物本身的特性；目标人群的特点；传播策略、渠道和方法。所以，如果要促使一项新事物迅速在人群中传播并被接受、采纳：①该新事物具有先进性并能适合于目标人群和当地情况。②对目标人群和当地实际情况进行仔细分析，找出其特点，发现"先驱者"和

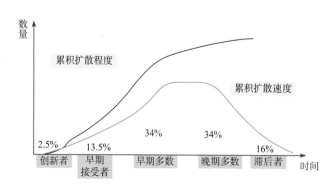

图 创新扩散采纳者分类

潜在的"早期使用者"并通过基层工作人员与之密切合作。③根据实际情况选择正确的传播策略、渠道和方法，并注意向目标人群示范新事物的先进性、使用方便、易学、代价小或在适当范围内等特性。

**应用** 创新扩散理论用来分析新事物在群体中扩散的过程是十分有效的。在健康教育中，新的知识、观点、行为是否能在目标人群中扩散，扩散的方式、速度及其影响因素是健康教育工作是否能达到预期目的的关键。学习创新扩散理论有利于了解人群行为改变的模式及其影响因素，从而为制定健康教育干预策略提供新思路。

（周　欢　米光明）

shèhuì dòngyuán

**社会动员**（social mobilization，SOMOB）　一项广泛影响社会，动员社会各阶层积极参与，依靠自己的力量，实现特定的社会发展目标的群众性运动，是一个寻求社会变革与发展的过程。社会动员是健康教育与健康促进的核心策略，它以人民群众的需要为基础，以社区参与为原则，以自我完善为手段，通过强化政策支持、动员社区资源、改变社会环境危险因素、改善社区居民的行为和生活方式，依靠社区自身的力量去实现全民健康目标。联合国儿童基金会（United Nations International Children's Emergency Fund，UNICEF）曾将社会动员定义为：社会动员是一项人民群众广泛参与、依靠自己的力量、实现特定的社会发展目标的群众性运动，是一个寻求社会改革与发展的过程。这一定义强调了社会动员的本质：人人参与、自力更生和可持续发展。健康教育与健康促进

不仅致力于个人行为和群体行为的改变，同时还十分重视社会经济文化环境的重要作用。通过社会动员，可促使社会各阶层主动参与健康教育与健康促进，建立起由政府领导、多部门合作、全社会参与的强有力的健康教育与健康促进工作体系和网络，形成有利健康的社会环境。

**简史** 社会动员是从战争学"动员"这一术语演化而来。社会动员能够发动和依靠一切潜在的社会力量和合作伙伴，将各种独立、分散的社会活动整合在一个广泛的、基于社会发展的战略框架中，成为一个完整的体系。因此，20世纪60年代以来，社会动员成为社会发展工作的重要策略之一，广泛地应用在社会经济发展的各个领域。1990年9月，UNICEF在世界儿童首脑会议上正式将社会动员这一概念引入卫生领域。世界卫生组织也在1991年号召各成员国开展社会动员方面的工作。20世纪90年代以来，许多重大的卫生领域国际合作项目都将社会动员作为首要的策略。

事实上，中国是在卫生领域内开展社会动员最早的国家。其最成功的例子当属爱国卫生运动。1952年开始的爱国卫生运动是由各级政府组织、全社会共同参与，以改善社会卫生状况、提高人群健康水平为宗旨的全国性的群众性活动。通过这一形式提高了各级领导和广大群众的社会卫生观念，把全社会的力量统一组织起来，在普及卫生知识、增强健康意识、消灭病媒虫害、改善卫生条件、提高居民生活和环境质量、保护人民身体健康方面起到了很大作用。目前社会动员策略已广泛应用在中国公共卫生的各个领域。

**基本要素** 社会动员不仅是把健康目标转化为社会目标的过程，更是将满足社区居民需求的社会目标转化为社区成员广泛参与的社会行动的过程。社会动员的基本要素包括启动者、参与者、投入和产出4个部分。

**启动者** 主要由拥有一定资源、知识和技术的项目官员和专家组成，是在解决营养、教育、卫生保健、消除重大疾病危害等人类发展所面临的共同健康问题的过程中，提供发展援助，并引导社会变革的人员和组织。

**参与者** 依其主要职能分为决策层、操作管理层和受益群众3大层面。其中，决策层是指那些拥有地位和权力，能够决定优先解决社会健康问题顺序和社会资源配置的人们。他们是政策的制定者，主要包括政府领导、高级官员和人大代表（政协委员）等。操作管理层是执行计划的行政官员、技术部门、专业学术团体、民间团体和传媒主管、宗教组织及其人员，以及社区工作者、相关的工商业界人士和社会名人等，他们处于承上启下的地位，具有技术能力、知识优势和联络广泛的特点，在启动者和决策层的指导下形成工作网络和联盟。受益群众是健康教育与健康促进项目确定的具体受益人群，是社会行动的主体、社会发展的出发点及最终目的。

**投入** 指新思想、新知识、新技术、可借鉴经验与操作模式、必要硬件与活动资金及人力的投入。

**产出** 表现为各类参与者的健康相关知识、技能、态度和行为得到改善，社会运行机制得以完善。

**对象** 健康教育与健康促进

工作的社会性和群众性决定了社会动员对象的广泛性。社会动员的对象包括以下 5 个层次。

领导层 即政策制定者的动员，又称政治动员。利用各种机会和途径，积极主动争取各级政府领导把健康放在优先发展的战略地位，将健康融入一切政策，是健康教育与健康促进顺利开展和可持续发展的根本保障。要使领导者把改善人民健康作为政府职责，列入议事日程，制定有利于健康的政策，加强领导，增加投入，合理配置资源，支持健康教育与健康促进规划的落实。

相关部门机构 决策者所依靠的行政干部、技术人员以及媒体和服务部门机构的专业人员，共同构成决策者的支持系统。这一系统除提供决策信息外，还要在制定和实施计划中扮演重要的角色。组织、协调各相关部门机构和媒体与健康教育与健康促进专业机构建立合作机制，协同行动，实现资源共享是社会动员的重要内容。

非政府组织（Non-governmental Organizations，NGO）是独立于政府和企业之外的由公民自愿组成，具有社会公益性的，实现会员共同意愿，按章程开展活动的一种社会组织形式，又称非营利组织。最早正式使用 NGO 一词是在联合国成立之初，为了强调不经由政府间协议而创立的国际组织或有别于政府和企业的其他社会组织参与国际事务，将 GNO 的概念正式写入 1945 年 6 月签订的《联合国宪章》第 71 款。20 世纪 70 年代以来，NGO 日益广泛地在国际活动的各领域参与活动，已成为民众参与社会、管理社会及公民推动社会良性发展的一支重要力量。中国对这类社

会组织的正式名称是民间组织，包括各类协会、学会、联合会、基金会和志愿者（社工）团体等。作为各级政府和企事业单位行政部门的特殊组成部分——群团组织，如共青团、妇联、工会等，又称为人民团体。

NGO 所具备的 6 个特征是组织性、民间性、非营利性、自治性、志愿性和公益性，其中，民间性和非营利性是 NGO 的基本特征。NGO 的原动力是一种志愿精神。志愿者是为改进社会而提供服务，贡献个人的时间、精力、智力而不计报酬的人。志愿者精神的实质，是人们基于一定的公共意识、关怀意识、责任意识、参与意识、合作意识、奉献精神及个人偏好基础之上的自觉努力。健康教育与健康促进切合了 NGO 的特性和追求目标，是其大显身手的领域，在实际工作中，NGO 也极大地促进了健康教育与健康促进工作的发展。

专业人员 医疗卫生专业技术人员，特别是社区基层卫生人员是健康教育服务的提供者。他们的行为不仅影响到能否使居民享有优质健康教育服务，而且他们的言行在很大程度上影响着居民的健康意识和健康行为。因此，要加强对专业人员的健康教育培训，提高其服务意识和技术水平。

社区与群众 社区是人们生活工作的场所，具有相对独立性，在将健康目标转化为社会行动方面，社区领导具有关键性作用。社区内的学校、基层组织（村委会、街道居民委员会）和积极分子是必须重视的健康教育力量。家庭和个人是社区健康教育的对象，也是社区动员的基本对象。对社区群众的动员侧重于群体对个人的影响，要宣传家庭和个人

对健康的责任，并提供各种机会使他们积极参与健康教育与健康促进活动，在参与中学习，做出自己的健康抉择。

步骤 社会动员的实施包括 5 个步骤：①确定目标。②寻找合作者、盟友。③制订行动计划。④实施行动计划。⑤监测/评价工作结果。在健康教育与健康促进项目实施过程中，同一时间阶段在这 5 个步骤上可能都有活动。

手段 主要包括：①信息传播。运用人际传播、组织传播和大众传播等多种传播渠道，传递健康信息，激发人们参与；后者又称为媒体动员，即通过采用各种不同的媒介载体（如电视、广播、报纸、新媒体等）及同一媒体类型中不同的讯息形式（如电视新闻发布、公益广告等），向社会大众传递信息，以形成社会舆论，进行宣传鼓动。②建立组织网络。相关部门和社会团体以部门协调会、人员培训等形式建立联系，共同计划，共同行动。③倡议与游说。是针对决策层的动员方法。倡议指向政府领导人、政策制定者、大众传媒负责人等陈述项目实施意义，以争取他们的支持；游说是针对人大代表（政协委员）的工作方法，旨在促成他们提案支持健康教育与健康促进，出台相应的法律法规。④开发社区资源。充分挖掘和利用社区内外各种政策、人力、财力、物力、信息及乡土文化资源。⑤采用社会市场学方法，运用受众分析、市场推广等策略和技术，促使社会成员接受和采纳健康理念、健康知识和技能。

意义 健康是公民的一项基本权利，促进全民健康是国家的职责，是各级政府的责任，也是社区、家庭和个人的义务。健康

与社会经济发展密切相关，只有最广泛地动员一切可以利用的社会资源才能有助于实现特定的健康目标。社会动员策略体现了先进的公共卫生观念。

在健康教育与健康促进工作中采用社会动员策略的意义是：能够激发决策者和领导层支持健康教育与健康促进的意愿和动力，建立相应组织和工作机制，进行政策开发；能够有效筹集健康教育与健康促进所需的人力、物力、财力、信息等资源，并在健康教育与健康促进工作中进行合理调配和使用；能够促成社会各相关部门、社区及非政府组织为一个共同目标而有效合作；能够通过新闻媒体和其他各种有效途径，激发社区群众参与健康教育与健康促进活动的主动性和积极性，使他们获得更多的自我保健知识和技能，并担负起个人和家庭健康的责任。

（米光明）

shèhuì yíngxiāo

## 社会营销（social marketing）

运用市场营销的原理、技术和方法，有目的地促使目标群体自愿接受和改变社会行为的过程。又称社会市场学，是传统的市场营销理论和方法在社会领域的应用。社会营销以市场营销的原理和方法为手段，以目标群体自愿行动为准则，以改变目标群体行为为主线，以提高目标群体或其所处社会的整体福利为目的。这一目的是社会营销的核心，也是社会营销区别于其他商业市场营销的关键。作为一种行为改变的系统策略，社会营销应用在健康教育与健康促进领域，其含义引申为：采用市场营销的原理、技术与方法，计划、实施及评价健康教育与健康促进项目，推广健康产品，

促进目标人群的行为转变，以满足人们的健康需求和需要。

健康教育与健康促进的目的是推动社会健康观念和健康生活方式的形成，这与社会营销推动目标受众接受"社会产品"，最终实现社会福利的理念是一致的。因此，可以用社会营销的理论来阐释健康教育与健康促进活动：以健康的观念、态度和行为建议作为产品，依据市场营销的整体规划和行动框架，通过对营销环境的分析、目标受众的细分、对产品的设计及定位，采取有效的传播策略，从而最大可能地提高目标人群对健康信息的反应程度。

从社会营销学角度分析，健康教育市场由具有健康服务需求和需要的全部潜在顾客（社区居民）构成，包括现患病人、高危人群、重点保健人群和健康人群。这一庞大服务对象群体有着多种多样的健康需求和需要，每个个人和家庭除了健康与疾病问题外还面临着各种社会、环境、人际关系等问题，均需得到健康教育与健康促进服务。随着社会经济的发展和人民生活水平的提高，其市场空间将越来越大。只有科学地进行市场分析和定位，才能有效地提供健康服务，满足不同人群的健康需求，提升全体居民的健康素养和健康水平。

社会营销策略在健康教育活动中的5项功能是：①以市场研究方法明确需求。②设计适宜的产品——仔细选择的健康知识及其形式、健康技能、健康理念和各类健康服务。③以适宜的方法推广所设计的产品。④保证以适宜的地点、方式、时间和"价格"提供产品。⑤保证受众愉快地参与。

**简史** 市场营销学是一门建

立在经济科学、行为科学和现代管理科学基础之上的综合性的应用科学，其研究对象是营销活动。作为现代营销学的主流之一，社会营销学是市场营销领域不断扩大的产物。1971年美国学者科特勒（Kotler）和泽尔曼（Zaltman）首先提出了社会营销概念，主张将有关推广社会理论与解决社会问题的活动纳入营销领域之中，提出"社会营销是对用于影响某种社会观念的接受程度的流程进行设计、实施和控制"，把社会营销的对象直接指向了社会观念。后来社会营销的含义逐渐演变为通过设计、实施和控制社会变革运动，以实现在目标群体中提高某种社会实践的参与程度的目的。20世纪80年代，社会营销课程走进大学讲堂；20世纪90年代至21世纪初，社会营销学得到学术界和实务界的普遍接受。

社会营销最早在卫生领域的应用，源于20世纪70年代早期在发展中国家开展的计划生育运动。国际组织协助当地政府通过此种方法促进安全套的使用和推广口服避孕药。近几十年来，许多国家在艾滋病预防控制、预防接种、母亲安全、儿童营养、控制吸烟、慢性病预防、环境保护等诸多社会卫生问题中广泛应用了社会营销的原理和技术，取得了显著的成效。1996年以来，中国卫生部与世界银行合作，在北京、上海、天津等一些发达城市和地区开展卫生Ⅶ健康促进项目，首次在健康教育与健康促进领域系统引进并应用社会营销理论与方法，在社区人群中开展推广使用低钠盐，预防控制高血压等慢性病的干预活动，取得了成功。

**策略与方法** 社会营销的具体策略和方法很多，但着眼点都

是围绕目标受众的需求展开。在健康领域常用的具体策略与方法有：①分化-整合策略。通过对目标受众的细分、重组、拆零与整合，最大限度地实现传播目标与受众需求的契合。其核心是对差异化的受众需求的准确定位。②名人营销策略。利用社会知名人士的传播影响力为健康产品代言以促进产品在公众中的传播与推广。名人担任"健康大使"、拍摄公益广告、出席现场公益活动等，都是常用的名人营销手段。③教育营销策略。主要形式是针对终端消费者，通过推介健康产品的相关知识、指导消费者正确使用方法等，以知识促进观念改变，以观念指导行为，致力于长久的营销效果。教育营销有利于发挥人际传播的优势，克服由于信息不对称带来的障碍，有利于引发新的需求，培育新市场。④娱乐-教育策略。

**活动要点** 根据市场营销学的原理，社会营销活动的要点包括：①消费者定位。即以受众为导向，在健康教育与健康促进活动中，要将目标群体视为并鼓励他们成为项目进程中的参与者。②交换理论的应用。"交换"是指由提供方提供的"产品"，不论是一种理念还是一种技能，都是在需方选择是否"购买"的条件下进行的。服务对象不是被动地接受健康信息或服务，在采纳或拒绝某一行为改变时，他们会权衡行为的代价、成本效益等因素。健康教育与健康促进计划设计时必须事先考虑到这一重要的行为影响因素。③内外环境评估，即充分考虑社会心理、社区环境等因素对项目实施的影响。④渠道分析。是对信息、产品和服务的传播、分发、提供渠道的详细分

析和理解。⑤目标人群细分和分析。又称市场细分，即了解目标人群的社会人口学特征、心理和行为特征，根据其在一个或更多特征上的同质性进行亚人群细分。⑥形成研究。即在社会营销策略全面实施前，开展的一系列调查研究活动。形成研究对策略的形成具有重要作用，内容包括目标人群研究与细分、现有观念和信息、信息/产品/服务的可及性和可接受性、健康教育材料及干预方案的预试验等。⑦营销组合4要素（4Ps）的综合运用。指在计划、实施过程中综合考虑产品、价格、渠道和促销4个方面的因素，以满足特定人群需要。⑧综合计划与系统管理，指有效安排组织机构内的资源以适应目标人群的需要和实现项目的目标。

**市场细分** 是将具有相同需求的消费者划分为同一群体，以便确定营销策略。由于环境条件、社会文化等多种因素的影响，使目标人群的需求不尽相同。对目标人群进行调查研究和细分，是整个社会营销计划的基础和核心，其目的是识别具有相似需求的目标群体亚组，开发出能满足特定人群需要的信息和产品，使他们能够得到更有效的服务。有效细分目标人群的标准包括：①足量性，细分的人群有无足够的人数以形成一个有效的干预群体。②迫切性，存在于细分人群的行为问题的频度和严重程度，是否急需干预和改变。③操作性，细分人群是否易于接近和沟通，行为改变所需的资源或代价，以及是否有实施干预活动的人员和志愿者，直接影响着该细分市场的可操作性。④有效性，能否为所细分的目标人群确定差异性的营销策略，以实现预期的干预目的；

和经济性，能否争取以较小的投入获取更好的效果。

**营销组合4P** 恰当地综合运用营销组合4要素——产品、价格、渠道和促销（product、price、place、promotion），简称4P，使之与外部环境中不可控制的条件相适应，是社会营销能否成功的关键。以4P为核心的传统市场营销理论与技巧的产生、运用和发展，都是以有形的工业产品或消费品为基础的。在健康教育与健康促进领域，4P的含义为：①产品。是健康教育与健康促进工作中所推广的社会产品，包括有形健康产品（如低钠盐、铁强化酱油、安全套等）与无形健康产品（如"健康素养66条"的健康理念、基本知识与技能）。②价格。在设计和提供健康教育产品时，应充分考虑受众改变行为时各种可能的付出，包括金钱、设备设施、时间、身体和心理代价，并为减少这些付出提供方法。③渠道。要选择最可行、最易接近目标人群并对之产生影响的健康教育手段和途径。④推广。运用各种传播手段开展活跃的公众教育，推广适宜技术，吸引教育对象接受健康产品和服务。促销策略有两个组成部分：一是信息，即通过说什么来影响目标受众，使其知道、相信并按照期望的行为去做；二是传播渠道，即信息以什么形式、在哪里出现。

**社会产品** 不管是"社会理念"还是"行为改变"，社会营销的产品都比商品复杂得多，社会产品分为有形产品与无形产品两种形态；具有核心产品（core product）、实际产品（actual product）和附加产品（augmented product）3个层次。核心产品是目标人群所能体验到的最有价值

的核心利益，如降低经性途径感染艾滋病的危险；实际产品是健康教育人员努力推广的行为方式，是构成核心产品利益所必需的，如正确使用安全套；而附加产品则是随同期望行为一起推广的所有有形物品和服务，例如，为艾滋病高危人群免费提供安全套和生活技能指导。设计、制作并向教育对象提供最适用的健康教育产品应充分考虑3类产品的捆绑与整合。

**运作程序**　社会营销的实施过程是针对要解决的主要问题，提供系统化解决方法的过程，主要包括5个阶段：计划和策略发展阶段；信息和材料发展阶段；计划策略和材料的预试验阶段；实施和监测阶段；评估与反馈阶段。这5个阶段互相交融，互相促进，形成了一个闭合持续的循环过程。

**计划和策略发展阶段**　首先要进行环境分析，了解和健康教育与健康促进活动相关的自然环境、政策环境和社会文化环境。其次要进行基线调查，了解公众的健康知识、信念及行为。在此基础上，划分健康教育与健康促进项目的目标群体，选择并细分亚目标人群。针对每一个亚目标人群，设计不同的健康教育产品。

**信息和材料发展阶段**　根据计划，确定要传递的信息和将信息传递给目标人群的材料。

**预试验阶段**　通过定性研究，设计和起草健康教育活动草案及健康教育材料，并将其试用于小范围目标人群。通过预试验，及时发现存在的问题，对活动草案及材料进行修订调整。

**实施和监测阶段**　采用社会营销4P理论，根据目标市场和受众的特点，充分利用大众传播（公益广告）、组织传播、人际传播（包括专业人员、志愿者等）等各种途径实施健康教育与健康促进活动。该阶段要注意进行过程评价，跟踪目标人群的活动接触率和反应，评估效果并改进计划方案。

**评价与反馈阶段**　评价项目活动的效果，识别能增进日后活动效果的因素，以便改进和完善项目工作。

**进展**　20世纪90年代，美国市场营销学家劳特朋（Lallterborn）针对买卖双方难解的矛盾，提出了"从4P走向4C"的理念，使市场营销真正进入了以"消费者为中心"的领域。4C即①消费者（consumer），企业要通过满足消费需求或改变消费者的价值观和生活方式，来占领和巩固市场。②成本（cost），指销售产品要考虑生产成本+交易成本，如购买时间、风险成本等。③便利（convenience），方便顾客，为顾客提供全方位优质服务。④沟通（communication），企业与消费者之间要进行经常性信息交流，建立一种基于共同利益的产销关系。根据4C原理，加强健康教育与健康促进活动策划，降低交换成本，增加目标人群参与活动和获得健康信息的便利性，重视交流和反馈，争取最大限度的社区参与，以促进行为改变目标的实现。

**意义**　社会营销在健康教育与健康促进领域的应用，是运用市场营销的原理、技术和方法，推广公共卫生和其他卫生保健产品或服务，使健康信息能有效地传递到更多的目标人群，潜移默化地改变社区群众的健康认知，并为行为改变提供支持，使健康干预活动更加符合成本/效益原则。其意义具体表现在：①有利于健康资源的优化配置。采用社会营销策略，健康教育专业人员根据不同受众的特点和需要确定优先项目，对不同的目标人群采取有针对性的策略和措施，可以使人力、物力、财力和信息资源发挥出最大的效益。②为健康教育专业人员提供了行动指南。它提供了一个分析问题、确定目标、进行干预和评价的运行程序，明确了在健康教育与健康促进项目各个环节中必须要思考的问题。③有利于健康教育专业人员形成"以受众为主导"的指导思想。遵循"受众主导"的理念，健康教育与健康促进活动不再仅仅是听凭专家的主观意见来进行，而是要围绕着目标群体的特征和需求进行，注重受众参与的自愿性。④强调在实施的过程中调动相关利益群体，整合和利用各种社会力量。因此，社会营销是实现社会动员的一种重要手段。

（米光明）

xiétiáo cèlüè
## 协调策略（mediation strategy）

在健康促进活动中，在个体和社区的不同利益（个人的、社会的、经济的）以及不同部门（公共和私营部门）间进行调解，以促进和保护健康的一种战略措施。协调是1986年第一届世界健康促进大会宣言《渥太华宪章》确定的健康促进三大基本策略之一。开展健康教育与健康促进工作需要协调所有相关部门和群体的行动，包括政府、卫生和其他部门、非政府组织、工矿企业和社会各界人士、社区、家庭和个人。在改善和保护健康的干预活动中，在倡导健康生活方式的社会变革中，不可避免地会在不同部门和人群内的带来不同的利益冲突，例如，如何保证卫生资源分配和使用的公平性；为保护公众健康在公共场所实施全面控烟等。因此，必须使个体、社区及相关部门等各利益相关者之间协调一致，组成强大的联盟和社会支持体系，共同协作，才能实现健康促进目标。各卫生保健专业部门、学术团体以及公共卫生人员的主要责任，在于协调社会各不同部门和组织共同参与健康促进工作。

从技术角度看，协调是现代管理的重要职能。只有把组织内部和外部的各方面关系都协调好，才能创造良好的内部和外部环境，保证计划、决策的顺利推行和健康促进目标的最终实现。协调的内容包括：①协调工作目标。②协调工作计划。③协调职责关系。④协调政策措施。⑤协调思想认识。不同部门、单位、人员对同一问题认识不一致，观点、意见不相同，往往导致行动上的差异和整个组织活动的不一致。因此，协调不同部门、单位、人员的思想认识，统一大家对某一健康问题的基本看法，是协调组织活动的前提条件和协调工作的重要内容。在开展社会协调时，应保证健康促进的策略和项目切合本地区的实际需要，并考虑到不同社会、经济、文化系统对这些策略和项目的接受程度。

实际工作中，协调的途径和方法主要有：①召开协调会议。这是最常用的方法。召集多方参与的会议，要求各方在桌面上各抒己见，然后由会议主持者总结归纳出存在的问题、解决的方法，形成决议后共同去执行。会前要充分准备，尽可能掌握各方面的信息和最新材料，会后要按照会议要求检查落实。②信息沟通。这是协调的基础。传统上又分为口头协调和书面协调，前者通过口头交谈和电话沟通；后者包括传真、专项报告、定期通报，其中周报、通信、简报等是常用的方式；利用网络和数字化新技术发布和分享信息已成为一种新兴的协调渠道。③访问协调。主要用于外部协调中，有走访和邀访两种形式。走访指专程到需进行协调的相关政府部门、NGO、新闻媒体或社区等进行访问，向他们解释健康教育与健康促进项目的情况，了解他们的意见。邀访是指邀请上述各组织机构领导或代表到实地对健康教育与健康促进工作进行指导性巡视，了解现场工作。

（米光明）

chàngdǎo cèlüè

## 倡导策略 （advocacy strategy）

为达到某具体健康目标或实行某具体卫生项目而提出有益的观点或主张，提倡个人和社会采取某种行动的健康促进战略措施。又称鼓动。其目的是获得政治承诺、政策支持、社会接受和联合行动。是 1986 年第一届世界健康促进大会宣言《渥太华宪章》确定的健康促进三大基本策略之一。倡导的内容主要包括：为了创造有利于健康的社会、经济、文化和环境条件，倡导政策支持，开发领导，争取获得政治承诺；倡导社会各界对健康举措的认同，激发社会对健康的关注以及群众的参与意识；倡导卫生及相关部门提供全方位的支持，最大限度地满足群众对健康的愿望和需求。

依据倡导的目的不同，倡导策略分为 4 种类型：①政策倡导。致力于影响那些拥有法律法规、公众健康规划或公共卫生服务方案等决策权的人，旨在广泛性地改善公众的健康水平和生命质量。②阶层倡导。积极涉入维护某一弱势群体的健康权益。如呼吁解决农村留守儿童、社区老年人、城市流动人口等面临的群体健康问题。③社区倡导。旨在说服或教育存在某健康或公共卫生问题的社区，并且协助社区组织起来维护社区健康，谋求高质量卫生保健服务的可及性。④个案倡导。积极维护正处于不利情境的特定患者或目标群体（如高危家庭、残疾儿童、乙肝病毒携带者等）的健康权利，并通过相关个案的声援行动，以确保或提升为其所需的服务、资源或权益。倡导是一种有组织的个体及社会的联合行动，包括"获取公认""使其修正"与"促进提升"三个过程。实施倡导策略有多种不同的渠道和方式，常用方法包括向卫生政策制定者和决策者及时提供公共卫生信息、利用媒体报道、提交政协（人大）议案、召开相关部门联席会或专题讨论会、进行社区动员、与非政府组织合作、建立利益相关者组织联盟，以及针对受助群体，通过信息沟通和健康教育提高他们表达和分析自己现状与问题的能力。健康教育与健康促进是公共卫生专业人员的责任，他们应在社会各层次承担健康倡导者的角色。

（米光明）

fùquán cèlüè

## 赋权策略 （empowerment strategy）

促成个人和社区群体获得识别其健康影响因素，并在健康方面做出正确选择和决定的能力的一种健康促进战略措施。又称赋能、增权。1986 年第一届世界健康促进大会宣言《渥太华宪章》中，将"促成"确定为健康促进三大基本策略之一。世界卫生组织将"促成"定义为，在与个人或群体建立起的伙伴关系中采取行动，通过动员人力和物力资源开发这些个人或群体的能力，从而促进和保护他们的健康。可见赋权是促成策略的核心要素。赋权分为个体能力开发和社区能力开发两个层次。前者主要指开发每个个人做健康决定和管理其个人生活的能力；后者则指社区的各个群体采取集体行动，以对社区内的健康影响因素和生活质量获得更大的决定和控制能力。赋权的意义在于，为使人们最充分地发挥自身的健康潜能，通过开发个人的能力，帮助人们获得健康信息，促进技能发展，获得控制那些影响自己健康的有关决策和行动的能力；同时，通过开发社区的能力，使社区的集体行动更大地影响和控制影响社区健康与生活质量的因素。社区能力的发展既是社区健康促进行动的主要目标，也是实现卫生服务、资源分配平等合理的基础。

赋权是一个能够增强个人和社区有关健康和卫生保健的社会意识，动员居民主动参与健康促进活动的过程。这个过程不仅仅是呼吁人们积极参加社区活动，而是更加强调每个个人和社区的主人翁地位和责任感，强调以社区发展为目的。这种控制力不是外人赋予的，而是人们通过获得知情权、发言权和决策权，由自身发展而增强的。外部力量只是帮助或是促进个人或社区增强这种能力。社会动员、能力建设、健康信息传播都是为社区赋权的重要方法。在健康教育与健康促进项目中，采用参与式研究方法是实现社区赋权的有效途径，其步骤是：①进入社区，与当地领导、社区工作人员、群众代表召开会议。②确定社区存在和关心的健康问题。③通过排序、投票、

问题树等方法等确定优先问题。④分析影响问题的各种因素，寻求解决问题的方法。⑤制定实施计划，动员社区资源来实施项目。⑥通过参与式评估，讨论项目实施的结果，确定下一步的行动计划。

（米光明）

xíngzhèng gānyù cèlüè

**行政干预策略** （administrative intervention strategies） 以行政管理和行政干预手段支持和推动健康教育与健康促进工作，落实健康促进规划的一系列方式方法的集合。政府机构的组织领导、制定政策、发布文件、经济支持、部门协调、考核评估等行政干预是一种常用的健康促进工作方法，其目的是凭借行政力量，依靠从上到下的行政组织制定、颁布、运用政策、指令、计划的方法，来实现对健康教育与健康促进的领导、组织和管理。行政干预策略具有权威性、规范性和指令性等特点，在健康教育与健康促进工作中用以明确指导思想、整合资源、统一行动，以保证计划目标的实现。其具体方法包括：①建立健康教育与健康促进决策机构与协调机构。②制定健康教育与健康促进工作规划、工作规范与指南。③以政府文件的形式发布权威性的健康教育核心信息，如卫生部2008年发布《中国公民健康素养基本知识与技能》。④建立健康教育组织网络，加强队伍建设和人员培训，实行目标管理责任制。⑤制定规章制度和市民健康守则，为实施以场所为基础的健康教育提供依据，规范社区和个人的健康行为，促进社区健康环境的形成。⑥开展对健康教育与健康促进规划实施情况的监测与督导评估。

注意事项。①行政干预不等同于强迫命令，不能滥用行政方法。干预是手段，其目的是支持、加强和推动健康教育事业的发展，激发社区和群众参与的主动性和积极性。②行政干预的前提是以客观现实为依据，维护人群健康的根本利益，因此，应注重调查研究，正确反映社会公众的健康需求。③应与信息传播、社区发展等其他健康教育方法结合使用，达到优势互补，提高健康教育工作效能。

（米光明）

yúlè jiàoyù cèlüè

**娱乐教育策略** （edutainment strategy） 将健康教育内容融入娱乐形式之中，通过诸如电视剧、文艺演出等娱乐方式传播给大众，以增加受众对某个社会卫生或健康问题的认识，赢得公众的支持态度，并改变其看法和行为的一系列方式方法的集合。即"寓教于乐"。这一策略将健康教育的形式与内容完美地融合与统一，兼具教育及娱乐的双重功能。其意义在于，"教"是目的，"教"需通过"乐"的手段得以实现，教育对象是在审美体验和愉悦感受中潜移默化地学习知识，改变态度，得到陶冶和教化。寓教于乐作为一种劝服技巧和教育理念在东西方都已有几千年历史。中国古代教育家孔子早在2000多年前就提出寓教于乐的原则，"知之者不如好之者，好之者不如乐知者"。古罗马诗人、文艺理论家贺拉斯（Horatius）在《诗艺》中提出，"诗应带给人乐趣和益处，也应对读者有所劝谕、有所帮助"，曾对18世纪启蒙运动和文艺创作产生深远的影响。20世纪70年代，墨西哥全国电视网的导演萨比多（Sabido）及其研究团队制作

了一系列关注社会发展主题的娱乐教育剧，如计划生育、儿童发展等，获得了高收视率和商业成功，并取得明显的教育效果。在国际组织资助下，1984 年娱乐教育剧的生产技术被推广到印度、肯尼亚和菲律宾等发展中国家。娱乐教育从电视剧扩展到广播剧、电影、书籍等各种媒介形式中，并由此开创了发展传播学中的娱乐教育策略。

娱乐教育策略具有形式的娱乐性、内容的导向性、群众的参与性和教育的熏陶性 4 大特点，在中国现代健康教育史中，在普及卫生知识和推广健康理念方面始终发挥着重要的作用。早在 20 世纪 20~30 年代，中国共产党领导的工农红军和中央苏区就曾利用话剧、地方戏曲等形式动员群众开展卫生防疫工作。新中国成立初期，卫生部电化教育所拍摄发行了《消灭蚊子》《消灭苍蝇》等第一批卫生科教电影。20 世纪 80~90 年代以来，娱乐教育策略在计划免疫、母婴保健、艾滋病预防、慢性病防控等项目中得到广泛的应用。卫生科普游园、卫生科普晚会、健康教育大篷车以及山歌、民谣等乡土文化都是各地城乡广泛使用的娱乐教育形式。2001 年中国首次举办预防艾滋病大型公益文艺晚会《飘动的红丝带》，在中央人民广播电台、CCTV-1 黄金时段直播，这是健康教育与新闻媒体的一次成功合作，也是娱乐教育策略的一次成功运用。互联网⁺、手机等新媒介的迅速发展，为 21 世纪健康教育带来新的机遇。在微信公众号、微视频、微电影等新媒体传播形式中，寓教于乐的健康科普已经融入人们的生活。

(米光明)

jiànkāng chuánbō

**健康传播**（health communication） 以促进人们健康为目的的各种信息传播活动。是通过各种渠道、运用各种传播媒介和传播方法，为维护和促进人类健康的目的而收集、制作、传递、分享健康信息的过程。如妇幼卫生工作者向育龄妇女传递有关孕期保健的知识，社区医生向居民讲授高血压病的防治方法，广播电台、电视台播放夏季预防肠道传染病的公益广告，深入机关、企业开展健康大课堂巡讲活动等，都是健康传播活动。健康传播是一般传播行为在卫生与健康领域的具体和深化。作为健康教育与健康促进的基本策略与方法，健康传播是提高人群健康素养、改善健康相关行为的重要干预手段，在公共卫生和医疗保健服务的各个领域发挥着重要的作用。

**简史** 作为一种社会活动，健康传播的历史悠久漫长。健康信息的传播是在人类生存与发展的过程中与医疗保健活动相伴随的行为。中国自古就有记录传承医药保健知识的记载。在现代社会，在"健康传播"这一概念被正式提出之前，曾有一个替代性的概念——"治疗性传播"。一些医学学者在医患传播领域的研究成为健康传播早期研究的重要组成部分。1975 年国际传播学会（International Communication Association，ICA）芝加哥年会上，将 ICA 治疗传播兴趣小组正式更名为 ICA 健康传播分会（Health Communication Division），由此产生了健康传播这一术语。

健康传播研究兴起于 20 世纪 70 年代的美国。美国心脏病学专家杰克·法夸尔（Dr. Jack Farquhar）和传播学者内森·麦考比

（Dr. Nathan Maccoby）与美国斯坦福大学的科研人员联手开展了一项为期 5 年（1971~1975 年）的以社区为基础，以大众媒介为主要手段，旨在"通过减轻体重、减少吸烟、降低血压和血脂水平，降低心脏病的发病风险"的健康教育干预项目，这就是著名的"斯坦福心脏病预防计划"（Stanford heart disease prevention program，SHDPP）。斯坦福项目是传播学研究方法在健康领域的首次应用，被公认为是现代健康传播发展历程的里程碑。20 世纪 80 年代，由于艾滋病的传播与人的行为和生活方式有着密切联系，疾病流行所造成的后果十分严重，使得艾滋病预防控制成为健康传播最主要的内容。社会营销、娱乐-教育策略以及大众媒体、公益广告等传播渠道和方法在这一领域都有较广泛的应用。

健康传播属于传播学的分支领域，医学、社会学、心理学、新闻学、公共卫生学、管理科学等多个学科从不同角度为健康传播的学科构建和理论范式的形成提供了支持，健康教育学和传播学在研究与实践过程中的融合为健康传播学的形成奠定了基础。

健康传播研究在中国大陆起步于 20 世纪 80 年代。1987 年，中国首届健康教育理论学习研讨会在北京举办，研讨会上第一次系统介绍了传播学理论，提出了将传播学理论与方法运用到中国健康教育工作中。1989~1993 年，中国卫生部和联合国儿童基金会第一期健康教育合作项目启动，工作重点是通过层层培训健康教育和妇幼保健人员，向广大农村妇女广泛传播关于母婴保健知识的通俗性读物《生命知识》。在这一项目的执行过程中，首次提出

并确定了健康传播的概念。

20 世纪 90 年代初至 21 世纪初，其间主要的健康传播研究者是公共卫生领域专业人员。2003 年 SARS 事件过后，中国健康传播研究进入跨越式发展，公共卫生和新闻传播学者与专业人员开始联手展开关于健康传播的概念、研究领域、最佳实践方面等的讨论，并在学术界逐渐达成共识。2006 年 10 月，"首届中国健康传播国际论坛"在北京清华大学召开，成为首个定期举办的健康传播国际学术交流平台。相继发表健康传播的学术成果，内容涵盖控烟、突发公共卫生事件、医患冲突与沟通、艾滋病防控、母婴保健等广泛议题。

近几十年来，无论是理论研究还是实践应用，健康传播都取得了令人瞩目的成就，也呈现出一些新的发展趋势。以互联网为基础的互动性健康传播（inter-active health communication，IHC）已成为健康传播的一个富有生命力的新领域。具体来说，当前健康传播的研究和实践热点可归纳为：① 医患关系与医患沟通。主要研究医患关系的现状及影响因素，医患沟通对疾病防治效果的影响，医护人员与患者的沟通方法和技能，以及医患沟通效果评估等内容。② 应对突发公共卫生事件。主要研究如何应对突发公共卫生事件，如何与政府、媒体、民众沟通，以及危机传播策略等。③ 新媒体与健康传播。主要研究在新媒体环境中，如何运用多种媒体平台来进行有效的健康传播和健康干预，新媒体健康传播对公众的影响、公众对新媒体健康信息的利用、二者的交互作用等。④ 重大健康问题和重点人群的健康传播。围绕重大健康问题，如

控烟、社区慢病防控、重大传染病防控等重大议题；重点人群的健康传播，包括城市流动人口、青少年、老年人、农村留守儿童等社会弱势群体的健康议题，并重视传播效果的评估。⑤ 健康传播策略与项目的设计、实施和效果评价。

**功能**　传播是人类的基本活动，也是构成社会的基本要素。健康传播的社会功能包括有监测健康环境、联系相关社会部门、传承健康相关社会遗产和健康娱乐 4 大功能。

**要素**　构成健康传播活动过程的基本要素包括：① 健康传播者。在健康传播过程中指传递健康信息的个人（如卫生工作者）或团体（如报社、电台、通讯社），是信息的发出者。② 健康信息。在传播学中信息就是传者所传递的内容。由一组相关联的信息符号所构成的一则具体的健康讯息，是信息内容的实体。③ 媒介/渠道：是信息/讯息的载体，指介于传播者与受传者之间的用以负载、传递、延伸特定符号和信息的物质实体，它包括书籍、报纸、杂志、广播、电视、电影、网络等及其生产、传播机构。④ 受传者。在健康传播过程中接受健康信息的一方（如听众、观众等），亦称为受众、受方。⑤ 传播效果。受传者接受健康信息后产生的反应。⑥ 反馈。反馈是指受传者把对信息的反应回归到传者的过程。在交流活动中反馈可以存在，也可能不存在；可能是直接的，也可能是间接的；可能是受传者主动的反馈，也可能是传者主动的收集。

**类型**　依传受双方的关系，可将健康传播活动分为以下 5 种类型。

**自我健康传播**　自我传播把信息的交流限定在了本人头脑中对信息的思索和提炼过程，因此又称内向传播，是人接受外部信息并在自己头脑内进行信息处理的思维活动过程。自我传播是一切社会传播活动的前提和心理学基础。

**人际健康传播**　是个人与个人之间的健康信息交流活动。又称亲身传播。人际健康传播是人际关系得以建立的基础，是进行说服教育、劝导他人改变态度、提高自我效能的良好手段，是开展健康教育工作的基本传播形式。

**群体健康传播**　是健康信息在小群体中交流的形式，既有个人与群体的健康信息交流，又有群体与群体之间的健康信息交流。群体健康传播的特点是健康信息在相对有限的范围内快速传播，能够快速在人群中产生健康信息的扩散与交流，较一般意义上的人际交流更快速、更广泛。

在实际工作中群体健康传播常用于培训、小组学习和讨论、健康大讲堂活动等，是目前基层常用的健康传播形式之一。

**组织健康传播**　指组织成员之间或组织与组织之间的健康信息交流行为。组织健康传播的目的就在于稳定、密切组织成员之间的关系，协调行动，减少磨擦，维持和发展组织的生命力，疏通组织内外渠道，应付外部环境的变化。其特点是：传播者以组织或团体的名义进行交流；信息大多是指令性、教导性和劝服性的内容；具体活动是在有组织有领导的情况下进行的；传播活动有一定的规模。

**大众健康传播**　通过报纸、广播、电视、印刷品、街头宣传栏等传播媒体向广大社会公众传

播健康信息的活动。在健康传播领域，有两个密不可分的社会运行系统承担着大众健康传播的社会职责。一是职业的新闻媒体机构发挥社会公益作用，二是各级卫生部门和各级各类医疗卫生机构和社会团体，将开展大众健康传播视为己任。

**传播模式** 指研究传播过程、性质、效果的理论范式。

**拉斯韦尔模式** 1948 年美国社会学家政治学家 H. D. 拉斯韦尔（Harold Dwight Lasswell）发表了《社会传播的结构与功能》，提出被誉为传播学经典的传播过程的文字模式，形成了著名的拉斯韦尔"5W"传播模式，又称"五因素模式"。就是要回答五个 W 问题：谁（who）；说了什么（says what）；通过什么渠道（through what channel）；对谁（to whom）；取得什么效果（with what effect）。它虽不能解释和说明一切传播现象，但抓住了问题的主要方面。不但提出了一个完整的传播结构，还进而提出了五部分的研究范围和内容，从而形成了传播学研究的五大领域，为传播学研究奠定了基础。

**施拉姆模式** 20 世纪 50 年代 1949 年美国传播学者 W. 施拉姆（Wilbur Schramm）编撰的第一本传播学著作——《大众传播学》的出版。这本书收录了政治学家、心理学家、社会学家、语言学家以及许多其他学科的专家对传播学的研究成果。他提出的双向传播模式把传播描述为一种有反馈的信息双向循环往复的过程，是较为流行的人际传播模式（图）。此模式强调传者和受传者的平等性及其处理信息的过程，揭示了符号互动在传播中的作用，为传播学重视反馈的研究做出了贡献。

**传播关系** 人们通过信息交流和分享而在传播活动中建立起来的相互关系。建立传播关系必须依靠共同的经验范围、契约关系和反馈这三个基本条件。

**共同经验范围** 在人际传播过程中双方对信息能够共同理解相互沟通，产生共识的经验范围；在大众传播中，还要再加上传受双方对传播媒介的使用及理解的共识范围。找到共同语言常常是传播关系的良好开端。

**契约关系** 指在传播活动中传播双方相互依存的一种默契关系，传播双方以此来约束各自的传播行为。如在咨询门诊服务中，咨询医生与求询者之间的相互依赖与理解的关系。

**反馈** 指受传者接受讯息后的心理和行为反应及将这些反应返回到传播者，或者是传播者对这些反应的回收。及时的反馈是使传播进行下去的重要条件。反馈越及时、充分、真实准确无误，则越有利于传播双方的信息沟通。信息反馈有两种情况：一是受传者向传播者主动的反馈，另一种是传播者向受传者收集反应。特别是在间接传播中，传播者需要用反馈机制去收集受传者的反应。

**影响因素** 健康信息的传播是一个十分复杂的过程，在活动过程中的每一个环节上，都有许多因素能直接或间接地影响健康传播效果。主要有以下几方面因素：

**环境因素** 分为社会环境和自然环境。社会环境是指社会习俗、受传者所属的社会群体、社会政治文化氛围、宗教信仰等。自然环境指天气、地理等。如雷电对无线电波的干扰等。

**健康传播者因素** 包括健康传播者的内在因素和外在因素。内在因素包括健康传播者的价值观、个人品质、健康知识和技能专长、传播技巧、心理素质、本人行为等；外在因素包括社会地位、行政权力、职位、资历及仪表风度等。健康传播者与传播对象之间共识越多，健康传播者所传播的内容就越容易被受传者接受。

**信息因素** 健康信息的科学性、针对性和表达形式。

**媒介与渠道因素** 媒介是否适当，是否畅通。

**受传者因素** 如受传者的接受能力、兴趣、心理状态、价值观、个性等。

**提高传播效果的基本对策** 包括以下几方面。

**创造良好的健康传播环境** 为了使健康教育传播活动能够取得好的效果，需要从社会环境方面考虑如何创造一个有利于传播内容的社会氛围。例如，通过大众传媒传播有关信息，使当地群众了解某种健康问题或疾病的危害；或使群众了解某个健康项目与他们的切身利益之间的关系。这样，就为健康教育的传播活动打下了一个舆论和认识基础，某

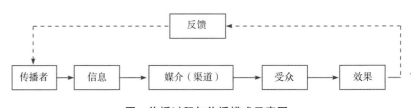

图 传播过程与传播模式示意图

项特定的健康教育传播内容就更容易为群众所重视、理解和接受。

树立良好的健康传播者形象　无论是大众媒体还是传播者个人，都需要树立良好形象。一个让受传者信得过、感到亲近的健康传播者和媒体所传播的信息就容易让受传者接受。作为一个健康传播者，认真负责的工作态度、与受传者平等的作风、符合受传者审美习惯的服饰仪表等因素都将有利于取得好的健康传播效果。

注重健康信息的选择和制作　根据目标对象的特点，选择和制作适合受传者的接受习惯和接受能力的健康信息内容进行传播，受传者才能比较好地接受健康信息，健康传播活动才能取得好的效果。

正确选择传播媒体　媒体的选择要考虑多种因素，如媒介的效应、传播活动覆盖面、受众拥有该种媒介的比例、经费和其他资源情况等，还要考虑是否适合特定健康信息的表达。在某些情况下还要看健康传播活动的需要，如果需要速度快时，就要以速度为重要条件。选择媒体的原则有3条：效果原则；速度原则；经济原则。

$$媒介的可选取性$$
$$=\frac{效果（媒介效应、拥有比例）+速度}{经费}$$

此外，传播活动经常不是只通过一种媒介开展的，往往选择和使用多种媒介，这样就能获得更好的效果。

加强受众研究，满足受众需求　健康传播的受众是社会人群，他们存在着各种个人差异和群体特征，有着多样性的健康信息需求。根据传播对象的个体和群体特点和需求制定健康传播策略，是提高健康传播效果的重要途径。受传者的属性通常包含以下几个方面：①性别、年龄、文化程度、职业等人口统计学因素。②人际传播网络。③群体归属关系和群体规范。④获取信息的能力。⑤个人过去的经验和经历等。所有这些属性都决定着人们对媒介或信息的兴趣、态度和使用，对传播效果带来直接的影响。

（田本淳　米光明）

**rénjì jiànkāng chuánbō**

## 人际健康传播 （interpersonal health communication）　人与人之间进行的健康信息的直接沟通交流活动。这类交流主要是通过口头语言来完成，但也可以通过非语言的方式来进行，如动作、手势、表情、信号符号等。

对于人际健康传播，有两种概念，一是狭义的人际健康传播概念，指一个人与另一个人面对面的直接语言交流；而广义的人际健康传播则可以扩大到多人的直接交流活动，可以分成个人之间、个人与群体之间、群体与群体之间三种形式。个人与个人之间的传播有交谈、访问、咨询等直接交流形式，还有通信、电话、电子信件等间接形式。个人与群体之间的健康传播有授课、报告、演讲、讲座等直接形式，还有电话会议、电视电话会议、网上交流等间接形式。群体与群体之间的传播有会谈、座谈、讨论等直接形式，也有电话会议、电视电话会议、网上交流等间接的形式。

**特点**　直接的人际传播不需要任何非自然的媒介。因此，人际健康传播简便易行，不受机构、媒介、时空等条件的限制。在健康教育的传播活动中，人际传播是广泛应用的基本传播形式。特别是在媒介使用还不够普及、不够方便的广大偏远农村，人际健康传播往往是传播策略的主要内容。

就健康传播活动中传受双方关系而言，在同一次人际健康传播活动中交流的双方可以互为传播者和受传者。接受信息的一方能够即时做出反应，而且使反应传递到传播者，这时，发出健康信息的传播者就转变成了接受信息的一方。在人际交流的过程中交流的双方或多方都在不断地变换着自己的角色，不断的接受信息和发出信息。

由于人际健康传播中的反馈及时，所以双方的交流也就容易充分。交流的双方都可以即时了解对方对信息的接受情况和自己的传播效果，这样就能够及时地调整自己的传播策略和技巧，以提高传播的针对性。在健康教育的人际健康传播活动过程中，健康教育人员根据健康传播的目的、健康信息内容和健康教育对象的反馈随时了解健康传播效果，及时调整传播技巧，以提高健康传播效果，实现健康传播目标。这种在传播活动过程中即时收集反馈、即时调整传播技巧的特点在大众传播中就无法做到。

相对大众健康传播而言，人际健康传播的信息量比较少；覆盖的范围比较小；传播的速度也比较慢。

在人际健康传播活动中，特别是在多级的人际健康传播活动中，信息容易走样。这是因为接受者的理解能力、知识背景、接受习惯，以及记忆力等原因造成的。因此，在开展人际健康传播活动时要特别注意对健康传播者的培训，使其理解、记忆和掌握健康信息的内容，并在健康传播活动的实际开展过程中注意对健康信息质量的监测。

**应用** 健康教育通过改变人们的行为来达到促进健康的目的。而改变行为的过程是与传播健康知识、启迪健康意识、树立健康信念和健康的价值观、教授保健技能、干预不健康的行为习惯等活动紧密相伴的，在这些活动中人际传播不可缺少。并且，由于人际传播具有针对性强、交流充分、反馈及时等特点而在影响人们改变行为的活动中具有重要的作用和地位。

研究与实践证明，人们往往需要更具体的指导才能真正采纳某项建议和改变自身的不健康行为。这种具体的指导往往是需要通过人际健康传播才能实现的。由于生物遗传和环境的多样性，决定了人类健康问题的多因多果性；人的主观能动性与健康观又决定了人对事物的多样性认识、态度、判断与选择，从而决定了健康需求和解决问题途径的多样性。正是由于这些多样性的特点，只有通过健康教育工作者、卫生和社会工作者面对面的人际交流，才能最有针对性地解决各种具体问题，逐步实现改变行为的计划。因此，可以说人际传播是实施健康教育的基础，是促进行为改变和取得效果的基础。

如在对有高血压的人进行健康教育时，要了解每个人患高血压的危险因素是什么，是家族遗传，还是肥胖超重；是食盐摄入量大，还是工作、生活压力大，精神过于紧张。弄清这些问题才能确定药物治疗和行为改变之间的关系，并针对行为方面的问题制定行为干预计划，并进行实际的干预活动。在这些获取信息、了解情况以及实施干预计划等所有的活动中，处处都要运用人际传播，而且还要在干预的过程中不断通过交流来了解效果，调整干预方法。因此，人际传播运用得如何直接关系到健康教育计划能否成功。

（田本淳　米光明）

dàzhòng jiànkāng chuánbō

## 大众健康传播 （mass health communication）

职业性的（专门的）信息传播机构使用电子和印刷技术通过广播、电视、网络、报纸、期刊、书籍等媒介向范围广泛、为数众多的社会人群进行的健康信息传播活动。

**特点** ①健康信息的发送者是职业性的传播机构和人员。②健康信息的接受者众多。③健康信息量大，覆盖范围广，传播速度快。④基本上是单向传播，缺乏即时和充分的反馈。

**障碍** ①信息/讯息障碍。包括机械性干扰，如广播杂音 影像图像失真等；人为因素干扰如技术水平低、工作态度消极、讯息制作质量差等。②传播障碍。渠道没有建立或出现故障，如没有广播线路或喇叭就无法接收有线广播的信息。没有收音机就无法接受无线电信息；没有电视机就无法接受电视信号；邮递员不送报就无法从报纸获得信息。

（田本淳）

jiànkāng jiàoyù cáiliào

## 健康教育材料 （health education materials）

健康教育活动中传递健康信息的载体。又称健康传播材料（health communication materials）或健康媒体材料（health media materials）。国外所说的"IEC 材料"实际是指用于传播活动的材料，IEC 指 information（信息），education（教育），communication（传播/交流）。

卫生工作者和健康教育人员向目标对象传播健康知识时借助健康教育材料，能够使健康信息和保健技能的传授更生动、更直观、更容易理解，也能多次反复的阅读和查看，反复记忆，这样就能取得相对好的传播效果。因此，健康教育材料的使用是健康教育工作中的一项重要内容，是传播者实现预期传播目标的重要措施。

通过健康教育材料的传递和与人共享，就能够使信息得以多级传递，让更多的人获得健康信息，有利于基本公共卫生服务中实现健康信息的公平性。特别是在边远地区、山区等大众媒体覆盖欠佳地区的居民中和城市流动人口中，健康教育材料的使用可以使这些人群获取他们不易获得到的健康信息，对他们的健康保护具有重要意义。

**分类** 健康教育材料种类繁多，可以根据具体需要从用途、形式和使用方法等方面进行分类。

根据材料的不同形式分类有以下几种。

平面（印刷）材料：如报纸、杂志、刊物、小册子、传单、折页、墙报、板报、图片、招贴画、展板、挂图、广告牌等。

声像（音像）材料：如幻灯片、录像带、录音带、电影片、光盘影碟等。

实物材料：如人体模型、器官标本等模具和带有信息的实物材料，如在许多健康教育项目中开发过的扑克、纸杯、雨伞、面巾、围裙、购物袋等，这些实物材料既能传播相关信息又有实用价值。

根据材料的不同用法分类有以下几种。

供目标个体使用的材料：如传单、小册子、小折页、小活页等。这类材料主要是交给目标对象，由目标对象自己学习使用。

供目标群体学习的材料：如录像带、幻灯片、电影片、挂图、展板、模型模具。此类材料一般由健康教育工作者和卫生工作人员向目标群体演示、展出、讲解。

面向社会大众传播的材料：如书籍、报纸、杂志、电视片、招贴画/宣传画等。这些材料基本上是属于大众传播媒体，是以公众为传播对象的。

这些分类不是绝对的，可以相互通用或变化。如光盘这类材料，既可以用于群体（有组织的集体播放收看）传播，也可以发放给个人，由个人自己播放观看（个体），还可以专用于公众传播、社会传播（电台、电视台播放）。另外，某种形式的材料也可衍生成另一种形式的材料，如本来是纸质印刷材料，但经过加工、制作，就变成了纸质杯子或扇子，也就成了实物材料；本来是供个体使用的材料如小折页、小传单等，经过放大字号，印制在大张的纸张上或版面上，也就变成供群体使用的展板、挂图了。

**设计** 包括以下几方面。

明确目标人群 健康教育材料是提供给目标人群使用的，或是为在目标人群中实现传播目标而制作的。所谓目标人群就是传播活动中传播者需要将健康信息传播到达的一类特定的人群，又称目标受众。目标人群分成四级。

一级目标人群 是健康教育的根本目标人群，他们（她们）需要直接改变行为，也是健康教育活动的直接受益者。

二级目标人群 是与一级目标人群有着直接利益关系、对一级目标人群的信念态度和行为有较大影响的人，如一级目标人群的配偶、直系亲属或其他家庭

成员。

三级目标人群 是那些受一级目标人群尊敬、信赖，对一级目标人群的信念态度和行为有指导能力的人，如卫生工作者、教师。

四级目标人群 是那些一级目标人群所在地区的决策者，他们能够通过决策而改变当地的支持环境（如出台相应政策），为目标人群的行为改变、实现健康教育的目标提供环境条件支持。

需求评估 健康教育材料设计制作的第一个重要步骤。所谓需求是指目标受众的需求，其中包括对健康信息的需求，也就是目标受众他们需要哪些健康信息，需要什么样的健康信息；另外面是他们需要什么样的健康教育材料，什么类型的健康教育材料适合他们使用，为他们所欢迎和喜爱，而且他们能够接纳和使用。需求评估主要采用定性方法，如个人深入访谈方法、小组访谈方法、观察方法等。有些知识性问题也可以采用问卷方式的定量评估。

**制作** 包括以下几个方面。

制定计划 在需求评估调查完成并得出调查结果之后，就进入材料制作的实质性阶段。首要的步骤就是制定材料设计制作的工作计划。这个计划包括总体方案和工作计划两个部分。材料制作的整体方案是一个根据传播活动要求设计制作健康教育材料的总体框架。方案内容包括传播目标、设计制作材料的种类、材料的主体内容、制作的材料数量、材料的使用范围（在哪些地区哪些人群中使用）、评价方法和大致计划的经费额度等。工作计划是设计制作材料的具体工作步骤、时间安排、参加的人员、各项活动所需费用等，包括设计人员分

工、工作程序和步骤、时间表、材料的生产与发放计划、材料的使用计划等内容。

初稿设计 包括以下几个方面。

确定信息 不同的目标人群需要不同的信息。一级目标人群：是对传播活动的最终检验者，他（她）们在接受讯息和其他干预活动后主动改变态度和行为，提高保健意识，采取健康行为是健康教育活动的目标。同时他（她）们也需要受到鼓动去主动寻求卫生服务，他（她）们需要具体地、详细地了解采纳某种行为与自身利益的关系。因此，讯息的选定、加工、制作和传播是根据他（她）们的实际需要，而不是传播人员自己的意愿。二级目标人群：需要适宜的教育性材料，用以辅助他（她）们与服务对象间的交流，帮助他（她）们能够与目标人群更好地交流。同时，他（她）们也需要了解正确的信息。三级目标人群：需要技术信息和人际交流及咨询技术的信息，以便能够提供高质量的健康教育和其他卫生服务，或是提供相应的协助，协助目标人群理解信息，改变态度和信念，采纳健康行为。四级目标人群：需要向这个人群提供官方的、合理的、明确的信息（政策、文件等），以客观的方式提出，没有过多的术语。这组人群需要知道健康教育传播活动对当地发展的意义，以及某一行为的优缺点，以及某一具体程序的基本原理。在别的地方已生效的类似项目的范例对这组人群会有效，也需要知道他们做出的决策将能够产生什么样的支持作用，同时要使他们了解实现健康教育目标对当地产生的影响。

选定信息的思路 在选择和

确定信息的步骤中，遵循的是"由大到小"的思路和方法。所谓"大"和"小"，就是指范围的大小。也就是先要划定大范围，即信息的内容范围，再在这个大范围里逐渐缩小范围。项目目标是选定信息的大范围，而传播活动的目标就是选定信息的小范围。在小范围里确定具体的信息，目标人群对信息的需求是选择和确定具体信息的依据，具体的信息还需要根据目标人群的理解习惯和接受信息的能力加以制作所谓"制作"就是要按照目标人群的接受习惯将所选择出来的信息编写成目标人群能够容易理解接受的、具体明确的信息。这些信息可以直接传播给目标人群。

确定核心信息 又称关键信息。这是为了区别于一次传播活动中传播的一般信息而言的。核心信息是为了实现特定传播目标，围绕某一传播主题而确定的关键信息。这些关键信息是实现传播目标最为重要的信息，是必须让目标受众了解和掌握的信息。在健康教育活动中，因为健康教育的工作目标是帮助目标人群改变行为，所以核心信息是帮助目标人群改变行为的关键信息。

撰写文稿 在健康教育材料制作的设计阶段，当信息选定之后，无论是平面健康教育材料还是音像材料，都需先撰写文稿。平面材料需要文字，音像材料需要脚本，实物材料也需写出信息内容和实物的具体设计要求。选定的信息是撰写文稿的纲要，在撰写健康教育材料文稿时，要注意以下几点：紧扣核心信息，表达核心信息和重要信息的内容；文字较多时应该突出核心信息内容；文字语句务求通俗易懂，理解的难易程度要适合目标人群；文字语句尽可能简明、生动、具有吸引力；层次清楚。

创作初稿 创作人员根据健康教育材料制作计划和选定并制作的信息内容进行初稿创作，创作出平面材料初稿或音像材料脚本初稿。初稿创作需要遵循几个原则，一是多方面人员合作工作的原则，强调美术人员/摄影人员需要与专业人员和健康教育人员共同工作，专业人员对于专业知识方面更具有发言权，而健康教育人员对于传播对象的了解和传播效果要求方面更有发言权。第二个原则是争优原则，强调的是初稿的创作务求优秀，而不是把希望寄托在预试验后的修订上。没有好的初稿也难有好的产品，因此开始初稿设计就需要有产出好稿件的思想。第三个原则是立场原则，强调的是站在目标人群的立场上设计初稿，只有这样，也才能保证材料的传播效果和质量优秀。

以招贴画设计为例。创作初始，应由健康教育专业人员和材料设计人员一起讨论如何根据信息内容来确定材料的表现形式，也就是如何设计画面。在这一步骤中要注意并不是美术人员首先

设计，而应该在美术人员开始设计前有一次与健康教育人员的讨论。这是一个集思广益的过程，健康教育人员的意见能帮助美术人员开阔思路，在正确理解信息的基础上充分发挥本专业的特点进行创作，让画面"说话"，而不应该只把图画作为文字的装饰和补充。

在讨论中可以用表格来写出需求调查所得结果、为此而选定的核心信息、根据核心信息所制作的信息和文字、为表达信息初步构思的图案。这种表格的作用就是把内容的表达形式（设计思路）用文字和表格记录下来，作为美术设计人员最初的设计依据。在随后的设计和修改过程中对表现形式（构图、画面风格）还会不断进行调整和修改。例如，在设计防治肺结核的招贴画时采用的表格见表1。

以上的设计方案帮助美术人员了解了需要传达的信息和画面的基本内容，画面中人物的年龄、衣着、环境、动作、构图等内容要求美术设计人员平时对生活有深入的了解和观察，并能通过专业技能表现出来。

各方面的人员一起观看草图后如果觉得基本能够表达设计思想，就可以交由设计人员去创作初稿了。

预试验 健康教育材料的设计人员将材料初稿在一定数量的目标人群中进行检验，了解受众对材料中所传播的信息的接受情

**表1 防治肺结核招贴画设计构思**

| 需求调查结果 | 核心信息 | 文字 | 画面设计 |
| --- | --- | --- | --- |
| 农民对肺结核的症状不了解，特别是对连续咳嗽2~3周有可能是得了肺结核这一点几乎普遍都不知晓 | 肺结核的主要症状是咳嗽、咳痰或咯血 | 连续咳嗽咳痰两周以上或者咯血有可能是得了肺结核 | 一个男性农民咳嗽，手绢上沾有咳出的血迹他的妻子在关心他，向他讲着什么，意思是要求丈夫去医院看病 |

况，以及对材料内容和形式的修改建议等。预试验是健康教育材料制作过程中的一个重要步骤，对于提高材料的传播效果起关键作用。

预试验方案　进行预试验前需要有一个预试验计划。预试验方案的内容包括：预试验对象、预试验方法、预试验地点、预试验的时间、访谈对象数量、参加预试验工作的人员等内容。

预试验方法：采用以个人访谈为主要的方法，一般不采用小组访谈方法。因为预试验是为了深入了解目标受众对材料的看法、对信息的接受程度，个人访谈方法更能深入交流，受试者不受其他人的干扰。而小组访谈方法只适合在某些特定的情况下采用，如预试验时间很紧，而目标受众文化程度较高。因为文化程度高的受众比较能够坚持自己的意见，而不受其他人意见的左右。

文字为主的材料预试验：文字为主的材料包括小册子、墙报、板报等。文字为主的材料预试验可采用全部内容都做预试验或者挑选最重要的部分进行预试验两种方法。而对于那些文字内容较多的材料（如小册子）又可以采用当场阅读当场访谈和交由访谈对象带回家中或办公室自行阅读，然后约定时间访谈两种方法。

方法1：个人自行阅读后填表。因为有些文字材料完成阅读需要较长时间（如一个到两个小时），那就不便当场完成阅读。

个人阅读并填写记录表的方法比较适用于对专业人员使用的某些传播材料的预试验，因为专业人员有文化、有就业单位，能够比较好地理解预试验要求。对同一材料的预试验，需要至少找20个受访对象来完成预试验。

如果是文字材料内容较多，可以将材料发给预试验对象，在给他们讲清要求之后，由他们自己将材料带回阅读并填写预试验记录表。当交给受访者一份这样的材料时，首先要说明目的——测试我们所写的东西是否适合他们这些人看，他们是否愿意看；是否能看懂；是否好记忆；对他们的健康保健是否有帮助，有何种帮助。此外，要向受访者提示哪些部分是重点，同时将测试表格交给受访者，要求他们在阅读材料之后填写表格中各项内容。如果能够将所有预试验对象召集起来集体进行说明，那就更能节约时间，也能更清楚地讲清做预试验的目的和阅读及填写表格的要求。

方法2：小组访谈方法。对于文字为主的材料，可采用先发给预试验对象自行阅读后再参加小组访谈的方法来完成预试验。每个小组8~12名受访者，根据材料使用范围和使用人员的情况确定组织多少个小组。一般来说，在一个预试验地点组织1~2个访谈小组，如果是比较大的范围使用则需要至少在3个预试验地点进行。

图画为主的材料预试验：图画为主的材料包括招贴画、画片、折页等。图画为主的材料预试验最好采用个人访谈的方式。①准备工作：除了前面讲到的常规准备工作以外，这种预试验最好将图和文字分开，如复印或打印出只有图而没有文字的画稿，另外再有一份既有文字也有图画的样稿。②预试验方法：先拿出没有文字的画稿（如果没有这样的画稿，就要用纸张将文字全部遮盖住），请预试验对象看画面，首先针对画面提出问题。如果材料中

有多个画面，就按由重点画面到次要画面的顺序逐个进行，看预试验对象能否单纯从画面上得到一定的信息。在每个画面都询问后，再将文字部分暴露给预试验对象，针对每段文字提问，看其对文字的理解情况以检测信息的通俗性、简明性。最后结合画面询问，了解预试验对象对整体材料中画面与文字的配合的效果（画面是否有助于文字意思的表达）。同时，再次对画面要表达的意思征询受访者的意见，也对画面中的人与物的形象和色彩等征求意见，包括背景、辅助图画等，看他们能够理解到什么程度，是否能够接受传播的主要信息，也要看他们是否喜欢图画中的形象和色彩。最后询问他们关于修改的建议。

预试验记录与总结　预试验现场调查时需要工作人员对访谈情况做好记录（表2，表3），并于现场访谈结束后及时将全部访谈记录加以整理，并进行综合分析，反映访谈对象的总人数、对每个图画和每段文字的理解程度和修改意见。

修改与定稿　预试验结束后，设计人员要共同研究预试验对象的意见，讨论如何根据预试验对象的意见来修改初稿。在对初稿进行修改以后，需要向专家们报告预试验情况和修改情况，听取专家的意见，根据专家的意见和修改情况决定是否需要进一步做新一轮预试验。完成修改并不需要再进一步做预试验就可以定稿，进入下一步程序。

生产　在健康教育材料的设计稿件定稿之后，即可按照程序安排生产。其中重要的环节是对产品的规格要求进行细化和明确，并对生产厂家进行招标。

**表 2 《健康教育材料预试验个人访谈记录》**

×××招贴画预试验个人访谈记录表

预试验地点：_____    调查对象编号：_____
预试验对象性别：_____    年龄：_____
文化程度：_____    职业：_____

| | 测试内容 | 接受的信息 | 修改意见 |
|---|---|---|---|
| 图画 | 图画 1 | | |
| | 图画 2 | | |
| | 图画 3 | | |
| 文字 | 文字 1<br>第一段（或从第几页第几行到第几页第几行） | | |
| | 文字 2<br>第二段（或从第几页第几行到第几页第几行） | | |
| | 文字 3<br>第三段（或从第几页第几行到第几页第几行） | | |
| 标题、背景与整体色彩 | 对标题的修改意见 | | |
| | 对背景与辅图的修改意见 | | |
| | 对整体色彩的修改意见 | | |
| 对整体材料的看法与意见 | | | |

访谈者：_____    记录员：_____    日期：_____

**健康教育材料的发放与使用**
包括以下几个方面。

材料发放　在健康教育材料生产出来之后，应该尽快发放到项目地区给目标对象使用，以配合传播活动获取传播效果。健康教育材料的下发计划应该包括在材料制作计划之中，内容包括发放数量、发放范围、发放渠道和发放记录与反馈。

发放健康教育材料需要材料设计制作单位和责任人员对此项工作予以重视，并懂得制作材料的目的，真正树立为项目目标（传播目标）服务的理念，而不是"只要把材料制作出来下发下去就完成任务"的思想。

数量　为了能够使制作出来的健康教育材料得到合理的分配，最大限度的支持传播活动，发挥好的传播作用，材料的制作单位或者组织单位应该提前做好材料需求数量调查工作。在材料设计阶段，就应该下发文件给各接收单位。文件内容包括材料内容、材料种类和规格、使用范围和对象、数量申报要求等。要求接收单位按时上报数量。当然，有时由于经费的限制，不能满足需求。但即使是这样也能够预先做出分配方案，做到心中有数。如果经费允许，当然就能够按需生产和分配了，不至于造成浪费。

渠道　通过什么渠道下发材料的问题需要考虑费用、时间和接收方便 3 个因素。而这 3 个因素往往是相互关联又相互制约的。以哪个因素作为第一要素来考虑需要根据实际情况做具体分析。例如，某个接收单位的地点没有机场也不通火车，那么就只能通过公路运输这个渠道，别无选择。其他的条件就必须随这个条件来决定。而如果某项传播活动的开

**表3　健康教育材料预试验小组访谈受访者基本情况记录**

《×××手册》预试验小组访谈受访者基本情况

访谈地点：　　　省/自治区　　　市/县/区　　　乡/街道　　　村/居委会

| 编号 | 性别 | 年龄 | 民族 | 文化程度 | 职业与从业年限 |
|------|------|------|------|----------|----------------|
|      |      |      |      |          |                |
|      |      |      |      |          |                |
|      |      |      |      |          |                |
|      |      |      |      |          |                |
|      |      |      |      |          |                |
|      |      |      |      |          |                |
|      |      |      |      |          |                |
|      |      |      |      |          |                |
|      |      |      |      |          |                |
|      |      |      |      |          |                |

展急需把健康教育材料发放到目标人群手中，否则会影响后期的效果评估。那么时间就成了考虑的第一要素，只要经费允许就应该采用最快速的渠道下发，如邮件加快或航空运输。在下发材料的渠道选择上，要在条件允许的前提下以提高传播效果为第一原则。

反馈　在发放健康教育材料时，应该下达文件通知接收单位，告知材料名称、种类和发放方式及数量，并附有接收回执，要求接收单位在收到后的一定期限内将回执通过邮件或电子邮件方式反馈回制作单位或下发单位的主管部门。这样，制作单位或下发单位就能了解接收情况。如果是印制厂家负责具体的邮寄或托运，那么应在收到各地的反馈后才向厂家支付印制费用尾款。

保存　下发材料过程中的有关信息资料都应很好保存，如下发材料的登记表格，其中包含有接收单位、材料种类和数量等内容。此外，接收单位的反馈信息和资料也需要保存，以备项目主管部门和上级单位的检查。

使用　开发传播效果好的健康教育材料是健康教育工作者的一项专业技能。但是即使有了好的健康教育材料，如果使用不好也不能取得好的传播效果。某些情况下，甚至还造成许多的浪费。因此，对于健康教育材料的使用过程和使用方法也同样需要进行关注和指导。在这方面重点是根据传播活动目标和材料的使用对象来考虑使用的方法和指导手册的编写。为了能够有效使用健康教育材料，传播活动的组织者和健康教育材料的制作部门应该对材料的使用提出要求，并对基层使用者提供指导，必要时需要培训基层使用人员。主要内容包括了解材料内容和传播目标；阅读材料使用指南；了解材料使用要求；了解材料的使用对象/目标受众；熟悉当地环境。只有把健康教育材料的使用这个步骤也抓好，才能充分发挥健康教育材料的作用，使传播活动更加有效。

**评价** 包括以下几方面。

**形成评价** 在计划的形成过程中为了使计划更科学和更符合实际所做的一系列资料和信息的获取和分析工作。包括在目标人群中做需求评估调查、制订工作计划和对初稿的预试验工作。形成评价是为了给健康教育材料设计和制作工作提供依据。在形成性研究中最重要的是"预试验"研究，这些工作实际是一种评价工作。没有这些工作就不可能形成一个好的工作计划和健康教育材料样稿。形成性评价是一种深入探究的工作。形成评价的方法以定性方法为主要方法，有些内容也采用定量方法。

**过程评价** 针对工作过程所做的评价，就是对健康教育材料制作的各个程序和步骤进行监督，看是否符合规范，是否按照预定的计划，是否应用了正确的理论做指导，是否在每个环节保证了质量。

**意义** 过程评价是对过程的监督，是提高和保证质量的外在因素。没有过程评价，既不能保证健康教育材料有好的质量，而且最后要总结得失成败时也缺少了依据——材料制作得好或不够理想，无法从制作过程中找到原因。过程评价对于提高健康教育材料的制作质量具有重要意义。

**内容** 过程评价的重点内容包括：形成评价的方法与过程；设计人员及时间进程；讨论与修改过程；预试验地点、参与人员、访谈对象、预试验过程；经费使用情况；产出；发放时间、数量、渠道；材料覆盖地区和目标人群；效果评价方法与过程。

**方法** 健康教育材料制作的

过程评价一般采用定性方法进行。具体方法有：记录与报告方法；现场考察和参与方法；审计方法；调查方法。

**效果评价** 评价健康教育材料产生的传播效果，包括信息的传播效果和材料本身的被接受效果两个部分内容。信息传播效果是受众从健康教育材料中获得的信息情况。对信息效果的评价一般局限于对信息的可接受性和信息的针对性/实用性和信息的通俗性等方面进行评价，包括接受了多少关键的信息，理解了多少信息，记忆了多少信息。而材料本身被受众接受的效果是指受众对材料的认可程度、喜爱程度。从受众接受信息后的认知与行为改变的角度看，信息所产生的效果显然是最重要的。但是，受众接受信息与受众对材料本身的感受又有着密切的联系，如果受众对材料的形式、质地、色彩等没有好感，也许就根本不可能接纳材料，即使接纳了也许不愿意仔细阅读里面的内容，因此信息的传播效果就会大打折扣。

**指标** 是评价的要素之一，没有恰当的指标就无法进行评价，也无法对评价结果进行表述。信息评价指标包括以下几方面。

核心信息总知晓率：核心信息总知晓率是反映调查对象对核心信息整体掌握情况的唯一敏感指标。核心信息总知晓率的计算方法如下。

核心信息总知晓率
=（全部有效问卷中回答正确的核心信息总数÷每份问卷中核心信息条目数）×有效问卷总数×100%

单条核心信息知晓率：这个指标反映调查对象对单条核心信息的掌握情况。

单条核心信息知晓率
=（全部有效问卷中回答正确的某一条核心信息总数÷有效问卷总数）×100%

核心信息知晓合格率：这个指标是人为设定一个合格线，如知晓多少条核心信息为合格，达到这个线的合格问卷数占总的合格问卷数的百分比。

核心信息知晓合格率
=（达到"合格"标准的有效问卷数÷有效问卷总数）×100%

信息针对/实用率：反映能针对目标人群解决实际问题的信息占全部信息的百分比。

信息针对/实用率
=（有效问卷中"认为有针对性/实用"的信息总数÷每份问卷中信息条目数×有效问卷总数）×100%

材料评价指标。对材料的评价可以采用的指标有以下几点。

材料适宜率：有效问卷中认为材料类型与形式适合自己或所在地使用的调查对象人数占有效调查人数总数的百分比。

材料适宜率
=（有效问卷中认为材料类型/形式适宜的人数÷有效调查对象总数）×100%

材料满意率：有效问卷中对材料本身（包括质地、质量、色彩等）表示满意（包括"很满意"或"基本满意"）的调查对象人数占有效调查对象总数的百分比。

材料满意率
=（有效问卷中对材料"满意"的人数÷有效调查人数）×100%

**方法** 效果是指材料传播信息的效果，因此效果评价方法以定量方法为主，有时为了深入了解目标受众的看法也辅以定性方法。

（田本淳）

*jiànkāng jiàoyù zhěnduàn*

## 健康教育诊断（health education diagnosis）

通过系统的调查分析发现某地区、某人群健康教育需求，确定可以利用的健康教育资源，为制定健康教育目标、策略提供依据的过程。又称健康教育需求评估。

在健康教育诊断中，通常需要对下述问题进行分析：①健康问题分析。通过对健康问题严重性（如患病率、死亡率、造成的社会经济负担等）的描述，揭示某地或某人群的健康问题有哪些，需要优先解决的健康问题是什么。②行为问题分析。与优先解决的健康问题相关的行为问题有哪些，人群的行为现状如何，导致行为问题的原因是什么。③环境分析。了解和分析是否具备帮助人们实现健康行为的环境条件、政策，以及社会人文环境，同时还要了解现有的环境条件有利于开展哪些健康教育活动，不利于开展哪些健康教育活动。④目标人群分析。确定目标人群的年龄、性别、文化程度、职业、收入等社会人口学特征，了解人群的文化习俗、爱好，有助于更有针对性地向目标人群提供健康教育服务。⑤资源分析。分析开展健康教育活动具备的资源，如健康教育机构、社区卫生服务机构等开展健康教育项目的人力、物力、财力，当然，也可以充分发掘社区（企业）的资源，如社区（企业）是否有健康相关政策、志愿者等有助于开展健康教育项目的内部资源。通过上述分析，可以确定健康教育的主题与内容、适合目标人群的健康教育方法。

健康教育诊断是一个收集资料，对资料进行分析，进而为制定健康教育计划提供依据的过程。在健康教育诊断中，可以采用的收集资料的方法包括查阅现有的文献资料，如疾病与健康的统计上报资料、门诊服务统计、以往的调研资料与数据等；还可以采用定量、定性调查调查某地区、人群的相关资料，如通过问卷调查了解目标人群的特点、对健康问题的认知、行为现状等，也可以通过小组讨论、个别访谈等方式，定性了解目标人群的社会文化特征、当地环境条件等。

（常 春）

*gélín móshì*

## 格林模式（GREEN model, PRECEDE-PROCEED model）

以对象人群的生活质量和健康问题为起点开始调查研究，力求通过系统地收集信息和多层次、多维度、多因素分析而明确健康教育诊断结论的思路的理论模型。其中 PRECEDE 是"Predisposing, Reinforcing and Enabling Constructs in Educational & Environmental Diagnosis and Evaluation"第一个字母的缩写，其意为"教育/环境诊断与评价中的倾向因素、促成因素和强化因素"；而 PROCEED 是"Policy, Regulatory and Organizational Constructs in Educational and Environmental Development"第一个字母的缩写，意为"在教育和环境干预中运用政策、法规和组织手段"。该模式由美国著名健康教育学家劳伦斯·格林（Lawrence W·Green）主创，故被称为格林模式。

格林模式将健康教育与健康促进项目分为九个阶段（图）：第一阶段为社会诊断，目的在于确定人群的生活质量；第二阶段为流行病学诊断，其主要内容是运用流行病学方法，描述影响生活质量的健康问题有哪些，并确定需要优先解决的健康问题；第三阶段是行为与环境诊断，目的在于确定影响健康问题的行为因素和环境因素，同时还要根据行为/环境对于健康问题的重要性和行为/环境的可变性，确定应优先

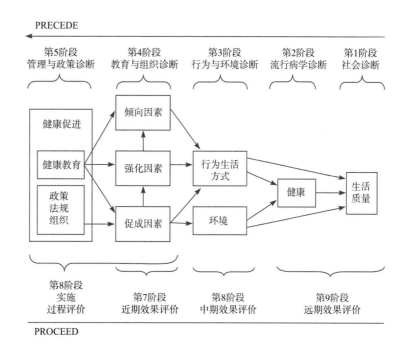

**图 格林（PRECEDE-PROCEED）模式**

干预的行为问题和环境问题；第四阶段是教育与组织诊断，其核心为确定影响行为与环境的三类因素（倾向因素、促成因素与强化因素），同时还对实施健康教育与健康促进项目的组织内和组织间因素进行分析；第五阶段为管理与政策诊断，意在分析开展健康教育与健康促进项目的政策环境、资源。在 1~5 个阶段中，前 4 个阶段可以确定健康教育与健康促进项目应该做什么（需求），而第 5 阶段则最终确定健康教育与健康促进项目可以做什么（可行），在此基础上可以制定健康教育与健康促进项目计划。第六阶段为实施与过程评价，即实施健康教育与健康促进计划，并在项目实施时要同步进行过程评价；第七阶段为近期效果评价，即在项目实施结束后，评价健康教育与健康促进项目实施后近期发生的变化，主要是倾向因素、促成因素及强化因素的改变；第八阶段为中期效果评价，目的在于评价健康教育与健康促进项目产生近期效果后，接下来产生的变化，主要是对行为与环境改变进行的评价；第九阶段为远期效果评价，主要是评价健康教育与健康促进项目导致的最终结局，及健康状况及生活质量的改变。

格林模式的最大特点是从期待的结果入手，用逻辑推理的方法，通过逐步诊断找寻问题的原因，然后针对原因采取干预措施，并进行评价，判断健康教育与健康促进项目是否达到预期目的。这样的分析问题、制定健康教育与健康促进计划，然后实施与评价的过程，更为理性，每一步都以证据为基础，可以避免以主观臆断进行决策。此外，PRECEDE 更多强调了行为与环境的影响因素，侧重于健康教育需求评估，而 PROCEED 则侧重于在干预中要运用政策、法规、组织等干预策略，更多体现了健康促进的理念。

（常　春）

jiànkāng jiàoyù de shèhuì zhěnduàn

### 健康教育的社会诊断（social diagnosis in health education）
分析评估对象人群生活质量的调查研究。社会诊断是健康教育需求评估的内容之一，是格林模式的第一个阶段。

社会诊断的指标有以下几个。生活质量（quality of life）通常指社会政策与计划发展的一种结果，既包括了生活水平的要素，如为满足物质、文化生活需要而消费的产品和劳务的多与少，还包括人们对精神文化、环境状况等高级需求的满足程度和评价。由此可见，生活质量反映的是人群生活状态的综合水平，既包括人群生存的客观状态，如人均收入、住房条件、交通状况、环境质量、食物供应、卫生服务、教育、伤残、犯罪、期望寿命、死因顺位、发病率、患病率、疾病的经济负担等，也反映人群对生存状态的主观感受，如对社会服务、个人生活质量、健康状况等的满意程度。在健康教育中开展社会诊断，关注的不是广义的生活质量，而是健康相关生活质量，以确定人群存在哪些由于健康问题导致的生活质量低下。健康相关生活质量（health-related quality of life）指在病伤、医疗干预、老化和社会环境改变的影响下个人的健康状况，以及与其经济、文化背景和价值取向相关联的主观满意度。

进行社会诊断，最主要的是评估人群的健康相关生活质量，并从中发现影响生活质量的健康问题。但是目前尚无全面评估生活质量的工具。在社会医学领域，生活质量评估内容包括评估人们的躯体健康、心理健康、社会功能和一般性感觉四方面，常用工具有国家标准生活质量测定量表（WHOQOL-100）、日常生活活动能力（ADL）等。而在社会学领域，评估人群生活质量不仅关注了物质生活条件，如人均收入、消费水平、居住条件、就业情况、环境质量、卫生服务供给情况，还包括人们对生活的满意度、幸福感等。综上所述，不同的工具仅评估人群生活质量的单一方面，如果想全面评估，则不得不进行内容庞大的调查研究。对于健康教育社会诊断而言，可以运用上述评估工具，但绝大多数情况下，健康教育的社会诊断可以采用以下两种方法进行：①运用二手资料。回顾既往文献获得相应资料，如收集当地的社会经济发展数据，人群生活质量研究报告等。②收集一手资料。采用社会学调查方法，如召开座谈会、个人访谈、集体访谈、问卷调查等，获得生活质量相关信息，并完成健康教育的社会诊断。

（常　春）

jiànkāng jiàoyù de liúxíngbìngxué zhěnduàn

### 健康教育的流行病学诊断（epidemiological diagnosis in health education）
在社会学诊断已经确定影响生活质量的主要健康问题之后，运用流行病学方法，进一步明确健康问题的严重性与危害，从而明确社区/人群存在的主要健康问题，健康问题的主要危险因素，并最终确定应优先干预哪个健康问题的分析过程。流行病学诊断要描述人群的躯体健康问题、心理健康问题、社会健康问题，通常用疾病发生率、分布、频率、受累人群、健康问题的社会、经济后果等表示。国外有学者提出具有综合性的"5D"指标，即死亡率（death）、发病率（disease）、伤残率（disability）、不适（discomfort）和不满意（dissatisfaction），通过对健康问题上述5方面的分析，以确定健康问题的重要性的主次。

进行流行病学诊断包括查阅、分析政府和卫生机构的统计资料（如疾病统计资料、健康调查资料、医学管理记录等），从而确定疾病或健康问题的流行情况，当然也可以对健康问题进行专项调查。此外，在分析中还应注重分析疾病或健康问题人群分布，如不同年龄、性别、种族、职业、受教育水平，不同时间、季节、不同收入水平、不同地域人群的疾病与健康问题发生特点，来确定各类亚人群受疾病或健康问题影响的程度。

（常　春）

xíngwéi yǔ huánjìng zhěnduàn

## 行为与环境诊断 （behavioral and environmental diagnosis）

确定影响健康状况的行为与环境因素，为确定健康教育与健康促进的干预目标提供依据的过程。健康教育的行为诊断是指对导致疾病和健康问题发生和发展的危险行为、生活方式进行分析判别，从而确定优先干预的行为问题。环境既是影响健康的重要因素，也是影响人们行为生活方式的重要因素。环境诊断的目的在于确定影响健康（或行为）的环境因素，包括社会因素和物质条件因素，如法规制度、社会经济、文化，医疗卫生，工作环境，生活条件等。

行为诊断通常包括以下步骤：①区分引起疾病或健康问题的行为与非行为因素。对疾病或健康问题的原因进行分析，将所有因素划分为行为因素和非行为因素，从而确定导致社区或人群疾病或健康问题的行为危险因素有哪些。②区别重要行为与不重要行为。导致疾病或健康问题的行为危险因素较多，很多情况下是多种行为都是该健康问题的危险因素。重要行为指的是那些与健康问题密切相关、科学研究证明两者有明确因果关系的行为，以及经常发生的行为。如果行为与健康的关系不甚密切或者它们的关系仅仅是间接的，而且行为也很少出现，即可认为是不重要的行为。重要行为危险因素的改变，对疾病预防和健康问题的改善会产生更重要的贡献，在资源有限的情况下，对重点行为进行干预，可以产生事半功倍的效果。③区别高可变性行为与低可变性行为。所谓高可变性行为与低可变性行为是指通过健康教育干预，行为发生定向改变的难易程度。通常高可变性行为是正处在发展时期或刚刚形成的行为、与文化传统或传统的生活方式关系不大的行为、在其他计划中已证实可以成功改变的行为，以及社会不赞成的行为。综上所述，那些既重要又可变的行为，应当成为健康教育优先干预的行为，此外可以根据项目周期、资源等因素，确定是对重要但可变性低的行为进行干预，或是对不重要但可变性高的行为进行干预，而不重要且可变性低的行为不会纳入健康教育干预的范畴。

环境诊断关注的因素大多超出个人可以控制或改变的范围，但会对人们行为和生活方式的改善起到促进或阻碍作用，同时也会影响健康。在健康教育的理念下，则需要在如何适应环境的前提下，思考改变人们行为和生活方式的对策；在健康促进的理念下，不仅需要向目标人群提供信息、技术，还应该通过多部门合作，积极促使政策和环境条件向着有益于健康行为形成的方向发生改变，向着促进健康的方向发生改变。

（常　春）

jiàoyù yǔ zǔzhī zhěnduàn

## 教育与组织诊断 （educational and organizational diagnosis）

分析影响人群或组织健康相关行为和环境的各方面因素，从而为制定健康教育干预内容提供依据的过程。无论从个体、群体还是组织层面讲，影响健康相关行为和环境的因素都很多，在教育与组织诊断中将其分为三大类，倾向因素、促成因素和强化因素。倾向因素是指那些与个人行为动机相关的因素，如个人的心理行为特性、认知、价值观等；促成因素指的是促使行为实现的因素，如是否具备实现行为的环境条件、人们是否掌握实现行为必需的技能等；强化因素则是行为发生之后得到的反馈，可能源于周围人的支持、赞赏，也可能源于采纳健康行为后个体的感受。倾向因素、促成因素和强化因素既可以单独影响行为，三者之间也相互影响。对上述三类因素的了解、分析，可以帮助决定健康教育干预的重点领域是什么，从而使健康教育能更为有效地改变人们的行为和生活方式。

对于组织而言，由于组织中规章制度、文化氛围的存在，可能对组织中的个体和群体产生影响，如"工作场所禁止吸烟"的制度，可以促使组织中的吸烟者控制其吸烟行为或戒烟，而组织中的凝聚力、群体压力又可以对戒烟行为产生正向强化，巩固其戒烟行为。

（常 春）

guǎnlǐ yǔ zhèngcè zhěnduàn

## 管理与政策诊断 （management and policy diagnosis） 评估开展健康教育的人、财、物力资源以及在健康教育项目实施中可能面临的困难，支持健康教育项目相关政策，从而为制定具备可行性的健康教育干预策略与活动奠定基础的过程。

在管理诊断中，主要从组织内部和组织间两方面进行分析。组织内分析包括本组织机构的人力资源情况，以往工作经验，目前是否同时在进行其他项目，组织机构拥有的设备、技术力量，时间与经费是否充足等；组织间分析包括本地区是否有其他开展类似工作的组织机构，他们开展哪些工作，有哪些成功的经验和失败的教训，可以发展成为合作伙伴的组织机构有哪些等。通常，管理诊断的第一个步骤是对所建议的健康教育策略、活动所需的资源进行评估；第二步则是对现有的资源进行评估，看现有资源是否能够满足实施预期的健康教育策略和活动的需要，必要时需对预期的健康教育策略和活动进行调整；第三步是对实施中可能遇到的困难的评估，即进行项目风险评估，可能遇到的困难包括基层工作人员的技术与态度，也包括项目实施阶段社会政治、经济等的变化。如果能够对风险进行分析、预测，并考虑到如何化解这些困难，则有利于项目的顺利实施。

政策诊断主要对以下几方面进行分析评估：①项目与当地卫生发展政策之间的关系，是否符合区域卫生发展的大方向和优先领域。②是否有国家、地方政府有关政策支持类似项目，地方政府、卫生部门对健康教育工作的重视程度以及投入的资源情况。如新型农村合作医疗实施后，为广大农村居民有效利用卫生服务提供了保障，有助于在贫困农村地区实施以提高住院分娩率为目标的健康教育项目。③组织内的规章制度，如组织中已有体检、做工间操等规章制度和资金投入，则能够促使人们定期体检、更多参加运动锻炼，对于开展慢病防控健康教育就会产生积极的影响。当然，如果这些政策、制度的缺乏，可能在一定程度上影响项目的有效实施，与此同时，也提示健康教育工作者应将政策出台、规章制度的制定，作为健康教育干预的重要策略。

（常 春）

jiànkāng xiāngguān xíngwéi de qīngxiàng yīnsù

## 健康相关行为的倾向因素 （predisposing factors of health behavior） 个人从事某项行为之前，已经存在的前置因素。倾向因素指的是产生某种行为的动机、愿望，或是诱发某行为的因素，包括知识、态度、信念和价值观、行为动机与意向，个人的社会人口学特征等。

知识。是个人和群体行为改变的基础和先决条件，当人们了解了健康相关知识，如健康问题的原因、如何预防、采纳健康行为的益处等，有助于人们做出采纳健康行为的决策。一般来说随着人们卫生保健知识的增长和积累，人们会更加关注健康，为健康而改变行为生活方式的需求和愿望也随之增大。同时，人们的健康理念和知识也会逐步渗透，影响到人们的信念、态度和价值观。在引发行为的诸多因素中，知识的作用是肯定的，并且是持久的。

信念。是指人们是否相信某一现象或某一事物确实存在。拥有某种信念即人们对某事物和现象确信无疑。信念通常来自父母及其他受尊敬的人，也可能来源于人们自身的亲身经历。如果人们相信吸烟是导致肺癌及其他许多健康问题的危险因素，人们更有可能决定戒烟。如果人们相信采纳健康行为可以预防疾病、促进健康，有信心改变自身不利于健康的行为，它是最终真正促使行为改变的必要条件。

态度。是指个体对人或对事物所持有的一种具有持久性又有一致性的或说是相对稳定的情感倾向，反映人们的爱憎，常以喜欢与不喜欢、积极与消极加以评价。例如，对吸烟持有否定态度时，人们更有可能不开始吸烟，或放弃吸烟。反之，如果青少年认为吸烟是成熟的标志，可能对吸烟形成支持、赞赏的态度，则更有可能开始吸烟或不打算戒烟。

价值观。是指人们评判事物的价值取向和标准，影响到人们的决策。个人的价值观不是一成不变的，可能随着年龄、所处环境、健康状况等的改变而发生变化，在任何情况下人们会追逐价值体系中处于较高价值的事物，从而呈现出人们多元的价值取向。由此可见，如果希望人们采纳有益于健康的行为，则需要人们将健康作为价值很高的事物去追求。但行为对健康的影响是一个缓慢的过程，人们可能忽视行为对健康可能造成的危害而追逐眼前认为价值更高的事物。

综上所述，倾向因素已然存

在于人群或个体，相当于使人们处于特定的预置状态，故又被称为前置因素。理解倾向因素的存在，对影响人们行为的倾向因素做出诊断，有助于有针对性地开展健康教育。

（常　春）

jiànkāng xiāngguān xíngwéi de qiánghuà yīnsù

## 健康相关行为的强化因素

（reinforcing factors of health behavior）　激励行为维持、发展或减弱的因素。包括关系密切的人对自身行为的支持与赞赏与否，以及人们在采纳行为后躯体、心理、社会等方面是否产生了期待的变化。PRECEDE-PROCEED 模式中将影响健康相关行为的因素分为倾向因素、促成因素和强化因素三类。强化因素分为正向强化因素和负向强化因素，正向强化因素是促使健康行为维持和发展的因素，而负向强化因素则是阻止、削弱健康行为得以维持的因素。强化因素在行为之后出现，因此也被称为行为后件。

正向强化因素分为两大类：意识关系密切的人对采纳健康行为的肯定、支持，可以表现为语言上的肯定，行为上的支持和情感上的支持，如吸烟者戒烟后得到了妻子、孩子的赞许。人们采纳健康行为后的良好感受也为正向强化因素，如吸烟的人戒烟后咽炎得以缓解，躯体方面体验了良好的感受，不再购买香烟从经济上节省了开支，这些因素都能够更加坚定戒烟者继续保持戒烟状态的信心，使戒烟行为得到激励，有助于行为的持续巩固。

负向强化因素通常对人们的健康行为产生反向作用，如在青少年吸烟者群体中有个别人戒烟，可能遭受吸烟同伴的嘲笑、奚落、可能被小团体排斥；已经吸烟成瘾的人在戒烟后，可能出现躯体、心理戒断症状，给戒烟者带来不适感；戒烟者戒烟后可能由于饮食、代谢等的变化而出现体重增加，这是戒烟者（特别是女性戒烟者）不希望发生的。上述因素都可能阻碍戒烟者继续保持戒烟，可能促使其复吸。

当然，正负向强化因素本身是就行为而言的。如果全社会能够对不利于健康的行为加以批评、谴责，加大打击力度，如严惩破坏环境、造成环境污染的行为，谴责在公共场所吸烟的行为，那么是对不利于健康行为的负向强化，当然有助于危害健康行为的减少和控制。另外，当前社会仍存在许多不利于健康的文化习俗，如敬烟、敬酒，并将烟、酒作为人际交往的手段，人们赞赏、遵从这样的文化习俗，是对不良行为习惯的正向强化，则不利于健康行为生活方式的形成和发展。

此外，人们所处的组织、机构，特别是组织机构的规章制度、团队文化，也是人们健康行为的强化因素。如组织在"工作场所禁止吸烟"制度下，明确对违反规定者的处罚条款，有助于人们做到在工作场所不吸烟；而团队中很多人都积极参加健身活动，会给人们带来压力或激励，也属于行为改变的强化因素。

（常　春）

jiànkāng xiāngguān xíngwéi de cùchéng yīnsù

## 健康相关行为的促成因素

（enabling factors of health behavior）　促使个体、群体某种行为动机或愿望得以实现的因素。又称实现因素。即实现某行为所必需的卫生保健条件、社会资源和生活条件，个人是否具备实现健康行为的保健技术等。

卫生保健条件是人们实现有效利用医疗卫生服务的基础和保障，如定期体检、定期测量血压、患病后及时就诊、儿童进行免疫接种等健康行为的实现，不仅有赖于人们的健康意识，具有利用卫生服务的动机和意愿，还必须有卫生保健条件的支持。如果医疗卫生机构设施不完善、卫生服务质量不能满足人们的期待、医务人员的服务态度差、卫生机构的可及性差、人们无法负担高昂的医疗费用，则人们采纳健康行为的动机无法转变为真正的行动。

社会资源与生活条件也同样可能成为制约人们行为动机得以实现的因素。如小学生在接受了健康信息后产生了饭前便后洗手的动机，但学校没有洗手设施，则他们在学校就不可能采纳饭前便后洗手这一行为。同理，交通不便捷可能会影响人们患病后及时就诊，导致就诊延误；外来务工人员可能由于忙于生计而没有时间带孩子接受免疫接种，社会资源与生活条件也属于促成因素的范畴。

在健康教育过程中只强调目标人群主观认知、是否具备健康知识而不为其创造实现行为的客观的条件，行为改变的目标是难以实现的。例如，在母乳喂养的健康教育项目中，如果婴儿母亲哺乳姿势不正确，就会影响到婴儿吸吮乳汁的量，婴儿可能会因为没有吃饱而啼哭，母亲可能给婴儿添加代乳品以补充不足，进而造成乳汁分泌量的减少，不利于母乳喂养的实施。在这种情况下，母亲哺乳姿势、技术就是母乳喂养的促成因素。

在健康教育诊断中，分析评估影响人们健康行为的促成因素也是重要的环节之一，而在健康教育干预阶段，如何改善服务、发展社会资源、帮助人们掌握行为技能也应成为干预的重点领域之一。然而，实现促成因素的变化，难以单纯靠健康教育机构与人员去实现，更需要社会经济的整体发展和多部门的合作。健康教育专业机构与人员应担负发现问题、与有关部门沟通的职责；而在促成因素不能完全具备的情况下，则要考虑如何克服卫生服务、社会资源不足造成的困难，创造条件促进行为意愿的实现。

（常　春）

jiànkāng jiàoyù jìhuà

**健康教育计划**（health education planning）　在需求评估的基础上进行健康教育项目设计并制作计划书的过程。健康教育计划具有双重含义，一是制定健康教育计划，是一个动态的过程；二是健康教育计划书，是制定健康教育计划的产出。

要使制定的健康教育计划具备科学性、可行性，需要对社区、人群的健康教育需求和开展健康教育的资源有充分的了解和掌握，即需要进行健康教育需求评估，或者开展健康教育诊断，这一过程又称计划前研究。通过需求评估（或健康教育诊断），可以获得翔实的信息帮助确定健康教育项目的目标、内容和干预策略。

健康教育计划的目标分为总体目标和具体目标。总体目标是指计划执行后预期达到的最终结果。总目标是宏观的、长远的，描述项目总体上的努力方向。计划的具体目标是对总体目标更加具体的描述，用以解释和说明计划总目标的具体内涵。因此，健康教育计划的具体目标需要包含具体的、量化的、可测量的指标。健康教育计划的具体目标，应该能够对以下问题做出回答：①Who——目标人群是谁。②What——实现什么变化（知识、信念、行为、发病率等）。③When——在多长时间内实现这种变化。④Where——在什么范围内实现这种变化。⑤How much——变化程度多大。根据预期的健康教育项目效果，又可以将具体目标分为4类：其中，健康目标体现健康教育项目预期的健康状况的改善，测量的是健康指标的变化，如肥胖发生率、孕产妇死亡率等；行为目标反映健康教育项目预期的行为改变情况，并需测量相应的行为指标，如吸烟率、住院分娩率、高血压患者遵医嘱服药的比例等；环境与政策目标体现的是健康教育项目预期的环境、服务改善和政策、规章制度的制定，如提供免费测量血压服务、出台工作场所禁止吸烟的政策、制定工间操制度等；教育目标则反映健康教育项目预期的目标人群认知、技能等的变化，测量的是影响行为的倾向因素、促成因素、强化因素相关指标，如目标人群的艾滋病知识知晓率、高血压患者家属掌握测量血压技能的比例等。对于一个健康教育项目而言，可以根据可行性选择上述目标中的部分目标。

健康教育的常见的干预策略和活动包括：①教育策略，旨在实现教育目标，常采用的活动为人际交流、健康教育材料、大众传媒等方法，如举办讲座、入户指导、发放小册子、利用广播、电视、报刊等向目标人群提供健康知识、信息、技术。②环境策略，旨在改变影响健康行为的促成因素，实现环境目标。如在居民社区设立健身设施、机关单位食堂提供低脂、低盐饮食、县医院提供免费接送产妇住院分娩的服务等。③政策策略，针对影响健康、健康相关行为的政策因素，为健康行为的实现和健康状况的改善提供支持。如企事业单位制定每年一次体检的制度、城市出台公共场所禁止吸烟的法规、制定贫困孕产妇住院分娩减免费用的政策等。在健康教育实践中需依据需求评估的结果，合理组合三大类策略和相关活动，从而增加干预活动的针对性和可行性。

一份完整的健康教育计划书通常包括以下几部分：①背景，介绍目标人群、社区存在的健康问题、行为问题和环境问题、导致行为问题的原因，当地的健康教育资源等，以阐述开展健康教育项目的必要性，并为后续干预活动的可行性提供支持信息。②目标，明确在特定的时间段内预期达到的目标，目标要具体、可行、可以测量。③干预策略与活动，描述在项目中将要采用哪些干预策略，实施哪些干预活动。在描述干预活动时，要有对活动质量的具体描述，这样可以在实施中更具有可操作性，同时也为开展过程评价（见过程评价条目）奠定了基础。④评价方案，阐述进行过程评价和效果评价（见效果评价条目）的指标、方法（包括样本量、抽样方法、资料收集方法等）。⑤时间进度表，即将健康项目的各项活动按照一定的逻辑顺序排列在项目周期内。⑥预算，根据不同活动的费用标准，计算每一项活动的费用，然后计算项目所需总费用。⑦人员组织与分工，明确不同组织、部门、人员的职责。

（常　春）

jiànkāng jiàoyù de mùbiāo rénqún

## 健康教育的目标人群（target population of health education）

健康教育项目拟改变其行为生活方式，进而增进其健康的人群。又称对象人群。事实上，在一个健康教育项目中，涉及需要改变行为的个体、人群、组织可能是多方面的，而各类人群在项目中的作用不尽相同，需要采纳的行为也各有差异，但为了实现健康教育项目目标，需要对各类人群施以干预。因此，广义的健康教育目标人群为健康教育项目需要进行干预的各类人群。在健康教育项目对目标人群进行描述、并进行细分，可以提高对目标人群干预的针对性。

在广义健康教育目标人群的概念下，通常将目标人群分为一级目标人群、二级目标人群和三级目标人群。其中，一级目标人群即狭义的健康目标人群，指健康教育与健康促进项目希望他们实施所建议的健康行为，以促进其健康状况的人群，如青少年控烟项目中的青少年。但是对于婴幼儿等无行为能力的人而言，尽管项目的目的是改善该人群的健康，但一级目标人群应该是他们的照料者或监护人。二级目标人群指对一级目标人群有重要影响的人，或能激发教育和加强一级目标人群行为和信念的人，包括卫生保健人员、目标人群亲属、朋友等，他们主要在改善环境，指导、强化目标人群健康行为等方面发挥作用，促使一级目标人群发生行为转变。例如在少数民族地区预防碘缺乏病，普及食用碘盐的项目中，零售店主、宗教领袖就是项目的二级目标人群。三级目标人群指对项目实施有重要影响的人，如决策者、经济资助者和其他对计划的成功有重要影响的人。以社区高血压综合干预项目为例，社区领导、项目合作伙伴、资助项目的公司为三级目标人群。显然，健康教育项目对三级目标人群的干预内容、方法，以及对其的行为建议也是不相同的。

就狭义的健康教育目标人群或一级目标人群而言，还需要将该人群进行细分。例如社区高血压预防控制健康教育项目的目标人群可以细分为没有高危行为者、有高危行为者、已患高血压者，显然对于目标人群中的各个亚人群，其健康教育的重点应有所差别。此外，对于上述三类亚人群仍可以进行进一步的细分，如不同性别、不同年龄、不同收入水平的人群在对健康信息的接受与理解程度各有差异，对信息表现形式的爱好也不尽相同；又如对于有高危行为者而言，可能有些人已经意识到了改变不健康行为的必要性，有些人也许已经开始改变不利于健康的行为，但也有些人还尚未意识到自身行为对健康的危害，这样又从另一个角度对目标人群进行了细分。

（常　春）

SCOPE móshì

## SCOPE 模式（SCOPE Model）

对健康教育项目实施阶段的 5 个工作环节进行概要描述的理论模型。由中国健康教育学家田本淳于 1998 年首次提出。这 5 个环节是制定实施的工作时间表（schedule），控制实施质量（control of quality），建立实施的组织机构（organization），组织和培训实施人员（personnel and training），配备所需设备与健康教育材料（equipment and material）（图）SCOPE 是由 5 个英文词汇首字母构成。

制定项目实施的工作时间表的意义在于使各项活动在项目周期内得到合理安排，并且使项目人员能够遵循时间表协调一致地开展活动，从而保障项目的时间进度，为项目的顺利实施与完成奠定基础。在项目实施时间表中，通常要明确以下内容：①活动内容，即每一项项目活动的具体内容，以明确工作范围。②活动指标，指的是项目活动应该达到的要求和标准，明确活动指标的主要目的是确保项目工作内容落到实处，并便于检查考核。③活动时间，指项目活动在什么时间进

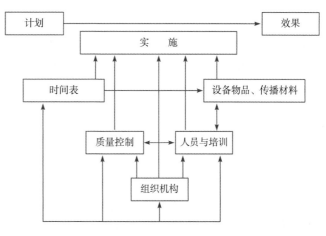

**图　健康教育项目实施的 SCOPE 模式**

行，可以是具体的时间点，也可以是一个时间段。④负责人员，指项目活动由哪个部门或具体的哪个人负责，以及活动中的工作人员包括哪些。⑤活动资源，明确开展上述活动需要的经费、设施设备，确保活动如期顺利实施。

实施质量控制的目的是确保项目各项活动的质量都达到要求，符合质量标准。在各个健康教育项目中，不同的健康教育活动有不同的质量要求和标准，即使是同样的活动，可能因为种种原因而有不同的要求和标准。因此，在做项目计划中，确定健康教育策略与活动时，就应该包括了每一项活动应该如何做，具体要求是什么等级质量标准。只有制定出这样的质量标准，才便于对项目实施的质量进行监测和控制，及时了解项目进展及各项活动的质量，从而确保项目在预定的时期内完成，并达到质量要求，这也是确保项目目标实现的重要举措。在质量监控中，首先要对项目进度进行监测，关注项目活动进度是否与项目计划一致，是否在特定的时期完成了特定的工作或活动。如果项目活动有所延误，延误了多久、延误的原因是什么、如何进行弥补等。其次是对项目内容进行监测，关注项目活动内容是否属于项目计划，有无额外添加的活动或更改的活动，添加或更改的理由是什么。再次是对项目活动数量与范围进行监测，这是项目实施中质量监测的重点内容，也是项目工作质量的基础。此外，还要对费用进行监测，看项目经费是否严格执行预算。最后是目标人群监测，了解目标人群参与项目的情况、对项目的满意程度及建议，目标人群认知、行为的变化，可以帮助更好地对

项目活动做出更加符合目标人群需要的调整，有益于项目成功和扩大影响。常用的质量控制的方法包括：①记录与报告方法。②召集例会。③现场考察和参与方法。④审计方法。⑤调查方法。

组织机构建设是健康教育项目取得成功的重要因素之一，因为健康教育项目的实施既需要有效动员目标人群参与，也需要有具备良好技能的项目工作人员，同时也不可缺少多部门合作、组织保障以及政策环境的支持。其中，建立领导机构的目的是全面对项目工作进行管理和协调，职能是审核实施计划和预算，对项目给予政策支持，协调有关部门和机构协同工作，研究解决项目实施过程中的问题和困难。领导机构涉及的部门和成员因项目的大小存在差异，可原有行政管理机构（如卫生局）的基础上单独成立或兼任。执行机构是具体负责实施和运行各项项目活动的机构，大多由专门的业务机构担任（如健康教育所、疾病预防控制中心、妇幼保健所等），其专业人员需要具备开展项目工作和活动必备的专业技能。执行机构人员的数量则需要依据项目工作量来确定，其职责是按照项目计划实施每一项工作任务和活动。由于健康教育项目在多数情况下不是单纯由卫生部门或健康教育机构可以完成的，而是一项社会工程，需要动员多部门的参与，并协调有关部门在项目中发挥积极作用。因此，常在项目实施的领导机构中纳入各有关部门的负责人员，是做好组织间协调的有效方法。此外，项目领导小组和协调机制，还需要有效利用和制定有益于项目实施以及卫生工作发展的政策，并通过政策动员资源投入、发展

合作伙伴，营造有益于项目实施的环境，也是项目组织机构的任务之一。

实施人员培训是健康教育项目实施阶段的重要任务，也是确保项目质量的必要措施。可以为项目的成功建立并维持一支有能力、高效率的工作队伍，从长远看也可以加强健康教育人员的能力建设，全面提升健康教育/健康促进工作的质量。在对人员进行培训前，首先要评估项目人员当前的能力及对培训的需求，然后有计划、有针对性地对人员进行培训。常见的培训内容包括：①项目背景与目标，帮助项目工作人员对项目的意义、目的有比较全面的了解与理解，以便充分发挥项目管理人员和实施人员在实施计划过程中的能动性，更好地为实现项目目标服务。②专业知识与技能，不同的健康教育/健康促进项目需要特定的专业理论和知识，对相关知识、技能以及健康教育方法的培训，是帮助项目人员具备开展项目能力的必由之路。③项目管理知识与技能，使项目工作人员，特别是项目管理人员了解项目管理的意义与基本理念，明确本职工作中进行项目管理的职责与任务，能够在项目实施阶段做好每一个环节的项目管理工作。健康教育项目人员培训的对象，通常是具有了一定实践经验的成人，培训目的与内容非常明确，不是专业知识和能力的系统教育，因此需要更多采用参与式的培训方法，以便充分发挥他们已经具备一定经验的特点，使之在原有基础上学习，在分享中进步。常见的参与式培训方法包括：头脑风暴法、角色扮演法、小组讨论法、案例分析法等。

设施设备与健康教育材料准

备是确保项目顺利实施的条件，设施设备与材料通常分为以下几类：①运用于目标人群的设施设备。这类设施设备因项目不同而可能存在比较大的差异，如社区高血压预防控制项目可能需要血压表、盐勺、体重计、计步器、健身设施等，而婴幼儿辅食添加项目则需要身高体重计、软尺等。②运用于人员培训的设备与设施。笔记本电脑、多媒体投影仪、黑板、幻灯机、激光笔等。③日常办公用品。电话机、传真机、照相机、录音机（笔）、摄像机、复印机、电脑、打印机、文具纸张等。④交通工具。各类车辆。⑤健康教育材料。在健康教育/健康促进项目中教育材料是最基本的干预用品。材料的类型较多，包括音像材料（录像带、录音带、光盘等）、印刷材料（招贴画、折页、传单、小册子等）、实物模型（牙齿模型、食物模型等），以及承载健康教育相关信息的日常用品（如水杯、扑克、围裙、纸巾笔记本、日历等）。

（常　春）

jiànkāng jiàoyù de xiàoguǒ píngjià

## 健康教育的效果评价（effect evaluation in health education）

健康教育项目实施后，通过有效的数据资料，对项目产生的成效进行判断，从而科学地说明健康教育项目是否达到预期目标，明确项目的贡献与价值的过程。

健康教育通过改变人们的健康相关行为来实现其增进健康的目的，而人们行为与生活方式的改变又有赖于项目对影响行为的倾向因素、促成因素及强化因素的干预。因此，健康教育项目实施后，干预措施导致的最直接、也是最早期发生的变化是行为影响因素的变化，然后是行为的改变，最后才是健康状况与生活质量的改善。基于此，健康教育效果评价可以分为近期效果评价，即对项目是否导致影响行为的倾向因素、促成因素、强化因素产生预期改变的评价；中期效果评价，即对项目是否导致目标人群行为与生活方式产生预期改变的评价；远期效果评价，即对项目是否导致目标人群健康状况及生活质量发生预期改变的评价。其中，近期效果评价和中期效果评价又常被统称为效应评价，而远期效果评价又被称为结局评价。

**内容**　健康教育效应评价的内容包括：①倾向因素，即在项目执行前后目标人群的卫生保健知识、健康价值观、对健康相关行为的态度，对疾病易感性和严重性的信念，采纳促进健康行为的动机、行为意向以及自我效能等发生了什么变化。例如在高血压预防与控制的健康教育中，会向目标人群传授什么是高血压、多长时间需要测量一次血压等基本知识，对倾向因素进行评价就是了解目标人群是否掌握了上述知识。②促成因素，即健康教育项目实行后目标人群实现促进健康行为所需要的政策、环境、条件、服务、技术等方面发生了什么变化。同样在上述的高血压健康教育项目中，评估高血压患者家庭是否有血压表、其个人或家庭成员是否会测量血压、社区卫生服务站是否提供免费的测血压服务等，就是对影响测量血压行为的促成因素的评价。③强化因素，评价项目实施后与目标人群关系密切的人、公众等对目标人群采纳促进健康行为的支持程度、目标人群个人感受等方面在项目前后的变化，如同伴的评价、家人的理解、社会道德、公众舆论等。在上述高血压健康教育项目中，对强化因素的评价表现在评估患者家庭成员是否对高血压患者给予了精神上的支持，是否鼓励其定期测量血压等。④健康相关行为，评价项目实施前后目标人群健康相关行为发生了什么样的改变，各种变化在人群中的分布如何，如烟草使用、食物选择、运动锻炼等。

**指标**　如何才能说明健康教育项目产生的效应？换言之如何反映影响目标人群行为的倾向因素、促成因素和强化因素，乃至行为本身是否发生了变化？这就需要通过对反映上述内容的指标进行测量。常见的健康教育效应评价指标包括卫生知识均分、卫生知识合格率、卫生知识知晓率（正确率）、信念持有率、行为流行率、行为改变率，以及环境、服务、条件、公众舆论等方面的改变（如安全饮用水普及率）等。

卫生知识均分
=（受调查者知识得分之和÷被调查者总人数）　　　　　　　　　　（1）

卫生知识合格率
=（卫生知识达到合格标准人数÷被调查者总人数）×100%　　　　（2）

卫生知识知晓率（正确率）
=［知晓（正确回答）某卫生知识的人数÷被调查者总人数］×100%　（3）

信念持有率
=（持有某种信念的人数÷被调查者总人数）×100%　　　　　　　（4）

行为流行率
=（有特定行为的人数÷被调查者总人数）×100%　　　　　　　　（5）

行为改变率
=（在一定时期内改变某特定行为的人数÷观察期开始有该行为的人数）×100%　　　　　　　　　　（6）

政策、环境、服务、条件方面的改变，大多数难以用定量指标来反映，通常表现为定性指标，如社区参与程度、社区能力发展程度、社会规范和公众舆论；政策条文、法律法规等的出台；财政资源配置、卫生服务提供情况、卫生设施、自然环境条件的改变等。其中部分指标可以用定量指标，如安全饮用水普及率。

安全饮用水普及率

=（某地使用安全饮用水户数÷当地总户数）×100%　　　　　（7）

**结局评价**　着眼于评价健康教育项目实施后导致的目标人群健康状况乃至生活质量的变化。又称远期效果评价，但是对于不同的健康问题，从行为改变到出现健康状况改善所需的时间长短不一，如通过改变饮食、运动等行为降低超重、肥胖的发生，可能在数月就可以观察到健康结局，但如果是通过减少吸烟行为降低肺癌的患病率则可能需要在数年后才能观察健康结局。大多数情况下，健康教育项目有一定的周期，一般在1~5年，因此有的项目可能在项目周期内无法观察到疾病患病率等健康指标的变化，但还是建议尽可能找到在找到相对敏感的健康指标进行测量。结局评价的内容包括：①健康状况，即评价项目导致的目标人群生理和心理健康指标的改变，如体重、体质指数、血压、血红蛋白、个性心理特征等。②疾病与死亡指标，即评价疾病发病率、患病率、死亡率、婴儿死亡率、5岁以下儿童死亡率、孕产妇死亡率、平均期望寿命、减寿人年数等在实施健康教育项目后的改变。③生活质量，即评估健康教育项目导致的目标人群生活质量的改变。

由于生活质量内涵的广泛性，而有相应工具测量的生活质量内容有限，现实的大多数健康教育项目并不会评价其对人群生活质量的影响。通常，与慢病防控、康复相关的健康教育项目，可以测量项目导致的目标人群中日常活动能力的变化，而包含改善环境、提供服务等干预策略和活动的健康教育项目则可以评估目标人群的生活质量指数、生活满意度指数，反映人群生活质量的改善。

**混杂因素**　健康教育效果评价力图科学、准确地说明健康教育项目本身导致的影响目标人群行为的各类因素、目标人群行为、健康状况及生活质量的改变，但是由于项目实施有一定的时间周期，在项目周期内可能存在其他因素加剧或削弱上述变化。另一方面，健康教育项目的目标人群、项目实施者的能力、表现也会在一定程度上影响项目的产出。在进行健康教育效果评价时，应能认识和了解存在哪些混杂因素以及如何避免混杂因素对评价结果的干扰。常见的影响评价效果的因素混杂因素包括：①时间因素。又称为历史因素，指在健康教育/健康促进计划执行或评价期间发生的重大的、可能对目标人群健康相关行为及其影响因素产生影响的因素，如与健康相关的公共政策的出台、重大生活条件的改变、自然灾害等。历史因素不属于干预活动，但却可以对目标人群的行为、健康状况等产生积极或消极影响，以致加强或减弱健康教育/健康促进项目本身的效果。此外，随着社会的发展，经济、文化等因素的变化，人群的行为、健康状况也会发生相应的改变。因此，当健康教育/健康促进项目周期长时，这些历史事件

也会作为时间因素影响到对项目真实效果的确认。②测试或观察因素。指由于测试（或观察）不准确而出现的对效果的误判。测量与观察的真实性、准确性取决于测试（观察）者、测量工具、测量对象（目标人群）三个方面。如测量者或评价者的言谈、态度、行为等使目标人群受到暗示，则目标人群可能按照测量者的希望进行表现，这时就无法得到目标人群的真实情况。此外，随着项目的进展，测量者及其他项目工作人员能越来越熟练地开展项目活动，运用测量工具和技术，从而出现测量偏倚，表现为即使是用同样的工具测量同样的内容，在早期的测试结果不同于后期的测试结果。对于目标人群而言，当他们得知自己正在被研究或观察时可能表现出与平时不同的状况，也可能影响对项目效果的客观反映。③回归因素。指由于偶然因素，个别被测试对象的某特征水平过高或过低，在以后又回复到实际水平的现象。回归因素的影响不像其他因素一样比较容易识别，可采用重复测量的方法来减少回归因素对项目效果的影响。④选择因素。指在对目标人群进行测量的过程中，由于人为选择而不是通过随机方法，致使选择出来接受测量的样本不能很好地代表目标人群总体；或者设立的对照组的主要特征指标与干预组的特征不一致，而无法有效发挥对照组的作用。⑤失访。指在健康教育项目实施或评价过程中，目标人群由于各种原因不能被干预或评价。当目标人群失访比例高（超过10%）或是非随机失访，即只是其中有某种特征的人失访时，会影响评价结果。为此应努力减少失访，并对应答者

和失访者的主要特征进行比较，以鉴别是否为非随机失访，从而估计失访是否会引起偏倚及偏倚程度。

为了科学地评价健康教育项目效果，在健康教育计划设计阶段，就必须对如何进行效果评价进行规划包括确定效果评价方案、确定评价指标、分析可能存在的混杂因素并制定消除或控制混杂因素的对策、测量中的伦理学考虑与做法等。

**设计方案** 健康教育项目的评价有多种方案进行，选择哪个方案主要取决于评价的目的以及项目的具体情况，如项目周期、资源、技术等。为了便于对各种方案的理解与记忆，常采用以下符号表示各方案中的因子。

R（random）：随机化，指采取随机抽样的方法确定干预组和（或）对照组。

E（experiment）：指接受健康教育干预的人群，称为干预组或实验组。

C（control）：指在健康教育项目中不对其进行干预，用作参照的人群，称为对照组。

O（observation）：指观察、调查、测量等收集资料的过程。

X：代表健康教育项目的干预措施。

常见的健康教育效果评价方案包括以下几种。

**不设对照组的前后测试** 这是评价方案中最简单的一种，其基本思想是实施健康教育干预前，对目标人群的有关指标（认知、技能、行为、健康状况等）进行测量，然后实施健康教育干预，之后再次对目标人群的有关指标进行测量，比较项目实施前和实施后有关指标的情况，从而确定健康教育项目的效应与结局，通

常以 EOXO 来表示。例如某大学在新学期开始的时候，对新生进行吸烟行为及其影响因素调查，然后开始为期一学年的控烟健康教育干预，在干预周期结束时，再次对这些学生的吸烟行为及影响因素进行调查，然后比较干预前后新生吸烟率、吸烟量、戒烟率、烟草危害知识水平等指标，确定健康教育干预对新生有关烟草危害的知识和吸烟行为方面产生了何种影响，这种影响是否达到预期的目标。

该评价方案的优点在于方案设计与实际操作相对简单，能节省人力、物力资源，也是现实中健康教育项目最常用的效果评价方案。然而，由于项目实施后目标人群的表现可能除了受到干预的影响外，还同时受到时间因素、目标人群的成熟程度的影响，而不设对照组的自身前后测试无法控制这些因素的影响，影响到了对效果的准确认定。因此，这一方案比较适用于周期比较短或资源有限的健康教育项目效果的评价。

**非等同比较组设计** 非等同比较组设计属于类实验设计，其设计思想是设立与接受干预的目标人群（干预组）相匹配的对照组，在健康教育干预实施前，对干预组和对照组人群的有关指标进行测量，然后仅对干预组（目标人群）实施干预活动，对照组则不进行干预；干预周期结束后再次对干预组和对照组人群的相关指标进行测量，通过对干预组、对照组在项目实施前后变化的比较，评价健康教育项目的效应和结局。通常以 $\dfrac{EO\ \ O}{CO\ \ O} \times$ 表示。

同样以大学新生控烟健康教育项目为例，非等同比较组设计

的做法是为开展大学生控烟项目的学校选择一个各方面条件相当（如男女生比例基本一致、学生家庭经济状况相当、学校性质相同、学校所处社会环境相近等）的另一所高校作为对照学校，在干预开始前，对两所大学的新生都进行吸烟行为及其影响因素调查，然后在干预校开始为期一学年的健康教育干预，而对照校不开展任何干预活动。在干预周期结束时，再次对两校的新生进行吸烟行为及影响因素调查，然后比较干预前后两校新生吸烟率、吸烟量、戒烟率、烟草危害知识水平等指标。通过干预组和对照组的比较，可以从干预校学生有关指标的变化中，扣掉对照校学生有关指标变化的量，得到的结果就是消除了社会活动影响后学生变化，即可以将这些变化认定为健康教育干预的结果，从而更加科学、准确地评价新生有关烟草危害的知识和吸烟行为的变化。

该评价方案的优势在于通过干预组与对照组的比较，可以有效地消除一些混杂因素，如时间因素、测量与观察因素、回归因素等对项目效果和结局的影响，从而更科学、准确地确定健康教育/健康促进干预对人群卫生保健知识、行为、健康状况，乃至生活质量的作用。在非等同比较组设计中，对照组的选择会在很大程度上影响方案的精确性。选择各主要特征十分接近干预组的人群作为对照组，可以保证两组的可比性，也能有效避免选择因素对项目效果的准确评估。此外，要保持对照组与干预组的观察时间一致，即在对干预组进行基线观察及进行干预效果观察时，对照组也同时进行观察，并应用与观察干预组完全相同的方法与内

容观察对照组。一般情况下，在健康教育研究中，为了科学地说明健康教育干预策略和活动的有效性，说明健康教育效果，建议采用非等同比较组的评价设计方案，在基层的日常工作中则可以采用前述不设对照组的前后测试方案。

实验研究　本评价方案的特点是将研究对象随机分为干预组和对照组，充分地保证了干预组与对照组之间的齐同性，故可以有效控制选择偏倚，同时又克服了历史因素、测量与观察因素及回归因素的影响。实验研究用

$$RE O \quad O$$
$$RC O \times O$$

来表示。

例如，在某医院对高血脂患者进行健康教育干预的项目中，可以将前来体检或就诊的高血脂患者编号，从中筛选出没有严重并发症、愿意参加健康教育活动的患者。然后将全部患者随机分成两个组，随机确定其中的一组为干预组，另一组为对照组。对于干预组的患者，在常规的用药与行为指导外，增加富有特色的健康教育干预活动，而对照组患者仍维持常规的用药和行为指导。在干预周期结束后，分别对两组的高血脂患者进行有关知识、行为、血脂水平的测量，并比较干预组和对照组的变化，从而评价健康教育干预的效果。

在这个评价方案中，由于干预组和对照组是随机确定的，最大限度地保障了这两个组的可比性，与非等同比较组设计方案相比，避免了人为确定对照组造成的两个组不一致的情况。从理论上讲，实验研究设计是最为理想的评价方案，但在实际的健康教育项目中操作难度大，特别是在社区、学校、工作场所这类场所中，主要问题是抽样随机化，但仍有一些评价研究可以根据具体情况选择此方案。

此外，在组织实施健康教育效果评价中，还应该注重：①调查对象对目标人群的代表性，采取规范的抽样方法获得调查对象，避免和控制选择因素的影响。②对参与调查、测量的工作人员进行技能培训，确保调查与测量的质量，这也是效果评价获得科学、有效结果的基础。③在调查中遵守伦理原则，做到知情同意，保护目标人群隐私等。④在调查与测量实施中，考虑目标人群的生活节奏与习惯，提高应答率和参与率，控制和减少失访，提高项目效率。

(常　春)

tóngbàn jiàoyù

## 同伴教育 （peer education）

通过同伴教育者与具有相同年龄、性别、生活环境和经历、文化和社会地位或由于某些原因使其具有共同语言的人在一起分享信息、观念或行为技能，以实现健康教育目标的一种教育方法。自20世纪80年代同伴教育在国外兴起，在中国则是从20世纪90年代中期开始推广。同伴教育的理论基础来自社会学习理论、理性行动理论、创新扩散理论和参与式教育理论。这种以人际交流为基础的行为干预方法已广泛应用于生殖健康、艾滋病预防和吸毒、自杀、酗酒、性别歧视等社会卫生领域项目之中，世界卫生组织确认该方法是改变人的行为特别是青少年健康相关行为的有效方式。同伴教育的实施包括4个步骤：①在目标人群中征集同伴教育志愿者，然后通过面试、培训、考核等从中选择合格的同伴教育者。②进行同伴教育者的培训与指导，使其了解项目目的，掌握同伴教育的内容、方法和技巧。③实施同伴教育，以一定的组织方式在社区、学校、工作场所等地开展同伴教育活动。④同伴教育评价。主要关注同伴教育的实施过程和同伴教育者的工作能力，可以采用研究者评价、同伴教育对象评价、同伴教育者自我评价的形式进行。

根据活动方式的不同，同伴教育主要分为2种类型：①正规同伴教育。这种有目标、有组织的常规教育活动一般分为几个模块，有计划地连续进行。经过培训的同伴教育者除讲授知识外，主要采用的形式是讲故事、小品、游戏、小组讨论等参与式、互动式活动。②非正规的同伴教育，可以在任何合适的时间和地点进行。同伴教育者通过朋友间的聊天、交谈，自由地进行信息、观念和技能的分享与交流。这种方式比较随意，内容深入，私密性强，更适用于讨论敏感话题。

同伴教育具有如下优点：①文化适宜性。即能提供符合某一人群文化特征的信息。②可接受性。即同伴间容易沟通，交流更为自然。③经济实用性。即比其他方法成本低，花费少。但同伴教育并非适用于所有情况。实际工作中，保证同伴教育实施成功的前提是将同伴教育与其他教育形式整合起来形成综合策略；加强活动过程的质量控制；有经过培训的成人教育者或专业人员为同伴教育者提供指导和支持；为同伴教育者提供物质和心理支持，如教材、设备、激励措施等；建立对同伴教育者的技能和质量的评价标准；使青年人参与到项目的计划设计、实施和评价中来；使同伴教育者得到持续的支持、

指导、人员更新和再培训。

（米光明）

tóngbàn jiàoyùzhě

## 同伴教育者 （peer educator）

同伴教育活动的实施者，是与接受同伴教育的人同属一个社会群体，具有相同背景、共同经历或由于某些原因使其具有共同语言的人。"同伴"这种共性主要体现在年龄、性别、生活环境和经历以及文化和社会地位等方面，如同学，同事，好友，同种疾病患者，健康俱乐部的成员。选择与培训同伴教育者是以同伴教育形式开展健康行为干预的关键。同伴教育者应具备如下品质和能力：①在与同伴交流时，思维敏捷、条理清晰，并具有感召力。②具备良好的人际交流技巧，包括倾听、观察、提问等的技巧。③具备与目标人群相似的社会文化背景如年龄、性别及社会地位。④为目标人群（其同伴）所接受并尊敬。⑤持有客观的态度和公正立场。⑥有强烈的社会责任感。⑦充满自信，富有组织和领导才能。⑧有一定的时间和精力投入工作。⑨对同伴教育所涉及的内容有符合社会健康观的认识，并能通过自己的行为为他人树立榜样。

在同伴教育活动中，同伴教育者的角色是：①交流与分享。通过分享信息和生活经验来帮助小组成员明确他们所关心的事情并且寻求解决方案。由于处于一个年龄阶段或有同样的生活经历，同伴教育者能领会和了解参与者的情感、想法、感觉和语言，因此也能更好地与其交往。②树立榜样。一个同伴教育者不仅能教给同伴可以降低行为危害的方法，而且要通过身体力行，来影响网络内其他成员远离健康危险因素；

他们能激励同伴采取有益健康的行为，因为他们有类似的缺点、优点和经验。③促进参与。促使大家尽可能地参与到活动中，是同伴教育者的责任之一，可以使用游戏，小组讨论，技能演示，角色扮演和案例学习等形式，促进成员之间的交流，鼓励羞涩的成员主动参与和与人共享。

对同伴教育者进行综合、扎实的培训，是同伴教育项目取得成功的基础。培训同伴教育者采取参与式方法，应强调培训者与学员之间的互动和信息反馈，并确保足够的时间使受训者进行情景练习。通过对健康教育项目目的、教育内容和人际交流技巧的培训，使同伴教育者：①了解项目目标，干预策略与活动，了解同伴教育在其中的作用，以及如何与其他干预活动进行配合。②掌握项目相关的基本健康知识。③掌握人际交流基本技巧和同伴教育中常用的方法，如组织游戏、辩论、小组讨论、技能演示等。在项目实施过程中，还需对同伴教育者不断进行追踪指导，提供必要的支持。

（米光明）

cānyùshì jiànkāng jiàoyù fāngfǎ

## 参与式健康教育方法 （participatory approach of health education）

通过开放互动、群体参与的活动过程，进行需求评估和行为干预的一种健康教育工作方法。又称参与式健康教育研究方法。在这一活动过程中运用简单、快速、直观的定性研究工具和手段，帮助专业人员与社区群众交流和分享他们的生活经验，并和社区一起参与社区诊断，做出改善社区健康状况的决策和健康教育行动计划，其最终目的是实现社区赋权与社区发展。

参与式健康教育方法是一种"自下而上"的工作手段，也是一种分析和解决问题的思维方式。参与式方法的核心理念是赋予权利和机会均等，即尊重社区群众和基层干部所拥有的与自己的生存环境相适应的乡土知识和本土文化，通过还社区以发言权、决策权来培养社区自信、自尊和自我发展的能力。参与式方法是通过参与式交流的过程实现的，这一过程中包括以下几个要点：①健康问题由社区自己定义、分析及提出对策。②项目活动的受益者应是社区成员本身。③社区成员将积极参加项目的全过程，他们作为参与者，是健康教育活动的主体，而不是通常所称的教育对象、受众或目标人群。④参与者应包含弱势群体，贫穷和边缘的人群。⑤在实施过程中可先利用各种社会资源，并为最终过渡到社区独立发展提供条件。⑥通过社区参与的过程，对社会现实提供准确、全面的解释。⑦专业人员在这一过程中的角色是参与者、协调者和学习者，并非高高在上的专家学者。

参与式健康教育方法注重的是过程而不仅仅是结果。通过社区参与的过程，建立起一种公平、公正的管理机制和伙伴关系，在相互尊重、平等磋商、分享经验的基础上，寻找共同利益和兴趣，经过必要的沟通达成社区共识。在相关政策和健康信息的支持、专业人员的技术指导下，由社区群众利用自己的乡土知识、生活经验和技能做出社区发展的最终决策。

**简史** 20世纪50~60年代，一些国际组织和发达国家支持发展中国家的城乡社区建设。当时的发展项目主要采用"自上而下"

的快速农村评估方法（rapid rural appraisal，RRA）来评估当地的需求，但是这种以定量调查为主的信息获取技术远不能满足社会发展的要求。20 世纪 70 年代以来，国际上不断对发展中国家和地区的发展历程进行反思，在各个领域开始提倡并普遍接受大众参与和社区发展的理念。人们开始认识到，要使发展项目真正服务于当地社区，实现社会经济的可持续发展，必须尊重当地人自己的需求和愿望，按照他们的思维方式来改善自己的生活。20 世纪 80 年代末"参与式农村评估"（participatory rural appraisal，PRA）开始在非洲肯尼亚进行试验性实施，以后该技术被迅速推广到世界各地的社会发展项目中。在公共卫生领域，参与式方法作为艾滋病防控干预的手段之一，在西方和非洲国家得到广泛的运用。这种应用对于改进项目方案设计、取得项目各有关利益群体的理解、支持与合作，提高项目参与各方的社会责任感，以及在实现项目投资的经济效益、社会发展目标等方面均起到了积极的作用。20 世纪 90 年代，参与式发展的理论和实践被引入中国，从农业、林业发展到农村能源、卫生保健、妇女、供水、教育等，项目领域逐步扩大。在中国健康教育领域推广参与式方法，始自 20 世纪 90 年代初期，国家卫生部与联合国儿童基金会等国际组织在《生命知识》传播等合作项目中采取参与式培训方法对健康教育专业人员进行逐级培训；并在云南、四川等地青少年生殖健康、艾滋病防控等项目中，应用参与式方法开展行为干预活动。2005 年 7 月，在青海省乐都县举办的首届国家级健康教育参与式研究方法培训班，将这一方法在理论上加以提高，在应用上加以推广，由单纯的参与式培训推广到包括参与式社区需求评估、参与式健康传播策略制定及参与式健康传播材料制作等更广泛的应用领域。

**理论基础**　参与式发展理论和参与式农村评估是参与式健康教育方法最重要的理论基础和技术。"参与"这一概念出现在 20 世纪 40 年代末期。巴西哲学家、教育家保罗·弗莱雷（Paulo Freire）最早提出了"行动者参与研究"的理念。他提出，应通过对话的方式激发人们的意识和潜能来采取行动。在 20 世纪 60 年代之后逐渐形成的具有实践意义的参与式发展理论，是教育学、人类学、社会学、心理学等多学科理论与方法在社会实践中的交叉与融合。

**参与式发展理论**　是在对以现代化理论为代表的传统发展理论的反思与批判的基础上形成的。与以经济增长为中心的发展思想相比较，参与式发展的思想核心在于：强调发展过程的主体是积极、主动的人，只有人的发展在项目过程中得到强化，这种发展才是可持续的、有效益的发展。参与式发展强调尊重差异、平等协商，在"外来者"的协助下，通过社区成员的积极、主动的广泛参与，实现社区的可持续发展，使社区成员共享发展的成果。参与式发展的基本原则是：建立伙伴关系；尊重乡土知识和群众的经验、技能；重视项目的过程，而不仅仅看重结果。

**判断标准**　真正的参与是参与者的主动参与。判断当地人是否主动参与了某个健康教育与健康促进项目的标准是：①参与决策。当地人是否能够在项目中参与到重要的决策中，是否在项目全过程的各个环节都能够主动介入。②承诺责任。当地人是否能够对项目发展做出自己的贡献，而不只是依赖外来的支持。③利用知识。他们是否能够充分运用自己的乡土知识对项目的规划提出意见；是否能将自己的乡土知识运用到健康传播材料的制作、预试验；能否运用自己的乡土知识来执行项目活动。④控制资源。当地人能否掌握和使用当地社区的资源，使其为发展项目服务。⑤能力建设。当地人是否具有自我组织、自我教育、自我培训、自我提高的能力，是否能够正确判断并挖掘自身的潜能。⑥分享利益。当地人是否能够从项目中分享项目投资的经济和社会利益。⑦政策制定。项目的实施能否完善社区相关的政策和规章制度，使当地人获得更多的公平、平等权利，从社会环境条件上保证当地人的持续参与。

**参与式农村评估**　参与式农村评估（participatory rural appraisal，PRA）是一系列定性的、参与式的评估方法和工具的总和，是针对在发展中国家农村扶贫和发展项目中的"快速农村评估"（rapid rural appraisal，RRA）的缺陷而产生和使用的。RRA 技术是一种"自上而下"的快速调查方法，以收集与分析资料，完成报告，提出项目建议为主要目的。外来者是调查的主体，当地人仅是被调查的对象。该技术的缺陷是用局外人（专家）的观点和思路来了解和分析社区存在的问题，而当地群众没有真正地参与到项目的计划和评估中来。而 PRA 强调当地人的参与，通过鼓励当地人自己参与调查和分析，帮助他们增强能力，实现当地社区的可持续发展。

在实践中，PRA 的重点是制订参与性计划。即所有利益相关者参与到解决某健康问题的计划设计之中。具体步骤包括：①明确利益相关者，请他们参与计划设计。②通过讨论会、小组参与式评估等，使所有的参与者共同交流、讨论、决策、制订计划。③根据讨论结果，确定联合行动方案。

**基本技术** 参与式健康教育方法依赖于一系列有效的、可视性的技术与工具，以便帮助参与者，特别是未受过正规教育的弱势人群和边缘群体的参与者参与交流和分析评估。

**分类** 常用的参与式方法和工具可分别从用途和形式的角度进行分类，见表1、表2。

**小组参与式评估** 从某一特定的目标人群中选择6~8名具有类似背景和经验的人组成一组，在主持人的引导下，就与研究目的有关的话题进行深入、自由、自愿讨论的一种定性研究方法。小组参与式评估的核心技术是专题小组讨论（focus group discussion，FGD），其他各种参与式方法的应用都离不开这一基本技术。

**准备步骤** 包括：①明确讨论主题，拟定讨论提纲。②根据讨论主题选择6~8名当地人，注意参与者的同质性。③选择参与者认为合适的时间和地点，讨论过程一般掌握在 1~1.5 小时。④室内布置。整洁、宽松，安置易于移动的桌椅；座位排列应围成圆圈式或马蹄形，以利于参与者面对面的交谈。

**主持技巧** 组织小组讨论是一个完整的工作过程，小组主持人应掌握的技巧主要包括5个方面：①说好"开场白"。通过开场白向人们说明讨论的目的和主题，并做好自我介绍。开场白应通俗易懂，简单明了，使人们感到自己的作用和参加讨论的意义。②组织热身活动。请小组每个成员作自我介绍，或运用游戏、参与式绘图等方法，使人们相互初步了解，建立起和谐的人际关系。③打破僵局。通过预先设计的引发讨论方法，可有效地克服与会者沉默不语的局面。具体方法有：使用宣传画、播放短小的录像片等作为引发材料，提出一个开放式问题，为人们提供讨论情景和主题；使用轮流发言法，给每人均等的发言机会；分散议论法，先化整为零，由 2~3 人分头议论，再集中起来向大家汇报。④鼓励参与。对发言踊跃者给以适当的肯定性反馈，可用个别提问、点名法来征求不积极参与者的意见。当讨论热烈时，不急于制止成员之间的争论，待每人的见解都已表达时，引导大家对争议问题做出小结，转向其他问题。⑤结束讨论。讨论结束时，总结讨论的问题，对大家的参与表示感谢。

**社区参与式绘图** 一种描述社区内不同事物分布状况的参与

**表1 常用的参与式方法和工具（按用途分类）**

| 种类 | 名称 |
| --- | --- |
| 探讨对空间变化或对空间看法的方式 | 地貌图、资源分布图、社区图、地区横切图和居民活动图、就医图 |
| 探讨不同时间的变化及使用时间的方法 | 时间和趋势图、大事记、季节分布图、一日活动安排、孕产期变化图、分娩一日图 |
| 探讨相互间关系的方法包括人际交流关系、机构关系和因果关系 | 机构图、流程表、因果关系图、卫生服务机构关系图 |
| 探讨取向、选择及分类的方法 | 矩阵评分、打分、贫富分级分析 |
| 探讨对关键问题的认识和看法及可能的解决方法 | 个体访谈、知情人访谈、小组访谈、关键人物的调查访谈、半结构访谈、自由回答式访谈、封闭式问卷访谈 |
| 二手材料的收集 | 关键问题、关键性的当地统计指标、统计制图 |
| 其他常用工具和方法 | 参与者自己做调查、自己动手；头脑风暴、简短的调查表、生活情况分析、差异分析、故事、画像、案例研究、小组活动、汇报和分析、撰写报告 |

**表2 常用的参与式方法和工具（按形式分类）**

| 种类 | 名称 |
| --- | --- |
| 访谈类 | 个体访谈、知情人访谈、小组访谈、对话式访谈、提纲式访谈、自由回答式访谈和封闭式问卷访谈等 |
| 分析类 | SWOT 分析法、问题树分析法 |
| 排序类 | 简单排序、矩阵排序、打分排序、无记名投票法等 |
| 展示类 | 展示板、壁画/墙报、静态影像资料、录音磁带、录像资料等 |
| 记录类 | 农民记录本、农民记账本、居民每日活动图和二手资料收集 |
| 图示类 | 社区图、历史演变图、季节历、机构关系图、日常活动图 |
| 会议类 | 村民大会、小组会议、头脑风暴法 |
| 活动类 | 游戏、角色扮演、直接观察 |

式方法。项目专业人员与社区居民一起把社区的概貌、基础设施、居民区分布等用绘画的方法直观地反映在平面图上。其目的是：通过平面图直观反映社区概貌，掌握社区的环境、设施及其相互关系的信息；将平面图用于进一步讨论社区问题的基础资料；作为热身活动激发社区居民参与的兴趣；通过绘图过程使人们清楚地认识自己的生活环境；利用绘图的时机向人们介绍项目活动的目的和意义，并邀请他们参与即将开展的活动。

绘制社区图的基本步骤：①在社区中选择熟知情况的居民若干人。②先在村内或居民区实地考察一遍。③选择开阔、较高、平坦的地方开始绘图。④与参与者进行交流并给以提示。⑤由参与者执笔，在纸上先勾画出社区边界、道路、明显地形地物等，然后再逐步画出卫生站、基本卫生设施、学校等其他有关内容。绘制社区图要坚持由参与者执笔，鼓励人们进行交流和讨论，并给以恰当的引导。

排序法　根据一定的要求对调查事物进行排列、比较的参与式方法。在实际生活中不同的人群往往对卫生和健康问题具有不同的看法和判断标准。运用排序法能够更形象直观地反映出不同群体对某一事物的看法，充分体现群众的参与性。

打分排序　这种方法能清楚、直观地反映出大多数人或不同群体的共同看法和对有关事物的喜好或选择。首先，通过不同群体或个体对每一可供选择的事物给予不同的分值来反映个人的选择；然后，计算出每一选择的总分值来反映群体的共同选择。具体步骤是：①召集所有的参与者在一起，罗列出要进行比较的所有事物，如社区卫生存在的问题、可能的解决方法等。②制成一个表格，把所有可能的选择或要比较的事物列在左边一列，中间的每一列是留给每组被调查者填写他们的选择。右边两列分别是每一选择事物的得分和最终选择排序结果。见表3。③请各组参与者依问题的重要性或喜好程度给所罗列的问题打分，填入表中相关栏目。④推选代表，计算每一问题的总得分，填入得分合计一栏。⑤根据各个问题的总得分，对结果进行排序。

成对比较排序　适用于内容较多，且难以确定主次关系的事物的比较。将每一要比较的事物与其他事物一一成对进行比较，然后将每一对事物比较的结果（可用图形、文字或数字等形式）记载下来，即可反映众多事物最终比较的结果，具体步骤是：①罗列出所有要进行比较或选择的事物，如社区卫生存在的问题、可能的解决问题的方法等。②将

所有要比较或选择的事物按同样的顺序从上到下列在表的左边第一列和从左到右列在表的第一栏。③用一条线从左上角到右下角的对角把表分成两部分。④从表上第一栏左边第一项开始，逐一与对角线下的左边各项进行比较，将比较结果（可用图形、文字或数字等形式）记载在相应的空格里。⑤计算每一问题的得分合计，填在得分合计栏内，最后根据每一问题的得分进行排序，得分最多者排序第一（表4）。

问题树　适用于分析导致问题的根本原因的一种参与式方法。问题树方法帮助项目人员和参与者逐级分解产生健康问题的各种原因及其之间的逻辑关系，直至清晰、具体地了解可以采取哪些干预措施来解决这些问题。画问题树通常与小组专题讨论结合进行。问题树有两种结构形式。

框架式结构　具体步骤是协助者与有关的参与者一起：①先将一个要分析的问题写在一张小纸片上贴在一张大纸上方的中央。②分析导致这个问题的一些直接原因，并将这些原因分别写在小纸片上，贴在大纸上问题的下方。③用彩笔将每个原因与问题相连。④将每个原因作为"问题"对待，再逐个分析出导致每个"问题"的主要原因，将它们写在小纸片上，贴在大纸上该"问题"的下面，用彩笔将它们与相应的"问

表3　打分排序法（社区卫生问题排序示例）

| 社区卫生存在问题 | 参与人员（如青年、中年、老年、卫生管理者） | | | | | 得分合计 | 排序结果 |
|---|---|---|---|---|---|---|---|
| 问题1 | | | | | | | |
| 问题2 | | | | | | | |
| 问题3 | | | | | | | |
| …… | | | | | | | |

表4 成对比较排序法（社区卫生问题排序示例）

| 社区卫生存在的问题 | 问题1 | 问题2 | 问题3 | 问题4 | 问题5 | 问题6 | 问题7 | 问题8 | 问题9 | 问题10 | 得分合计 | 排序结果 |
|---|---|---|---|---|---|---|---|---|---|---|---|---|
| 问题1 | | | | | | | | | | | 4 | 6 |
| 问题2 | 1 | | | | | | | | | | 3 | 7 |
| 问题3 | 3 | 3 | | | | | | | | | 5 | 5 |
| 问题4 | 1 | 2 | 3 | | | | | | | | 0 | 9 |
| 问题5 | 5 | 5 | 5 | 5 | | | | | | | 9 | 1 |
| 问题6 | 6 | 6 | 6 | 6 | 5 | | | | | | 7 | 3 |
| 问题7 | 7 | 7 | 7 | 7 | 5 | 6 | | | | | 6 | 4 |
| 问题8 | 1 | 2 | 3 | 8 | 5 | 6 | 7 | | | | 2 | 8 |
| 问题9 | 9 | 9 | 9 | 9 | 5 | 9 | 9 | 9 | | | 8 | 2 |
| 问题10 | 1 | 2 | 3 | 10 | 5 | 6 | 7 | 10 | 9 | | 2 | 8 |

题"相连。⑤如此往复，进一步分析出每个原因的原因，将它们写在小纸片上，贴在相应的原因下面，用线条连接起来。直至最后分析出最根本的原因。整个框架结构形同一棵倒置的"问题树"。

绘图式结构 具体步骤是：①事先备好大白纸和粗彩笔。将参与者分为5~6人一组。②介绍画问题树的方法，请每组参与者推选出一位执笔人。③在大白纸的下方中部先画出一棵大树的树干，树干上写准备分析的问题。④大家集思广益，提出导致该问题的原因，由绘画者一一在树干上添加树枝和树叶，把原因写在树叶上。⑤依次类推，在原因的基础上进一步寻找原因的原因。最终形成一棵"问题树"。⑥组织大组汇报，分享小组讨论结果。⑦讨论结束后，将各组的讨论结果进行汇总、分析，得出趋于一致的意见。

利益相关者分析 分析项目涉及的所有人、群体和机构在健康问题中所起的作用及计划实施后可能受到的影响的一种工作方法。利益相关者指能够从某事件、项目等受到正面或负面影响，或从正面或负面对事件或项目带来影响的个人、群体、组织或机构。在对所有利益相关者逐一分析后，将结果填入表中，见表5。运用本工具的目的是，在计划设计过程中，尽可能地考虑各利益相关群体的利益，充分发挥他们的积极作用，克服其可能产生的消极作用，使健康教育与健康促进计划的制订和实施得到最广泛的支持。

社区大事记 把当地所发生的与卫生和健康有关的事件按时间顺序记录下来，以反映社区历史上在卫生与健康方面的发展变化，以及给社区的社会经济发展所带来的正面或负面影响的一种参与式方法。通过对历史的回顾和反思，分析经验教训，为制定新的健康教育发展规划提供借鉴。具体方法：以小组调查的方式进行，每组人数2~5名为宜，应至少包括1名妇女；参与对象应是社区内神志清醒、对当地历史比较了解的老年人。社区大事记的内容包括：重要事件；重要事件发生的时间；及事件发生后对当地居民健康及社会经济带来的影响（表6）。

应用领域 参与式健康教育方法为开展调查研究和干预活动提供了一系列口头和图文表达手段，有着广泛的应用领域。

收集信息 帮助外来的研究者、项目工作者收集当地有关的人文、历史、政治、经济、文化、教育、健康、民俗、宗教等各方面社会问题的信息，掌握第一手客观资料。

社区动员 帮助外来的研究者、项目工作者唤起群众，尤其是边缘化人群、弱势人群对与他们切身利益相关的健康问题的关注意识、参与意识和权利意识，如劳动报酬、健康、安全、歧视等。参与的过程本身就是开展社会动员的过程。

交流和分享信息 在参与式方法和工具所营造的彼此尊重的氛围中，协助者和参与者都可以对问题进行沟通，相互交流和分享各自的知识、经验和看法，从而激发了人们参与集体活动的兴趣，使人际交流的需求得以满足。

发现问题和提出对策 有助于参与者在项目人员的协助下，通过对话、学习、交流和分享，了解和发现自身所面临的共同的、

表5 利益相关者在活动计划中的影响和作用分析表

| 利益相关者 | 影响 | | | | 作用 | | | |
| --- | --- | --- | --- | --- | --- | --- | --- | --- |
| | 正面 | | 负面 | | 正面 | | 负面 | |
| | 内容 | 大小 | 内容 | 大小 | 内容 | 大小 | 内容 | 大小 |
| 1 | | | | | | | | |
| 2 | | | | | | | | |
| 3 | | | | | | | | |
| 4 | | | | | | | | |
| 5 | | | | | | | | |
| 6 | | | | | | | | |
| … | | | | | | | | |

注：在利益相关者栏目，依次填写有关的群体或组织机构的名称；在"大小"一栏内分为五级，即很大、大、中、小、很小；可以用图形来表示。例如，用圆形来代表活动计划对利益相关者的影响，大圆形表示影响大，小圆形表示影响小；用三角形表示利益相关者的作用，大三角形表示作用大，小三角形表示作用小

表6 ＿＿＿＿＿县＿＿＿＿＿乡＿＿＿＿＿村社区卫生大事记

| 时间 | 重要事件 | 对当地居民健康的影响 |
| --- | --- | --- |
| | | |
| | | |
| | | |
| | | |

最主要的健康问题，找出产生问题的原因，并且找到对当地大多数人可行的解决对策。

参与项目设计、实施与评价　协助者和参与者（常是利益相关群体的代表）共同参与项目设计，对项目的目标、策略、干预措施、项目的实施、质量控制、监测及评价提出各自的意见。由于能够听到社区群众直接表达的声音，使得项目计划更加符合目标人群的需求，更具有可行性。参与式健康教育活动的开展则是实现计划目标，取得预期效果的有效途径。

培训　参与式方法的培训是一个特殊的应用领域，不仅需要学习者在参与式的教学活动中理解"参与"的理念，而且通过合作学习的方式、实地培训的过程将参与式研究活动落在实处。实地培训，指组织培训对象到一个现实的工作场景或生活环境，运用在培训中学到的参与式方法与当地人一起对现实中的问题进行探究，体验参与式方法的可行性和有效性。参与式方法的培训具有如下特点：①强调"社区能力发展"的理念，在实地培训中争取社区群众的积极参与。②注重参与式方法的学习，将社会地图、问题树、排序等方法的学习作为培训的核心内容。③将实地培训作为培训过程中的最重要部分。④培训对象的角色定位不是单纯的"学员"，而是真正意义的"参与者"。

(米光明)

ziwǒ dǎoxiàng xuéxí

**自我导向学习**（self-directed learning，SDL）个人主动地借助或不借助他人的帮助来判断自身学习需求，制定学习目标，确定学习的人力、物力资源，选择及确定适宜的学习策略，实施自我学习活动以及评价学习成果的过程。又称自我导向研究（self-directed study），自我计划学习（self-planned learning）和发现学习（discovery learning）。自我导向学习是达成自我实现目标的一种学习方式，具有自己起始、自己主导及自行掌控的特征。简言之，自我导向学习就是学习者自动、自主、自我负责地学习，学习者能够决定自己要学什么，怎样学习，用什么资源来学习，以及如何评价自己的学习是否成功。

自我导向学习是一种适用于成人教育的学习方式，也是未来学习型社会中继续教育和终生教育的重要学习模式。自加拿大成人教育家艾伦·塔富（Allen Tough）于1966年最早提出"自我导向学习"一词后，国际上兴起对自我导向学习的研究。自我导向学习的理论基础源于美国心理学家马斯洛（Maslow）的自我实现论和罗杰斯（Rogers）的经验学习论。他们认为个人具有成

长的自然倾向，有自我导向的需求和动机，因而能成为完全发展、自我实现的个人。自我导向学习与自我实现的需求密切相关，亦受到个体的生活经验、内在资源、态度、动机、技能的影响，同时与外在环境中的资源、机会、情境等相互关联。20世纪90年代以来，中国台湾学者相继从不同领域、不同角度对自我导向学习进行理论和实践探讨，并将这一方法引入健康教育领域的干预与研究。1998年在中国昆明市举办的首届海峡两岸健康教育学术交流会上，台湾师范大学卫生教育系郑惠美教授首次向大陆同行介绍了自我导向学习的研究成果。之后，在北京、内蒙古、江苏等地举办了海峡两岸"自我导向学习"研讨班推广应用。

自我导向学习可广泛地应用在社区、医院、工作场所等健康教育工作领域中。健康教育人员作为自我导向学习的协助者和促进者，其职责是：协助学习者确立学习计划的起始点，了解自我导向学习的方式；鼓励学习者认识自身健康状况，认识自我学习的价值，树立自信心；协助学习者组成小团体，商议学习计划、目标、方法及评估标准；协助学习者获得确定学习目标、方法、资源、评价的技能；为学习者提供范例和学习指导等适用教材、教具；协助学习者发现和利用学习资源；运用现身说法、问题解决、经验交流等技巧，使学习者得以发挥其丰富的经验；为学习者提供反馈、交流其学习心得的机会；当学习者达到其学习目标时，及时给予积极性反馈。

**类型**　依据学习内容的弹性和学习者之间的互动性，可以将自我导向学习分为4种类型：

①集体式学习，指自愿与他人一起学习，课程内容是即定的，如听保健课、参加培训班。②小组式学习，指自愿参加某学习组织，大家共同学习，资源共享，互通有无，学习内容弹性很大。③独立式学习，指自己一个人学习，在学习内容的选择上有很大的自主性，如查找资料、请教别人。④个人式学习，是依据某种指导程序进行自学，学习内容弹性较小，如跟着广播、电视中的电化教育节目一起学习。在4种类型中，以小组式学习的效果最好（图1）。

**步骤**　小组式自我导向学习可分为5个步骤：①建立开放、和谐、温馨的团体气氛。在小组学习活动之初，需要在指导者、老师或有经验的学习骨干引导下，相互介绍，彼此认识，并在轻松、愉快的气氛中初步建立良好的关系。②诊断学习需求，设立学习目标。在此过程中，要引导每个成员明确自己的需求，拟定一段时期内的学习目标，从习惯于传统的教师导向的学习方式转变到参与式学习。③拟订学习方法，收集资料。根据学习小组成员的特点如识字能力、时间、拥有的资源等，共同讨论，选择适合自己的学习内容和方法，并形成学习契约以督促小组成员按计划进行学习。④组织小组学习活动，展示学习成果。小组成员通过各

种资源获得资料，如借书、录像带、光盘、查阅报刊、上网、请教专家、询问病友等，收集资料后进行小组内学习。可采用角色扮演、示范操作、做游戏、编歌谣、口诀等轻松、实用的形式，展现小组的学习成果。⑤评估学习成果并计划未来。采用自评、互评或讨论等方式评估学习成果，以最初确定的学习目标为评估依据，确定目标的实现程度和今后努力的方向。

**研究进展**　中国台湾版《自我导向学习量表》于21世纪初引入大陆教育学界。大陆学者李彦章等于2008年在《护理研究》发表论文，对该量表做了修订并在护理学专业大学生中进行了信度和效度的检测。在健康教育领域开展自我导向学习的工具与效果评价技术尚待进一步研究。在信息技术飞速发展的21世纪，互联网络和新媒体已成为人们获取知识的重要渠道，网络环境下的基于自我导向学习模式的成人健康教育课程的开发势在必行。

(米光明)

jiànkāng xiāngguān xíngwéi gānyù

**健康相关行为干预**（ health-related behavior intervention）一切有计划、有目的、有针对性地帮助教育对象学习和掌握必要的技能，改变不良行为习惯，采纳有益健康的行为的活动和过程。简称行为干预。通过行为改变来

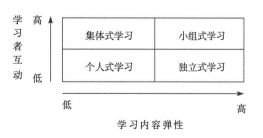

**图1　自我导向学习的类型**

促进人类健康，是健康教育的主旨和有别于其他健康学科的根本特点，因此，行为干预是健康教育的重要策略和手段，也是健康教育方法学的重要内容。

**简史** 20世纪初叶，现代健康教育学在医学和行为科学的基础上建立起来。它应用行为科学的方法和成就，研究人类行为和健康的关系及其规律，探索有效、可行和经济的干预策略和措施，从而减少或消除危害健康的行为危险因素，预防疾病，促进健康，提高人群的生活质量。健康教育的核心是行为改变，健康相关行为干预不仅要矫正不良行为习惯，终止危害健康的行为，而且要指导人们学习必要的生活技能，实践有益健康的行为，强化已有的健康行为。

健康相关行为干预方法是建立在健康行为学、健康教育学、心理学等多学科理论的基础之上，与行为主义心理学派的行为干预方法既有联系，又有不同。后者又称行为疗法，是以行为主义的基本原则为指导思想的一种心理-行为干预模式，主要是通过操作性条件反射、观察模仿等学习和训练方式而使个体的行为得以改变。自从1912年著名美国心理学家华生（B. J. Watson）创立行为主义心理学以来，历经美国心理学家斯金纳（F. B. Skinner）、班杜拉（A. Bandura）等新行为主义者的改造，行为干预不断得到发展。行为干预以其简单、易操作、直接针对问题的优点在中小学校教育和临床心理学、行为医学等领域发挥着重要作用。但是，这些领域的行为干预与行为矫正同义，主要用于对个人存在的问题行为如学习不良、儿童多动症、酗酒以及神经症等心身疾病进行矫治。

20世纪90年代以来，健康相关行为干预方法在健康教育的各个领域广泛应用，尤其是在母婴保健、学校健康教育、患者健康教育、艾滋病高危行为干预、高血压等慢性病管理、全民健康生活方式行动等实践领域。根据干预对象的不同，可以将健康相关行为干预方法分为个体行为干预和群体行为干预两大类；根据干预方法的原理和实施手段不同，可以分为行为指导和行为矫正，而行为自我管理技术则是健康相关行为干预方法的综合运用。

**个体健康相关行为干预** 简称个体行为干预，根据干预目的和个体特点的不同，可将个体行为干预的方法分为行为指导和行为矫正两类。

**行为指导** 指通过语言、文字、声像等材料和具体的示范指导，帮助干预对象学习和掌握新的行为方式。行为指导的方法主要是演示与练习。

**演示与练习** 是进行操作技能训练的一种教学方法。演示又称示范，是施训者配合培训内容，把实物、模型、标本等直观教具展示给学习者，或为学习者做示范性操作。练习，则是在演示的基础上，指导学习者按照要求和操作步骤，模仿这一正确操作的过程。如指导儿童学习如何正确刷牙。操作技能训练可以是针对个人，也可以组织小组学习的方式。具体方法可分为5个步骤：①做好课前准备：教具齐备；撰写指导提纲，内容包括：教学目的、内容和要求，操作步骤，考核评估的方法。②向学习者介绍演示的目的、内容、步骤、观察要点和注意事项。③面向大家进行示教，保证每个人都能观察到

正确的操作步骤。操作应与讲解结合进行，鼓励学习者随时提问。④学习者独立或分组在指导下进行操作练习。⑤对每个人的操作质量和结果做出评估。评估方法可采用观察、交流、简短问卷、提问、评估表等。

**行为矫正** 按照一定的期望，在一定的条件下，采用一定的措施，促使矫正对象改变自身的特定行为的行为干预过程。行为矫正是现代心理治疗的一种重要技术，其方法有多种，其中适用于健康教育领域的主要有两种：强化法和刺激控制。

**强化法** 强化方法是建立在操作性条件反射的原理之上，通过系统地应用强化的手段增强某些期望行为，减弱或消除某些不期望行为。具体方法包括：①正强化。为了建立一个促进健康的行为，运用奖励的方式，使这种行为模式重复出现，并保持下来。奖励的方式可以是物质的，如奖品；也可以是精神的，如口头表扬。强化的原则是：选择有效强化物；频率由高渐低；由物质奖励到精神奖励；由外部奖励到内部奖励。②负强化。运用批评或指责方式对待不希望出现的行为，引发所希望的行为出现。如姐弟饭前未洗手，姐姐受到批评，弟弟赶紧跑去洗。弟弟的行为是受到负强化的反应。正负强化的目的都是使期望的行为反应增加。③消除。通过消除强化事件以减少和去除不希望的行为。例如，当一个人在办公室吸烟时，同事们就会离开（强化事件消除），这样使他中止在办公室吸烟。④惩罚。使用批评、否定、罚款等手段以减少某些不期望行为。注意事项：①应以正强化方式为主。②注意强化的时效性。③因人而

异,选择不同的强化方式。④采用负强化、惩罚手段要慎重,尤其注意惩罚的负性作用,如带来负性情绪,或导致逃避或回避行为。

刺激控制 通过对诱发行为的环境刺激的控制来改变行为。行为是在一定的刺激条件下发生的,在行为矫正过程中,对环境刺激的控制和对行为后果的强化同等重要。刺激控制主要通过3种途径来实现:①回避或排除。回避或排除具有某些刺激的环境或环境中的某些刺激物。如在戒烟期间应避免去易于引发烟瘾的场所和避免与吸烟者接触。②取代。引入抑制目标行为或与目标行为不相容的行为刺激,用以取而代之。如为防控艾滋病危险行为的发生,为外来务工人员提供丰富多彩的休闲和娱乐活动。③调节。通过对环境某些方面的调整,促进期望行为的发生或者减少不期望行为的出现。如为减少过食行为,可采取用小碗盛饭、少光顾食品店、尽量避免社交性聚餐等调节措施。

行为矫正技术是快速取得健康教育效果的一种有效手段,特别适用于戒烟、戒酒、减肥一类成瘾性行为以及儿童不良行为的矫正。单独应用行为矫正技术,需具备三个条件:①可明确界定被改变的行为。②健康教育者有明确的计划目标。③能够合理控制学习者周围的环境因素和偶然事件。

**团体健康相关行为干预** 旨在促使某一特定人群形成促进健康行为,改变或消除危害健康行为的干预活动,又称群体行为干预。群体行为干预通常使用综合性手段,包括政策倡导、目标人群干预、改善环境等。

政策倡导 政策、法规、规章制度等是群体行为的根本原则和依据,对于群体行为的改变有着重要的影响。通过制定有益于公众健康的公共政策,使群体行为干预得到组织、资源、管理、舆论等方面的支持。

目标人群干预 改变危害健康行为,倡导健康生活方式需要从群体中的每个个人和整个群体两方面入手,应充分利用群体目标、群体组织、群体规范等独特的群体优势。

同伴互助 充分利用同伴关系、群体规范和群体凝聚力等独特的群体心理环境,促使小团体成员实现行为改变。率先改变行为的个人可以成为其他成员的榜样;在群体支持与群体压力的作用下,能有效促使团体中每个人采纳有益健康的行为,改变不良行为习惯。

信息传播 利用社交媒体、专题讲座、发放健康教育材料等方法,向目标群体传递有关行为与健康等相关信息,为群体行为改变奠定基础。

组织小组活动 小组活动是一种非正规的参与性学习过程。在这一过程中,小组成员是积极能动的参与者,他们通过集体讨论来明确健康问题和教育需要,共同参与行动计划。

建立竞争与评价机制 利用奖励、评比等方法,激发大家的积极性,督促还未改变行为的个体,从而达到增进群体健康的目的。

改善环境 包括改善物质环境和社会环境两个层面。物质环境条件的改善是群体行为干预的必要条件;改善社会环境指通过社会舆论的倡导,形成维护公众健康、摒弃陋习的社会氛围。

**行为自我管理技术** 基于行为学原理和技术而发展起来的个体行为自我控制方法。人是行为的主体,个人对维护自己的健康负有直接的责任,保持良好的健康状态首先要靠自身的努力。自我管理技术的核心理念是行为的自我控制,通过包括目标设定、自我监控、暗示、激励矫正和演练5种策略来管理自己的行为。这5个策略是一个连续的过程。

目标设定 自我管理的首要步骤是设定行为改变的目标,并将此贯穿于行为自我管理的始终。为了增加行为改变者的信心,可将长期目标分解为若干个短期目标分步骤实施。

自我监控 行为改变者在一定时间阶段内,使用简单易行的方法对自己行为或反应进行系统的监测,包括对行为或反应的性质和发生频度、对行为前件和后果的系统观察和记录,也包括对健康教育、行为干预和干预效果的系统观察和记录。自我监控记录的方法有多种,通常是使用易于掌握的记录图表和手机 App,在行为或反应发生后立即记录。

暗示 暗示策略即行为矫正技术中的刺激控制,是通过控制行为或反应发生的环境条件,消除不希望的行为或反应,引发希望的行为或反应。

激励矫正 指通过对行为后果的强化刺激而对行为或反应进行矫正,包括自我强化和自我惩罚两种方式。自我强化包括外部强化刺激(金钱、礼物等)和内部强化(自我评价和自我肯定等)。例如,戒烟者感受到家人和朋友的接纳、认同就是一种内部强化。自我强化比自我惩罚更能有效地促使行为改变和巩固。

演练 在行为干预方案开始

实施前，健康教育者用口头讲解结合演示的方法教干预对象如何操作，然后让干预对象反复练习，及时对不正确的操作予以矫正，最终使操作标准化和定型化。

**最新进展** 复旦大学公共卫生学家傅华带领其课题组自 1999 年起在上海市开展了社区慢性病人自我管理项目研究，摸索出一套以政府领导、社区倡导、居委实施、专业机构指导的长效工作模式，取得良好成效。中国疾病预防控制中心于 2007 年引进美国斯坦福大学自我管理技术，陆续在全国 13 个地区开展慢病患者自我管理试点项目，探索医患结合、病人自助和主动参与的行为干预模式。行为自我管理策略和方法在中国健康教育与健康促进领域已进入推广应用阶段。

（米光明）

rénjì gōutōng jìqiǎo

# 人际沟通技巧（interpersonal communication skills）

人们在面对面的信息交流过程中为了有效地达到预期目的而采用的方法。简称沟通技巧。又称人际传播技巧、面对面传播技巧。人际沟通技巧是熟练掌握、运用自如的传播技能，运用沟通技巧是通过语言和非语言交流来影响或改变交流双方的知识结构、态度和行为的过程，也是健康传播者获取效果、达到目的的对策和手段。掌握和运用人际沟通技巧是健康教育工作者必须掌握的一种基本技能。

**特点** 人际沟通技巧是一种社会技能，是可以后天习得的。这是一类有目的性的社会行为，受到个人意识的支配与控制，并与周围的环境相适应。人际沟通技巧具有 5 种基本特点：①有明确的目的性和动机性。在人际交往中这种目的性有时是潜意识的，而这恰恰印证沟通技巧是熟练掌握、运用自如的传播技能。②通过人体的"传播器官"来实现。用听、说、看、问、答、表情、动作等方式来传达信息是人际沟通的基本方式，每一种方式的运用都有一定的技巧。③是可以学习的社会技能。人在传播环境中表现的大多数交往行为都是经模仿、训练而习得的。④与行为发生的环境相适应。人际传播赖以发生的社会环境不同，要求传播者采取不同的传播技能，把握适宜的尺度。咨询、访谈、询问病史等不同活动，有些共性的活动步骤，如开场白、交谈和结束语，但每一步骤的具体表达方式都应因人、因事而异。⑤是由一系列可识别的行动组成的行为整体。例如，访谈技能是由提问、反馈、倾听、观察等一系列单一的沟通技能组成的。因此，在人际沟通技巧培训中，先分解学习各项基本技能，再整合一起融会贯通。

**基本沟通技巧** 人际沟通是双向交流的过程，其基本技巧主要包括谈话技巧、倾听技巧、提问技巧、反馈技巧、观察技巧和非语言传播技巧。

*谈话技巧* 谈话技巧的基本要点，就是要使用对方能够理解的语言和能够接受的方式，向交流对象提供适合个人需要的健康信息。其要点包括：①内容明确，重点突出。一次谈话紧紧围绕一个主题，避免涉及内容过广。②语气亲切，语速适中。说的过程中适当停顿，给对方以提问和思考的机会。③语言通俗易懂，把握谈话内容的深度。应根据谈话对象的身份、文化层次及对疾病的了解程度选用适当的医学术语，必要时使用当地语言和群众的习惯用语。④突出重点，适当重复，以强调重要的概念，加强理解和记忆。⑤注意观察，及时取得反馈。要注意观察对方的情感变化及其内在含义，这将有助于谈话的深入。⑥恰当表达，防止出现不良的交谈方式：如谈话中突然改变话题；做出不适当的保证和不负责任的承诺；过分表述自己的意见，在交谈中唱"独角戏"；表现出不耐烦、轻蔑的态度或使用生硬、教训式的语言；过早下结论等。

*倾听技巧* 倾诉与倾听，共同构成了交流互动的基础。倾听是通过有意识地听清每一个字句，观察和了解每一个字句的表达方式，借以洞察说话人的真正含义和感情。其要点包括：①主动参与，给以积极的反馈。在听的过程中，采取身体前倾的稳重姿势，力求与说话者保持同一高度，双目注视对方，不断用点头、发出"嗯、嗯"等鼻音或重复关键词语的方法，表明对对方的理解和关注。②集中精力，克服干扰。很多主、客观原因会打断听的过程，对环境噪音等外界的干扰，要听而不闻，避免在听的过程中接电话、看手表等；对于分心、产生联想等主观因素，要有意识地加以克服和排除，培养健康的心理机制。③充分听取对方讲话，抓住要点。不轻易作出判断，不轻易打断对方的讲话，急于作出回答。但对离题过远或不善言表者，可给以适当的引导。④注意观察，获取言外之意。讲话者常不自觉地以表情、动作等非语言形式表达其内心感受，对于敏感性问题，通过观察可获得更加真实的信息。

*提问技巧* 提出问题，从对方的回答中获取信息，是人际交

流的基本手段。在交流过程中，通常先问一般性问题，再逐步深入询问。要使对方感到所提问题与自己利益相关，才能吸引对方的注意和作答。问题应尽量简练、明确，注意语气和缓、态度平和，不可咄咄逼人。提问的方式可分为6种类型，每种提问都会产生不同的沟通效果。

封闭式提问　把问题限制在有限的答案中，要求对方简短而确切的回答"是"或"不是""好"或"不好""有"或"没有"以及名称、地点、数量等一类问题，适用于收集简明的事实性资料。

开放式提问　所提问题比较笼统，能引发对方说出自己的感觉、认识和想法，有助于谈话者真实地反映情况，提问者可获得较多的信息。其常用句式为"怎么样""什么""哪些"等。

探索式提问　又称探究式提问、索究型提问。为了解对方存在某种问题或认识、行为的原因而进行更深层次的提问，也就是再问一个"为什么"。适用于对某一问题及其原因进行深入的了解。

试探式提问　提问者对对方进行试探，以证实某种估测。适用于有意提示对方注意某事的场合，如"你今天该去做体检了吧？"。

偏向式提问　提问者把自己的观点或情感加在问话中，给对方以暗示和诱导，又称诱导式提问。如"你今天感觉好多了吧？"。在以收集信息为首要目的的交流活动中，应避免使用此类提问方式。

复合式提问　指在一句问话中包括了两个或两个以上的问题。如"你经常吸烟喝酒吗？"。此类问题使回答者感到困惑，所作回答常易顾此失彼。在任何交流场合都应避免使用复合式提问。

反馈技巧　在人际交流中对对方传递的信息及时、恰当地作出反应，可以促进交流的进行，也可使对方得到激励和指导。人际交流过程中，有3种反馈形式：语言反馈、体语反馈和书面反馈。体语反馈是使用表情、手势等身体语言给予反馈；在不宜使用语言和体语进行反馈的情况下，可借用文字或绘画等书面形式来传递反馈信息。实际工作中常用的反馈技巧有如下5种类型。

肯定性反馈　又称积极性反馈，对谈话对方的正确言行作出理解、赞同和支持的反应。如"说得对""很好"等，或用点头、微笑等体语来表达。这种反馈会使对方感到愉悦，受到鼓舞而易于接受。在技能训练、健康咨询、行为干预时，运用肯定性反馈尤为重要。

否定性反馈　又称消极性反馈，对对方不正确的言行或存在的问题作出否定性的反应。为了使对方保持心理上的平衡，敢于正视自己存在的问题，否定性反馈应注意两个原则，首先，应肯定对方值得肯定的一面，力求心理上的接近；其次，用建议的方式指出问题所在。如"你这样说有一定道理，但是……"，应尽量避免直截了当地予以否定。

模糊性反馈　向对方作出没有明确态度和立场的反应，如说"是吗？""哦。"或作出不置可否的表情。适用于暂时回避对方某些敏感性问题或难以回答的问题。

情感性反馈　对对方表达出来的感情作出恰当的反应，表示对对方的理解和接纳，对于建立坦诚相见的沟通关系来说是至关重要的。情感性反馈适用于交流对象触及个人隐私或承受着极大心理压力的场合。最常见的情感性反馈是以面部表情，头势等微细动作，随讲话者的喜怒哀乐作出相应的情感表达。

鞭策性反馈　在需要向对方，提出更高的要求和行为目标的情况下，可使用鞭策性反馈。这种反馈技巧又称四步谈话法：①对对方的言行做出客观的评述。②说明这种言行给你的印象。③向对方提出要求。④请对方做出答复。鞭策性反馈既指出了问题所在，提出了改变的方向，又以征求意见的方式要求对方做出抉择，很有激励性。如"你不愿谈论……问题。这使我感到你不敢正视它。希望我们能一起分析一下问题的原因，你看怎么样？"

非语言传播技巧　非语言传播是指人际交流中以动作、姿态等非语言形式传递信息的过程，通常是人的心理活动的自然反应。非语言传播是人类最早的传播形式，迄今仍在人际沟通中发挥着重要的作用。美国学者雷·伯德惠斯特尔（L. Birdwhistell）认为，人际交流中大约65%的信息是通过非语言形式传达的。表情、眼神、语音、语调等都有着丰富而真实的信息内涵，常融会贯通在说话、倾听、反馈、提问等技巧之中。非语言传播技巧包括运用动态体语、静态体语、类语言和时空语4种类型。

动态体语　又称无声动姿。即通过动作和表情来沟通思想和感情。包括：①手势。恰当地运用手势，会增强传出信息的清晰性和表达思想感情时的感染力。如讲话中以伸直的示指有节奏的挥动，来强调某事的重要性。②面部表情。可以生动地表现一个人的情感和情绪。以微笑待人是人际沟通中解除生疏、紧张感的第一要诀。③眼神与注视方向。以注视对方的眼神表明对对方的重视和尊重，表示在认真地听。④头势。以点头表示肯定，以摇头表示否定。⑤触摸。是具有较强感情色彩的非语言形式。以适当的皮肤接触如握手、拍拍肩膀，表达对对方的接纳、鼓励和安慰。但某些情况下，应谨慎或避免运用触摸技巧：当对方恼怒或发火时；与年龄相仿的异性交谈时；避免触摸大男孩的头面部。

**静态体语**　又称无声静姿，主要通过仪表服饰、体态、姿势等非语言形式传递信息。与行为举止一样，它能够显示人的身份、气质、态度及文化修养，有着丰富的信息功能。应注意个人的仪表形象，衣着整洁大方，举止稳重，使人易于信任，易于接近。

**类语言**　指说话时的语音、语调、节奏以及鼻音、喉音等辅助性发音。在交谈中适时适度地改变声调、音量和节奏，可有效地引起注意，调节气氛。

**时空语**　利用由时间、环境、设施和交往气氛所产生的语义来传递信息。包括：①时间语。提前到达、准时赴约，表示对谈话的重视，对对方的礼貌和尊重。而无故不到、迟到早退等表现会对人际交流带来负效应。②空间语。首先，安排适宜的交谈环境，安静整洁的环境给人以安全感和轻松感；其次，与交流对象保持适当的距离。人际交往中的人际距离反映了人们之间已经建立或希望建立的关系，并常受到民族文化和风俗习惯等社会因素的影响。③注意谈话双方的相对高度。和儿童交谈需弯下腰来，进行健康咨询双方宜取坐位。一般来讲，当人们处于同一高度时，较易建

立融洽的交流关系。

**建立人际关系技巧**　为使交往双方建立起相互接纳、信任、了解和支持的关系而采用的沟通技巧。建立良好的人际关系是进行人际交流的必要前提。在健康教育活动中，这种关系还表现为共同参与。

**基本原则**　人际关系是双向的行为，健康教育工作者自身的素养是影响人际交流的重要因素。为建立良好的人际关系，要遵循如下基本原则：①要保持良好的心态。健康教育是一项严肃的工作，不能将日常生活中的不良情绪带到工作中来。作为一名健康教育工作者，在人际交流过程中要保持平和、自信、乐观的心态，使对方感到信任、放松和安全。②要使对方感到愉快。多使用支持、理解的语言，多给以积极的反馈和心理支持，有助于调动对方的积极的情绪反应。③要善于协商。现代社会人的性格、价值观是多样化的，不能要求对方一定服从专业人员的意见，可以采取建议及温和的方式提出问题，让对方提高认识和产生认同，主动接受健康相关行为改变。

**建立过程**　人际关系的建立与发展过程可以分为开始、中间、结束三个阶段。其基本方法是在运用基本沟通技巧的基础上，与交流对象建立良好的互动关系。

**开始阶段**　又称介绍期，任务是让交流对方尽快熟悉交流环境，明确建立交流关系的目的，主动参与互动过程。其技巧是：①建立第一印象。良好的第一印象可以促进交往双方建立信任关系，起到事半功倍的作用。其基本方法是以恰当的称谓称呼对方，以微笑待人，并且主动向对方作自我介绍，使之消除紧张、焦虑

心理，做好交谈的心理准备。②树立自身形象。以庄重的仪表、整洁的服饰、和蔼可亲的态度赢得对方的信任。③接纳并尊重。从一般性问题逐步引向敏感性问题，保护对方的隐私，提供有助于对方体验正向情绪的环境。

**中间阶段**　又称工作期，围绕着健康教育计划的实施而展开。专业人员的任务是帮助对方明确健康教育的意义，主动参与交流活动，增进并巩固相互信任的关系。主要技巧是：①建立教与学的互动关系。鼓励对方积极参与交流活动，激发学习的动机兴趣。②尊重对方拒绝回答的权利。在交谈中避免使用讥笑、讽刺、威胁或其他影响交流的语言和手段。③提高沟通效率。判断对方的交流能力，巧用倾听和非语言交流技术，鼓励大胆提问，引出话题，打破僵局。④寻找"共同语言"。寻找与教育对象交流上的共同基础，努力扩大共同经验范围。在内容上，注意对方的文化水平、知识结构、理解能力；在态度上，努力获得对方的好感，争取成为教育对象的"知心朋友""自己人"。

**结束阶段**　此期健康教育人员的任务是预测可能面临的问题，帮助交流对象做好结束期的心理准备，成功地结束沟通过程。主要技巧是：①增强独立性。引导交流对象乐观地与他人建立新的关系，鼓励其亲属朋友提供心理和生活支持。②提高满意度。及时评价沟通结果，肯定所取得的进步，交代今后注意事项。

人际沟通技巧还包括劝导技巧、咨询技巧等，这些技巧是以基本沟通技巧为基础的更高层次的人际传播技能。

(米光明)

yīxué kēpǔ jiàoyù

**医学科普教育**（education on medical popular science） 国家和社会运用各种媒体和途径，以通俗易懂的方式普及医学科学技术知识、倡导医学科学方法、传播医学科学思想、弘扬医学科学精神的群体性社会教育活动。简称医学科普。又称健康科普、卫生科普。其核心要素"普及"，系指将浅显、通俗易懂的健康信息普遍地加以传播和推广。医学科普教育的任务是把先进的医学科学思想、理念、知识和技术，通过医学科普工作者创造性的劳动，变成医学科普作品，采用各种有效的方法和途径，广泛地传播给社会公众，从而提高全民的健康意识和健康素养。

医学科普教育属于科学技术普及的科学领域。2002 年 6 月 29 日颁布实施的《中华人民共和国科学技术普及法》，为开展医学科普教育活动提供了法律依据。从方法学角度讲，医学科普是健康教育与健康促进的重要手段，面向大众的健康信息传播在很大程度上是在进行医学科普工作。社会健康教育与医学科普教育，二者既有联系又有区别。健康教育的核心是行为的改变，其工作方法的核心是教育和干预，即有计划、有目标、有系统地针对个人或群体而实施的健康教育活动，这种活动要通过健康教育计划设计、实施和评价的过程来完成。而医学科普教育重在医学科普信息的传播，其对象是广泛的公众，其主要方法和手段是医学科普作品创作和医学科普活动的组织实施。从事医学科普教育工作的人员有 3 大类：医务卫生工作者、健康教育专业人员和社会科普工作者（文化、宣传、教育、新闻媒体等部门、机构和社会团体有关人员）。

**医学科普创作** 是为了普及医学科学知识和技术而进行的创作活动。医学科普创作的本质是一种创造性劳动，是医学科普工作者利用现有医学知识技术的再创作。无论是题材的选择、构思、取材、写作等，医学科普创作都离不开创造性思维的过程。医学科普作品达到"通俗化"本身就是一种创新。医学科普与科学研究的不同之处在于：科研是探索，科普是传播；科研是提高，科普是普及；科研是专精，科普是广博；科研是攻坚，科普是推广。医学科普创作的基本要求是"三性一化"，即科学性，思想性，艺术性，通俗化。①保证科学性。科学性是医学科普教育的灵魂，要求科普作品的内容真实全面，概念、数据准确，理论、技术成熟，及时反映新的发展和知识更新。②加强思想性。就是坚持辩证唯物主义的思想观，贯彻党和政府的各项卫生政策和法律法规，提倡和体现科学精神，反对封建迷信和陋习。③提高艺术性。运用艺术形式来表现科学内容，是医学科普创作的一个重要方法和手段，使医学科普作品不仅给人以科学知识，而且给人以精神上感染，审美的享受。④达到通俗化。医学科普作品要适合群众的水平和需要，容易为群众理解和接受。要做到内容深入浅出，用简明易懂的语言来讲清深奥生疏的医学道理，力求做到贴近生活，贴近群众，贴近实际。

**医学科普作品** 医学科普创作者通过创造性劳动而创作的具有严谨的医学科学内容，并能为不同层次的医学科普对象所接受的健康传播材料。医学科普作品的内容是通过相应的形式表现出来的，作品的媒体、结构和体裁是构成科普作品形式的 3 个要素。按照作品的载体不同，可将医学科普作品分为 4 类：医学科普文字作品、医学科普美术作品、医学科普音像作品和医学科普多媒体作品。①医学科普文字作品。以语言文字为表现工具的医学科普作品。其形式包括以下 3 类：说明叙事体，是科普作品最常见的一种文体，如科普书籍、文章、广播稿、讲座稿等；科学文艺体，是运用文学艺术体裁来描述某些医学科学内容，寓医学知识于文艺形式之中，如童话、寓言、故事、地方戏曲等；科技新闻体，以新闻形式传播医学科技新信息，如消息、通信、专访等。②医学科普美术作品。用一定的物质材料，绘制或塑造成的可视平面或立体形象，医学科普创作中最多应用的是绘画和雕塑。医学科普宣传画、宣传海报多用于在公共场所张贴，而医学科普漫画、绘画插图则多出现在医学科普书籍和报刊中。③医学科普音像作品。包括幻灯、广播、电影、电视、录音带、录像带、VCD 光盘等。④医学科普多媒体作品。基于互联网络和新媒体技术研发，可以是文图、视频、动画、音响等的任何几种的组合，其最大特点是交互性，通过硬件平台、App 软件和手机用户的参与来实现作品的传播。

**医学科普活动** 为把医学科学知识送到广大人民群众手中，结合各地实际和风土人情，开展形式多样的群体性教育活动。主要形式包括：①主题日宣传教育活动。根据各个卫生日主题，各地以卫生部门为主体，配合相关部门和社会团体，组织医务人员进社区、上街头，开展健康讲座和健康咨询活动。②卫生科普画廊。是大型、综合的医学科普阵地，设立在城镇繁华地段或医院、学校等人流较多地方。③卫生科普展览。将医学科学知识和技术成果以通俗化、形象化、艺术化和多媒体等综合手段展示出来，供观众参观学习。④卫生科普游园。在海滨、公园、旅游胜地举办以宣传卫生防病、保健知识为主题的游园活动。⑤卫生科普赶集。利用农村赶集、赶场，乡民相对集中的时机，组织专业人员开着卫生科普宣传车，带着宣传展板（牌）、卫生小册子、传单等，在集市开展宣传教育和咨询活动。⑥卫生科普进车厢。是铁路系统开展健康教育活动的一种形式，通过列车广播卫生专题节目，把卫生防病知识送到火车车厢和铁路沿线。其他还有卫生文艺表演、健康知识竞赛、健康教育大篷车、利用农家乐开办健康教育园地等群众喜闻乐见、寓教于乐的医学科普活动形式。

**最新发展** 信息技术的发展和互联网的广泛普及，对医学科普教育带来深远影响，对医学科普创作提出了一个全新的概念。科普创作全过程的电子化和数字化在21世纪到来之时成为一种潮流。网络版医学科普作品在时间、空间、个性化多媒体、交互性等方面占有极大的优势。其特点表现在：①运用图像、声音、三维动画、影视的多媒体手段，使读者直接产生强烈的临场感。②和读者交互作用，读者可以根据"主题"不断地去搜索、去寻找答案，通过多角度、多层次地打开窗口，展现给读者的医学科普作品将是一个科技信息库。③注重时效，网络医学科普作品可以跟

随医学科技发展而即时更新。④跨越时空的传播。人们即便是离开了个人计算机，也能通过手机和其他无线终端设备，在移动设备中上网学习。⑤更加愉悦身心。进入21世纪，"读图时代"已经来临。网络版医学科普作品不仅是提供真实、直观的信息，而且还由于具有强烈的视觉、听觉冲击力，为人们在学习知识的同时带来了轻松和愉悦。

（米光明）

jiànkāng jiàoyù zhuāntí jiǎngzuò
**健康教育专题讲座** （ health education lecture on special topics） 在一定的场合，面对听众，健康教育人员运用语言系统、连贯地向教育对象传授健康知识的过程。健康教育专题讲座属于群体教育，是开展面对面教育的常用方式，具有内容系统、时间集中、参与活动人数较多、相对易于组织等特点。组织健康教育专题讲座的目的是传播健康知识和观念，进而说服听众，影响听众，引发共鸣，引导行动。健康教育专题讲座在规模上，可以是针对十几个人、几十个人的小型讲座，也可是达到上千人听讲的健康大课堂；在形式上，可分为固定场所的课堂讲座和深入不同场所、地点的巡回讲座；在内容上，可以是一次讲座一个专题或针对一个健康主题组织系列的专题讲座。在性质上，专题讲座可以是一项独立的健康教育活动或是健康教育综合干预活动和培训活动中的一项内容。由于专题讲座是以"讲"为主要手段，对讲座者的语言表达能力有较高的要求；专题讲座又是以面对面形式开展的群体教育，要求专题讲座的组织者具有较强的组织实施能力。

**讲座方法与技巧** 把握好基

本的讲座方法和技巧，是健康教育工作者应掌握的一项基本功。

**基本要求** ①讲座人员的专业性。并不是任何有口才的人都能进行健康教育学术演讲或授课，只有熟悉健康教育与健康促进相关学科，通晓其专业理论和知识的专业人员才能承担健康教育专题讲座的工作。②讲座内容的科学性。健康教育专题讲座属于学术性活动，无论是对理论的叙述、数据的引用或是对观点的解释都应该是准确可靠的。不能任意发挥、臆造甚至宣扬伪科学。③讲授过程的系统性。根据内容各个部分之间的联系，由浅入深，条理清晰，层次分明。④讲座语言的通俗性。表现在既是专业性的讲座内容，又与演讲的口语性相融汇；既要传递医学科学的道理和知识，又要做到深入浅出，通俗易懂。

健康教育专题讲座的活动过程一般分为3个阶段：准备阶段、演讲阶段和答疑阶段。每一阶段都有其特定的内容和基本技巧。

**准备阶段** 只有做好了充分的准备，讲座才能取得预期效果。讲座准备包括4个方面。

**了解听众，评估需求** 即了解听众的基本情况（如职业、年龄、文化程度等）、知识和认识水平，他们的兴趣和需求，需要解决的实际问题，以便做到有的放矢。这不仅能帮助讲座者确定讲座内容，而且有助于选择恰当的语言和表达方式。

**收集资料** 根据听众的需要和接受能力确定讲座主题和内容，收集有关资料，尽可能选用当地的真人实事、利用目标受众的生活经验。例如，同是"膳食营养"这一专题，针对社区中老年、机关干部和糖尿病患者，选择的讲

座内容是不完全相同的。

编写讲稿 在熟悉听众、熟悉材料的基础上，将讲座内容进行系统地加工整理，并对讲座方法进行预先设计。一篇讲座稿的结构包括引言、主体和结束语三部分内容。编写讲座稿的具体要求是：①目的明确，重点突出，讲座内容范围不要太大。②内容科学，实用性强。要抓住重点和难点，根据听众的特点和需求确定适当的内容深度。③通俗易懂，深入浅出。恰当使用口语化语言和百姓的习惯用语，运用适当的演讲技巧激发人们的学习兴趣。

准备辅助教具和材料 辅助教具是配合讲座用的一些教学用具，如传统的教具：黑板、粉笔、挂图、模型；新型的教具：录像片、多媒体课件、激光笔；还可准备一些小型宣传品和实物，如小册子、折页、安全套、宣传海报等，供演示或免费发放用。实际工作中最常用的是幻灯片PPT。制作PPT应遵循简单、直观的原则。幻灯片的数量不要太多，尽可能使用反映讲座内容的图片和图表；标题突出，层次清晰；使用文字，每行最好在10~15字，每张幻灯片最好5~6行，不超过10行，正文字号加粗，不小于20号；注意幻灯片背景色与文字、图片的反差。

调整情绪 心情紧张是讲座者临场前的一种普遍心理反应，要学会自我控制，克服怯场心理。首先应认识到轻度紧张是正常的心理现象，临场前的兴奋状态可使人变得更加精神饱满，思路敏捷。在讲座开始前，可以采用深呼吸、与他人交谈、默念一遍开场白、环视会场环境等方法来消除紧张，稳定情绪。

讲授阶段 专题讲座过程中适当运用演讲技巧，对于调动听众的积极性，实现双方的动态交流具有重要的作用。

设计好开场白 演讲的开场白（包括称呼语），是演讲者和听众之间沟通的第一座桥梁。一场讲座开始时的两三分钟是人的思想最为集中的时候，设计一个好的开场白能以最快的速度吸引听众。常用的开场白方式有：①提问式开场白。以提出一个开放式问题开始讲座，能吸引听众的注意力，激发听众的兴趣，同时，带着问题听将有助于加深他们对演讲内容的理解。②套近乎式开场白。讲座者根据听众的社会阅历、兴趣爱好、思想感情等方面的特点，描述自己的一段生活经历，给听众一种亲切感，营造一种"表同效应"。③新闻式开场白。讲座一开始就发布一条引人注目的新闻，以引起全场听众的高度注意，并自然而巧妙地引出讲演主题。④道具式开场白。又叫"实物式开场白"，即在开讲之前先展示某件物品，给听众以新鲜、形象的感觉，吸引他们的兴趣和注意。

设计好结束语 结束语是给听众留下的"最后印象"。对于健康教育专题讲座来说，好的结尾要明确简要地做出结论，告诉听众今天重点讲了些什么，同时要明确地指明今后行动的方向，做到"收尾有力，回味无穷"。常用的结束语形式有：①呼吁式结束语。演讲者利用一些感情激昂、动人心弦的语言对听众的理智和情感进行呼吁，给听众以感染和共鸣，并指明具体的行动方向来结束演讲。如"让我们一起为保护儿童健康而努力吧！"②借用式结束语。借用一段名人的话或诗歌来结束演讲，借助于"权威

效应"把演讲推向高潮，给演讲者的思想观点提供有力的证明。③幽默式结束语。演讲者以幽默诙谐的语言来结束演讲，为演讲增加欢声笑语，给听众留下愉快而深刻的回忆。④祝愿式结束语。采用真诚的祝愿，直接激励听众，从而产生情感传导、激发行为动机的效果。无论以何种形式结束演讲，都应杜绝用"讲得不好，请大家原谅"或"水平有限，浪费了大家的宝贵时间"等客套话来结束讲座，这样做会影响讲座者的信誉度和讲座效果。

语言表达技巧 语言表达的基本要点，可用一个英文单词来概括，即RIVER，这是5个语言表达技巧的英文字头的缩写。即速度（rate）、语调（inflection）、音量（volume）、吐字清晰（enunciation）和停顿（rest）。①速度。演讲者要能够控制演讲的速度。语速过快，听众没有足够的时间接纳新的信息，过慢或自始至终以一种速度演讲，会使听众感到厌倦。一定速度的变化，有助于演讲者表达情感，调动听众的情绪。②语调。演讲要有激情，这种激情常依靠一定程度的语调变化来表达，通过语调的变化来强调重点，突出主题。③音量。演讲者的声音要洪亮有力，讲话要让所有的观众听到。④吐字清晰。演讲者的口齿要清楚，吐字清晰，不要含糊不清，不要吞音。⑤停顿。学会控制演讲的节奏，以节奏的变化表现不同情感的变化，必要时可短暂停顿，但注意停顿时切忌有"啊""吧""啦""这个"等语病。此外，讲座者可以运用讲故事、打比喻、幽默、重复性语言等语言技巧来调节气氛，加强效果。

体语表达技巧 体语是讲座

者用身体的动作表示某种意义。体语不但能传递信息而且通过发挥其替代、辅助、表露、调适的功能来增强语言效果，保持与听众的情感上的交流。①姿势。演讲者要自然站立，不要紧张，站直且重心要稳、切忌双脚交叉站立。②手势。用手势来强调或描述某个观点或某种事物，但手势一定要用得合适，用得自然，切忌把手势始终固定在某个位置上，也要避免连续用手势，否则，就像表演一样滑稽。③表情。演讲时，表情一定要自然，亲切和蔼、平易近人。④眼神。要随时关注着听众，与他们经常保持目光接触，切忌望天、望地、望黑板而忽视了听众的存在。⑤着装。演讲者的着装一定要得体、大方，符合职业特点，忌衣冠不整或珠光宝气。

**交流与互动** 在讲座过程中穿插生动活泼的提问、对话、发言等，请听众阐述他们自己的见解，或以有奖抢答的方式强化要点，可增加专题讲座的参与性和互动性，大大提高讲座效果。

**答疑阶段** 在讲座结束后，留出几分钟交流时间，解答听众的提问和咨询，可以进一步了解大家对讲座内容的理解，发现新的问题，为以后的讲座做准备。答疑的原则为：①认真倾听。演讲者在答疑时首先全神贯注地听取听众提出的问题。②积极反馈。即要用积极的态度，耐心解答听众的每一个问题，并且确认自己的回答是否让听众满意。③预见问题。答疑前，要预先分析有哪些问题可能会提出来，要准备足够的资料应答，不要有漏洞。④澄清问题。仔细分析听到的问题，准确作答；若有疑问，则要请提问者重复一遍，若是一个

问题里含有几个问题，应该分解开来，逐个解答。⑤耐心解答。要考虑到提问者的背景和文化层次、知识结构，用通俗语言加以解释，尽量避免用专业术语。

**组织实施方法** 举办一场健康教育专题讲座，是一个完整的组织实施过程。专题讲座组织者应按照健康教育计划设计的基本思路，做好组织实施工作。

**准备工作** 专题讲座前的准备是讲座实施过程的一个有机的组成部分。包括以下内容：①确定目标人群。明确讲座对象，以保证讲座内容的针对性和有效性。②选择与确定讲座者。聘请有关方面的专家学者来讲学，有必要提前向外聘专家提供有关项目和目标人群的背景材料，交代讲座目的，提出讲座内容和方法方面的要求。从实际出发，最佳的讲座人应是当地卫生专业人员和健康教育专业人员，他们熟悉当地情况和地方语言，有着外聘专家不具有的灵活性和亲和力。③制订讲座计划，安排授课日程。安排好具体日期和时间、地点，明确活动主持人、协调人，经费预算，以及进行过程评价和效果评价的方法。④筹备必要设施、设备材料。主要包括车辆、场所和教学用具的准备3方面。⑤场地准备。会场与讲台是保证讲座成功的环境条件因素。会场应大小适中，以听众的人数多少为依据，听众应当聚坐，而不应散坐；会场内应空气流通，冬暖夏凉，灯光充足，座位舒适；讲台提前布置好讲桌、扩音器、投影仪等必要设施，但切忌将讲台搞得花花绿绿，以免分散听众的注意力。

**讲座的实施** 根据计划组织实施专题讲座活动。活动目标的实现，讲座内容的落实，讲座效

果的评价，都必须通过讲座活动而得以实现。在讲座的过程中注意观察和收集听众的反馈信息。

**评价** 评价是对专题讲座的组织实施和实际效果是否达到预期目标的分析与评估。专题讲座的评价主要包括过程评价和近期效果评价两个方面：①过程评价。这是对讲座活动的执行情况和效率的评估，例如，巡回讲座的进度是否按计划进行？讲座内容、方法是否适用？目标人群的人数和参与情况？配合讲座活动，发放了多少宣传材料和实用物品？②近期效果评价。主要评价讲座结束后听讲者对讲座涉及的健康知识、理念和方法的理解情况，他们的态度发生了何种变化，及他们对讲座的满意程度。具体评价方法可以采用小测试、问卷调查、填写反馈表或专题小组访谈等快速评估方法。

（米光明）

quàndǎo jìqiǎo

**劝导技巧**（persuasion skills）有目的地通过信息交流来促使他人形成或转变态度、观点或行为的一种人际沟通方法。又称劝服技巧。即通常所说的说服教育。中国健康教育学家贾伟廉先生曾提出，说服就是通过种种传播手段，劝说那些身处健康危险因素高度威胁下的人们"弃旧迎新"，自觉地改变多年形成的不良生活习惯，努力学习并养成有利于促进健康的生活方式。严格意义上讲，说服是指其结果，劝导则是指其过程，这二者往往结合在一起，很难有一个严格的区分界限。在健康教育的过程中，树立健康信念，转变态度是消除或改变不良行为习惯，采纳健康行为的一种内在动力。

**理论基础** 认知心理学认为，

态度是一种带有倾向性的心理结构，态度与人的行为有密切关系。态度的形成或改变与所获知的信息和其内在的信念有关，控制或改变人的态度就能控制或改变人的行为。劝导技巧正是建立在这一心理学理论的基础之上。一个人的态度并不是与生俱来的，而是在后天的社会生活实践中形成，并随着主客观条件的变化而按照顺从、认同和内化这三个阶段逐步发展和变化的。改变态度，是个人在学习、工作和日常交往中经常发生的，为了密切社会关系，为了富有成效地完成各种活动，为了适应不断变化的社会环境，保持身心健康，都需要人们不断地改变自己原有的态度。

成功的劝导是一种双向交流活动，需要4个必要的条件：①做令人信赖的劝导者。被劝导者对劝导者的信任和尊重，是使人改变态度的一种无形的影响力。②争取被劝导者的积极参与。唯物辩证法认为，外因是变化的条件，内因是变化的依据。劝导对象的认同是其态度发生转变的决定性因素。劝导者应消除对方的抗拒心理和消极情绪，减轻精神压力，激发其动机，积极地参与沟通过程。③有针对性的劝导内容与方法。在劝导工作中必须首先知己知彼，了解劝服对象的状况与需求，对行为改变的影响因素作认真分析，进而明确劝导目的，确定相应的劝导内容，选择适宜的劝导方法。④营造融洽畅通的劝导氛围。劝导者应努力去接近对方，以和善的态度，宽松的环境，轻松融洽的气氛，促进心理沟通。

**劝导方法**　包括以下几种。

恐惧唤醒法　现实生活中，人们往往忽视威胁的存在，特别是忽视远期的、潜在的健康威胁。在一定条件下，运用恐惧唤醒法（fear-arousing），通过提供关于疾病威胁方面的信息来激发人们的危机意识和紧张心理，以促使其产生健康动机。

心理学认为，恐惧信息可使人产生两种反应。一是恐惧控制反应，即受威胁者想控制由威胁引起的恐惧，他或是回避威胁，逃离情境，或是做出"合理化解释"，以解除心理矛盾；二是抗衡反应，即正视威胁存在，接受避免威胁的方法，寻找消除原因的对策，这是一种理智的反应。研究表明，强烈的恐惧心理能导致人的态度发生更大变化，因为它能增加激动，激发更强的注意，因而接受健康信息的动力也会有所增加。但是，过度的情绪紧张会导致自发的心理防御反应，并使受传者曲解讯息内容。1953年美国传播学者贾尼斯（I. Janis）与凯利（H. Kelley）以牙齿保健为命题，在几组中学生中给以不同强度的表现口腔疾病的信息，其结果，轻度和中度恐惧组接受劝告者较多。后有人以"吸烟与肺癌"为命题，对吸烟者作了类似的研究，得出相似的结论。

在健康教育工作中，应用恐惧唤醒法应注意：①当人们对某一健康问题尚处无知或知之不多的状态，宜采用恐惧唤醒方式，可以引起警觉，促进态度改变；在运用反面材料时要注意实事求是，不能夸大事实，失去科学性，在说明危害时要同时指出这类危害是可以预防和避免的。②如果某人对某健康问题已高度恐惧，应代之以提供积极性信息，让其了解危害因素的可控制性和可预防性；提供指导性信息，提出解决问题的方法，从而降低其过度恐惧心理，激发保健行为。

论证法　为使被劝导者改变态度，以一定的理由为论据，对劝导的问题进行论证，向对方证明其真实性、正确性或必要性，称为论证法，即通常所说的"晓之以理"。

论证是否有说服力，关键在于是否有充足的理由作为论据，理由充足的论据必须具备以下3个特点：①真实确凿。②全面充分。③与所论证的问题有内在联系。

具体方法包括：①直接证明。即运用事实和道理作依据，证明某个观点的正确性和真实性。如用父母吸烟导致儿童呼吸系统疾病患病率高的数据资料来论证被动吸烟有害。②间接证明。又称反证法，即用反驳的方法证实某观点是不对的，从而间接证明自己的论点是正确和真实的。例如，对声称"不干不净，吃了没病"的人，列举周围人因食用不洁食物导致疾病的事实，指出其观点的错误，从而证实注重饮食卫生的必要性。③归谬法。不直接反对对方的错误观点，而是假设对方的观点持之有理，然后引出一个对方也不得不承认是荒谬的结论来，甘心情愿地放弃原有的错误观点，从而接受劝告。对固执己见的人，在直接反驳无效的情况下，可采用这种办法。④首因效应。又叫优先效应，在进行正反两方面的论证时，如果两种材料连续提供，应当先叙述正面、后提出反面的材料，使正面意见"先入为主"，形成深刻印象，从而使人易于接受。

人际效应法　在劝导过程中适当运用可以转变个人态度的心理效应以提高劝服效果的方法。即通常所说的"动之以情"。具体方法包括：①名片效应。指一个人在与他人谈话时，在谈出自己的基本观点之前，先谈论自己与对方一致性的意见，使对方感到双方有共同点，从而减少防御心理，易于接受劝导和说服。例如，"我理解你的处境。要是我，当时也会那样"。②表同效应。表现在双方在爱好、性格、口音等方面具有相似之处，使二人产生一种同一性知觉，从而产生人际吸引力，易于接受劝导者的观点、态度以至行为方式。③情感效应。如果被劝者对劝导者抱有好感，他就容易接受劝导者的观点；反之，如果劝导对象对劝导者感到讨厌、反感，他就会对对方的观点持挑剔的态度。一个人对他人的好感来自几个方面：一是仪表容貌；二是共同语言，劝导双方谈话越投机，劝服者的谈话也就越易被接受；三是人际接触的次数和范围。如果一个人与劝导者的接触越广泛，次数越多，则态度转变的可能性越大，反感可能会转化为好感。因此，劝导者与劝导对象保持经常性的接触，是促使其态度改变的一种常用方法。

循序渐进法　劝服者要从劝服对象的原有状况出发，由浅入深，逐渐促其转变。其具体做法是，根据劝服对象的具体情况，认识基础和心理承受能力，从小处着眼，从低标准入手，先提出在他看来很容易达到的要求，当打开缺口后，再步步入手，直至预定的劝服目标。例如规劝某每天吸烟两包的病人戒烟，如让其立即完全中止吸烟难以接受，可以劝他先每天少吸几支，经过一段时间后再少吸几支，逐步递减，最终达到戒烟目的。如果在劝导中忽视对方的心理承受能力，操之过急，其结果往往会适得其反，

达不到预期效果。

(米光明)

dàxíng jiànkāng jiàoyù huódòng

## 大型健康教育活动　（large-scale health education activity）

以传播健康信息、倡导健康生活方式、营造有益健康的社会氛围为目的，有计划地协调多部门机构、组织众多人员参与的健康教育主题活动。举办一场大型健康教育活动，包括活动策划、社会协调在内的各种工作，事务繁杂、任务量大，并有着严格的时间要求，为提高工作效率，确保活动效果，健康教育管理者应把大型健康教育活动作为一个活动项目，把项目管理的策略和方法应用到健康教育大型活动的运作之中。

国内外大量的实践证实，大型健康教育活动是一种具有震撼性传播效果的健康教育形式。与健康咨询、同伴教育、专题讲座等常用健康教育方法相比较，这些方法具有容易组织、费用少、受众容易接受等特点，但参与人数较少，规模小，主要在个体和群体层面发挥作用，难以形成社会层面的影响。而大型健康教育活动能够综合各种社会要素，可以满足各种人群的需要，具有社会轰动效应，产生广泛的社会影响。进入 21 世纪以来，健康生活方式大型展览、运动与健康广场文化活动、大型公益文艺晚会等各种高规格、多主体、大场面的大型健康教育活动在健康教育和健康促进活动领域得到越来越多的应用，显示出其独特优势和重要作用。

**特点**　大型健康教育活动具有 5 方面的特点：①鲜明的目的性。不同的大型健康教育活动可能有不同的具体目的，但其根本

目的都是以健康为中心，通过传播健康信息、营造良好社会氛围，促进个人和群体的健康知识、态度、行为改变，使之向有利于健康的方向转化。②广泛的社会性。大型健康教育活动必须能够吸引社会公众的参与，活动涉及的领域广泛。大众媒体和非政府组织是健康教育与健康促进的同盟军，为使大型健康教育活动产生较大社会效应，往往需要与大众媒体和非政府组织的密切合作。③严密的操作性。举办大型健康教育活动必须进行精心组织和策划，从活动内容的选择、日期与时间的确定、场地的选择和布置、主持人的培训、人员的分工等等，都要进行周密的计划和组织实施。④较高的投资性。大型健康教育活动需要投入较多的人力、物力和资金。组织活动前一定要进行充分的调研和论证，证明活动确实必要而且可行。广泛开发利用当地现有的人、财、物力等资源，是组织实施大型健康教育活动的最佳策略；⑤社会公益性。大型健康教育活动是公益性活动，其主要收益是社会效益，不以营利为目的。

**构成因素**　一项大型健康教育活动由主办及承办单位、工作团队、活动举办地社区、赞助商、目标人群和环境等要素构成，这些要素对活动成功与否起着决定性作用。

**主办及承办单位**　健康教育大型活动具有公益性特点，主办单位多为政府部门，或由企业或非政府组织主办。活动的组织策划者必须事先弄清主办机构的目的，围绕目的组织整个活动的内容。

**工作团队**　大型健康教育活动往往涉及多个部门之间的合作，

因此在策划和实施活动时，要成立一个专门的工作组来负责项目管理。这个工作组的成员主要由主办、承办单位的工作人员组成，并且可以聘请社区负责人、媒体代表等参与。团队人员的选择和管理至关重要。一个有成效的团队应具备以下几个特点：清晰理解项目目标；明确每位成员的角色和职责；高度的合作互助和信任。

**活动举办地社区** 在某地举办大型活动，必然会对当地社区产生影响。同时活动效果也受到当地风俗习惯和文化氛围的影响。因此大型活动管理者应当邀请社区领导参与到活动之中，向他们了解社区的风俗习惯和社区文化情况，并在制订活动计划时征求他们的意见。

**赞助商** 赞助商向活动提供经费，是活动经费的来源之一。但活动管理者必须坚持社会效益第一和公益性原则，慎重选择赞助商。

**新闻媒体** 通过与媒体合作可以扩大活动影响范围，确保更多的人参与到活动中。与媒体合作的前提是，要让媒体人员充分了解大型健康教育活动的特色、意义和新闻价值，为其事先提供活动背景资料和新闻通稿是必不可少的一项准备工作。

**目标人群** 目标人群是大型健康教育活动的中心，要充分考虑目标人群的需求，激发目标人群的兴趣和参与，活动所有内容都要紧紧围绕目标人群进行。

**环境因素** 要充分考虑举办活动的时间、天气、地点、环境布置、座位排列等对活动的影响。同时要了解目标受众的社会经济状况、文化习俗、宗教等社会环境因素。还要同当地市政管理及公安部门联系，了解其对举办大型活动的要求，并请其提供诸如交通疏导、停车安排、安全保卫等服务，保证活动的顺利进行。

**活动策划** 是策划人员根据大型健康教育活动的目的要求，在调查研究的基础上，设计切实可行的行动方案的过程。活动策划是一项原则性很强的决策性工作，是大型健康教育活动成功的基础和保证。

**策划原则** 策划一个成功的大型健康教育活动，需遵循社会性、科学性、实效性、创新性及可持续发展的原则。

**社会性原则** 任何公众活动都是存在于社会，受社会因素制约，又反过来影响社会的。社会性原则具体包括：①政策性要求。策划大型健康教育活动必须符合国家法律规定，符合国家政策。②伦理道德的要求。策划活动必须要与社会公共伦理道德标准相符合。③社会文化传统的要求。大型健康教育活动的内容与形式应符合举办地区以及目标人群的社会文化、传统风俗的要求。如果活动策划符合当地的社会文化和传统风俗，则易得到目标人群的接受并产生共鸣，达到很好的效果。反之就很难被接受，甚至受到抵触。

**科学性原则** "科学性"有两重含义，一是大型健康教育活动的内容要具有科学性，必须传播正确的健康知识和健康理念，要把医学科学知识和技术转化为能被公众所理解和接受的信息；二是要充分利用现代科技手段，在条件允许的情况下，尽可能使用现代传媒手段和科技产品，以增强活动的社会影响和效应。

**实效性原则** 策划大型健康教育活动要优先考虑活动的实际效果，不能过分追求活动形式；同时要立足于现实，考虑经费、场地、受众的实际情况，因地制宜，采用切实可行的方法。

**创新性原则** 创新性就是提出创造性的构思，每次活动策划，从形式到内容有所新意，产生与众不同的具有特色的创意。策划大型健康教育活动切忌千篇一律或刻板模仿，只有具备创新性才能使大型健康教育活动具有生命力。

**可持续发展原则** 大型健康教育活动的策划必须考虑到可持续性。如果现场活动结束了，活动的影响也就随之消失了，这种活动不能认为是成功的。可采用重播或复制、下发活动录像，争取当地社区和群众的主动参与，培训基层专业人员，使之将成为宝贵的社区资源等方法，使大型健康教育活动的社会影响持续下去。

**策划步骤** 大型健康教育活动的策划包括5个工作步骤：立项、调查、可行性研究、策划创意和论证决策。这几个环节构成一个完整的活动策划工作过程。

**立项** 把活动经有关部门批准立为项目。立项必须有明确的目的和背景。当实际工作中有了开展某一主题的大型健康教育活动的强烈要求，也就具备了立项的意义。

**调查** 调查研究是策划的基础。通过调查为策划决策收集所需各种数据资料，是策划者能够准确地确定目标定位、实施策略等的重要前提，同时也是产生创意灵感的源泉。通常选择文献法、目标人群专题小组访谈、深入个人访谈、实地考察等定性研究方法。调查的内容一般包括：国家的相关政策、法规；相关活动个案的历史资料；公众关注的热点问题；活动的适宜时间、地点和场地；以及公众活动所需要的物资、劳务、演出场地费用等市场行情也是策划者必须掌握的内容。

可行性研究　可行性研究是策划决策前反复论证的过程，通过将调查所得信息进行整理、分析、提炼，对策划活动的可行性进行科学预测。可行性研究必须对活动策划的每一个构想进行分析，直至找出可选择的方案。

可行性研究的内容包括：①社会环境的可行性。主要内容有活动是否符合政策法规，是否符合国家利益的要求，是否符合当前的工作中心。②公众适应性。即活动是否符合当地人文环境、地方习俗、宗教信仰、道德观念，是否能够吸引公众参与。③财力的可行性。资金来源、费用流向以及资金最佳使用方法。大型健康教育活动属于公益性活动，资金来源一般有政府或上级拨款；争取企业赞助、基金会等社会团体或慈善机构以及国际组织的资助；以活动养活动，通过活动本身获得的收入作为经费，如出售演唱会门票筹集资金。经费流向的研究是研究费用预算和支出的合理性，策划者要根据市场价格调查资料，甚至进行价格谈判，最后确定出一个比较合理的预算和支出方案。④物质条件的可行性。大型健康教育活动涉及的活动场地、设备能力、器具等物质条件。⑤效益的可行性。即在运用调查数据的基础上，用假设或预测的方式进行推理核算。检验大型活动效益的标准即经济效益和社会效益。大型健康教育活动关注的主要是社会效益，指提高公众对健康问题的关注程度、目标人群的健康知识知晓率提高程

度，信念、态度和行为是否向着有利于健康的方向转变等。⑥应急措施的可行性。对实施方案中每个环节可能出现的变故，如场地安全、交通疏导问题等，要进行全面预测并制定出相应对策。

策划和创意　活动策划和创意是整个项目策划的主体工作步骤。①主题设计。大型健康教育活动的主题是活动予以传播的中心思想。主题明确，活动才有生命力。基本要求：活动的主题要与目标相一致；主题必须富于特色；主题设计要适应公众的需求；主题要朗朗上口，易于传播。主题的选定有两种方法，一是根据政府或权威部门的安排来确定，如 WHO 将 2014 年世界无烟日活动主题定为"提高烟草税 保护下一代"。二是结合当地工作实际确定。②确定活动口号。活动口号需紧密围绕活动主题而提出，分为两种情况。一是采用权威机构或国家主管部门已确定的活动口号，如全民健康生活方式行动的活动口号是"我行动、我健康、我快乐"。二是各地结合当地实际，自行制定活动口号。活动口号要响亮、朗朗上口，具有较好的倡导和动员效果，能够吸引公众关注和参与。③确定活动内容和形式。这是活动策划中最需要创意的部分。应根据活动目的和目标人群的特点，确定适宜内容，选择适用的活动形式。④整合传播资源。必要的资源是开展活动的基础。资源的整合包括资金、专业人员、媒体人员、媒体可利用版面和时间、场地、设备物资、健康教育材料等。要运用健康促进策略，利用行政和组织的手段，开展公关传播，动员和协调各相关部门和企事业单位、社团，使其能够为大型健康教育活动尽一

份社会责任。

在策划构思基本形成之后，着手撰写书面策划方案。策划方案的撰写内容一般包括：背景资料及问题分析；策划的目标；活动的时间地点、参加人员；活动内容；组织实施方法；活动的组织工作机构（主办、承办、协作、资助单位）；经费预算及来源等。

论证和决策　策划的论证和决策是关键的环节之一。决策人员必须在认真阅读策划人员提供的背景资料、策划方案，必要时要做资料的核准和宏观的调查工作。审议过程中，要了解、分析各备选方案所涉及问题的异同点，分析各方案的优缺点和实施的可操作性，确定选择的标准，从而选定一个入选方案。入选方案可能是几个备选方案中的一个，也可以是几个备选方案的优化组合。

由决策者筛选出的方案还需要进行进一步论证，一般要由决策者、专家、策划人员组成策划小组，对方案可行性、影响因素、可能出现的问题和遇到的障碍以及解决方案进行讨论，最终形成理想的策划方案。

**组织实施**　大型健康教育活动的组织实施是按照计划设计的活动方案采取行动、实现活动目标，达到预期效果的过程。活动组织实施工作的内容包括：①召开准备会议。由活动主办单位向活动参与机构和相关人员介绍活动方案、明确主办、承办、协办和支持单位的职责分工。②落实各项准备工作。包括落实活动场地、起草和发出活动通知、联系和确定与会领导和专家、购置准备设备设施和办公用品、开发健康教育材料以及效果评估用的问卷调查资料。户外场地大型健康教育活动还需制备背景墙、拱门、

立柱、飘球、宣传条幅等。③准备主持词、领导发言稿和新闻通稿。新闻通稿是供媒体转载和发布的文字资料，内容包括活动的主题、意义、时间、地点、主承办单位、活动规模、活动影响等。其基本要求是：提供准确信息，减少空洞表述，用数据和事实说话。④组织活动前彩排。发现可能存在的纰漏和不足，及时予以纠正。⑤组织实施现场活动。⑥做好活动实施质量监控、活动评价与总结。

（米光明）

*jiànkāng jiàoyù péixùn*

## 健康教育培训（health education training）

组织机构根据自身发展和工作需要，对人力资源进行开发，对负有健康教育责任的人员进行专门化教育和技能训练的过程和活动。健康教育与健康促进项目广泛地涉及多人群、多场所、多种健康相关行为问题和多学科领域，需要广泛地社会动员，多层次地开发健康教育人力资源，进行健康教育能力建设。通过培训，使受训者改变原有的知识、态度和行为，学习和掌握从事健康教育工作所需的知识和技能，从而为实现健康教育项目的目标服务。

**简史** 1980 年 10 月，中央爱国卫生运动委员会办公室委托上海医科大学举办了首期全国卫生宣教骨干培训班，有 60 名馆（所）长和卫生防疫站宣传科长参加。这是新中国成立以来首次对卫生宣教机构的任职人员进行健康教育专业培训。1981 年和 1982 年，又分别在上海和成都举办了第二期和第三期学习班。这三期学习班各为期 2 个多月，共有 180 名馆（所、科长）接受了有一定系统性的健康教育理论学习，为各省、市、自治区培养了健康教育中坚力量，为中国健康教育事业的发展打下基础。20 世纪 80 年代中后期，全国每年举办各级各类健康教育培训班，并以脱产学历教育（健康教育专科班）、函授教育等形式培训在职专业人员达数千人。

20 世纪 90 年代初期，在实施中国-UNICEF 第二期健康教育合作项目的过程中，国际卫生机构将参与式培训这一新型的培训模式引入中国的健康教育实践。该项目的工作重点是以参与式培训方法，层层培训各级健康教育与妇幼保健人员，广泛传播由国际卫生保健专家共同编写的《生命知识》（*Facts For Life*）——关于妇幼保健知识的基本信息。自 1990~1999 年，在 10 年间的 3 个项目周期，在中国老、少、边、穷地区，项目省由 12 个扩展到 28 个；项目县从 12 个扩展到 488 个，从国家级、省级到县、乡级，逐级培训专业人员累计达 46 830 人次。20 世纪 90 年代以来，参与式培训法已在中国公共卫生与健康促进各个领域中得到广泛的应用。

**理论基础** 20 世纪 50 年代以来，随着社会对人的素质要求的不断提高和成人教育事业的发展，现代培训已从早期的提高技艺、提高员工工作绩效，发展到员工价值观的提高、管理者的人力资源开发以及全面提高人的素质。继续教育、终身学习等观念得到社会的普遍接受，参与学习、自我导向学习等各种培训模式和方法在不断发展。成人培训的理论基础来自社会心理学和教育心理学。现代成人教育和培训理念认为，成人是具有对自己的生活负责的自我概念和自我指导能力的人，因而，在成人教育培训过程中，要充分发挥成人的自主性，强调学习者自身经验的运用；成人是为了即时的需要而围绕各种问题来学习的，培训应是以解决问题为中心。健康教育培训属于成人教育的范畴。健康教育培训的特点表现为培训的内容强调职业性和实用性；教学活动重在参与性和实践性；培训者与受训者之间重视双向互动，教学相长。

**培训要素** 健康教育培训的过程是"教"与"学"两个主体相互作用的活动过程，是培训者与学员有目的、有计划、有系统地为实现培训目标而完成教学任务的过程。培训者、学员、培训内容、教学环境构成了培训过程中相互联系、相互作用的 4 个基本要素：①培训者。培训者是培训计划的制订者和实施者，是教学过程的组织者和指导者，在教学中起主导的作用。②学员。是培训的对象，是培训目标的体现和落实者，在培训活动中发挥着主体的作用。③培训内容。是学员要学习的知识和技能，是教学中的客体，由特定的培训目标所决定。④教学环境。包括教学媒体、教学方法、教室的物质环境、学习的氛围等，是影响培训过程的客观因素和条件。其中教学媒体和教学方法是教学内容的载体，是实现培训目标的重要条件，对培训效果起着保证作用。

**培训原则** 健康教育培训的对象是各级健康教育专业人员和各类兼职健康教育人员或志愿者。他们大都是来自工作岗位的成年人。成人学习者具有学习动机明确、生活经验丰富、理解能力强、个体差异大等特点，他们还面临着工作压力大，时间紧张等不同程度的学习障碍。健康教育培训的目的与培训对象的特点，决定了培训工作应遵循5项基本原则。

按需施教原则 培训内容、时间、方法取决于学员的需要，而非单纯从培训者的意愿出发。在培训中要考虑到学员知识结构、年龄、职业、经历、学习方式、接受能力等方面存在的差异。

学用结合原则 强调理论联系实际，培训内容与工作任务结合。培训的重点应围绕工作中的实际问题，提高应用健康教育理论和方法、解决问题的能力。

参与性原则 强调使用参与式培训方法，调动学员学习的主观能动性。在培训中，培训方法的选择在于最大限度地引导和帮助学员学习。

少而精原则 培训目标明确，主题突出。一次培训围绕一个专题，内容集中，学以致用，力求在较短的时间内达到预期的培训目标。

灵活性原则 培训者应具有灵活应变能力，善于采用不同的教学手段，创造良好的教学气氛。在培训过程中遇到新情况、新问题，应及时调整培训活动，以更好地满足培训需求，达到预期的培训目的。

**培训过程** 健康教育培训是一个有计划、有目标、有组织的工作过程。无论培训的规模大小，都可划分为三个阶段：培训前期、培训期及培训后期。培训前期，即计划阶段，在培训需求评估的基础上编写培训计划、授课计划和教材；培训期是实施培训活动的阶段；培训后期，是指在职的跟踪评价与培训，即为了强化培训效果，对培训对象运用新知识新技能的情况进行评估，及时帮助他们解决在工作中遇到的实际问题。

制订培训计划 根据实际情况和条件，遵循培训的指导原则，为实现培训目标而设计最佳的培训内容，方法和活动。培训计划的制定是建立在培训需求评估和一些先决条件（预置因素）的基础之上。这些预置因素是为培训项目提供经费的有关部门机构的任务要求；预期的培训对象；培训工作所需的资源，如师资、物力（教学设施，设备、教材）和经费，影响着培训实施的范围和形式。培训团队的构成，培训者对任务的理解，其专业素质和组织实施能力将影响培训的质量。

培训需求评估 是制订培训计划的首要步骤。培训需求评估分为两个层次：①是客观性需要，指为了胜任健康教育项目任务所需要的基本知识和技能，受训者的学历、工作经历、从事专业和知识技能水平与培训目标的差距。②是主观性需要，即受训者希望学习什么，他们对培训的重要性和必要性的认识等心理需求。培训需求评估一般采用参与式快速评估方法，如专题小组讨论、观察法及小样本抽样调查等。

编写培训计划 培训计划是在需求评估的基础上，根据培训任务和指导原则制定的有关培训实施工作的指导性文件。它具体规定了培训目的、培训对象、课程设置、培训时间、师资、教材及评价考核办法等内容，是组织培训工作的重要依据。

编写授课计划和教材 授课计划是根据培训计划以纲要或授课日程表的形式编写的教学指导文件，它规定具体的教学目标，教学内容、教学时间、教学活动及教学法上的基本要求，是编写教材和培训实施的主要依据。教材是系统表述课程内容的教学用

书和多媒体课件，是受训者系统获取知识和技能的重要工具。

培训实施 培训的组织实施包括两个环节：根据培训计划做好培训的准备和根据课程计划实施培训活动。其中，实施培训活动是培训的中心环节，培训目标的实现，培训内容的落实，培训效果的评价，都必须通过培训活动而得以实现。而做好培训的准备，如学员的选择与联系、授课专家的选择与聘请、筹备培训场地与设备设施、安排食宿、交通工具等后勤保障工作，是培训工作取得成功的必要保证。

培训评价 是对实际的培训效果是否达到预期培训目标的分析与评估。培训评价包括三个层次：①课堂教学评价。这是对培训过程中所采取的各种教学活动的执行情况和效率的评估，如教学进度是否按计划进行。教材、教学设施是否适用。教师的教学能力、教学方法如何。②近期效果评价。主要评价培训结束后学员的知识、技能掌握情况。③远期效果评价。主要评定培训后学员工作能力是否提高，学员的工作改进带来的经济或社会效益，如当地群众的健康相关行为是否改变。

**培训方法** 是培训者为完成培训任务所采用的教学方法和手段。借助培训方法，培训者引导受训者掌握知识，形成技能与技巧；通过培训方法，教学双方实现良好的互动与沟通，达到互教互学，教学相长。健康教育培训方法有多种，自20世纪90年代以来，除了传统的讲授法、问答法、示教等方法外，成人参与式培训方法已经得到越来越广泛的应用。

讲授法 是教师运用语言系

统、连贯地向学员传授知识的教学方法。其特点是发挥培训者的主导作用，有利于理论知识的系统学习。讲授法一般分讲述、讲解、讲座三种形式。讲述是指教师用口头语言叙述事实材料，重在客观表述；讲解是教师运用分析、解释、说明、论证来传授知识，强调知识结构的逻辑性；讲解和讲述各有侧重，但在教学中常结合应用。讲座是进行专题性的知识讲授和观点阐述，需要更多地运用语言技巧和手势、语气等非语言传播技巧。

**问答法**　是培训者根据学员已有的知识和经验提出问题，引导学员经过思考，对问题作出自己的结论，从而获得或巩固知识的一种教学方法。问答法适用于在已有知识的基础上讲授新的知识，也适用于系统复习，巩固、深化已学的知识。方法要点是：①在课前准备好提问的问题和顺序。②讲究提问的艺术，提出的问题要明确、具体，不能含糊、过于泛泛；提问要有启发性，能引起学员的思考；问题的类型应包括知识、理解、应用等多个层次（表1）。③鼓励积极参与，提出问题后，要给学员留出思考时间，鼓励学员勇于发表自己的见解。④作好归纳、小结。学员做出回答后，给以适当的评价和鼓励，指出其存在的认识上的不足，帮助其提高分析判断能力。

**示教法**　是进行操作技能训练的一种方法。操作技能的形成，要经历观察、理解、模仿和具体操作等环节，方法要点是：①依据示教内容和操作程序事先备好教具。②介绍演示的目的、内容、方法、步骤、观察要点和注意事项。③正确地演示操作步骤，鼓励学员随时提问。④培训者指导

下，学员独立或分组按照实习指导完成操作练习。⑤作出评价。

**成人参与式培训**　在培训中大量采用参与式教学方法，培训者和培训对象共同参与培训过程，共同完成培训活动。参与式培训的特点是：以培训对象为中心；充分调动学员参与的积极性；教学相长、分享经验；营造开放的和支持性的培训环境；办班规模小，学员人数以不超过30人为宜。在培训过程中，培训者的角色不是传统意义的"教师"和"专家"，而是指导者、协助者、组织者。参与式的培训方法很多，包括小讲课、分组讨论、案例分析、角色扮演、画图以及其他根据培训内容而设计的各种游戏和练习（表2）。

**小讲课**　由传统的讲授法演变而来，适用于在参与式培训中穿插使用。小讲课主要是由培训者通过语言表达形式向培训对象传授基本理论和知识，其特点是短小精悍、重点突出，要求讲授时间短，一般不超过30分钟；授课内容精，集中在一个重要的知识点。

**头脑风暴（brain storming）**　一种激发创造性思维的组织讨论方法，又称快速反应法。培训

者提出一个开放性问题，要求学员通过积极思考，做出快速的联想和反应，给出多种不同的答案。这种方法能够集中学员的注意力，促使学员开动脑筋，积极参与，形成活跃的课堂气氛。具体技巧：①要有充分准备。培训者提前准备好提问的问题和必要教具如大白纸、记录笔等。②讲究提问的艺术。提出的问题要明确、有启发性，能引起学员的联想和思考。③鼓励积极参与。提问后，要给学员留出思考时间；鼓励学员勇于发表自己的见解，在发言过程中不要急于作出判断、评价或指导，如实记录下各种回答。④作好归纳。和学员一起对所有意见进行整理、归类。⑤分析与小结。肯定共识，引入对讨论问题的正确结论。

**案例分析（case study）**　将案例和一系列思考题提供给学员，要求学员进行思考和分析讨论的培训方法。又称个案分析，是参与式培训最常用的方法之一。案例，是根据教学目的和要求，以真实事件或假设的情景为基础而编写的分析性材料。案例分析法可用于巩固和强化培训中学到的知识，也适用于学员的决策能力、分析和解决问题能力的培训。具

**表1　针对认知领域各目标所提出的问题**

| 类别 | 所期望的思维类型 | 举例 |
|---|---|---|
| 知识 | 回忆或再认所学的信息 | 健康教育的定义是……<br>艾滋病的传播途径包括…… |
| 理解 | 显示对知识的理解、转换或解释 | 用你自己的话解释……<br>比较……的不同 |
| 应用 | 使用信息去解决一个只有唯一正确答案的问题 | 运用公式计算……的体重指数<br>在……中提示了什么原则 |
| 分析 | 批判性思维<br>以具体材料为基础进行推理 | 为什么将学生作为一级目标人群？<br>这一案例说明了什么 |
| 综合 | 创造性思维 | 提出计划实施方案、传播材料的设计创意 |
| 评价 | 判断事物的质量<br>提出观点应用标准 | 你认为哪个海报设计更好，为什么？<br>你选择这一方案的依据是什么 |

**表2　17种培训方法及其适用范围**

| 培训方法 | 适用范围 | | | | |
| --- | --- | --- | --- | --- | --- |
| | 知识 | 态度 | 决策技能 | 操作技能 | 沟通技能 |
| 小讲课 | √ | | | | |
| 板书/投影/挂图 | √ | | | | |
| 电影/录像/幻灯 | √ | | | √ | √ |
| 活页资料 | √ | | √ | √ | |
| 手册 | √ | | √ | √ | |
| 自学 | √ | | | | |
| 演示 | | | | √ | √ |
| 讨论 | | √ | √ | | √ |
| 头脑风暴 | | | √ | | √ |
| 滚雪球（逻辑推理） | | √ | √ | | |
| 游戏 | √ | √ | | | √ |
| 角色扮演 | | √ | √ | | √ |
| 案例分析 | | | √ | | |
| 课题设计 | √ | | √ | | √ |
| 现场实习/参观 | | √ | √ | √ | √ |
| 模拟训练 | | | | √ | √ |
| 配对练习 | | | | √ | √ |

体方法是：①编写案例。案例由背景材料和问题两部分组成。案例编写要尽量精练，同时又要提供充分的必要信息，对健康问题及其相关影响因素给予必要描述。案例内容应有代表性，一般可结合培训的内容，选用学员熟悉的事例或与当地情况相关或相近的信息。②组织案例分析。可以个人独立完成，也可以学员分组，在小组讨论的过程中保证每人有充分机会发表意见和交流观念。案例讨论以 10～20 分钟为宜。③汇报讨论结果。全体集中，各小组代表向大家汇报讨论结果。汇报的内容应用大白纸向全体学员展示。亦可由一个小组做专题汇报，其他小组提出补充意见。④归纳总结。小组汇报结束后，培训者对案例分析给以归纳和总结，就案例中提出的问题给以解释，促使学员将这些决策和措施运用到自己的健康教育实践活动中去。

角色扮演法（role play）以有效开发角色行为能力为目标的一种培训方法。通过组织学员扮演特定角色，表现一个情节，使学员亲身体验在实际生活或工作环境中可能遇到的情景、行为或问题。角色扮演法生动有趣，参与性强，主要用于改变态度和观念的培训，也适用于人际传播技巧的训练。态度改变是培训的重要目标，但很难用语言和文字下定义，因此通过角色扮演去实践体验是一种较好的培训方法。具体方法是：①编写角色扮演脚本。选择学员熟悉的内容，给出故事发生的人物、时间、地点和场景。脚本要简短精悍，对话简单，语言通俗，真实可信，避免使用过多数据，以利于学员即兴表演。为了加深印象，可设计正反两方

面的脚本，对照鲜明，更有说服力。②选择与训练角色扮演者。角色扮演者应是有一定表演能力，有参与的积极性者。培训者事先向表演者交代角色和任务，进行排练指导。可准备必要的道具，以提高表演效果。③组织角色扮演活动。培训者向全体学员交代教学活动的目的，说明故事发生的背景，提出需观察的内容和思考题后，由角色扮演者进行表演。④组织讨论，进行总结。

角色扮演法的局限性是：①不适用于传授知识和理论。②在表演中，培训者难以真正控制角色扮演者的言行，使之符合教学要求。③如果表演者没有表现特定角色的能力，将导致课堂上的僵局，达不到预期的效果。一旦角色扮演未能达到预期效果，应指出问题所在，改用其他培训方法，补充完善培训内容，以保

证培训目标的实现。

**小组讨论法** 通过分组活动用以改变态度、提高决策能力和沟通技能的培训方法。分组讨论的组织形式有两种，一种是竞争性的，不同小组讨论同一问题，一种是补充性的，不同小组讨论不同命题。讨论法一般是结合讲授、演示、参观、案例分析等教学活动进行，它可以活跃学习思维，调动学习的主动性，分享经验，扩大视野。方法要点：①出好讨论题目。讨论命题要有吸引力，能激发大家的兴趣，并富有启发性和开放性，能引起学员发表不同见解，展开争论。②做好充分准备。讨论会和专题讨论要提前布置；课堂教学中穿插的小组讨论要在课前写好讨论指导，组织小组讨论前交代活动目的和要求。③启发和引导。要善于在讨论过程中对学员进行启发和引导，引导他们积极参与，使讨论在每个学员都认真思考的基础上进行。④汇报讨论结果。小组讨论后，各小组代表向大家汇报讨论结果。⑤做好讨论小结。对讨论的情况进行必要的概括，对讨论结果做出明确的结论。

**自学指导法** 在一定指导下，由学员自行学习的培训方法。由于成年人的思想已经成熟，自控能力较强，并且了解自己的学习需求，能够根据自身需要和条件来确定学习目标和进度，因此，自学在成人健康教育培训中有着特殊重要的意义。自学指导法的最大优点在于，有利于合理安排工作和学习日程，解决两者矛盾，同时可扩大学员的知识领域，培养自学能力，养成良好的读书习惯。运用自学指导法的基本要求：①有明确的自学计划。自学者通过自主地掌握学习方向、要求和进度，带着问题和任务学，不断调整自己的行为去实现学习目标。②提供自学指导材料，提出明确的学习要点和可供思考的问题或案例。③教给学员自学的方法。结合实际情况，引导学员掌握浏览、通读和精读的方法，学会利用读物的目录、序言、图表和参考书来理解其内容，学会做摘录、写提纲和读书笔记。④加强自学辅导。通过自学辅导，及时发现自学中存在的问题，进行疑难解答，定期检查自学笔记和作业，以免自学流于形式。

（米光明）

wèishēng zhǔtí xuānchuánrì huódòng

**卫生主题宣传日活动**（day of promotional activities on health themes） 在每个规定的卫生宣传日活动期间组织实施的综合性健康教育活动。围绕活动主题内容，以卫生部门为主体，配合相关部门和社会团体，组织专业机构和人员以大众媒体、新媒体、大型广场宣传以及健康咨询、街头义诊、卫生展板、发放传播材料、流动宣传车、卫生文艺演出等多种形式开展宣传教育活动。这种健康教育方式具有主题突出、时效性强、社会影响广泛的特点。开展卫生主题宣传日活动旨在呼吁全社会对重大卫生与健康问题的关注与重视，普及基本卫生知识，倡导健康理念。国际上最早的卫生主题宣传日活动始自1948年，国际红十字会第二十届理事会确定每年的5月8日为世界红十字日，以表示红十字运动的国际性及红十字人道工作不分种族、宗教及政治见解的特性。同年6月，联合国第一届世界卫生大会召开，确定建立世界卫生日以纪念世界卫生组织的诞生，从1950年起将每年4月7日作为"世界卫生日"。中国有组织、大规模的卫生主题宣传日活动开始于1978年第29个世界卫生日。之后，中国先后确立了全国儿童预防接种宣传日、全国爱牙日等全国性卫生主题宣传日；至2017年，国际性与全国性的重大卫生宣传日（周）已达70个（表）。

（米光明）

shìjiè fángzhì máfēngbìngrì

**世界防治麻风病日**（International Leprosy Day） 每年1月份最后1个星期天。1954年，法国慈善家、律师佛勒豪（Raoul Follerean，1903～1977年）在巴黎发起倡议，世界卫生组织决定设立世界防治麻风病日，旨在为让全世界了解麻风是可以治愈的，呼唤人们宽容地对待麻风病人，尊重他们的人格和自由，鼓励和帮助他们得到与其他病人一样的治疗和生活。又称国际麻风节。世界防治麻风病日由国际麻风救济会联合会的成员国组织实施，并得到各国政府的认可和响应，全世界已有150多个国家和地区举行宣传日活动。1987年11月27日中国麻风防治协会决定，自1988年起将"国际麻风节"也作为"中国麻风节"，目的是普及麻风防治知识，消除麻风恐怖和歧视，吸引社会各界关心和参加消灭麻风病的事业。1996年中国卫生部发文将该宣传日定名为"世界防治麻风病日"，并从该年起发布全国的卫生日宣传主题，各地围绕宣传主题广泛地开展积极防治麻风及关心麻风病人的宣传教育活动。

历年"世界防治麻风病日"活动主题如下。

1996年：麻风防治是跨世纪的事业，基本消灭乃本世纪的目标。

表　卫生主题宣传日（周）一览表

| 日期 | 宣传日名称 | 日期 | 宣传日名称 |
| --- | --- | --- | --- |
| 1 月最后 1 个星期日 | 世界防治麻风病日 | 7 月 8 日 | 世界过敏性疾病日 |
| 2 月 4 日 | 世界抗癌日 | 7 月 11 日 | 世界人口日 |
| 3 月 3 日 | 全国爱耳日 | 7 月 24 日 | 国际自我保健日 |
| 3 月 6 日 | 世界青光眼日 | 7 月 28 日 | 世界肝炎日 |
| 3 月第 2 个星期 4 | 世界肾脏日 | 8 月 1 日~7 日 | 世界母乳喂养周 |
| 3 月 21 日 | 世界睡眠日 | 8 月 8 日 | 全民健身日 |
| 3 月 24 日 | 世界结核病防治日 | 8 月 19 日 | 中国医师节 |
| 3 月最后一周的星期一 | 全国中小学生安全教育日 | 8 月 25 日 | 全国残疾预防日 |
| 4 月 2 日 | 世界自闭症关注日 | 9 月 1 日 | 全民健康生活方式日 |
| 4 月 7 日 | 世界卫生日 | 9 月 10 日 | 世界预防自杀日 |
| 4 月 10 日 | 世界灭菌科学日 | 9 月 12 日 | 中国预防出生缺陷日 |
| 4 月 11 日 | 世界帕金森病日 | 9 月第二个星期六 | 世界急救日 |
| 4 月 15~21 日 | 全国肿瘤防治宣传周 | 9 月 20 日 | 全国爱牙日 |
| 4 月 17 日 | 世界血友病日 | 9 月 21 日 | 世界阿尔茨海默病宣传日 |
| 4 月 25 日 | 全国儿童预防接种宣传日 | 9 月 26 日 | 世界避孕日 |
| 4 月 26 日 | 全国疟疾日 | 9 月最后一个星期日 | 世界心脏日 |
| 4 月的第 4 周 | 全国职业病防治法宣传周 | 9 月 28 日 | 世界狂犬病日 |
| 4 月 28 日 | 世界安全生产与健康日 | 每三年的 10 月第一个星期六 | 世界造口日 |
| 5 月第一个星期二 | 世界哮喘日 | 10 月 8 日 | 全国高血压日 |
| 5 月 8 日 | 世界红十字和红新月日 | 10 月 10 日 | 世界精神卫生日 |
| 5 月 10 日 | 世界狼疮日 | 10 月 11 日 | 世界镇痛日 |
| 5 月 12 日 | 国际护士节 | 10 月 12 日 | 世界关节炎日 |
| 5 月 15 日 | 全国碘缺乏病宣传日 | 10 月第二个星期四 | 世界视力日 |
| 5 月 17 日 | 世界高血压日 | 10 月 15 日 | 世界洗手日 |
| 5 月 20 日 | 中国母乳喂养日 | 10 月 20 日 | 世界骨质疏松日 |
| 5 月 20 日 | 中国学生营养日 | 10 月 22 日 | 世界传统医药日 |
| 5 月 25 日 | 全国大学生心理健康日 | 10 月 28 日 | 世界男性健康日 |
| 5 月 29 日 | 世界肠道健康日 | 10 月 29 日 | 世界卒中日 |
| 5 月 31 日 | 世界无烟日 | 10 月 29 日 | 世界银屑病日 |
| 6 月 5 日 | 世界环境日 | 11 月 14 日 | 联合国糖尿病日 |
| 6 月 6 日 | 全国爱眼日 | 11 月 17 日 | 世界早产日 |
| 6 月 14 日 | 世界献血者日 | 11 月 19 日 | 世界厕所日 |
| 每年 6 月的第三周 | 全国食品安全宣传周 | 11 月第三周的周三 | 世界慢性阻塞性肺疾病日 |
| 6 月 26 日 | 禁止药物滥用和非法贩运日 | 12 月 1 日 | 世界艾滋病日 |
| 6 月 28 日 | 国际癫痫关爱日 | 12 月 15 日 | 世界强化免疫日 |

　　1997 年：让每个村庄的每个病人都得到关怀与治疗。

　　1998 年：麻风病与全社会。

　　1999 年：社会关怀——麻风康复者的希望。

　　2000 年：消灭麻风病——新世纪使命。

　　2001 年：麻风防治与康复——全社会的责任。

　　2002 年：防治麻风病，社会献爱心。

　　2003 年：积极防治麻风，关爱畸残病人。

　　2004 年：防治麻风病，关爱麻风病人。

　　2005 年：持续控制，共享文明。

　　2006 年：情系麻风病患者，温暖困难群体。

　　2007 年：消除麻风歧视，共建和谐社会。

　　2008 年：消除麻风歧视，共建和谐社会。

　　2009 年：关爱麻风患者，共

享和谐家园。

2010 年：消除麻风歧视，共享和谐文明。

2011 年：消除麻风危害，保护健康权益。

2012 年：加速行动，消除麻风危害。

2013 年：加速行动，消除麻风危害。

2014 年：加速行动，消除麻风危害。

2015 年：加速行动，消除麻风危害。

2016 年：加速行动，消除麻风危害。

2017 年：创造一个没有麻风的世界。

2018 年：创造一个没有麻风的世界。

2019 年：创造一个没有麻风的世界。

（米光明）

shìjiè kàng'áirì

## 世界抗癌日（World Anti-cancer Day）

每年 2 月 4 日。2000 年由联合国教科文组织外交大使、国际抗癌会议主席凯亚特（D. Khayat）提议，国际抗癌联盟发起并设立世界抗癌日，旨在倡导新的方法促进各组织间的合作，加快癌症研究、预防及治疗等领域的进展，为人类的健康造福。随着社会生活水平的提高，肿瘤已成为人类生命和健康的重要威胁。针对全球癌症发病率和死亡率急剧上升的现状，国际抗癌联盟于 2000 年 2 月在法国巴黎召开世界肿瘤高峰会议。会议签署了《巴黎抗癌宪章》，呼吁建立肿瘤科研的国际性合作，攻克癌症，使全世界的癌症病人都能得到更好的医疗、照顾和关心，并把每年的 2 月 4 日定为"世界抗癌日"。这一计划得到许多国家的大

力支持，许多国家领导人、著名学者和科学家相继签名表示支持，迄今为止，世界上已经有几十万人签名。国际抗癌联盟称，只要掌握正确的防癌知识，并用于日常生活，超过三分之一的癌症病例是可以预防的。而预防的首要步骤是教育和行动。降低患癌症概率可以通过控制烟草吸入、限制大量饮酒、避免紫外线过度照射、适量体育锻炼、均衡饮食等健康行为和防治肥胖来实现。此外，宫颈癌、肝癌、胃癌等是由于慢性感染等疾病造成的癌症，人们可以通过疫苗、抗生素、先进的医学措施、简单的行为干预方法等手段来避免感染，从而预防相关癌症的发病。自 2008～2012 年，国际抗癌联盟与 86 个国家和地区共同开展了为期 5 年的"今天的孩子，明天的世界"主题宣传活动。活动的焦点是：癌症的预防应该从儿童开始，儿童时期养成的健康生活习惯，将有助于降低一个人成年后患癌症的危险性。除了针对个人以外，"世界抗癌宣传活动"还促进政策决策者们把抗癌提到公共日程上来。中国抗癌协会自 1992 年加入国际抗癌联盟后，在倡导国际抗癌联盟宗旨，开展中国的癌症预防控制与健康促进工作中做出了卓越的成绩。在每年的"世界抗癌日"，该协会积极响应国际抗癌联盟的号召开展各种防癌抗癌宣传教育活动，联合医疗机构、卫生工作者和志愿者，动员全社会力量参与肿瘤的预防、治疗与控制，提高癌症患者的生命质量。

历年"世界抗癌日"活动主题如下。

2004 年：科学抗癌，关注生命。

2005 年：关爱妇女远离乳癌。

2006 年：促进青少年和儿童癌症患者尽早诊断。

2007 年：儿童是世界的未来。

2008 年：为儿童创造无烟环境。

2009 年：我爱我健康活泼的童年。

2010 年：癌症同样可以预防。

2011 年：科学防晒预防皮肤癌。

2012 年：共同参与，成就奇迹。

2013 年：你了解癌症吗？

2014 年：消除癌症误区

2015 年：癌症防控目标，实现并不遥远。

2016 年：我们能，我能战胜癌症。

2017 年：我们能，我能战胜癌症。

2018 年：我可以，我们都可以。

2019 年：关爱患者，共同抗癌。

（米光明）

quánguó 'ài'ěrrì

## 全国爱耳日（National Ear Care Day）

每年 3 月 3 日。2000 年，由中国残疾人联合会、卫生部、教育部、民政部、国家计划生育委员会、国家广播电影电视总局、国家质量技术监督局、国家药品监督管理局、全国妇联、中国老龄协会 10 个部门共同确定。中国有听力语言残疾人居残疾人总数的首位，听力障碍严重影响着他们的社会交往和个人生活质量。这一人数众多、特殊困难的残疾人群体引起全社会，特别是卫生部门的高度重视。1998 年 1 月，中国残联、卫生部、教育部、民政部、全国妇联等有关单位的领导及在京的听力学界、特殊教育学界的知名专家举行座

谈，大家一致建议尽快确立全国爱耳日，加强社会宣传教育，普及耳聋预防和康复知识，增强全民的爱耳意识，以减少耳聋发生。加强耳病防治，关键在于全社会共同参与和支持。1998 年 3 月，在政协第九届全国委员会第一次会议上，社会福利组 15 名委员针对中国耳聋患病率高、数量多、危害大，预防薄弱这一现实，提出了《关于建议确立爱耳日宣传活动》的第 2330 号提案。这一提案引起了有关部门的高度重视，经中国残疾人联合会、卫生部等 10 个部门于 2000 年 2 月联合发文，将每年 3 月 3 日确定为全国爱耳日，并于 2000 年 3 月开展第一次爱耳日活动。这一活动的开展对减少耳聋发生，提高人口健康素质具有重大意义。

历年"全国爱耳日"活动主题如下。

2000 年：预防耳毒性药物致聋。

2001 年：减少耳聋发生 实施早期干预。

2002 年：听力助残——救助贫困聋儿。

2003 年：提高人口素质，减少出生听力缺陷。

2004 年：防聋走进社区。

2005 年：全社会共同关爱老年人——健康听力，幸福生活。

2006 年：预防听力损伤和耳聋，人人享有健康听力。

2007 年：城乡联动，共同关注青少年听力健康——珍爱听力，快乐成长。

2008 年：奥运精彩——我听到。

2009 年：正确使用助听器。

2010 年：人工耳蜗——重建听的希望。

2011 年：康复从发现开始

——大力推广新生儿听力筛查。

2012 年：减少噪音，保护听力。

2013 年：健康听力，幸福人生——关注老年人听力健康。

2014 年：爱耳护耳，健康听力。

2015 年：安全用耳，保护听力。

2016 年：关注儿童听力健康。

2017 年：防聋治聋，精准服务。

2018 年：听见未来，从预防开始。

2019 年：关爱听力健康，落实国家救助政策。

(米光明)

shìjiè qīngguāngyǎnrì

## 世界青光眼日（World Glaucoma Day）

每年的 3 月 6 日。2008 年由世界青光眼联合会和世界青光眼患者联合会共同发起的一项全球性行动，旨在提高青光眼的知晓率。青光眼是全球第二位致盲性眼病。由于其具有隐匿性，在发达国家有一半的青光眼患者不知道自己患有青光眼，发展中国家中则有超 90% 的青光眼患者对自己的疾病一无所知。青光眼可以发生于任何年龄，在老年人更常见，其患病率随着年龄增长而增加。预计到 2020 年，全世界将有 7 960 万人患有青光眼，其中 1 120 万人最终可能发展为双眼盲。青光眼日的目的就是通过各种宣传教育形式，倡导各国政府部门、眼保健专业人员和广大患者的积极支持。告知公众青光眼发病的隐匿性，积极参与青光眼筛查，早期发现和治疗青光眼是可以降低视力丧失的危险性的。世界青光眼联合会已设定目标：到 2020 年，青光眼的未诊断率从 50% 降低到 20% 以下。如果

各方面力量共同努力，致力于增加青光眼的公众知晓率和卫生保健人员知晓率，同时确保世界范围内实施有质量的眼科检查，这一目标是可以实现的。

历年"世界青光眼日"活动主题如下。

2008 年：防治青光眼，健康看奥运。

2009 年：战胜青光眼，我与你同行。

2010 年：关爱家人。

2011 年：发现青光眼——为青光眼患者在有生之年保住有用视力。

2012 年：别让青光眼黯淡您的生活。

2013 年：世界天天都精彩，别让青光眼成为阻挡您欣赏世界的阻碍。

2014 年：战胜隐形视力杀手——青光眼。

2015 年：重视早期筛查，减少视功能损害。

2016 年：打败盗取视力的窃贼——青光眼。

2017 年：像监测血压一样监测眼压，像保护生命一样保护视力。

2018 年：早查监控、守护光明。

2019 年：视神经一张照，青光眼早知道。

(米光明)

shìjiè shènzàngrì

## 世界肾脏日（World Kidney Day）

每年 3 月的第 2 个星期四。2006 年，由国际肾脏病学会与国际肾脏基金联合会倡导创立。21 世纪以来，慢性肾脏病同高血压、糖尿病一样，已成为危害世界人民健康的严重疾病之一。然而 90% 以上的公众对自己的肾脏并不了解，缺乏对慢性肾脏病是世界范围的常见疾病的认识。为

了促进政府决策者、卫生部门和医务人员对慢性肾脏病的重视，强化个人和家庭对慢性肾脏病相关知识的了解，从而减少慢性肾脏病对个人和社会的影响，号召及激励全世界为遏制慢性肾脏病作出努力，2006 年国际肾脏病学会和国际肾脏基金联合会共同提出，将每年 3 月份的第二个星期四作为"世界肾脏日"，在全球范围内开展慢性肾脏病防治的宣传教育。宗旨是：①提高人们对慢性肾脏疾病及与其相关的心血管疾病的高发病率和高死亡率的认识。②让人们认识到早期检测和预防慢性肾病是目前全球急切需要解决的问题。中华肾脏病学会在 2006 年第一个"世界肾脏日"宣传活动中，通过新闻发布会向全国民众发出了"关注慢性肾脏病，关爱健康，让我们行动起来"倡议书，提出了"关爱健康，呵护肾脏，及早诊断，积极预防"的宣传口号，组织开展了全国性的主题宣传活动。之后，每年世界肾脏日宣传活动期间，全国各地的肾脏病医务工作者通过开展义诊、讲座等形式向广大群众宣传肾脏病的防治常识，并借助全国各大报纸、网站、电台及电视台等新闻媒体以多种方式进行大量宣传报道，促进了中国政府、社会及全体民众对慢性肾脏病的了解和认识。

历年"世界肾脏日"日期和活动主题如下。

2006 年 3 月 9 日：早期发现和预防慢性肾脏病。

2007 年 3 月 8 日：了解您的肾脏。

2008 年 3 月 13 日：令人惊奇的肾脏，每天清洁 200 升血液。

2009 年 3 月 12 日：稳定降压，保持肾健康。

2010 年 3 月 11 日：保护您的肾脏，控制糖尿病。

2011 年 3 月 10 日：保护肾脏，挽救心脏。

2012 年 3 月 8 日：捐献肾脏，延续生命。

2013 年 3 月 14 日：急性肾损伤的防治。

2014 年 3 月 13 日：防治老年慢性肾脏病。

2015 年 3 月 12 日：肾脏健康所有人。

2016 年 3 月 10 日：尽快行动，尽快预防。

2017 年 3 月 9 日：肾脏疾病与肥胖症。

2018 年 3 月 8 日：关注肾脏病，关注女性健康。

2019 年 3 月 14 日：人人享有肾脏健康。

（米光明）

shìjiè shuìmiánrì

## 世界睡眠日（World Sleep Day）

每年 3 月 21 日。2001 年由国际精神卫生和神经科学基金会倡导发起了一项全球性的活动，设立了世界睡眠日，旨在唤起民众对睡眠重要性的认识和对睡眠质量的关注。人的一生有三分之一的时间在睡眠中度过。睡眠作为生命所必需的生理过程，是健康不可缺少的组成部分。睡眠障碍对生活质量的负面影响很大，但相当多的病人没有得到合理的诊断和治疗。睡眠障碍已成为威胁世界各国公众，尤其是中青年人的一个重要的公共卫生问题。2001 年，国际精神卫生和神经科学基金会主办的全球睡眠和健康计划，将每年初春的第一天——3 月 21 日定为"世界睡眠日"。选择该日的缘由是，季节变换的周期性和睡眠的昼夜交替规律都与人们的日常生活息息相关；关注睡眠就是关注健康，关注睡眠质量就是关注生活质量。首个世界睡眠日的主题是 open your eyes to sleep，中文直译"睁开眼睛睡"，其含义不是让人们真的瞪大眼睛入睡，而是提醒人们要了解、关注人类的睡眠。2003 年中国睡眠研究会把"世界睡眠日"正式引入中国，推动了世界睡眠日在中国的系列主题宣传活动。2007 年，中国睡眠研究会将"科学的睡眠消费"确定为中国世界睡眠日的主题之一，在中国科学技术协会的支持下启动了中国健康睡眠促进工程，旨在倡导政府部门、医学界、产业界等社会各界都来关注健康睡眠，推广"健康生活方式，始于睡眠"的生活理念。

历年"世界睡眠日"活动主题如下。

2001 年：睁开眼睛睡。

2002 年：开启心灵之窗，共同关注睡眠。

2003 年：睡出健康来。

2004 年：睡眠，健康的选择。

2005 年：睡眠与女性。

2006 年：健康睡眠进社区。

2007 年：科学的睡眠消费。

2008 年：健康生活，良好睡眠。

2009 年：科学管理睡眠。

2010 年：良好睡眠，健康人生。

2011 年：关注中老年睡眠。

2012 年：健康睡眠，幸福生活。

2013 年：良好睡眠，健康老去。

2014 年：心平气和，健康人生。

2015 年：当睡眠是健全的，健康和快乐比比皆是。

2016 年：良好的睡眠是一个可以达到的梦想。

2017 年：安睡，养生。

2018 年：加入睡眠世界，维护你的节奏，享受生活。

2019 年：规律睡眠，益智护脑。

（米光明）

shìjiè jiéhébìng fángzhìrì

## 世界结核病防治日 （World Tuberculosis Day）

每年 3 月 24 日。世界卫生组织于 1995 年创立，旨在唤起公众与结核病作斗争的意识。1882 年 3 月 24 日，德国微生物学家罗伯特·科赫在柏林宣布发现结核杆菌是导致结核病的病原菌，这给结核病研究和防治工作带来重大的突破。1982 年 3 月 24 日，由国际防痨和肺病协会和世界卫生组织倡议、各国政府和非政府组织举办纪念科赫发现结核菌 100 周年活动。之后，国际防痨和肺病协会和世界卫生组织每年在该日举办各种形式的纪念活动，但缺乏大规模的社会行动。自 20 世纪 90 年代以来，由于流动人口增加、不少国家对结核病的忽视等多种因素，结核病再度在全球范围流行。1993 年 4 月 23 日，在伦敦召开的 46 届世界卫生大会上通过了《全球结核病紧急状态宣言》，要求世界各国采取紧急措施，积极与结核病危机作斗争，并加强对防治结核病的宣传教育，以唤起各国对控制结核病疫情的高度重视。1995 年底，世界卫生组织为了更进一步地推动全球结核病预防控制工作，将每年 3 月 24 日确定为"世界结核病防治日"。1996 年 3 月 24 日在全球范围开展了第一个"世界结核病防治日"宣传教育活动。中国是全球 22 个结核病高负担国家之一，结核病人数位于世界第 2 位。中国政府和卫生部门积极响应世界卫生组织的建议，大力开展"3.24 世界结核病防治日"的宣传教育活动，动员社会各界支持加强在全球范围的结核病控制工作，使人类历史上危害最大的传染病——结核病得到积极的预防、及时的诊断、有效的治疗和控制，实现终结结核的终极目标。

历年"世界结核病防治日"活动主题如下。

1996 年：我们面临结核感染的危险。

1997 年主题：防治结核病，人人保健康。

1998 年：结核病——严重威胁人类健康的传染病；实行归口管理，有效控制结核病。

1999 年：依法控制结核病，防止结核病蔓延。

2000 年：动员全社会共同关注结核病。

2001 年：积极发现、治愈肺结核病人。

2002 年：遏制结核，消除贫困。

2003 年：人类与结核病，DOTS 治愈我的病，也能治好你的病。

2004 年：控制结核病，让每一次呼吸更健康。

2005 年：防治结核，早诊早治，强化基层。

2006 年：防治结核，坚持不懈。

2007 年：结核流行广泛，控制从我做起。

2008 年：控制结核，人人有责。

2009 年：控制结核，人人有责——关注农民工，共享健康。

2010 年：遏制结核，健康和谐。

2011 年：遏制结核，共享健康。

2012 年：你我共同参与，消除结核危害。

2013 年：你我共同参与，消除结核危害。

2014 年：你我共同参与，依法防控结核。

2015 年：你我共同参与，依法防控结核——发现、治疗并治愈每一位患者。

2016 年：社会共同努力，消除结核危害。

2017 年：联合起来消除结核，不让任何人掉队。

2018 年：发挥领导力，终结结核病。

2019 年：开展终结结核行动，共建共享健康中国。

（米光明）

quánguó zhōng-xiǎo xuéshēng ānquán jiàoyùrì

## 全国中小学生安全教育日 （National Safety-education Day for Primary and Middle School Students）

每年 3 月最后 1 周的星期一。1996 年，国家教委、卫生部、劳动部、公安部、交通部、铁道部和国家体委联合发出通知，决定建立全国中小学生安全教育日制度，每年确定一个活动主题。旨在强调公共安全教育是学校、家庭和社会的共同责任，呼吁全社会都要关心中小学生安全，切实做好中小学生的安全保护和健康教育工作，大力降低各类伤亡事故的发生率，促进他们健康成长。由随着社会经济的发展，安全事故已成为 14 岁以下少年儿童的"第一杀手"。涉及学校青少年生活和学习方面的安全隐患达 20 多种，包括食物中毒、体育运动损伤、网络交友、交通事故、火灾、溺水等，这些都危害着青少年身心健康。在日常工作中，各级教育行政部门和中小学校应加强对《中华人民共和国道路交通安全法》的宣传工作，积极探索和建立保障学生交通安全的各种制度，教育广大师生自觉遵守交通法规，预防交通事故的发生。通过举办讲座、知识竞赛、观看意外伤害事故案例录像、发放安全手册、组织安全演练等形式多样的活动，生动形象地对学生进行预防火灾、拥挤踩踏、交通、溺水、食物中毒等意外伤害事故的教育。通过安全教育，提高学生的自我保护意识和能力，有80%以上的意外伤害事故都是可以避免的。

历年"全国中小学生安全教育日"活动主题如下。

1996 年：全社会动员起来，人人关心中小学校安全工作。

1997 年：交通安全教育。

1998 年：注重防范，自救互救，确保平安。

1999 年：消防安全教育。

2000 年：保证中小学生集体饮食安全，预防药物不良反应。

2001 年：校园安全。

2002 年：关注学生饮食卫生，保障青少年健康。

2003 年：大力提高中小学生及幼儿的自我保护意识和能力。

2004 年：预防校园侵害，提高青少年儿童自我保护能力。

2005 年：增加交通安全知识，提高自我保护能力。

2006 年：珍爱生命，安全第一。

2007 年：强化安全管理，共建和谐校园。

2008 年：迎人文奥运，建和谐校园。

2009 年：加强防灾减灾，建设和谐校园。

2010 年：加强疏散演练，确保学生平安。

2011 年：强化安全意识，提高避险能力。

2012 年：普及安全知识，提高避险能力。

2013 年：普及安全知识，确保生命安全。

2014 年：强化安全意识，提升安全素养。

2015 年：我安全，我健康，我快乐。

2016 年：预防校园暴力，共建和谐校园。

2017 年：强化安全意识，提升安全素养。

2018 年：做自己的安全首席官。

2019 年：加强防灾减灾，创建和谐校园。

（米光明）

shìjiè zìbìzhèng guānzhùrì

## 世界自闭症关注日 （World Autism Awareness Day）

每年的 4 月 2 日。2007 年 12 月，联合国大会通过决议，从 2008 年起，将每年的 4 月 2 日作为世界自闭症关注日。以提高人们对自闭症的相关研究和诊断以及对自闭症患者的关注。自闭症的概念 1943 年由美国约翰斯·霍普金斯大学专家莱奥·坎纳首次提出，在医学上又称儿童孤独症。自闭症是一种因神经系统失调影响到大脑功能而引致的终身发展障碍，症状在三岁前出现，患者多为儿童。全球自闭症患者已达 6 700 万，患病率呈急剧上升趋势。中国儿童自闭症已占中国精神残疾首位。2015 年 4 月 2 日，《中国自闭症教育康复行业发展状况报告》在北京发布，报告中指出自 20 世纪以来，自闭症在中国经历了由罕见病到流行病的转变；中国自闭症患病率和世界其他国家相似，约为 1%，自闭症患者已超 1 000 万，平均每 100 个孩子中就有 1 个自闭症患者。随着自闭症发病

率的逐年升高，引发了社会各界的高度关注与重视，中国自闭症医疗机构和公益组织在自闭症科研和救助方面做了诸多努力，开展蓝色行动、照亮星空等多种社会公益活动。

历年"世界自闭症关注日"活动主题如下。

2010 年：早训练比不训练好，多训练比少训练好！

2011 年：关爱儿童，放飞梦想。

2012 年：让我们一起关注自闭症，了解自闭症，关爱自闭症。

2013 年：有爱世界不再孤独。

2014 年：科学干预、合理治疗、平等发展。

2015 年：职业自闭症优势。

2016 年：自闭症和 2030 议程——包容及神经多样性。

2017 年：自闭症的干预与融合。

2018 年：有你，我们不孤独。

2019 年：消除误区，倡导全纳。

（米光明）

shìjiè wèishēngrì

## 世界卫生日 （World Health Day）

每年 4 月 7 日。1950 年由联合国决定，旨在希望引起世界各国对卫生问题的重视，关心和改善当前的社会卫生状况，提高人类健康水平。1948 年 6 月，在日内瓦举行的联合国第一届世界卫生大会上正式成立了世界卫生组织，并决定将 7 月 22 日定为"世界卫生日"，倡议各国举行各种纪念活动。次年，联合国第二届世界卫生大会考虑到每年 7 月份大部分国家的学校已放暑假，无法参加这一活动，决定从 1950 年起将"世界卫生日"改为 4 月 7 日，以纪念 1948 年《世界卫生组织组织法》正式生效的日期。

每年的世界卫生日活动都确定一个与公共卫生领域相关的主题，突出世界卫生组织关注的重点领域。包括中国在内的各会员国每年都举行多种形式的卫生日主题宣传教育活动，推广和普及有关健康知识。

历年"世界卫生日"活动主题如下。

1950年：了解你周围的卫生机构。

1951年：为了你和孩子们的健康。

1952年：在清洁的环境里健康地生活。

1953年：健康就是金子。

1954年：护士——卫生的先锋。

1955年：水——健康的镜子。

1956年：疾病的同谋犯。

1957年：食物和健康。

1958年：卫生进步的十年。

1959年：当今世界精神疾患和精神卫生。

1960年：消灭疟疾——向世界的宣战。

1961年：可以不发生的事故。

1962年：防盲。

1963年：饥饿——大众的疾病。

1964年：对结核病仍要提高警惕。

1965年：天花——经常的警报。

1966年：人和他的城市。

1967年：健康的卫士。

1968年：未来世界的卫生。

1969年：健康、工作和生产力。

1970年：为抢救生命 及时发现癌症。

1971年：患有糖尿病也能正常地生活。

1972年：心脏——健康的中心。

1973年：健康从家中开始。

1974年：清洁的食物 更好的身体。

1975年：天花——只能前进不能后退。

1976年：预见而预防盲症。

1977年：预防注射 保护你的孩子。

1978年：当心你的血压。

1979年：健康的儿童 世界的未来。

1980年：要吸烟还是要健康 任君选择。

1981年：2000年人人享有卫生保健。

1982年：活得更长一些。

1983年：2000年人人享有健康 倒计时已经开始。

1984年：儿童的健康 明天的财富。

1985年：健康的青年 我们最好的资源。

1986年：健康地生活 人均可为胜者。

1987年：免疫——每个儿童应有的机会。

1988年：第一个世界无烟日。

1989年：大家谈健康。

1990年：环境与健康。

1991年：居安思危 有备无患-防备意外。

1992年：心搏——健康的节律。

1993年：善待生命——预防意外伤亡和暴力。

1994年：健康生活需要口腔卫生。

1995年：2000年目标——无脊髓灰质炎世界。

1996年：创建卫生城市 为了美好生活。

1997年：全球警惕 采取行动——防范新出现的传染病。

1998年：母亲安全。

1999年：积极健康的老年生活。

2000年：安全血液 从我开始。

2001年：精神卫生——消除偏见 勇于关爱。

2002年：运动有益健康。

2003年：创建未来生活 让儿童拥有一个健康的环境。

2004年：道路安全 防患未然。

2005年：珍爱每一位母亲和儿童。

2006年：通力合作 增进健康。

2007年：投资卫生 构建安全未来。

2008年：保护健康不受气候变化的危害。

2009年：拯救生命：加强医院抵御紧急情况的能力。

2010年：城市化与健康。

2011年：控制结核素耐药性：今天不采取行动，明天就无药可用。

2012年：老龄化与健康"健康相伴，活力常在"。

2013年：降压让生活更美好。

2014年：病媒传播的疾病。

2015年：食品安全。

2016年：应对糖尿病。

2017年：关注抑郁症。

2018年：全民健康覆盖每一个人，每一个地方。

2019年：全民健康覆盖。

(米光明)

shìjiè mièjūn kēxuérì

**世界灭菌科学日**（World Science of Sterilisation Day） 每年4月10日。2017年，医院灭菌科学世界联盟将每年的4月10日定为"世界灭菌科学日"，号召全球的医院消毒供应中心在这一天对外开放，宣传器械再处理的全过程以及相关灭菌科学知识，加深人们对消毒供应中心的了解，促进无菌物品供应和使用的安全性和有效性。越来越多的医院消毒供应中心加入这一开放日活动，邀请本院相关医技科室医生、护士以及患者和家属走进消毒中心参观环境，了解操作流程，进行实地体验。让参观者换上无菌服，参观清洁走廊、清洁电梯、敷料室、检查包装及灭菌区、裁纸间、冷却间和发放间，了解清洗消毒器、蒸汽灭菌器、牙科器械清洗消毒器等现代化的消毒设备、物品封闭式回收发放系统、灭菌物品供应追溯系统及标准规范的操作流程。开放日活动加深了医护患间的了解和信任，促进了工作良性沟通，促进《专科器械再处理指南》的推广、贯彻与落实，推动消毒供应学科的专业化、规范化、科学化发展。

历年"世界灭菌科学日"活动主题如下。

2018 年：手术开始于 CSSD（Central Sterile Supply Department，消毒供应中心）。

2019 年：消毒关系你我，灭菌保障大家。

（米光明）

shìjiè pàjīnsēnbìngrì

### 世界帕金森病日 （World Parkinson's Disease Day）

每年 4 月 11 日。欧洲帕金森病联合会自 1997 年发起，以此纪念最早描述这种疾病的英国内科医生詹姆斯·帕金森博士，该日是他的生日。世界卫生组织支持了世界帕金森病日的确立。这一活动旨在促使帕金森病患者、他们的家人、医疗专业人员共同努力，使帕金森病知识得到普及，提高公众对该病的关注程度。帕金森病是一种发生于中老年人群的中枢神经系统的变性疾病。随着老龄化社

会的到来，帕金森病患病人数在不断上升，帕金森病防治形势十分严峻，但只要早期发现、早期系统综合治疗，不但能减轻患者的症状，还可能延缓疾病的进程。中国帕金森病患者人数已达 200 余万人，约占全球的 50%，并且逐渐呈年轻化趋势，青年帕金森病患者占患病总人数的 10%。中国政府部门和社会各界每年都在 4 月 11 日这一天举办帕金森病主题活动，加强帕金森病防治知识的宣传和普及。

历年"世界帕金森病日"活动主题如下。

2009 年：提高帕金森病患者生存质量。

2010 年：携手健康·共筑希望。

2011 年：充满信心，快乐生活。

2012 年：乐观向上，科学治疗，战胜帕金森。

2013 年：科学治疗，避免误区。

2014 年：早期发现，全面了解。

2015 年：科学治疗，律动生活。

2016 年：综合治疗，品质生活。

2017 年：共同参与，联合防控帕金森。

2018 年：医患携手，健康自如。

2019 年：知"帕"不怕，你我同行。

（米光明）

quánguó zhǒngliú fángzhì xuānchuánzhōu

### 全国肿瘤防治宣传周 （National Cancer Prevention Week）

每年 4 月 15～21 日。1995 年由中国抗癌协会倡导发起并设立，

旨在通过宣传教育提高人群的防癌意识，增强自我健康的保护能力，动员全社会力量关注肿瘤防治事业。恶性肿瘤已成为严重危害人类生命健康的常见病。世界卫生组织提出："基于目前的医学技术水平，通过一级预防可减少 1/3 癌症的发生；通过二级预防早诊早治可使 1/3 的癌症得到根治；通过三级预防即规范治疗和康复指导可使 1/3 癌症患者的生存质量得以改善。"自设立宣传周起，有关部门每年都制定宣传周活动实施计划，拟定宣传周活动主题，通过各种媒体进行相关宣传报道，在各省（市、自治区）抗癌协会、肿瘤医院、各界人士及广大癌症病友的通力合作参与下，通过多种形式广泛宣传抗癌防癌科普知识，推动了中国抗癌事业和医学科普工作的健康发展。

历年"全国肿瘤防治宣传周"活动主题如下。

1995 年：提倡科学、文明、健康的生活方式；人人参与抗癌防癌活动；癌症可防可治；癌症不等于死亡。

1996 年：同第一届。

1997 年：肿瘤不可怕、可防又可治，携起手来，共同抗癌。

1998 年：饮食与癌。

1999 年：呼吁全社会都来关心癌症患者，为癌症患者献爱心。

2000 年：坚持正确导向、提倡科学防癌。

2001 年：倡导防癌治癌科学规范、反对封建迷信、假医假药。

2002 年：预防为主，科学治癌。

2003 年：早期发现、早期诊断、早期治疗。

2004 年：科学抗癌，关爱生命。

2005 年：关爱妇女、远离

乳癌。

2006 年：合理饮食，预防癌症。

2007 年：拒绝烟草，远离癌症。

2008 年：提倡全民戒烟，让儿童远离癌症。

2009 年：规范癌痛治疗，改善生活质量。

2010 年：关爱生命，科学防癌，让生活更美好。

2011 年：科学抗癌，关爱生命。

2012 年：科学抗癌，关爱生命——饮食与癌症。

2013 年：保护环境，远离癌症。

2014 年：科学抗癌，关爱生命——走出癌症误区，实现早诊早治。

2015 年：科学抗癌，关爱生命——抗击癌症，从了解开始。

2016 年：科学抗癌，关爱生命——癌症防治，我们在行动。

2017 年：科学抗癌，关爱生命——加强健康教育，远离不良习惯。

2018 年：科学抗癌，关爱生命——抗癌路上，你我同行。

2019 年：科学抗癌，关爱生命——抗癌路上，你我同赢。

（米光明）

shìjiè xuèyǒubìngrì

## 世界血友病日（World Hemophilia Day）

每年 4 月 17 日。1989 年由世界血友病联盟发起并设立，旨在唤起大众对于血友病和其他出血性疾病的正确认知，同时，招募志愿者和筹集资金以便更好地为血友病患者提供服务。血友病是一种由于基因缺陷而引起的遗传性出血性疾病，患病者通常为男性。血友病是一种终生性疾病，如果患者能得到长期、有效的治疗和护理，身心状况、智力水平和寿命均可达到近似正常人群的水平，学习、生活、参与社会活动也可保持基本正常。为了纪念世界血友病联盟发起人——加拿大籍的法兰克·舒纳波先生（Mr. Frank Schnabel）对于血友病防治作出的贡献，世界血友病联盟自 1989 年起，特别选定他的生日 4 月 17 日作为"世界血友病日"。世界血友病联盟每年都提出一个活动的重点，呼吁关注血友病的社会各界和世界各地的病友们一起来进行活动。在中国，有记载的世界血友病日主题宣传日活动始自 2002 年。

历年"世界血友病日"活动主题如下。

2002 年：及早治疗。

2003 年：世界血友病联盟成立四十周年纪念。

2004 年：定期去血友病治疗中心就诊。

2005 年：接种疫苗——预防甲肝和乙肝。

2006 年：治疗机会均等。

2007 年：理疗和锻炼让生活更精彩。

2008 年：算我一个。

2009 年：让我们一起关怀。

2010 年：共同努力，实现人人享有治疗。

2011 年：相互鼓励，共同参与，实现人人享有治疗。

2012 年：共同努力，缩小差距。

2013 年：五十年推进治疗，努力缩小差距。

2014 年：发出你的声音，疾病因你而改变。

2015 年：相互支撑，共建家园。

2016 年：人人享有治疗。

2017 年：倾听她们的声音——让我们一起关注和支持数百万患有遗传性出血疾病或与血友病共同生活的女性。

2018 年：分享知识，我们更坚强。

2019 年：伸出援手——关心的第一步。

（米光明）

quánguó'értóng yùfáng jiēzhòng xuānchuánrì

## 全国儿童预防接种宣传日（National Day of Publicity of Children's Immunization）

每年 4 月 25 日。1986 年经中国政府国务院批准确定，由卫生部、国家教育委员会、全国妇联、广播电影电视部、国家经济贸易部、国家民委联合发布通知，成立全国计划免疫协调领导小组，并设立全国儿童预防接种宣传日。儿童免疫预防接种，是每个孩子都应享有的权利，关系到儿童的健康成长，涉及千家万户。20 世纪 80 年代，中国政府积响应世界卫生组织提出的扩大计划免疫规划（expanded program on immunization, EPI）并积极开展工作。为了加强对该工作的组织实施，促进社会各界人士积极参与，保证免疫接种率，有效地防止相应传染病的发生和流行，达到最终消灭疾病的目的，1990 年以来，每年选定一个重点内容作为当年全国儿童预防接种日活动的主题，尤其是紧紧围绕世界卫生组织"全球消灭脊髓灰质炎"行动纲领的要求，将消灭脊髓灰质炎作为巩固和发展中国计划免疫工作成果，保护儿童健康的一项重要目标。全国儿童预防接种日活动的开展对普及儿童计划免疫起到了积极的推动作用，使全国儿童获得高水平的免疫接种率成为现实，为保护儿童健康、造福子孙后代，提高中华民族人口素质做出了重要的贡献。

历年"全国儿童预防接种宣传日"活动主题如下。

1990 年：使全国免疫接种率达到 85% 以上。

1991 年：儿童的权利与机会——免疫、消灭脊髓灰质炎。

1992 年：消灭脊髓灰质炎，开展乙型肝炎疫苗接种，保护儿童健康。

1993 年：社会参与——消灭脊髓灰质炎。

1994 年：1995 年——全国消灭脊髓灰质炎。

1995 年：无脊髓灰质炎世界。

1996 年：普及儿童免疫，向孩子们献出一片爱心。

1997 年：让每一个未免疫的儿童得到免疫。

1998 年：免疫——孩子健康与家庭幸福。

1999 年：乙肝——健康的大敌，疫苗——预防的武器。

2000 年：免疫——关注流动人口中的儿童。

2001 年：保持无脊髓灰质炎状态。

2002 年：为了孩子健康注射乙肝疫苗。

2003 年：乙肝疫苗——献给新生命的爱。

2004 年：免疫接种，预防乙肝。

2005 年：实施免疫规划，保护儿童健康。

2006 年：同样的权利，同样的健康——关注流动儿童预防接种。

2007 年：让每个儿童都能按时接种疫苗是各级政府的责任。

2008 年：预防接种，健康的保障。

2009 年：及时接种疫苗，人人享有健康。

2010 年：消除麻疹，控制乙肝，你我共参与。

2011 年：接种疫苗，宝宝健康。

2012 年：接种疫苗，家庭有责。

2013 年：宝宝健康——从接种疫苗开始。

2014 年：接种疫苗，保障健康。

2015 年：预防接种——孩子的权利，社会的责任。

2016 年：依法接种疫苗，享受健康生活。

2017 年：规范接种疫苗，共建健康中国。

2018 年：预防接种，守护生命。

2019 年：防控传染病 接种疫苗最有效。

（米光明）

quánguó nüèjírì

## 全国疟疾日（National Malaria Day）

每年 4 月 26 日。2008 年中国卫生部设立，旨在把疟疾作为一个重大公共卫生问题给予重视，积极参与国际社会共同抗击疟疾的努力。疟疾是全球广泛关注的重要公共卫生问题之一，降低疟疾发病率，减轻疟疾疾病负担已列入《联合国千年发展目标》。为彰显全球疟疾防治取得的成就，进一步推动全球的疟疾防治工作，2007 年 5 月，联合国第六十届世界卫生大会通过决议，决定从 2008 年起将每年 4 月 25 日设为"世界疟疾日"，要求各成员国、有关国际组织和民间团体，以适当形式开展"世界疟疾日"防治宣传活动。2008 年 4 月 25 日为首个世界疟疾日，主题是"疟疾——一种没有国界的疾病"。根据上述决议，中国卫生部结合中国实际情况，决定将每年 4 月 26 日作为中国的"全国疟疾日"，每年全国各地各级卫生行政部门、医疗机构和专业人员以"全国疟疾日"为契机，组织开展一系列疟疾防治宣传教育活动。

历年"全国疟疾日"活动主题如下。

2008 年：疟疾——一种没有国界的疾病。

2009 年：由各省自行制定。

2010 年：加大防治工作力度，实现消除疟疾目标。

2011 年：消灭疟疾，履行承诺。

2012 年：全民行动，消除疟疾。

2013 年：投资未来，击败疟疾。

2014 年：消除疟疾，共享健康。

2015 年：消除疟疾，谨防境外输入。

2016 年：消除疟疾，谨防境外输入。

2017 年：消除疟疾，谨防境外输入。

2018 年：准备击败疟疾。

2019 年：消除疟疾，谨防境外输入再传播。

（米光明）

quánguó zhíyèbìng fángzhìfǎ xuānchuánzhōu

## 全国职业病防治法宣传周（National Publicity Week on Law of the People's Republic of China on Prevention and Control of Occupational Diseases）

每年 4 月份的最后一周。2002 年中国卫生部确定职业病防治法宣传周，旨在宣传普及《职业病防治法》，提高用人单位和劳动者职业病防治法律意识，推进职业病防治工作，切实保护劳动者职业健康权益。2001 年 10 月 27 日，《中华人民共和国职业病防治法》（以下简称《职业病防治法》）经第九届全国人民代表大会常委会第二十四次会议正式审议通过，自 2002 年 5 月 1 日起施行。历年的宣传周期间，卫生部、人力资源社会保障部、国家安全生产监督管理总局、中华全国总工会等部门组织各地各级相关机构和人员，围绕宣传主题，开展宣传活动和执法监督检查，不但提高了劳动者的自我保护意识，而且使各用人单位认识到职业病防治工作的重要性以及企业所承担的法律责任和义务，逐步形成了政府、企业及全社会共同关注职业卫生，保护劳动者的生命安全和身体健康的良好社会氛围。

历年"全国职业病防治法宣传周"活动主题如下。

2003 年：职业病防治是企业责任。

2004 年：尊重生命，保护劳动者健康。

2005 年：防治职业病，保护劳动者健康。

2006 年：保护劳动者职业健康权益，构建和谐社会。

2007 年：劳动者健康与企业社会责任。

2008 年：工作·健康·和谐。

2009 年：保护农民工的健康是全社会的共同责任。

2010 年：防治职业病 造福劳动者——劳动者享有基本职业卫生服务。

2011 年：关爱农民工职业健康。

2012 年：防治职业病，爱护劳动者。

2013 年：防治职业病，幸福千万家。

2014 年：防治职业病，职业

要健康。

2015 年：依法防治职业病，切实关爱劳动者。

2016 年：健康中国，职业健康先行。

2017 年：健康中国，职业健康先行。

2018 年：健康中国，职业健康先行。

2019 年：健康中国，职业健康同行。

（米光明）

shìjiè'ānquán shēngchǎn yǔ jiànkāngrì

## 世界安全生产与健康日

（World Day for Safety and Health at Work） 每年的 4 月 28 日。2001 年 4 月 24 日，国际劳工组织宣布，将 4 月 28 日作为联合国官方纪念日——世界安全生产与健康日。将 4 月 28 日确立为世界"工作安全和健康日"的想法起源于工人纪念日（Workers Memorial Day）。该纪念日于 1989 年首次由美国和加拿大工人发起，以纪念因劳动生产事故而受伤和死亡的工人。国际自由工会联合会（The International Confederation of Free Trade Unions）和全球工会联盟（Global Union Federations）将它发展成一种全球性活动，并将其活动范围扩展到每一个工作场所。全世界范围内，工作中事故和疾病所带来的人员和经济损失都很大，同时这类灾害给人类带来的损失是难以估量的。相关各方包括政府部门、雇主（对提供安全和健康的工作条件负主要责任）、管理者、监督者、工人及其有关社团组织，在改善职业安全和健康问题上都发挥着重要的作用。每年这一天，中国政府部门和各地都组织各种形式的主题宣传教育活动，大力宣传安全发展的理念，弘扬生命至上、安全第一的

思想，落实职业健康主体责任，创造企业安全生产环境，提高职工安全与健康意识和技能，以实现安全生产和经济社会同步发展。

历年"世界安全生产与健康日"活动主题如下。

2001 年：纪念死亡和伤残工人。

2002 年：纪念死亡和伤残工人。

2003 年：让安全和健康文化全球化。

2004 年：创建并持续推行安全文化。

2005 年：关注建筑安全。

2006 年：体面的工作，安全的工作。

2007 年：安全健康的工作场所——体面的工作变为现实。

2008 年：我的生活、我的工作、我的工作安全——管理工作环境中的风险。

2009 年：工作中健康与生活。

2010 年：安全发展 预防为主。

2011 年：安全责任 重要落实。

2012 年：科学发展 安全发展。

2013 年：预防职业病。

2014 年：作业场所使用化学品的安全与健康。

2015 年：参与建设保障职业安全与健康的预防文化。

2016 年：工作场所压力，共同的挑战。

2017 年：优化职业安全与健康数据的采集和应用。

2018 年：青年工人的健康与安全。

2019 年：职业安全健康管理体系——持续改进的手段。

（米光明）

shìjiè xiàochuǎnrì

## 世界哮喘日

（World Asthma Day） 每年 5 月份的第 1 个星期二。1998 年 12 月 11 日，在西班

牙巴塞罗那举行的第二届世界哮喘会的开幕日上，全球哮喘病防治创议委员会与欧洲呼吸学会代表世界卫生组织提出了开展世界哮喘日活动，并将该日作为第一个世界哮喘日，35 个国家同时参与了活动。自 2000 年起，世界哮喘日改为每年 5 月份的第 1 个星期二。世界哮喘日的宗旨是：使人们意识到哮喘是一个全球性的健康问题；宣传普及已经取得的科技成果；促使各国政府有关部门和公众参与实施有效的哮喘病管理方法。哮喘是全球性的公共健康问题，也是儿童期最常见的慢性疾病，如不积极治疗，儿童哮喘中 1/3～1/2 的人可迁延至成人。之后，世界哮喘日的参与者越来越多，该日已成为最重要的哮喘病教育活动之一。2007 年至 2010 年的世界哮喘日宣传主题都与《全球哮喘病防治创议》（Global Initiative for Asthma，GINA）指南文件中强调哮喘控制的精神相一致。中国卫生界积极参与世界哮喘日主题教育活动，各地呼吸及哮喘专家、医务人员通过各种形式的健康教育，告之哮喘患者只要通过及时正确的诊断，进行长期规范化治疗和管理，哮喘是完全可以控制的，哮喘患者完全可以拥有一个健康和丰富多彩的生活。

历年"世界哮喘日"日期与活动主题如下。

1998 年 12 月 11 日：帮助我们的儿童呼吸。

2000 年 5 月 8 日：让人人正常的呼吸。

2001 年 5 月 3 日：联合起来战胜哮喘。

2002 年 5 月 7 日：认识哮喘。

2003 年 5 月 6 日：重视哮喘，健康生活。

2004 年 5 月 4 日：重视哮喘，减轻负担。

2005 年 5 月 3 日：重视哮喘，认识过敏性鼻炎。

2006 年 5 月 2 日：哮喘未满足的需求。

2007 年 5 月 1 日：控制哮喘你能行。

2008 年 5 月 6 日：你可以控制你的哮喘。

2009 年 5 月 5 日：哮喘是能够控制的。

2010 年 5 月 4 日：哮喘是能够控制的。

2011 年 5 月 3 日：哮喘是可以控制的。

2012 年 5 月 1 日：哮喘是可以控制的。

2013 年 5 月 7 日：哮喘是可以控制的。

2014 年 5 月 6 日：哮喘是可以控制的。

2015 年 5 月 5 日：哮喘是可以控制的。

2016 年 5 月 3 日：哮喘是能够控制的。

2017 年 5 月 2 日：清新空气，舒畅呼吸。

2018 年 5 月 1 日：重视气道疾病防治：从现在开始。

2019 年 5 月 7 日：全程管理，控制哮喘。

（米光明）

shìjiè hóngshízì hé hóngxīnyuèrì
## 世界红十字和红新月日

（World Red-cross and Red Crescent Day）　每年 5 月 8 日。由国际红十字与红新月会联合会于 1948 年为纪念红十字会的创始人亨利·杜南而确立。曾称世界红十字日。世界红十字会和国际性协议"日内瓦公约"正式诞生于 1863 年 10 月。150 多年来历经发展，已经有 190 个各国红十字会和红新月会、红十字国际委员会以及国际红十字会与红新月会联合会共同构成了国际红十字与红新月运动。中国红十字会成立于 1904 年，在各个不同的历史时期，她以人道主义为宗旨，为保护人的生命和健康而工作。红十字会是超越国界的、独立的人道主义机构，七大基本原则指导着其所有成员：人道、公正、中立、独立、志愿服务、统一和普遍。红十字会的卓越贡献使红十字标志具有了极大的号召力和权威性，红十字会的任务也由单一战伤救护发展到对自然灾害的援助、意外伤害的急救、自愿输血、捐献骨髓、社会福利以及开展世界各国相关组织之间的友好合作。为了纪念红十字会的创始人亨利·杜南对世界红十字事业所作的伟大贡献，1948 年国际红十字会与红新月会联合会正式确定将其生日——5 月 8 日定为国际红十字日。1984 年，由于不断有穆斯林国家的红新月会加入，世界红十字会正式更名为"世界红十字和红新月日"。世界各国每年都以各种形式纪念这一日子，以表示红十字运动的国际性以及红十字人道工作不分种族、宗教及政治见解的特性。

历年"世界红十字日"活动主题如下。

1962 年：以美好心灵而努力奉献红十字会。

1963 年：高举人道的旗帜。

1964 年：为了互助与互救。

1965 年：红十字扎根于青少年心中。

1966 年：红十字属于全世界全人类。

1967 年：为了保护生命。

1968 年：红十字会工作是每个人的事业。

1969 年：防患于未然的红十字会。

1970 年：从战争中保护人类——实施、传播和发展人道主义法。

1971 年：时时处处都有红十字会。

1972 年：红十字会是人道主义的桥梁。

1973 年：你和你的世界中的红十字会。

1974 年：红十字会旨在保护生命。

1975 年：红十字会——危急时刻的救生索。

1976 年：行动中的红十字会。

1977 年：在全世界加强人类团结的红十字会。

1978 年：参加红十字会活动。

1979 年：以友爱之手联合世界的红十字会。

1980 年：红十字会——在任何地方都是为了人类。

1981 年：红十字会同你在一起。

1982 年：参与和奉献。

1983 年：急救该做什么。

1984 年：以仁爱致和平。

1985 年：行动中的青少年。

1986 年：捐献血液拯救生命。

1987 年：保护儿童生命。

1988 年：发展。

1989 年：保护人类生命。

1990 年：保护人类生命和人类尊严。

1991 年：保护战争受害者。

1992 年：人道——团结起来共御灾害。

1993 年：人人享有尊严。

1994 年：人人享有尊严 关心儿童。

1995 年：人人享有尊严 尊重妇女。

1996 年：结合备灾救灾人道救助。

1997 年：集善款做善事博爱助人。

1998 年：集善款做善事博爱助人。

1999 年：人道的力量。

2000 年：人道的力量 迎接新世纪。

2001 年：捐献骨髓 关爱生命 展示人道力量。

2005 年：自救互救——红十字在行动。

2006 年：健康援助进农家——红十字在行动。

2007 年：携手为人道。

2008 年：汇聚人道力量，共建和谐社会

2009 年：坚持以人为本，大力弘扬"人道、博爱、奉献"精神，求真务实，开拓创新。

2010 年：赞美您生命的礼物。

2011 年：健康援助进农家——红十字在行动。

2012 年：红十字——人道力量。

2013 年：汇聚人道力量·服务新区建设。

2014 年：我的红十字故事。

2015 年：践行基本原则——纪念红十字和红新月运动基本原则通过 50 周年。

2016 年：红十字博爱送万家。

2017 年：携手人道、关爱生命。

2018 年：人道为了你的微笑。

2019 年：爱心相伴，"救"在身边。

(米光明)

shìjiè lángchuāngrì

**世界狼疮日**（World Lupus Day） 每年 5 月 10 日。在 2004 年第七届国际狼疮大会上确立。系统性红斑狼疮是一种影响全身多个器官、系统的慢性炎症性自身免疫性疾病。由于某种目前未知的原因，红斑狼疮病人的免疫系统产生自身抗体，攻击人体自身细胞组织，造成组织损伤、器官功能障碍、伤残，甚至死亡，对人的健康和生活质量带来极大的危害，给个人及家庭，甚至社会带来一定的影响。进入 21 世纪以来，全球多个研究中心共同致力于对狼疮病因学以及新治疗方法的研究。为了增加国际间的学术交流，每 3 年举行 1 次全球狼疮会议，同时将邀请部分狼疮病人参加会议，为病人和医生搭建了一个相互沟通的平台。2004 年 5 月，在第七届国际狼疮大会期间，提出以每年的 5 月 10 日作为世界狼疮日。其宗旨是：提高狼疮病人的健康服务质量；促进对狼疮病因及治疗方法的研究；提高诊断技术以及全球狼疮的流行病学研究水平。随着风湿免疫学科的发展和循证医学证据的应用，狼疮的 10 年生存率已经提高到 90%，只要尽早规范治疗，对于大多数患者而言，狼疮已不再是"不治之症"，而是一种慢性疾病，虽然不可治愈，但是可以控制。在每年的这一天，在世界卫生组织的支持和各国下，通过新闻媒体对狼疮病相关知识进行宣传，使更多的病人及公众了解这一疾病；倡导病人以积极乐观的态度去面对这一疾病；号召社会各界给狼疮病研究以更多的重视，使更多的狼疮病人得到来自社会和医疗机构的关爱和帮助。

历年"世界狼疮日"活动主题：由各地自行确定。

(米光明)

guójì hùshìjié

**国际护士节**（International Nurses Day） 每年 5 月 12 日。又称南丁格尔日，曾称医院日，在中

国称为国际护士节。国际护士理事会于 1912 年为纪念现代护理之母南丁格尔而创立。其宗旨是倡导、继承和弘扬南丁格尔不畏艰险、甘于奉献、救死扶伤、勇于献身的人道主义精神。英国伟大女性弗劳伦斯·南丁格尔（Florence Nightingale，1820～1910 年）出身于富有家庭，她不顾父母反对而立志做一名护士。1854 年至 1856 年，英、法、土耳其联军与沙皇俄国在克里米亚交战，由于没有护士且医疗条件极差，英军伤病员死亡率高达 50%。在英国一家医院任护士主任的南丁格尔，带领 38 名护士奔赴前线，参加护理伤病员的工作。通过改造病室的卫生条件，加强护理，增加营养，半年之后英军伤病员死亡率下降到 2.2%。战地士兵亲切地称她为"提灯女神"。1860 年，南丁格尔在英国圣多马医院建立了世界上第一所正规护士学校。她撰写出《健康护理与疾病护理》《护士札记》等多部护理学专著，使护理学成为一门科学。她的办学思想由英国传到欧美及亚洲各国，她被誉为近代护理学的奠基人。南丁格尔逝世后，国际护士理事会于 1912 年把她的生日 5 月 12 日定为"国际护士节"。同年，红十字国际委员会决定，每两年颁发一次南丁格尔奖章和奖状，作为对各国护士的国际最高荣誉奖。从 1988 年以来，国际护士理事会每年都设立一个护士节主题，并出版相应的出版物和宣传画，以作为各国护士组织开展国际护士节纪念活动的纲领和指南。国际护士节是全世界护士的共同节日，各国医院和护士学校在这天都举办护士宣誓、授帽仪式等各种活动，围绕该年主题大力宣传护理工作，以激励护士继承和发扬护理事业的光荣传统，以"爱心、耐心、细心、责任心"对待每一位病人，做好护理工作。

2000 年以来"国际护士节"活动主题如下。

2000 年：无论何时何地，护士永远为你服务。

2001 年：无论何时何地，护士永远为你服务：联合反对暴力。

2002 年：无论何时何地，护士永远为你服务：关爱家庭。

2003 年：护士反对歧视 AIDS，关爱全人类。

2004 年：护士：携手战胜贫困。

2005 年：为了病人安全，抵制伪劣药品。

2006 年：合理配置护士，保证病人安全。

2007 年：营造优良执业环境，提供优质护理服务。

2008 年：提高社区护理品质，引领初级卫生保健。

2009 年：优质护理，服务社区，护士引领护理创新。

2010 年：优质护理，服务社区．护士引领长期护理。

2011 年：缩小差距增加收入和公平。

2012 年：营造优良执业环境，提供优质护理服务。

2013 年：缩小差距千年发展目标。

2014 年：变革的力量，重要的健康资源。

2015 年：变革的力量，高效护理与医疗成本。

2016 年：变革的力量，提高健康系统的适应性。

2017 年：护理　引领之声—实现可持续发展目标。

2018 年：护士　引领之声—健康是人的权利。

2019 年：发展护理服务，人人享有健康。

（米光明）

quánguó diǎnquēfábìng xuānchuánrì
**全国碘缺乏病宣传日**（China Iodine Deficiency Disorders Day；National IDD Day）　每年 5 月 15 日。又称全国碘缺乏病防治日。为提高国民对碘缺乏病危害的认识，促进国民身体健康，由卫生部与碘缺乏病防治相关部门协商确定从 1994 年起将 5 月 5 日作为全国碘缺乏病宣传日，自 2000 年起改为 5 月 15 日，旨在加大宣传力度，提高公众对防治碘缺乏病的认识。碘是影响智力发育的重要微量元素，人体缺碘会造成不同程度的损害，特别是对新婚育龄女、孕妇、婴幼儿的危害更为突出。碘缺乏病是一种世界性地方病，中国是世界上碘缺乏危害最严重的国家之一，原病区人口达 4.25 亿，约占世界病区人口的 40%，亚洲病区人口的 60%。1990 年联合国召开"世界儿童问题 71 国首脑会议"，通过了《儿童生存、保护和发展世界宣言》及其《行动计划》，明确提出在 2000 年全球世界消除碘缺乏病的目标。1991 年 3 月 18 日，李鹏总理代表中国政府签字承诺，2000 年在中国实现消除碘缺乏病。碘缺乏病虽然危害严重，但是可以通过全民食用碘盐这一简单、安全、有效和经济的补碘措施来预防。因此普及防病知识，提高自我保健意识，加强健康教育是消除碘缺乏病工作中十分紧迫的任务。1993 年 9 月中国政府国务院召开"中国 2000 年消除碘缺乏病动员会"，会议提出设立全国碘缺乏病防治日，经过卫生部与碘缺乏病防治相关部门（中国轻工总会、国家工商行政管理局、国家贸易部、国家技术监督局）的协调，确定从 1994 年起，每年的 5 月 5 日为为全国碘缺乏病宣传日。设立五一长假后，碘缺乏病防治日包含在了五一长假里，不便于宣传教育工作的开展。经过卫生部与碘缺乏病防治相关部委的协调，全国碘缺乏病宣传日自 2000 年起改为 5 月 15 日。

历年"全国碘缺乏病宣传日"活动主题如下。

1994 年：碘盐与健康。

1995 年：1995 年基本实现全民食盐加碘。

1996 年：全民食用合格的碘盐。

1997 年：食用合格碘盐，严禁销售非碘盐。

1998 年：健康的母亲不能缺碘，缺碘的家庭不会健康。

1999 年：坚持科学补碘，提高人口素质。

2000 年：坚持食用碘盐，持续消除碘缺乏病。

2001 年：加强碘盐监督管理，持续消除碘缺乏病。

2002 年：科学补碘、健康成长。

2003 年：食用碘盐，保护儿童智力发育。

2004 年：科学补碘，预防出生缺陷与智力残疾。

2005 年：控制碘缺乏，保护母婴健康。

2006 年：普及碘盐十年，人口素质提高。

2007 年：坚持食用碘盐，预防出生缺陷。

2008 年：坚持食用碘盐，享受健康生活。

2009 年：全社会共同参与，持续消除碘缺乏病。

2010 年：科学补碘，持续消除碘缺乏病。

2011 年：坚持科学补碘，预防碘缺乏病。

2012 年：科学补碘，健康一生。

2013 年：科学补碘，保护智力，成就梦想。

2014 年：科学补碘。

2015 年：科学补碘，重在生命最初 1000 天。

2016 年：坚持科学补碘，建设健康中国。

2017 年：每天一点碘，健康多一点。

2018 年："碘"亮智慧人生，共享健康生活。

2019 年：科学补碘益智，健康扶贫利民。

(米光明)

**shìjiè gāoxuèyārì**

## 世界高血压日 （World Hypertension Day，WHD）

每年 5 月 17 日。世界高血压联盟在 2005 年将每年的 5 月第二个周末（星期六）定为世界高血压日。自 2007 年起，规定为每年的 5 月 17 日。高血压是危害人类健康的最常见的慢性疾病，也是冠心病、脑卒中及肾脏疾患等严重疾病的危险因素。20 世纪 70 年代以来，在全球范围内开始重视对高血压的防治工作，于 1984 年在日内瓦建立了由各个国家的高血压联盟组成的世界高血压联盟。世界高血压联盟的一项主要任务是教育与宣传，宣传治疗高血压的重要性，教育全民包括患者和医务人员要采纳健康的生活方式，预防高血压的发生，呼吁各国政府加强对高血压病的控制。这是一个在各国由社会各界和公众参与的，旨在提高人们对高血压知晓度，认识高血压的严重危害，为公众提供预防、检测和治疗高血压信息的国际行动。中国高血压联盟在 1989 年 5 月 12 号正式成为世界高血压联盟的盟员国，为中国和世界高血压防治事业作出应有的贡献。2013～2019 年连续 6 年世界高血压日活动主题为"知晓您的血压"，提高广大群众对高血压病的认识和重视，有效预防和控制高血压。

历年"世界高血压日"活动主题如下。

2005 年：认识高血压。

2006 年：控制高血压，降压要达标。

2007 年：健康膳食健康血压。

2008 年：在家测量您的血压。

2009 年：盐与高血压。

2010 年：健康体重 健康血压。

2011 年：知晓您的血压和控制目标。

2012 年：健康生活方式与健康血压。

2013 年：健康心跳，健康血压。

2014 年：知晓您的血压。

2015 年：知晓您的血压。

2016 年：知晓您的血压。

2017 年：知晓您的血压。

2018 年：知晓您的血压。

2019 年：知晓您的血压。

(米光明)

**zhōngguó mǔrǔ wèiyǎngrì**

## 中国母乳喂养日 （China Breastfeeding Day）

每年 5 月 20 日。中国卫生部于 1990 年确立，旨在保护、促进和支持母乳喂养而设立的一项重要活动，也是献给所有哺乳母亲与孩子的节日。用母乳喂养婴儿，是每一位母亲的责任，也是每一个婴儿应享有的权利。联合国儿童基金会、世界卫生组织和世界母乳喂养行动联盟都一致建议，母乳喂养是人类哺育婴儿的最理想方式，应在婴儿出生后 6 个月内进行纯母乳喂养，坚持哺乳 24 个月以上。但是，20 世纪 80 年代以来，随着社会经济的发展，城乡居民生活生产方式的改变，中国无论大中城市还是农村地区，母乳喂养率持续下降。尤其在广大农村地区，由于食用廉价劣质奶粉和受污染的饮用水，孩子们的健康成长面临严峻挑战。中国政府历来十分关心和重视儿童的营养问题，为保护、促进和支持母乳喂养做了大量的工作。1990 年 5 月 10 日，卫生部在北京举行了母乳喂养新闻发布会，确定每年 5 月 20 日为"全国母乳喂养宣传日"。同年，起草了《母乳代用品销售管理办法》，该办法于 1995 年 6 月 13 日由卫生部、国家工商行政管理局、广播电影电视部、新闻出版署、国内贸易部及中国轻工总会六部门联合颁发，对母乳代用品生产及销售行为做出了严格的规定。卫生部于 2007 年印发了《婴幼儿喂养策略》，提出要保护、促进和支持母乳喂养；及时合理的添加辅助食品。各级卫生部门和妇幼保健机构、全国妇联等每年都在不断加大健康教育力度，广泛普及母乳喂养理念和婴幼儿喂养知识。

2000 年以来"中国母乳喂养日"活动主题如下。

2000 年：母乳喂养：你的权利。

2001 年：资讯时代的母乳喂养。

2002 年：健康的妈妈和健康的宝宝。

2003 年：母乳喂养——幸福的源泉。

2004 年：健康的妈妈和健康的宝宝。

2005 年：母乳喂养和家庭食物——关爱与健康。

2006 年：守则观察保护母乳喂养的 25 年。

2007 年：母乳哺喂——第一个小时拯救 100 万个婴儿。

2008 年：支持母乳喂养，获得人生第一块金牌。

2009 年：让每个儿童有更好的未来。

2010 年：倡导母乳喂养 促进科学育儿。

2011 年：母乳喂养好处多。

2012 年：每个宝宝都独一无二，每个妈妈都与众不同。

2013 年：支持母乳喂养贴近母亲。

2014 年：母乳喂养，受益一生。

2015 年：母乳喂养的正确姿势。

2016 年：母乳喂养好处多。

2017 年：初乳是婴儿的第一剂疫苗。

2018 年：母乳喂养，生命之源。

2019 年：母乳喂养给宝宝100 分的爱。

（米光明）

zhōngguó xuéshēng yíngyǎngrì

**中国学生营养日** （Students' Nutrition Day of China） 每年 5 月 20 日。中国学生营养促进会于 1990 年发起实施，2001 年由教育部、卫生部联合发文予以确定，旨在促进改善学生营养状况和营养成分，提高人口健康素质。儿童青少年正处在生长发育的关键时期，是奠定成人体质的基础阶段。20 世纪 80 年代以来，尽管中国城乡生活日益富裕，但中小学生的营养与相关行为方面的问题仍普遍存在。中国学生营养促进会于 1989 年在营养学家于若木的主持下，结合世界卫生组织 2000 年人人享有卫生保健的战略目标，制定了《中国 90 年代学生营养工作计划（1991～2000 年）》。这一计划方案命名为"护苗系统工程"，其第一项内容是确定每年 5 月 20 日为中国学生营养日，向学生、教师及家长开展营养与饮食卫生教育，宣传学生时期营养的重要性，大力普及营养知识。这项活动得到广大师生、家长的欢迎和许多营养学专家的积极参与、支持。为了使学生营养教育工作更加广泛、深入、持久地开展下去，促进学生营养宣传教育工作的制度化，2001 年 5 月，教育部、卫生部以（卫疾控发〔2001〕120 号）文联合颁布文件将"中国学生营养日"规范化、制度化，以促进全社会对学生营养问题的重视和关注。21 世纪以来，学生营养教育的内容愈加具体化，具有行为指导性。2014 年，提出"孩子吃的健康应做到健康餐盘 3：2：1"，即每日主食、蔬菜、肉类的比例应遵循 3：2：1。2016 年，针对学生饮食与运动问题提出"52110，健康快乐行"，即每天 5 份拳头大小的蔬菜水果；2 小时以下的电子产品使用时间；1 小时以上中等或高等强度运动；1 份手掌心大小及厚度的肉类；不喝（0 次）含糖饮料。通过形式多样的主题健康教育活动，培养中小学生的健康生活方式。

历年"中国学生营养日"活动主题：

1991 年：营养、健康、好学、向上。

1992 年：营养、健康、好学、向上。

1993 年：营养主要来自日常膳食。

1994 年：营养贵在全面、均衡、适量。

1995 年：营养给你健康、智慧和力量。

1996 年：大家来学营养知识，人人学会自我保健。

1997 年：营养给你健康、智慧和力量。

1998 年：营养给你健康、智慧和力量。

1999 年：建设护苗系统工程，托起明天的太阳。

2000 年：营养午餐配合素质教育，为国育英才。

2001 年：喝牛奶，保健康。

2002 年：保证食品安全，促进学生营养餐发展。

2003 年：营养、食品安全与健康。

2004 年：营养、食品安全与健康。

2005 年：均衡营养、适量运动

2006 年：均衡营养、适量运动——预防慢性病，从青少年抓起。

2007 年：均衡营养、适量运动——营养、健康，和谐同行。

2008 年：均衡营养、适量运动——营养、食品安全与健康。

2009 年：食品安全营养、孩子健康成长——远离肥胖与慢性病。

2010 年：全面、均衡、适量——远离肥胖与慢性病。

2011 年：全面、均衡、适量——培养健康的饮食行为。

2012 年：改善农村学生营养，托起祖国未来。

2013 年：均衡营养，成长更健康。

2014 年：健康餐盘 3：2：1。

2015 年：营养运动，均衡发展。

2016 年：52110，健康快乐行。

2017 年：天天好营养，一生享健康。

2018 年：营养+运动　平衡促健康。

2019 年：营养+运动　携手护视力。

（米光明）

quánguó dàxuéshēng xīnlǐ jiànkāngrì

**全国大学生心理健康日**（National Mental Health Day for University Students）　每年 5 月 25 日。由中国教育部、共青团中央、全国学联办公室于 2004 年确立。旨在促进中国大学生群体的心理健康。2000 年，由北京师范大学心理学社、心理健康者协会倡议，十多所高校响应，并经北京市团委、学联批准，将 5 月 25 日为北京大学生心理健康日。选择"5.25"是为了让大学生便于记忆，关注自己的心理健康。"525"与"我爱我"谐音，体现了该活动的宗旨和目的。心理健康的第一条标准就是认识自我，接纳自我，乐观自信。爱自己才能更好地爱他人，才能用尊重、信任、友爱、宽容的态度与人相处，才能分享、接受、给予爱和友谊，才能与他人同心协力。北京第一届活动举办之后，"5.25——大学生心理健康日"在全国高校得到认同，许多高校学生自发建立了学生心理社团，届时开展心理健康教育活动周活动，通过组织主题演讲、心理情景剧比赛、心理健康教育主题网展等活动，在大学校园里普及心理健康知识，在一定程度上帮助学生应对、解决生活中遇到的问题，开发了大学生心理健康的潜能。2004 年，教育部、共青团中央、全国学联办公室联合发文，把每年的 5 月 25 日确定为全国大学生心理健康日。5.25 大学生心理健康活动日（周）已遍及全国各地，成为全国大学生积极参与的一项校园文化活动。

历年"全国大学生心理健康日"活动主题及口号如下。

2000 年：主题体现 5.25 理念。

口号：我爱我，给心理一片晴空！

2001 年：主题围绕改善人际沟通能力。

口号：我爱我，创造一个良好的人际空间。

2002 年：主题围绕"自我"展开。

口号：我爱我，了解我自己。

2003 年：主题针对"非典"危机干预。

口号：我爱我，危机、理性、成长。

2004 年：主题针对大学生的社会化和人际关系问题。

口号：我爱我，走出心灵孤岛。

2005 年：主题围绕大学生涯规划的问题。

口号：我爱我，放飞理想，规划人生。

2006 年：主题是快乐自在我心。

口号：健康、自信——让我们尽情体验快乐的感觉！

2007 年：主题是人际交往与师生互动。

口号：我爱我，用心交往，构建和谐。

2008 年：和谐心灵 绿色奥运。

2009 年：认同 关爱 超越。

2010 年：和谐心灵 健康成才。

2011 年：珍爱生命，责任同行。

2012 年：寻找我，拥抱我。

2013 年：大声说出你的爱。

2014 ~ 2017 年：由各地自行确定。

2018 年：新时代，心梦想，心健康。

2019 年：筑梦健康，追梦成长。

（米光明）

**世界肠道健康日**（World Intestinal Health Day）　每年的 5 月 29 日。1958 年 5 月 29 日，世界胃肠病学组织（World Gastrointestinal Organization，WGO）创始人亨利·科恩（Henry Cohen）博士提出，5 月 29 日这一天，将永久的成为"世界肠道健康日"。2005 年 5 月 29 日，来自世界各地的胃肠道学者齐聚一堂，举行了首次国际肠道健康研讨会，确定每年 5 月 29 日为世界肠道健康日。2010 年，中国食品科学技术学会于北京召开的第五届"乳酸菌与健康"国际研讨会上，将"世界肠道健康日"这个概念引入中国，旨在提升公众的肠道健康意识。在中国，有超过 3 000 万人承受着顽固性肠道疾病的困扰，每年有超过 10 亿人次出现腹泻或便秘，新增大肠癌患者高达 40 万人次。而大肠癌在中国所有肿瘤的发病率中排名第五，中国平均发病年龄为 58 岁，比欧美国家提前 12～18 年。高强度的工作、熬夜、不规律的饮食、滥用抗生素等生活方式问题是破坏肠道健康的主要危险因素。2015 年 5 月 29 日，国家卫计委新闻宣传中心（中国健康教育中心）在北京举办"关爱肠道，有益更健康"世界肠道日主题宣传活动，推出肠道健康知识手册，向公众推荐 10 条保持肠道健康的建议。

　　历年"世界肠道健康日"活动主题：由各地自行确定。

（米光明）

**世界无烟日**（World No Tobacco Day）　每年 5 月 31 日。世界卫生组织于 1989 年确立。烟草危害是当今世界最严重的公共卫生问题之一，吸烟是导致心脑血管疾病、癌症、慢性阻塞性肺病等多种疾患的行为危险因素，全世界每年死于吸烟相关疾病的人数达 490 万。烟草在全球盛行了 200 多年，直到 20 世纪中叶，人类才开始认识到吸烟与被动吸烟对人类的危害。1977 年，美国癌肿协会首先提出了以无烟日这种宣传教育方式控制吸烟。这天，在美国全国范围内开展"吸烟危害健康"的宣传教育活动，劝阻吸烟者在当天不吸烟，商店停售烟草制品一天。1987 年 11 月在第六届吸烟与健康国际会议上，世界卫生组织倡议将 1988 年 4 月 7 日定为第一个"世界无烟日"，并将"要烟草还是要健康，请您选择"作为该年的世界卫生日主题。从 1989 年起世界卫生组织将世界无烟日改为每年的 5 月 31 日，中国也将该日作为中国的无烟日，组织开展媒体宣传、青少年拒吸第一支烟签名活动、名人倡导、国际戒烟大赛等多种形式的主题日活动。2003 年 5 月 21 日，在日内瓦举行的第 56 届世界卫生大会上，世界卫生组织 192 个成员国一致通过了《WHO 烟草控制框架公约》。2005 年 2 月 27 日，该《公约》正式生效，为在全球控制烟草危害，共同维护人类健康提供了法律框架。2008 年 5 月，在第 20 个"世界无烟日"到来前夕，中国卫生部发布《2007 年中国控制吸烟报告》，向公众详细阐述吸烟与被动吸烟的危害及应对措施。这是中国发布的首份控烟报告，宣示了中国政府保护公民健康的郑重承诺及控烟履约的应对策略。世界无烟日活动已经由"吸烟有害"知识的传播全面转向控烟履约的社会行动。

历年"世界无烟日"活动主题如下。

1988 年：要烟草还是要健康，请您选择。

1989 年：妇女与烟草。

1990 年：青少年不要吸烟。

1991 年：在公共场所和公共交通工具上不吸烟。

1992 年：工作场所不吸烟。

1993 年：卫生部门和卫生工作者反对吸烟。

1994 年：大众传播媒介宣传反对吸烟。

1995 年：烟草与经济。

1996 年：无烟的文体活动。

1997 年：联合国和有关机构反对吸烟。

1998 年：在无烟草环境中成长。

1999 年：戒烟。

2000 年：不要利用文体活动促销烟草。

2001 年：清洁空气，拒吸二手烟。

2002 年：无烟体育—清洁的比赛。

2003 年：无烟草影视及时尚行动。

2004 年：控制吸烟，减少贫困。

2005 年：卫生工作者与控烟。

2006 年：烟草吞噬生命。

2007 年：创建无烟环境。

2008 年：无烟青少年。

2009 年：烟草健康警示。

2010 年：性别与烟草——抵制针对女性的市场营销。

2011 年：烟草致命如水火无情，控烟履约可挽救生命。

2012 年：烟草业干扰控烟。口号：生命与烟草的对抗。

2013 年：禁止烟草广告、促销和赞助。

2014 年：提高烟草税。

2015年：制止烟草制品非法贸易。

2016年：为平装做好准备。

2017年：烟草对发展的威胁。

2018年：烟草和心脏病。

2019年：烟草和肺部健康。

（米光明）

shìjiè huánjìngrì
**世界环境日**（World Environment Day） 每年6月5日。1972年第27届联合国大会通过确定。1972年6月5日在瑞典召开了首届《联合国人类环境会议》，会议通过了《联合国人类环境会议宣言》，简称《人类环境宣言》，并提出建议将大会的开幕日定为"世界环境日"。同年10月，第27届联合国大会通过决议接受了该项建议。世界环境日旨在提醒全世界注意地球状况和人类活动对生态环境的危害，提高各国政府对环境问题的注意并采取保护环境的行动。联合国环境规划署每年6月5日选择一个成员国举行"世界环境日"纪念活动，并根据当年的世界主要环境问题及热点，制定世界环境日主题。中国从1985年6月5日开始举办纪念世界环境日的活动。1993年北京市被选为举办主题日活动的城市，其活动主题是"打破贫穷与环境的怪圈"。2005年起，除了联合国的全球主题外，中国还提出适合本国国情的活动日主题，以提高全社会的环境意识，为保护和改善人类环境，造福子孙后代而共同行动。

历年"世界环境日"活动主题如下。

1974年：只有一个地球。

1975年：人类居住。

1976年：水，生命的重要源泉。

1977年：关注臭氧层破坏、水土流失、土壤退化和滥伐森林。

1978年：没有破坏的发展。

1979年：为了儿童的未来——没有破坏的发展。

1980年：新的十年，新的挑战——没有破坏的发展。

1981年：保护地下水和人类食物链，防治有毒化学品污染。

1982年：纪念斯德哥尔摩人类环境会议10周年——提高环保意识。

1983年：管理和处置有害废弃物，防治酸雨破坏和提高能源利用率。

1984年：沙漠化。

1985年：青年、人口、环境。

1986年：环境与和平。

1987年：环境与居住。

1988年：保护环境、持续发展、公众参与。

1989年：警惕全球变暖。

1990年：儿童与环境。

1991年：气候变化——需要全球合作。

1992年：只有一个地球——关心与共享。

1993年：贫穷与环境——摆脱恶性循环。

1994年：一个地球一个家庭。

1995年：各国人民联合起来，创造更加美好的世界。

1996年：我们的地球、居住地、家园。

1997年：为了地球上的生命。

1998年：为了地球的生命，拯救我们的海洋。

1999年：拯救地球就是拯救未来。

2000年：2000环境千年，行动起来。

2001年：世间万物 生命之网。

2002年：让地球充满生机。

2003年：水——二十亿人生命之所系。

2004年：海洋存亡，匹夫有责。

2005年：营造绿色城市，呵护地球家园。

中国主题：人人参与 创建绿色家园。

2006年：莫使旱地变为沙漠。

中国主题：生态安全与环境友好型社会。

2007年：冰川消融，后果堪忧。

中国主题：污染减排与环境友好型社会。

2008年：促进低碳经济。

中国主题：绿色奥运与环境友好型社会。

2009年：地球需要你：团结起来应对气候变化。

中国主题：减少污染 行动起来。

2010年：多样的物种，唯一的地球，共同的未来。

中国主题：低碳减排·绿色生活。

2011年：森林：大自然为您效劳。

中国主题：共建生态文明 共享绿色未来。

2012年：绿色消费，你参与了吗。

中国主题：绿色消费，你行动了吗?

2013年：思前，食后，厉行节约。

中国主题：同呼吸，共奋斗。

2014年：提高你的呼声，而不是海平面。

中国主题：向污染宣战。

2015年：可持续消费和生产。

中国主题：践行绿色生活。

2016年：为生命呐喊。

中国主题：改善环境质量，推动绿色发展。

2017年：人与自然，相连

相生。

中国主题：绿水青山就是金山银山。

2018 年：塑战速决。

中国主题：美丽中国，我是行动者。

2019 年：空气污染。

中国主题：蓝天保卫战，我是行动者。

（米光明）

quánguó 'àiyǎnrì

**全国爱眼日**（National Eye Health Day）　每年 6 月 6 日。1996 年中国卫生部、教育部、全国爱卫会等 12 个部委联合发起。旨在普及眼病防治知识，唤醒全社会的爱眼护眼意识。眼病是严重影响人类健康和生活质量的常见病、多发病。中国是世界上盲和视力损伤严重的国家之一，约有 500 万盲人，低视力者 600 多万，青少年近视率达 60%，而这些眼病中约有 75% 是可以防治的。1992 年 9 月 25 日中国爱眼行动的先行者——徐广第、王延华、耿贯一和董坚堪 4 位学者联名向全国发出《建立全国爱眼日倡议书》，并在天津市召开了"全国爱眼日"第一次研讨会。天津、北京、武汉、广州等大中城市眼科学界和医务人员纷纷响应，相继举办了爱眼宣传教育活动。1996 年 1 月 19 日，国家卫生部、教育部、全国爱卫会、广播电影电视部、文化部、国内贸易部、中国轻工总会、国家技术监督局、国家工商行政管理局、共青团中央、全国妇联和中国残联联合发布《关于开展"爱眼日"宣传教育活动的通知》，决定将每年 6 月 6 日定为全国爱眼日。全国爱眼日健康教育活动的重点人群是广大青少年。爱眼行动重点关注的是儿童青少年、老年人、贫困人群等弱势群体的眼健康。随着中国儿童青少年近视呈现高发、低龄化、重度化的趋势，近视防控工作受到国家和社会的高度重视。2016 年以来，连续 4 年将全国爱眼日主题聚焦在儿童青少年近视防控方面。

历年"全国爱眼日"活动主题如下。

1996 年：保护儿童和青少年视力。

1997 年：老年人眼保健。

1998 年：预防眼外伤。

1999 年：保护老年人视力，提高生活质量。

2000 年：动员起来，让白内障盲见光明。

2001 年：早期干预，减少可避免的儿童盲症。

2002 年：关爱老年人的眼睛，享有看见的权利。

2003 年：爱护眼睛，为消除可避免盲而努力。

2004 年：防治屈光不正及低视力，提高儿童和青少年眼保健水平。

2005 年：预防近视，珍爱光明。

2006 年：防盲治盲，共同参与。

2007 年：防盲进社区，关注眼健康。

2008 年：明亮眼睛迎奥运。

2009 年：关注青少年眼健康。

2010 年：关注贫困人口眼健康，百万工程送光明。

2011 年：我们体会黑暗珍爱光明。

2012 年：情系白内障患者，共享和谐新视界。

2013 年：汇聚中国梦，2016 年前消灭致盲性沙眼。

2014 年：关注眼健康，预防糖尿病致盲。

2015 年：告别沙眼盲，关注眼健康。

2016 年：呵护眼睛，从小做起。

2017 年："目"浴阳光，预防近视。

2018 年：科学矫正近视，关爱孩子眼健康。

2019 年：共同呵护好孩子的眼健康，让他们拥有一个光明的未来。

（米光明）

shìjiè xiànxuèzhěrì

**世界献血者日**（World Blood Donor Day，WBDD）　每年 6 月 14 日。世界卫生组织、红十字会与红新月会国际联合会、国际献血组织联合会、国际输血协会于 2001 年联合倡导创立。血液安全对于卫生服务质量具有双重意义，它既可以挽救大量的生命，也可以通过输入不健康的血液传播许多疾病，如艾滋病、乙肝、丙肝、疟疾和梅毒等。因此，可靠和安全的血源对公共健康至关重要。志愿无偿献血（Voluntary non-remunerated blood donation，VNBD）是确保安全的血液和血液制品战略的基础。但直至 21 世纪初，仅仅有 39 个国家做到了 100% 志愿无偿献血。在发展中国家，无偿献血志愿者的招募、维持活动面临人员和资源的严重不足，仍需开展广泛的公众教育向民众普及知识，使其消除迷信、恐惧和误解。2001 年在南非约翰内斯堡举办的第八届自愿无偿献血者招募国际大会上，为鼓励更多的健康人无偿献血，宣传和促进全球血液安全规划的实施，世界卫生组织、红十字会与红新月会国际联合会、国际献血组织联合会、国际输血协会 4 家国际组织联合倡导将每年的 6 月 14 日定为"世界献血者日"，该日是发现 ABO 血型系统的诺贝尔奖获得者卡尔·兰德斯坦纳的生日。世界献血者日从 2004 年起正式实行，以感谢各国为拯救生命而自愿献血者的无私奉献，宣传无偿献血的重要性，鼓励更多的人成为自愿献血者。

历年"世界献血者日"活动主题如下。

2004 年：血液，生命的礼物。感谢您。

2005 年：赞颂您血液的礼物。

2006 年：感谢您血液的礼物。

2007 年：安全血液促进母亲安全。

2008 年：定期献血。

2009 年：继续重视通过实现 100%自愿无偿捐献血液和血液成分的目标，改善安全和充足的血液供应。

2010 年：向世界提供新鲜血液。

2011 年：捐献更多的血液，挽救更多的生命。

2012 年：每位献血者都是英雄。

2013 年：每一份献血都是生命的礼物。

2014 年：安全血液挽救母亲生命。

2015 年：感谢您挽救我的生命。

2016 年：血液连接你我。

2017 年：我能做什么？——献血。现在献血。经常献血。

2018 年：为他人着想 捐献热血 分享生命。

2019 年：人人享有安全血液。

（米光明）

quánguó shípǐn 'ānquán xuānchuánzhōu

**全国食品安全宣传周**（China Food Safety Publicity Week）每年 6 月份的第 3 周。国务院食品安全委员会办公室于 2011 年确定。活动宗旨是促进公众树立健康饮食理念，提升消费信心，提高食品安全意识和科学应对风险的能力；增强食品生产经营者守法经营责任意识；提高监管人员监管责任意识和业务素质。1995 年 10 月 30 日，《中华人民共和国食品卫生法》经第八届全国人大常委会第 16 次会议审议通过并颁布施行。为搞好《食品卫生法》宣传活动，卫生部决定自 1996 年起，每年 11 月份第一周为食品卫生法宣传周，并针对群众关心的食品卫生问题，每年确立一个宣传主题。2009 年 2 月 28 日，十一届全国人大常委会第七次会议通过了《中华人民共和国食品安全法》，自 2009 年 6 月 1 日起施行，原有的《食品卫生法》同时废止。食品卫生法宣传周活动延续到 2010 年，围绕食品安全开展普法活动。首届全国食品安全宣传周活动在 2011 年 6 月 13 号在北京启动，在全国范围内集中开展形式多样、内容丰富、声势浩大的食品安全主题宣传活动。随着中国的机构改革不断深化和执政理念的转变，在"健康融入一切政策"理念指导下，越来越多的政府部门机构积极把本部门与食品相关的活动调整到食品安全宣传周中。成员单位数量由首届的 9 个增加到第五届（2015 年）的 18 个，包括国务院食安办、中央文明办、教育部、工业和信息化部、公安部、农业部、商务部、卫生计生委、工商总局、质检总局、食品药品监管总局、粮食局、共青团中央、中国科协、中国铁路总公司、国家互联网信息办公室、国家新闻出版广电总局及中国保险监管会。通过搭建多种交流平台，以多种形式、多个角度、多条途径，面向社会公众、贴近群众生活，有针对性地开展食品安全风险交流、普及食品安全科普知识活动。

历年"全国食品安全宣传周"活动主题如下。

2011 年：人人关心食品安全家家享受健康生活。

2012 年：共建诚信家园 同铸食品安全。

2013 年：社会共治 同心携手维护食品安全。

2014 年：提升食品安全治理能力。

2015 年：尚德守法 全面提升食品安全法治化水平。

2016 年：尚德守法 共治共享食品安全。

2017 年：尚德守法 共治共享食品安全。

2018 年：尚德守法 食品安全让生活更美好。

2019 年：尚德守法 食品安全让生活更美好。

（米光明）

jìnzhǐ yàowù lànyòng hé fēifǎ fànyùn guójìrì

**禁止药物滥用和非法贩运国际日**（International Day against Drug Abuse and Illicit Trafficking）每年 6 月 26 日。又称国际反毒品日、国际禁毒日。联合国于 1987 年确立。旨在引起世界各国对毒品问题的重视，号召全球人民共同抵制毒品的侵害，与毒品犯罪活动做坚决的斗争。毒品指鸦片、海洛因、冰毒、吗啡、大麻、可卡因以及其他能够使人形成瘾癖的麻醉药品和精神药品。毒品不仅直接危害人们的身心健康，导致艾滋病等疾病传播，还给经济发展和社会进步带来巨大威胁。20 世纪 80 年代以来，吸毒在全世界日趋泛滥，毒品走私日益严重。毒品蔓延的范围已扩展到全球 200 多个国家和地区，而且出现吸毒人群年轻化、女性吸毒者增加的趋势。1987 年 6 月 12 日～26 日，联合国在维也纳召开了 138 个国家 3 000 多名代表参加的麻醉品滥用和非法贩运问题部长级会议。会议提出了"爱生命，不吸毒"的口号。与会代表一致同意将每年的 6 月 26 日定为"国际禁毒日"，同年 12 月，第 42 届联合国大会通过了把每年的 6 月 26 日定为"禁止药物滥用和非法贩运国际日"的决议。从 1990 年起，中国在由公安部、国务院办公厅、卫生部等 18 个部委组成的国家禁毒委员会领导下，各地每年都在 6.26 国际禁毒日前后通过报刊、广播、电视等新闻媒介等多种形式集中开展大规模的禁毒宣传活动，特别是重视对在校青少年进行毒品预防教育，以提高全民的防毒拒毒意识和自我保护能力。从 1992 年起，每年国际禁毒日都确定一个主题口号，以达到国际社会共同关注和参与的效果。

历年"国际禁毒日"活动主题如下。

1992 年：毒品，全球问题，需要全球解决。

1993 年：实施教育，抵制毒品。

1994 年：女性，吸毒，抵制毒品。

1995 年：国际合作禁毒，联合国 90 年代中禁毒回顾。

1996 年：滥用毒品与非法贩运带来的社会和经济后果。

1997 年：让大众远离毒品。

1998 年：无毒世界我们能做到。

1999 年：亲近音乐，远离毒品。

2000 年：面对现实，拒绝堕落和暴力。

2001 年：体育拒绝毒品。

2002 年：吸毒与艾滋病。

2003 年：让我们讨论毒品问题

中国主题：远离毒品，关爱未来。

2004 年：抵制毒品，参与禁毒。

2005 年：珍惜自我，健康选择。

2006 年：毒品不是儿戏。

2007 年：抵制毒品，参与禁毒。

2008 年：依法禁毒、构造和谐。

2009 年：毒品控制了你的生活吗？你的生活，你的社区，拒绝毒品。

2010 年：参与禁毒斗争，构建和谐社会。

2011 年：青少年与合成毒品。

2012 年：全球行动共建无毒品安全社区。

2013 年：让健康而不是毒品成为你生命中"新的快感"。

2014 年：希望的信息：药物使用障碍是可以预防和治疗的。

2015 年：抵制毒品，参与禁毒。

2016 年：无毒青春，健康生活。

2017 年：无毒青春，健康生活。

2018 年：抵制毒品，参与禁毒。

2019 年：健康人生，绿色无毒。

（米光明）

guójì diānxián guān'àirì

**国际癫痫关爱日**（International Epilepsy Care Day）　每年 6 月 28 日。由中国抗癫痫协会于 2006 年发起，国际抗癫痫联盟、国际癫痫病友会支持确立。癫痫是一种常见的神经系统疾病。世界卫生组织报告，全球癫痫患者约 5 000 万人，4 000 万在发展中国家。中国有 1 000 多万癫痫患者，其中 18 岁以下儿童约占 2/3；每年还出现 40 万新发病例，近 60% 的病人没有接受正规的抗癫痫治疗。1996 年，世界卫生组织、国际抗癫痫联盟、国际癫痫病友会与中国共同发起了全球抗癫痫运动，旨在全球改善对癫痫的认识、预防、治疗与服务。2006 年 10 月在第二届北京国际癫痫论坛上，中国抗癫痫协会发起创办国际癫痫关爱日的倡议，得到来自 20 余个国家代表的热烈响应，并得到国际抗癫痫组织的支持。与会者选定以 1997 年在爱尔兰都柏林举行的国际癫痫大会通过全球抗癫痫运动的日子，即 6 月 28 日为国际癫痫关爱日，旨在普及癫痫防治科学知识，动员全社会关爱癫痫患者，共同构建和谐社会。从 2007 年开始，中国率先开展"6.28 国际癫痫关爱日"活动，以此告知人们，癫痫患者的家庭、学校以及周围的人群，对患者的生活、精神治疗起着重要的作用；支持、帮助癫痫患者积极治疗，尽早康复，是全社会共同的责任。2016 年第 10 个国际癫痫关爱日到来之际，中国抗癫痫协会推出癫痫公益标识——银杏叶，旨在为所有癫痫患者呼吁获得全社会关爱、消除偏见和歧视。

历年"国际癫痫关爱日"活动主题如下。

2007 年：消除偏见，走出阴影。

2008 年：重塑尊严，回归社会。

2009 年：关注癫痫、规范诊疗。

2010 年：癫痫儿童健康与成长。

2011 年：坚持正规治疗，勿信虚假广告。

2012 年：与癫痫患者同行。

2013 年：实现梦想，根治癫痫，从"遵医嘱，记日志"开始。

2014 年：医患协力，战胜癫痫。

2015 年：康复身心 根治癫痫。

2016 年：抗癫人生路，银杏叶相伴。

2017 年：关注校园内的癫痫患者。

2018 年：癫痫与脑科学。

2019 年：癫痫与公共卫生。

（米光明）

shìjiè guòmǐnxìng jíbìngrì

## 世界过敏性疾病日（World Allergic Diseases Day）

每年 7 月 8 日。2005 年由世界卫生组织确定。旨在增强公众对过敏性疾病的认识，共同防治这一常见病、多发病。随着传染性疾病的减少、环境污染日趋严重、生活方式的改变及精神压力增加等多因素的影响，过敏性疾病如过敏性鼻炎、荨麻疹、支气管哮喘、湿疹等成为全球性的公共卫生问题，被世界卫生组织列为 21 世纪重点研究和防治的疾病。为此，2005 年 6 月 28 日，在德国召开的世界变态反应大会上，世界卫生组织与世界变态反应组织联合各国变态反应研究机构共同发起了对抗过敏性疾病的全球倡议设立该活动日。20 世纪 90 年代以来，在中国过敏性疾病的患病率每年以 5% 的速度递增。已经证实可以诱发过敏的物质多达 3 000 余种。多数患者的过敏原是尘螨、花粉、霉菌、装饰材料、动物皮毛、各种海鲜、奶制品、食品添加剂和防腐剂等，越来越多的过敏性疾病严重影响着人们的健康。世界卫生组织推荐的对抗过敏性疾病"四位一体"治疗方法，即通过避免接触过敏源、标准化脱敏治疗、加强患者教育及适当药物治疗逐步改善过敏情况，彻底脱敏。这是"标本兼治"的治疗方案，显示出健康教育在过敏性疾病防控中的重要作用，亟待通过广泛的主题日宣传和健康教育活动增加人们对新知识、新技术的了解和应用。

历年"世界过敏性疾病日"活动主题如下。

2005 年：重视和预防过敏性疾病。

2006 年：重视和预防过敏性疾病。

2007 年：关注慢性呼吸道过敏性疾病。

2008 年：认识过敏。

2009 年：摆脱过敏，自在人生。

2010 年：关爱健康，远离过敏。

2011 年：摆脱过敏，控制鼻炎，远离哮喘，自在人生。

2012 年：关爱儿童过敏。

2013 年：关注过敏进程，重视食物过敏。

2014 年：摆脱过敏，控制鼻炎，远离哮喘，自在人生。

2015 年：由各地自行确定。

2016 年：由各地自行确定。

2017 年：精准出击，摆脱过敏。

2018 年：远离过敏有方法。

2019 年：食物过敏是全球关注的问题。

（米光明）

shìjiè rénkǒurì

## 世界人口日（World Population Day）

每年 7 月 11 日。联合国于 1990 年确定。旨在唤起人们对人口问题的重视，创造有利于控制人口过快增长的社会环境，推进各国的计划生育与生殖健康工作。人口问题关系到现在和将来地球居民的生存条件以及健康状况。维持人口的稳定增长，是环境可持续发展的重要内容，也是实现社会人口与发展目标的主要因素。1987 年 7 月 11 日，前南斯拉夫的一个婴儿降生，被联合国象征性地认定为是地球上第 50 亿个人，并宣布地球人口达到 50 亿。为纪念这个特殊的日子，联合国人口活动基金倡议将这一天定为"世界 50 亿人口日"。1995 年 2 月 15 日零点，北京妇产医院一个 3 700g 的婴儿出生，宣告中国第 12 亿个公民的到来。1999 年 10 月 12 日世界人口达 60 亿，联合国确定该天为世界"60 亿人口日"。联合国人口基金从 1996 年起，为每年的世界人口日确定一个明确的活动主题，要求各国政府、民间团体在此期间开展"世界人口日"宣传活动。自 2008 年起中国政府每年参照国际上世界人口日主题提出符合中国国情的活动主题。从这些主题中，既可以看到历年主题侧重点的不同，又可反映出联合国关注世界人口发展变化的整体脉络。

历年"世界人口日"活动主题如下。

1996 年：生殖健康与艾滋病。

1997 年：为了新一代及其生殖健康和权力。

1998 年：走向 60 亿人口日。

1999 年：60 亿人口日开始倒计时。

2000 年：拯救妇女生命。

2001 年：人口、发展与环境。

2002 年：贫困、人口与发展。

2003 年：青少年的性健康、生殖健康和权利。

2004年：纪念国际人口与发展大会10周年。

2005年：平等＝授权（性别平等以及赋予女孩和妇女平等机会 教育、经济、生殖卫生和参与）。

2006年：年轻人。

2007年：男性参与孕产妇保健。

2008年：这是一种权利，让我们将它变成现实。

中国主题：生殖健康是一种权利，让我们将它变成现实。

2009年：应对经济危机投资于妇女是一个明智的选择。

中国主题：关注计划生育家庭，促进妇女创业发展。

2010年：每个人都很重要。

中国主题：每个人都有贡献。

2011年：关注70亿人的世界。

2012年：普及生殖健康服务。

2013年：关注少女怀孕问题。

中国主题：我青春 我健康。

2014年：关注向青年人投资。

2015年：紧急情况下的弱势群体。

2016年：投资于青少年女性。

2017年：计划生育—赋予女性权利，利于发展国家。

2018年：计划生育是一项人权。

2019年：加快进程，实现承诺。

（米光明）

guójì zìwǒ bǎojiànrì

## 国际自我保健日 （International-al Self-care Day）

每年的7月24日。经世界自我药疗产业协会首位华人主席郭振宇倡议，由中国非处方药物协会、中国医药卫生事业发展基金会、中国药学会和北京市健康促进工作委员会共同于2011年7月24日在中国发起设立。其宗旨是秉承并倡导"不治已病治未病"的中国传统医学保健理念，面向公众普及"自我保健""负责任的自我药疗"的理念、知识和技能，教育公众正确认识、科学使用OTC药品，以增进公众的健康。自我保健是一种"双赢"行为，有利于公众的健康，又有助于节约公共医疗保健预算。自我药疗是自我保健重要的组成，自我药疗行为不仅包括正确地使用处方和非处方药物，而且包括正确地使用自我保健产品，利用自我保健产品降低疾病风险，同时鼓励高效和有竞争力的产业研发和供应自我保健产品。国际自我保健日设立在7月24日，寓意每个人每周7天，每天24小时，时时刻刻都应该关爱自己，时时刻刻都要注重自我保健。本活动采取多样的宣传教育形式，通过媒体宣传、专家讲座、科普视频网络传播、现场咨询和知识问答等渠道向公众宣传普及自我保健和自我药疗的理念、知识和技能。2012年7月24日"国际自我保健日"启动仪式在上海成功举办，会上发布了《上海宣言》，倡议全球民众关心和照顾自己和家人的健康。2017年，原国家卫计委发文（国卫健字【2017】2号）文认可了"国际自我保健日"。2019年6月世界卫生组织发布《WHO自我保健干预健康综合指南》并宣布：6月24日至7月24日为自我保健推广月，标志着国际自我保健日获得世界卫生组织的正式认可。

历年"国际自我保健日"活动主题如下。

2011年：我的健康我做主。

2012年：自我保健，善待自己。

2013年：自我保健，受益终生。

2014年：自我保健，重在行动。

2015年：由各地自行确定。

2016年：我的健康我做主。

2017年：自我保健，全民健康。

2018年：改变与行动。

2019年：关注自我保健，普及合理用药。

（米光明）

shìjiè gānyánrì

## 世界肝炎日 （World Hepatitis Day）

每年7月28日。世界卫生组织于2010年确立。旨在提高大众对乙肝和丙肝的认识，期望肝炎的防治如同艾滋病、麻疹、结核病等一样，能列入世界卫生组织和各国政府的长期卫生计划中。早在2004年10月1日，欧洲的两个肝炎患者联合会在比利时布鲁塞尔发起了世界性宣传肝炎防治知识的活动，即第一届世界肝炎认知日（World Hepatitis Awareness Day）。其主要目的是向公众、医务界、政府人员宣传有关丙型肝炎的预防、筛查和治疗知识。在连续四届"世界肝炎认知日"活动之后，越来越多的国家开始重视肝炎，尤其是丙型肝炎的防治。2007年11月，世界肝炎联盟正式成立，决定将延续原世界肝炎认知日活动，并根据中国代表的提议，决定将"世界肝炎日"活动日期更改为5月19日。中国肝炎防治基金会与全世界200多个患者团体一道，全力支持了2008年5月19日在全球举行的第一个真正意义上的"世界肝炎日"活动。该年活动主题是"我是第12个吗？"旨在于让大众知晓，世界上每12人中就有1人感染了乙肝或丙肝，而他们中的大多数人却茫然不知。"世界肝炎日"完全是一个以患者导向的活动，同时也允许各个会员国自行决定"世界肝炎日"的日期。中国接受世界卫生大会的决议，自2010年起将每年的7月28日确定为"世界肝炎日"。

历年"世界肝脏日"活动主题如下。

2005年：与你同行。

2006年：丙型肝炎：今日焦点。

2007年：肝炎？现在就去检查。

2008年：我是第12个吗？

2009：我是第12个吗？

2010年：消除肝炎歧视，共建和谐家园。

2011年：认识肝炎，科学防治。

2012年：积极行动，共抗肝炎。

2013年：这就是肝炎——了解它，面对它。

中国主题：肝炎早预防，健康更主动。

2014年：重新思考，肝炎这一沉默的杀手。

中国主题：战胜肝炎，从我做起。

2015年：战胜肝炎，从我做起。

中国主题：抗击肝炎，预防先行。

2016年：了解肝炎，立即行动。

中国主题：爱肝护肝，享受健康。

2017年：消除肝炎。

中国主题：规范检测治疗遏制肝炎危害。

2018年：检测治疗肝炎。

中国主题：积极预防，主动检测，规范治疗，全面遏制肝炎危害。

2019年：为消除肝炎投资。

中国主题：积极预防，主动检测，规范治疗，全面遏制肝炎危害。

(米光明)

shìjiè mǔrǔ wèiyǎngzhōu

## 世界母乳喂养周 (World Breast-feeding Week)

每年8月1日至7日。由世界母乳喂养行动联盟自1992年组织发起。旨在保护和促进母乳喂养。20世纪80年代以来国际上推行了许多促进母乳喂养的重大活动。1981年第34届世界卫生大会通过了《国际母乳代用品销售守则》。1990年8月世界卫生组织和联合国儿童基金会通过《伊诺森蒂宣言》，制定了4个推进母乳喂养的目标。1991年世界卫生组织和联合国儿童基金会发起"爱婴行动"，在全球大力推行以促进母乳喂养为核心的创建爱婴医院活动，提出促使母乳喂养成功的10条措施。为纪念《伊诺森蒂宣言》，1992年世界母乳喂养行动联盟将每年的8月1日至7日定为"世界母乳喂养周"，并在此期间举办不同主题的宣传教育活动，旨在创造一种爱婴、爱母的社会氛围，促进社会和公众对母乳喂养重要性的正确认识。2002年世界卫生组织和联合国儿童基金会联合制定了《婴幼儿喂养全球战略》。2005年《伊诺森蒂宣言》（2005版）确立了推进母乳喂养的新目标：以国家营养、儿童和生殖保健以及减少贫困政策和项目为基础，建立、执行、监督和评估婴幼儿喂养的综合政策；确保卫生和其他相关部门保护、促进和支持6个月内婴儿纯母乳喂养，并继续母乳喂养至2岁或2岁以上。为了实现这一目标，同时在家庭、社区和工作场所为母亲提供所需的、可及的支持。至2009年在全球已有150个国家参与此项活动。中国是《国际母乳代用品销售守则》的签署国，自1992年起开展创建爱婴医院并发起"世界母乳喂养周"健康教育活动，与5.20全国母乳喂养日相互呼应，为保护和促进中国母亲实施母乳喂养而努力。

历年"世界母乳喂养周"活动主题如下。

1992年：医院——开始即友善地对待婴儿。

1993年：对母亲友善的工作场所。

1994年：母乳喂养：让守则生效。

1995年：母乳喂养：增强妇女的权力。

1996年：母乳喂养：护理的责任。

1997年：母乳喂养：自然的方式。

1998年：母乳喂养：最好的投资。

1999年：母乳喂养：终生教育。

2000年：母乳喂养：你的权利。

2001年：资讯时代的母乳喂养。

2002年：健康的妈妈和健康的宝宝。

2003年：母乳喂养——幸福的源泉。

2004年：健康的妈妈和健康的宝宝。

2005年：母乳喂养和家庭食物——关爱与健康。

2006年：守则观察：保护母乳喂养的25年。

2007年：母乳哺喂——第一个小时拯救100万个婴儿。

2008年：支持母乳喂养，获

得人生第一块金牌。

2009 年：紧急状态下的母乳喂养。

2010 年：促进母乳喂养成功的 10 项措施。

2011 年：母乳喂养——倾听、诉说、分享。

2012 年：回顾过去，展望未来——庆祝婴幼儿喂养全球战略发布十周年。

2013 年：支持母乳喂养——贴近母亲。

2014 年：母乳喂养制胜一球，受益一生。

2015 年：职场妈妈"喂"爱坚持。

2016 年：母乳喂养是社会可持续发展的关键。

2017 年：母乳喂养，共同坚持。

2018 年：母乳喂养，生命之源。

2019 年：助力父母　成功母乳喂养。

（米光明）

quánmín jiànshēnrì

## 全民健身日（National Fitness Day）

每年 8 月 8 日。由中国政府国务院于 2009 年批准确立。通过深入动员、广泛组织广大群众参与，倡导全民健身生活化，提高全民健康水平。适量运动是健康生活方式四大基石的一项重要内容。自 1995 年中国推行《全民健身计划纲要》，国家体育总局已经组织各地开展了多年的"全民健身周（月）"社区体育文化活动。2008 年 8 月 8 日第 29 届夏季奥林匹克运动会在北京开幕，圆了中华百年奥运之梦。为满足广大人民群众日益增长的体育需求，纪念北京奥运会的成功举办，弘扬积极向上的奥林匹克精神，中国政府国务院批准从 2009 年起，

将每年 8 月 8 日设置为"全民健身日"。每年的这一天，除了组织丰富多彩的群众性健身活动外，各地公共体育设施将向公众优惠或免费开放，并提供优惠的健身指导服务。全民健身日活动将与全年性、日常性全民健身活动相结合，与小型多样的经常性活动相结合，促进城乡全民健身活动的普遍开展。

历年"全民健身日"活动主题如下。

2009 年：全民参与、崇尚健康。

2010 年：我运动，我快乐，我健康，我幸福——全民健身志愿服务大行动。

2011 年：每天锻炼一小时。

2012 年：每天锻炼一小时。

2013 年：每天锻炼一小时，健康工作五十年，幸福生活一辈子。

2014 年：全民健身促健康 同心共筑中国梦。

2015 年：全民健身促健康 同心共筑中国梦。

2016 年：全民健身促健康，同心共筑中国梦。

2017 年：健身每一天，喜迎十九大。

2018 年：新时代全民健身动起来。

2019 年：健康中国，你我同行。

（米光明）

zhōngguó yīshījié

## 中国医师节（Chinese Physicians'Day）

每年的 8 月 19 日。2017 年 11 月 3 日，国务院通过了国家卫计委关于"设立中国医师节"的申请，同意自 2018 年起将每年 8 月 19 日设为"中国医师节"。2016 年 8 月 19 日，全国卫生与健康大会明确了卫生与健康

工作在党和国家事业全局中的重要位置和新时代卫生与健康工作方针。大会提出把人民健康放在优先发展的战略地位，努力全方位全周期保障人民健康。以此次大会的日期为标志设立"中国医师节"，体现了党和国家对 1 100 多万卫生与健康工作者的关怀和肯定。中国医师节的设立旨在激励广大卫生与健康工作者大力弘扬"敬佑生命、救死扶伤、甘于奉献、大爱无疆"的崇高精神，进一步推动全社会形成尊医重卫的良好氛围，加快推进健康中国战略深入实施。2018 年 8 月 17 日，习近平总书记对首个"中国医师节"作出重要指示，强调弘扬救死扶伤的人道主义精神，不断为增进人民健康作出新贡献。各地结合实际，开展形式多样的主题活动，大力弘扬卫生健康崇高精神和大医精诚、悬壶济世的优良医学传统，呼吁全社会共同支持、参与卫生健康事业，为推进健康中国建设汇聚更多力量。

历年"中国医师节"活动主题如下。

2018 年：尊医重卫，共享健康。

2019 年：弘扬崇高精神，聚力健康中国。

（米光明）

quánguó cánjí yùfángrì

## 全国残疾预防日（National Disability Prevention Day）

每年的 8 月 25 日。2017 年 6 月 24 日国务院正式批准设立。残疾风险伴随每个人，残疾预防与个人健康、家庭幸福、经济社会健康发展息息相关。中国有 8 500 多万残疾人，占总人口的 6.34%。采取适当措施可以有效预防多数残疾的发生。十八大以后国务院对残疾预防工作做出一系列重大部署。

2016 年 8 月 25 日，国务院办公厅印发《国家残疾预防行动计划（2016 ～ 2020 年）》。同年，中国残联、中央宣传部、国家卫生计生委等 18 个部门联合申报，设立全国残疾预防日。经国务院批准，从 2017 年起将每年 8 月 25 日设立为"全国残疾预防日"，旨在一方面加强社会对残疾人的关注和关爱，另一方面呼吁社会各界重视残疾预防工作。预防疾病致残需由卫生部门、社会组织、家庭和个人共同协调、共同参与。认真组织开展好残疾预防日宣传教育活动，强化公众残疾预防意识，助力于向"有效控制出生缺陷和发育障碍致残、着力防控疾病致残、努力减少伤害致残、显著改善康复服务"四大主要行动稳步推进，对于贯彻落实党中央、国务院决策部署，推动残疾预防事业加快发展，推进健康中国建设具有重要意义。

历年"全国残疾预防日"活动主题如下。

2017 年：推进残疾预防，建设健康中国。

2018 年：残疾预防，从我做起。

2019 年：残疾预防，从生命源头开始。

（米光明）

quánmín jiànkāng shēnghuó fāngshìrì

## 全民健康生活方式日 （National Healthy Lifestyle Day） 每年 9 月 1 日。中国卫生部于 1997 年 11 月 7 日确立。旨在落实《卫生事业发展"十一五"规划纲要》提出的"加强全民健康教育，积极倡导健康生活方式"有关精神，提高全民健康意识和健康生活方式行为能力，有效控制心血管疾病、糖尿病、慢性呼吸道疾病、癌症等主要慢性病的危害及

其危险因素水平。中国卫生部疾病预防控制局、全国爱卫会办公室和中国疾病预防控制中心共同于 1997 年 11 月向全国人民发出了全民健康生活方式行动倡议书，并制定了《全民健康生活方式总体方案（2007 ～ 2015 年）》。该行动以"和谐我生活，健康中国人"为主题，以"提高全民健康意识和健康生活方式的行为能力，创造长期可持续的支持性环境，提高全民的综合素养，促进人与社会和谐发展"为总体目标，分阶段推出不同行动板块和技术措施，使健康生活方式逐步成为全民生活的重要组成部分和自觉行动。全民健康生活方式行动自 2008 年 9 月 1 日正式启动，第一阶段行动板块的活动内容为"健康一二一"行动，其内涵是"日行一万步，吃动两平衡，健康一辈子"，以合理膳食和适量运动为切入点，倡导和传播健康生活方式理念，推广技术措施和支持工具，开展各种全民参与活动。随着活动的推进和深入，全民健康生活方式行动最终将涵盖与健康相关的所有生活方式和行为。

历年"全民健康生活方式日"活动主题如下。

2008 年：和谐我生活，健康中国人。

2009 年：健康血压，健康生活。

2010 年：全民运动，走向健康。

2011 年：减盐预防高血压；口号：我行动，我健康，我快乐。

2012 年：由各地自行拟定。

2013 年：日行一万步，吃动两平衡，健康一辈子。

2014 年：食动平衡，规律作息，健康生活。

2015 年：日行一万步，吃动

两平衡，健康一辈子。

2016 年：三减 + 三健，十年续新篇。

2017 年：三减三健，迈向健康。

2018 年：三减三健，全民行动。

2019 年：三减三健，助力健康中国行动。

（米光明）

shìjiè yùfáng zìshārì

## 世界预防自杀日 （World Suicide Prevention Day） 每年 9 月 10 日。由世界卫生组织和国际预防自杀协会于 2003 年设立。旨在引起公众对自杀现象的关注，自杀是一种有意残害自己生命的社会病态行为。它存在于不同的历史时期，已从个人行为演变成一个严重的社会卫生问题。20 世纪 90 年代以来，社会的发展，文明的进步，不但未能减少自杀，相反，现代社会促使社会矛盾增加，心理冲突激化，使各国自杀率呈上升趋势。在中国，自杀是 15 ～ 34 岁人群中的首位死因；自杀率为 23/10 万人口，属于自杀率较高的国家。世界卫生组织和国际自杀预防协会于 2003 年共同确定了 9 月 10 日为首届"世界预防自杀日"，呼吁各国政府、预防自杀协会和机构、当地社区、医务卫生工作者以及志愿者们，加入到当天的各项主题活动中，共同提高公众对自杀问题重要性的认识以及降低自杀率。通过广泛的心理健康和生命教育，普及心理卫生知识，提高人群的心理健康素质，同时，加强社区心理支持网络，使人们认识到，生命是宝贵的，任何人都需要相互关爱和支持。

历年"世界预防自杀日"活动主题如下。

2003 年：自杀一个都太多。

2004 年：拯救生命，重建希望。

2005 年：预防自杀是每一个人的事情。

2006 年：理解激发新希望。

2007 年：终生预防自杀。

2008 年：全球化思维、全国性计划、地方化行动。

2009 年：社会文化因素与预防自杀。

2010 年：警惕乙肝歧视造成的自杀行为。

2011 年：多元文化社会之自杀预防。

2012 年：全球预防自杀 加强保护因素，唤醒生存希望。

2013 年：歧视自杀预防工作的绊脚石。

2014 年：防止自杀，联系全世界。

2015 年：伸出援手，挽救生命。

2016 年：联结、交流与关注。

2017 年：用您一分钟，挽救一个生命。

2018 年：共同行动，预防自杀。

2019 年：携手同行，预防自杀。

（米光明）

zhōngguó yùfáng chūshēng quēxiànrì

## 中国预防出生缺陷日 （China Prevent Birth Defects Day） 每年 9 月 12 日。中国政府于 2005 年确立。旨在通过对预防出生缺陷重要性和相关知识的普及，使公众了解和认识出生缺陷的危害，掌握生育健康孩子基本知识，动员全社会关注和支持预防出生缺陷工作，促使医疗保健机构落实一、二、三级预防措施，以实际行动提高出生人口素质。出生缺陷是指婴儿出生时就存在各种身体结构、智力或代谢方面的异常。随着传染性疾病的逐步预防和控制，出生缺陷已逐渐成为发展中国家婴儿和儿童死亡的主要原因。中国是世界上出生缺陷的高发国家之一，每年约有 80 万至 120 万出生缺陷儿出生，占全部出生人口的 4% 到 6%，其中约有 22 万例先天性心脏病，10 万例神经管畸形，5 万例唇腭裂及 3 万例先天愚型。提高人口素质是实现中国人口环境资源可持续发展的基本保障，出生缺陷这一重大公共卫生问题引起国家和政府的深切关注。从 1986 年开始，中国卫生部即制定了预防出生缺陷相关政策，要求育龄妇女采取增补叶酸等有效措施。卫生部、中国残联从 2002 年 7 月起在全国实施《中国提高出生人口素质、减少出生缺陷和残疾行动计划 （2002～2010）》，其第一项行动措施就是每年在全国开展预防出生缺陷的社会宣传和健康教育，唤起全社会特别是广大育龄妇女及其家庭的积极参与。2005 年 9 月 12 日，在北京召开的第二届发展中国家出生缺陷和残疾国际大会开幕式上，大会主席、原中国卫生部副部长蒋作君宣布中国政府决定将 9 月 12 日定为 "中国预防出生缺陷日"。

历年 "中国预防出生缺陷日" 活动主题如下。

2007 年：提高人口素质，促进家庭健康幸福。

2008 年：做好孕期保健，提高出生人口素质。

2009 年：孕育健康宝宝，从孕前开始。

2010 年：提倡婚前孕前检查，孕育健康宝宝。

2011 年：由各地自行确定。

2012 年：预防出生缺陷，重视婚前检查。

2013 年：预防出生缺陷，构建和谐家庭。

2014 年：预防出生缺陷，从孕前开始。

2015 年：防治出生缺陷，关爱患病儿童。

2016 年：防治出生缺陷，生命健康启航。

2017 年：防控出生缺陷，启航健康生命。

2018 年：防治出生缺陷，助力健康扶贫。

2019 年：出生缺陷早预防，健康中国我行动。

（米光明）

shìjiè jíjiùrì

## 世界急救日 （World First Aid Day） 每年 9 月的第 2 个星期六。2000 年由红十字会与红新月会国际联合会确定。希望通过这个纪念日，呼吁世界各国重视急救知识的普及，让更多的人士掌握急救技能技巧，在事发现场挽救生命和降低伤害程度。据统计，全球范围每年约有 350 万人死于事故、日常生活中意外或暴力行为，而受伤需要救治的人数为死亡人数的 100～500 倍，其中约有 200 万受害者留下了永久性残疾。近年来 "尽可能预防意外灾害，最大程度地减少不利后果" 的理念越来越多地得到各国支持，从 "向全民普及卫生救护知识和技能" 这一角度来保护国民的生命和健康，更是受到中国政府的高度重视。现代救护理念是立足于 "第一时间" （4 分钟以内）的紧急抢救。中国的群众性卫生救护培训工作从 20 世纪 80 年代开始以来已经累计培训红十字救护员一千万人次。具备了急救技能的 "现场第一目击人" 在遇到紧急突发事件时，通过实施初步急救措施，发挥着减轻受害者伤残和痛

苦，甚至挽救生命的重要作用。

历年"世界急救日"日期及活动主题如下。

2005年9月12日：救护与弱势群体。

2006年9月14日：拯救生命，一视同仁。

2007年9月9日：急救健康安全，一视同仁。

2008年9月13日：救护生命。

2009年9月12日：急救为人道。

2010年9月11日：急救为人人。

2011年9月11日：急救为人人。

2012年9月15日：生命高于一切。

2013年9月14日：急救与道路安全。

2014年9月13日：急救与日常及灾难中的危险。

2015年9月12日：急救与老龄化人群。

2016年9月10日：儿童学急救、急救为儿童。

2017年9月9日：急救与家庭意外伤害。

2018年9月11日：对生命对承诺，对爱的奉献。

(米光明)

quánguó 'àiyárì

**全国爱牙日** （National Teeth Care Day） 每年9月20日。由国家卫生部、全国爱卫会、国家教委、文化部、广电部、全国总工会、全国妇联、共青团中央、全国老龄委在1989年联合签署设立。其宗旨是通过爱牙日主题活动，广泛动员社会的力量，在群众中进行牙病防治知识的普及教育，增强口腔健康观念和自我口腔保健的意识，建立口腔保健行

为，从而提高全民族的口腔健康水平。中国的牙科疾病患者众多，尤其是儿童青少年的龋齿与牙周疾病情况严重，并且有随年龄增长而呈逐渐上升的趋势，而口腔保健的人力、物力、财力十分有限，各地口腔预防保健工作发展很不平衡。因此，解决牙病问题的根本出路在于预防。为了加强口腔预防工作，落实"预防为主"卫生方针的重要举措，推动全社会关注儿童口腔健康，在2010年9月20日——全国第22个"爱牙日"，围绕该年的活动主题"窝沟封闭，保护牙齿"，各级卫生行政部门与教育、宣传、广电等部门紧密配合，积极组织口腔专业人员，深入学校、社区，以儿童为重点，开展多种形式的健康教育活动，普及口腔保健知识，指导群众养成良好的口腔卫生习惯和就医行为。同时，在基层口腔专业技术人员中大力推广口腔预防适宜技术，在适龄儿童中大力开展窝沟封闭，确保儿童口腔健康。

历年"全国爱牙日"活动主题如下。

1989年：人人刷牙，早晚刷牙，正确刷牙，用保健牙刷和含氟牙膏刷牙。

1990年：爱牙健齿强身。

1991年：爱护牙齿从小做起。

1992年：爱护牙齿，从小做起，从我做起。

1993年：天天刷牙，定期检查。

1994年：健康的生活需要口腔卫生。

1995年：适量用氟，预防龋齿。

1996年：少吃含糖食品，有益口腔健康。

1997年：爱牙健齿强身，预

防龋病。牙周疾病，健康的牙齿伴你一生。

1998年：健康的牙齿，美好的微笑。

1999年：老年人的口腔保健。

2000年：善待牙齿。

2001年：吸烟与口腔健康。

2002年：预防牙周疾病 维护口腔健康。

2003年：有效刷牙 预防牙周疾病。

2004年：口腔健康与生命质量。

2005年：关注孕妇口腔健康。

2006年：婴幼儿口腔保健。

2007年：面向西部，面向儿童。

2008年：中老年人口腔健康。

2009年：维护口腔健康，提高生命质量。

2010年：窝沟封闭，保护牙齿。

2011年：健康口腔，幸福家庭。

2012年：健康口腔，幸福家庭——关爱自己，保护牙周；牙齿健康要自己做主。

2013年：健康口腔，幸福家庭——关爱老人，修复失牙。

2014年：健康每一天，从爱牙开始。

2015年：定期口腔检查，预防口腔疾病。

2016年：口腔健康，全身健康。

2017年：口腔健康，全身健康。

2018年：口腔健康，全身健康——护健康口腔，助健康体魄，享健康生活。

2019年：口腔健康，全身健康——刷牙漱口用牙线、洁牙护龈保健康。

(米光明)

shìjiè 'ā'ěrcíhǎimòbìng xuānchuánrì

## 世界阿尔茨海默病宣传日

（World Alzheimer's Disease Awareness Day） 每年 9 月 21 日。又称世界老年痴呆病日。由世界阿尔茨海默病协会于 1994 年确定。1906 年德国神经病理学家阿尔茨海默（Alois Alzheimer）首次报告了一例具有进行性痴呆表现的 51 岁女性患者，1910 年这种病被命名为阿尔茨海默病。老年性痴呆，多发生于中年或老年的早期，是一种严重的智力致残症，病人从轻度记忆与认知障碍到最后的植物人状态，要经历几年甚至几十年，对病人和患者家庭都是痛苦的过程。阿尔茨海默病严重威胁老年人身心健康，是在癌症和心脏病之后的第三位花费最大的疾病。近几十年来阿尔茨海默病人群逐步呈年轻化趋势，血管性因素在发病中所起的作用也日益突出。采取早期防治，是世界公认的延缓阿尔茨海默病的有力措施，而良好的心理、生活护理，能够延缓患者的病程，改善他们的生活质量。1994 年，世界阿尔茨海默病协会在庆祝该协会成立 10 周年之际，将每年的 9 月 21 日确定为"世界阿尔茨海默病宣传日"。世界上许多国家都在这一天举办各种活动，使全社会都懂得和重视预防阿尔茨海默病的重要性。中国于 2001 年首次举办这一活动。为促进阿尔茨海默病知识的传播，推动老年医疗保健和慢性病预防工作的深入开展，2007 年 9 月 21 日"世界阿尔茨海默病日"高层论坛在北京召开，表明了中国政府和相关部门组织对社会老龄化及阿尔茨海默病的重视，对大力开展预防控制阿尔茨海默病的健康教育工作起到进一步推动作用。

历年"世界阿尔茨海默病宣传日"活动主题如下。

2001 年：诊断痴呆有效帮助的第一步。早发现，早诊断，早治疗是关键。

2002 年：衰老还是疾病，正确认识老年痴呆。

2003 年：携手互助，直面老年性痴呆。

2004 年：关注痴呆，刻不容缓。

2005 年：行动改变未来。

2006 年：医患互助，默契配合。

2007 年：正确认识老年痴呆症；关爱老年人、防治痴呆病。

2008 年：关注痴呆，刻不容缓。

2009 年：诊断痴呆，早行动早受益。

2010 年：痴呆！是时候行动了！

2011 年：认识痴呆，不懈努力。

2012 年：预防痴呆　你我同行。

2013 年：防治痴呆　关爱相伴。

2014 年：减少风险　预防痴呆。

2015 年：记忆与爱同行。

2016 年：关注记忆　关爱老人。

2017 年：他们，需要你的爱。

2018 年：记忆 3 秒钟。

2019 年：积极预防干预，守护爱的记忆。

（米光明）

shìjiè bìyùnrì

## 世界避孕日

（World Contraception Day） 每年 9 月 26 日。由玛丽斯特普国际组织等 6 家国际非政府组织于 2007 年发起。旨在呼吁年轻人在两性关系中主动承担责任，重视安全避孕、避免意外妊娠与性传播疾病的全球性公益活动。世界上每年约有 2.1 亿的人怀孕，其中 38% 为意外怀孕，每年有 4000 万～6000 万女性进行人工流产。全球年轻人初次发生性关系的平均年龄为 16.6 岁，婚前性行为的数量逐渐升高，其中 80% 的年轻人在首次发生性关系前不会向医生、家长或同伴讨论避孕知识，25% 的年轻人在首次发生性关系时不采取任何避孕措施，青少年妊娠已经成为重大的公共卫生问题和公认的社会病。2007 年，玛丽斯特普国际组织、欧洲避孕和生殖健康学会、国际妇女儿童联合会、人口理事会、亚太避孕协会、拉丁美洲妇女健康中心 6 家国际组织共同发起了"世界避孕日"活动。该活动得到了更多国家政府和非政府机构的支持和加入，如美国国际发展署、国际计划生育联合会、德国人口发展基金会、泛美健康教育基金会、拜耳医药保健有限公司等。2009 年中国首次加入世界避孕日的主题教育活动，并提供了世界避孕日中国官方网站支持，通过开展网上避孕宣言签名、女性情爱方式大调查、青春保护伞活动、避孕故事征文比赛、趣味资源共享、健康教育沙龙等活动，倡导年轻人就避孕问题进行自信和坦诚的交流，提高年轻人的安全避孕意识，促进他们对自己的性行为与生殖健康做出负责任的选择，提高安全避孕率，提高生殖健康教育水平，从而促进年轻人的生殖健康和性健康。

历年"世界避孕日"活动主题如下。

2007 年：了解避孕方法、避免意外怀孕。

2008 年：你的生活，你的身

体，你的选择。

2009 年：我避孕，我做主。

2010 年：爱，要负责。

2011 年：爱，不要伤害——科学避孕远离伤害

2012 年：健康避孕，你的权利、你的选择。

2013 年：科学避孕，我的未来，我的选择。

2014 年：科学避孕，我的未来，我的选择。

2015 年：爱·不冒险。

2016 年：爱要有一套。

2017 年：避孕，给身体最高的礼遇。

2018 年：高效避孕，孕育健康。

2019 年：呵护健康，为爱负责。

(米光明)

**shìjiè xīnzàngrì**

## 世界心脏日（World Heart Day）

每年 9 月份的最后 1 个星期日。由世界心脏联盟于 1999 年确立。旨在提高人们提高对心血管病及其危险因素（高血压、肥胖、缺乏运动、营养失衡、吸烟等）的认识；同时作为预防心血管疾病的社会干预手段，开展控制危险因素的健康教育活动。心脏是唯一一个片刻不可以休息的器官，当人类生命开始在母体胚胎里孕育时，心脏就夜以继日地工作着。而冠心病、风心病、心肌病等心血管疾病的发生严重威胁着人类的健康和生命。在全世界范围内，心血管疾病已逐渐成为威胁人类健康的"第一杀手"，其危害无年龄、身份、地域之分。为唤起公众对心脏疾病的关注，世界心脏基金会将 2000 年 9 月 24 日定为第一个世界心脏日，以后改为每年 9 月的最后一个星期日。世界心脏日的永恒主题为"健康的心，快乐人生"，其宗旨在于激励人们把静态的生活方式改变为积极的行动，呼吁人们摒弃不良的饮食习惯和不良嗜好，使人人都可以拥有一颗健康的心，无论民族、年龄、性别，人人都可享受愉悦的生活。中国的"世界心脏日"主题活动始自 2002 年。

历年"世界心脏日"活动主题如下。

2002 年：营养、肥胖与锻炼。

2003 年：妇女、冠心病与中风。

2004 年：儿童、青少年与心脏病。

2005 年：肥胖与心脏病。

2006 年：你的心脏有多年轻？

2007 年：健康家庭、和谐社会。

2008 年：了解你的危险因素。

2009 年：改善工作环境，促进心脏健康。

2010 年：工作场所健康。

2011 年：改善工作环境，促进心脏健康。

2012 年：世界同心，全家一心。

2013 年：娱乐健康，年轻心脏。

2014 年：健康的环境，健康的心。

2015 年：健康"心"选择。

2016 年：关爱心脏，活力人生。

2017 年：心动力，新活力。

2018 年：关爱心脏健康，你我共承诺，将心比心。

2019 年：将心比心。

(米光明)

**shìjiè kuángquǎnbìngrì**

## 世界狂犬病日（World Rabies Day）

每年 9 月 28 日。2007 年，在国际狂犬病控制联盟的倡议下，世界卫生组织、世界动物卫生组织及美国疾病预防控制中心等共同发起。9 月 28 日是路易·巴斯德（Louis Pasteur）逝世纪念日，这位法国化学和微生物学家于 19 世纪研发出首个可用于人类的狂犬病疫苗。2007 年，世界卫生组织、世界动物卫生组织等机构选定这一天，共同发起世界狂犬病日，是希望将集合众多的合作者和志愿者，群策群力，尽快使这一肆虐至少 2 500 年的传染病成为历史。狂犬病由狂犬病病毒引起，是人畜共患的急性传染病，病死率极高，一旦发病，几乎百分之百死亡，全世界仅有数例存活的报告。狂犬病遍布于全世界，每年全球有 55 000 人死于狂犬病，即每 10 分钟就有 1 人死亡。中国是全球第二大狂犬病国家，每年有 3 000 余人死于狂犬病。中国由政府主导，各地卫生部门协调公安、农业、食品药品监管等相关部门，每年通过开展集中动物疫苗接种、科普讲座、媒体宣传等宣传日主题活动，提高公众对狂犬病防治知识知晓率，做到防患于未然。世界狂犬病日的永久主题是：共同努力，使狂犬病成为历史。

历年"世界狂犬病日"活动主题如下。

2007 年：共同努力，让狂犬病成为历史。

2008 年：挽救儿童。

2009 年：动员全社会，共同关注狂犬病。

2010 年：继续努力，使狂犬病成为历史。

2011 年：共同行动，使狂犬病成为历史。

2012 年：共同努力，使狂犬病成为历史。

2013 年：了解狂犬病，战胜狂犬病。

2016 年：狂犬病宣教、疫苗接种、消除。

2017 年：文明养犬，消除狂犬病。

2018 年：分享信息，拯救生命。

2019 年：接种疫苗以消除狂犬病。

（米光明）

shìjiè zàokǒurì

**世界造口日**（World Ostomy Day，WOD） 每 3 年的 10 月第 1 个星期六。国际造口协会于 1993 年发起创立。旨在引起全社会对造口者的关注，让世界造口工作者与"造口人"加强联系和交流，并对全社会进行造口知识宣传。造口，是针对直肠、膀胱病变（如直肠癌、膀胱癌、肠梗阻等），医生在手术切除病变的部位后，在患者的腹部左侧或右侧开一个口，患者的排泄物（大便或者小便）通过该造口排出体外，并在造口处粘贴一个袋子来装排泄物，医学上称这类患者为"造口人"。全世界每年有成千上万的患者因为各种原因需要接受造口手术，仅中国每年接受人工肛门手术和其他造口术者就不少于 10 万，目前已有"造口人"100 多万。造口并非一种疾病，只是一种排泄方式的改变。但是，由于造口者普遍存在着心理、生理等方面的困扰，他们需要人们的理解和社会的认可。在全世界范围内"世界造口日"活动每 3 年举办 1 次。通过"世界造口日"活动，使"造口人"得到精神上的安慰，恢复做人的自信心，重返社会生活，并使造口者认识到相互帮助的重要性，自觉组织起来，通过不同的训练方法进行自我锻炼，促使身体康复，以提高生活质量。中国的造口治疗康复事业起步于 1988 年，在上海市成立了全国第一家造口联谊会。造口专科工作者在造口与伤口护理、患者健康教育方面所发挥着积极作用，逐渐引起政府、医疗卫生部门和全社会的重视。

历年"世界造口日"日期及活动主题如下。

1993 年 10 月 3 日：你如何庆祝这一天。

1996 年 10 月 5 日：一起工作。

1999 年 10 月 5 日：让我们携手迈进下一个世纪。

2002 年 10 月 5 日：我们一样能够做到。

2006 年 10 月 7 日：让我们活得更精彩。

2009 年 10 月 7 日：携手关爱"造口人"。

2012 年 10 月 6 日：共同关注，多点聆听。

2015 年 10 月 3 日：不同的故事，说出你的心声。

2018 年 10 月 6 日：说出你的故事，共创美好生活。

（米光明）

quánguó gāoxuèyārì

**全国高血压日**（National Hypertension Day） 每年 10 月 8 日。中国卫生部于 1998 年设立。旨在开展全国高血压日宣传活动，动员社会各界都来参与高血压预防与控制，把高血压防治工作深入到社区、学校、工厂和企事业单位。通过倡导健康生活方式，提倡合理营养、低盐饮食、戒烟限酒、适度运动、心理平衡，使高血压病得以有效防控。高血压是最常见的心血管病，是全球范围内的重大公共卫生问题。从 1896 年意大利人瑞瓦－罗西（Riva-Rocci）发明了人类第一台袖带式血压表后，医学界开始对高血压的生理和病理意义有了认识，至 21 世纪初高血压研究已经跨越了 100 余年。中国政府对于高血压病的防治给予了极大的关注。自 20 世纪 50 年代起，卫生部及中国医学科学院曾组织三次全国性高血压普查。1987 年，卫生部成立了全国心脑血管防治研究领导小组，并设立了办公室，制订了高血压病防治研究的 10 年规划。1989 年成立了中国高血压联盟，并于同年成为世界高血压联盟的成员。研究表明，高血压病除了本身的直接危害外，更主要的是造成心、脑、肾等靶器官的损害，是脑卒中、心脏病及肾脏病最主要的、独立的危险因素。高血压是一种可防可治的疾病，提高对高血压病的认识，对早期预防、及时治疗、改善预后有极其重要的意义。2014 年以来全国高血压病日的活动主题都是围绕"知晓你的血压"进行的，旨在呼吁人们定期监测血压，提高对高血压的知晓率、治疗率和控制率。

历年"全国高血压日"活动主题如下。

1998 年：了解您的血压。

1999 年：控制高血压，保护心脑肾。

2000 年：普及高血压知识，减少高血压危害。

2001 年：控制高血压，享受健康生活。

2002 年：战胜高血压从社区做起。

2003 年：保持健康生活方式，控制高血压。

2004 年：高血压与代谢综合征。

2005 年：血压与卒中。

2006 年：控制高血压，降压要达标。

2007 年：健康膳食、健康

血压。

2008 年：家庭自测血压。

2009 年：盐与高血压。

2010 年：健康体重，健康血压。

2011 年：知晓您的血压和控制目标。

2012 年：健康生活方式，健康血压。

2013 年：健康心跳，健康血压。

2014 年：知晓您的血压。

2015 年：知晓您的血压——血压测量进社区。

2016 年：知晓您的血压。

2017 年：知晓您的血压。

2018 年：知晓您的血压。

2019 年：18 岁以上知晓血压。

(米光明)

shìjiè jīngshén wèishēngrì

## 世界精神卫生日（World Mental Health Day）

每年 10 月 10 日。1992 年，由世界精神病协会发起，世界卫生组织确定。旨在提高社会对精神疾病的认识，分享科学有效的疾病知识，消除公众的偏见。精神障碍是一类严重威胁人民健康的疾病，精神卫生工作既包括防治各类精神疾病，也包括减少和预防各类不良心理及行为问题的发生。精神疾患已成为世界上疾病分类中较为严重的一类疾病。儿童行为问题、学生心理卫生问题、老年性痴呆和抑郁、药品滥用、自杀以及重大灾害后心理危机等问题也明显增多，精神卫生问题已经成为全球性重大的公共卫生问题和突出的社会问题。1991 年，尼泊尔提交了第一份关于"世界精神卫生日"活动的报告。随后，越来越多的国家参与进来。2000 年中国首次组织大规模的世界精神卫生日活动。北京、上海、广州、西安、成都、南京、大连、青岛、武汉、杭州 10 大城市举办了旨在帮助精神疾病患者顺利回归社会的"放飞希望"风筝放飞活动。各地卫生部门组织当地精神卫生专家开展义诊、科普宣传等形式多样的健康教育活动，同时，"卫生部——礼来精神卫生新闻奖"和"礼来青少年心理健康促进项目"启动。随着社会经济的高速发展，精神卫生与心理健康教育日益受到社会各界的广泛重视，世界精神卫生日活动已成为普及精神卫生知识、传播心理健康理念的重要平台。

历年"世界精神卫生日"活动主题如下。

1996 年：积极的形象，积极的行动。

1997 年：女性和精神卫生。

1998 年：人道主义与精神卫生。

1999 年：精神卫生和衰老。

2000 年：健康体魄＋健康心理＝美好人生。

2001 年：行动起来，促进精神健康。

2002 年：精神创伤和暴力对儿童的影响。

2003 年：抑郁影响每个人。

2004 年：儿童、青少年精神健康：快乐心情，健康行为。

2005 年：身心健康、幸福一生。

2006 年：健身健心，你我同行。

2007 年：健康睡眠与和谐社会。

2008 年：同享奥运精神，共促身心健康。

2009 年：初级保健中的精神健康：加强治疗和促进精神健康。

2010 年：沟通理解关爱　心理和谐健康。

2011 年：承担共同责任，促进精神健康。

2012 年：精神健康伴老龄，安乐幸福享晚年。

2013 年：发展事业、规范服务、维护权益。

2014 年：心理健康，社会和谐。

2015 年：心理健康，社会和谐。

2016 年：心理健康，社会和谐。

2017 年：共享健康资源，共建和谐家庭。

2018 年：健康心理，快乐人生。

2019 年：心理健康，社会和谐，我行动。

(米光明)

shìjiè zhèntòngrì

## 世界镇痛日（Global Day Against Pain）

每年 10 月 11 日。由国际疼痛学会于 2004 年发起。疼痛是一种不愉快的感觉和情绪上的感受，伴随着现存的或潜在的组织损伤。疼痛经常是主观的，每个人在生命的早期就通过损伤的经历学会了表达疼痛的词汇。疼痛已经是危害人类健康的主要杀手之一，也是造成人们生活及劳动能力降低和工作日减少的最普通、最直接的因素。慢性疼痛作为一种病症，已引起全世界的高度重视，世界疼痛大会将疼痛确认为继呼吸、脉搏、体温和血压之后的"人类第 5 大生命指征"。然而人们对疼痛普遍存在着认识和就医行为上的误区。为唤起人们对疼痛患者的关注，欧洲各国疼痛学会联盟于 2003 年发起"欧洲镇痛周"活动。这一活动受到国际疼痛学会的高度评价，决定在全球推广，并建议根据各国情况，把 10 月中旬的一周定为

"镇痛周"。中华疼痛学会积极响应，将 2004 年 10 月 11 日至 17 日（10 月的第 3 周）定为第一个"中国镇痛周"，并围绕"免除疼痛，是患者的基本权利"的宣传主题，广泛开展媒体传播，在各地医院开展了义诊、咨询活动。此后每年都组织多种形式的世界镇痛日暨中国镇痛周活动，向全社会普及疼痛知识。2009~2010 年为世界镇痛年，其主题是"全球骨关节肌肉痛镇痛年"，以唤起社会大众对骨关节肌肉痛患者所面临的诸多问题给予更多关注和必要的帮助。

历年"世界镇痛日"活动主题如下。

2004 年：免除疼痛，是患者的基本权利。

2005 年：免除疼痛——患者的基本权利，医生的神圣职责。

2006 年：关注老年疼痛。

2007 年：关注女性疼痛。

2008 年：抗击癌症痛。

2009 年：关注肌肉骨骼痛。

2010 年：关注老年人疼痛。

2011 年：关注头痛。

2012 年：关注内脏痛。

2013 年：关注口面痛。

2014 年：关注神经病理性疼痛。

2015 年：关注关节痛。

2016 年：术后镇痛。

2017 年：卓越疼痛教育传播年。

2018 年：全球抗击老年幼年精神神经性疾病引起的疼痛。

2019 年：全球预防疼痛年。

（米光明）

shìjiè guānjiéyánrì

## 世界关节炎日（World Arthritis Day）

每年 10 月 12 日。世界卫生组织于 2000 年确立。关节炎是致残率最高的一种慢性疾病，共有 100 多种类型，其中最常见的是骨关节炎和类风湿关节炎两种。人们常将骨关节炎视作老年病，其实，所有年龄段的人，甚至包括儿童都有可能罹患此病。现代医学还没有能够彻底根治关节炎的办法，因此对关节炎要早预防、早诊断、早治疗，防止致残。1998 年 4 月，在世界卫生组织支持下，在瑞典隆德大学举办的国际研讨会上，50 多个国际性组织的与会代表一致提议，将新世纪的第一个 10 年定为"骨与关节健康"的 10 年。1999 年 11 月联合国前秘书长安南签署了正式支持文件。2000 年 1 月 13 日"骨骼与关节健康十年"组织在瑞士日内瓦 WHO 总部正式成立，宣告在全球正式启动"骨骼与关节十年健康"主题宣传年活动，联合国、世界卫生组织、世界银行等 43 个国家政府、750 多个团体签署参加文件，支持此项活动。围绕"骨骼与关节健康十年"的宣传教育，世界卫生组织把每年的 10 月 12 日定为世界关节炎日，10 月 16 日为世界脊柱日、10 月 17 日为世界创伤日、10 月 20 日为世界骨质疏松日，旨在提高全社会对肌肉骨骼疾病的重视，特别是对关节疾病、骨质疏松、脊柱疾病以及创伤的重视，提醒人们对骨性关节炎的预防和治疗是一项全社会都应该重视的工作。2001 年 4 月，中国成立了卫生部关节炎防治教育计划基金。中国卫生部于 2002 年 10 月 12 日在人民大会堂代表中国政府正式宣布参加"骨骼与关节健康十年"组织，并将时间定为 2002~2012 年。各地各级卫生行政部门、医疗卫生机构和学术组织每年都在主题活动日期间以各种形式向关节病人和社会公众开展科普宣传及康复教育活动。

历年"世界关节炎日"活动主题如下。

2003 年：关节与运动。

2004 年：早期诊断。

2005 年：生活质量。

2006 年：行动起来。

2007 年：生活无小事。

2008 年：积极思考。

2009 年：让我们携手合作。

2010 年：让我们携手合作。

2011 年：运动起来，关节才健康。

2012 年：向世界关节炎日挥手致意。

2013 年：运动促健康。

2014 年：珍爱关节，让生活更美好。

2015 年：保护关节 从年轻开始。

2016 年：为关节健康击掌。

2017 年：您的关节还好吗？

2018 年：早期发现。

（米光明）

shìjiè shìlìrì

## 世界视力日（World Sight Day）

每年 10 月的第 2 个星期四。又称世界视觉日，2000 年由世界卫生组织和国际防盲协会共同发起。这是由世界卫生组织主导，联合国际防盲组、国际狮子会、奥比斯等全球多个国际志愿机构共同订立的一个全球性医疗公益行动。在全球多个指定国家或地区举行大型义诊与咨询、报告会、教育讲座、展览宣传等多种形式，来向人们普及眼保健知识，宣传保护视力的重要性及方法。根据世界卫生组织公布的数据，全世界目前约有 3 700 万人目盲，1.24 亿人视力低下。其中，四分之三的盲症病例是可以治疗或预防的。中国是全世界盲人最多的国家，约有 500 万盲人，占全世界盲人口的 18%。失明的危险因素包括看电脑、读书写字等用眼卫生；不良饮食习惯、环境因素、病毒感染及意外伤害、人口老龄化等。中国青少年近视率居世界第一。青少年近视问题成为中国面临的重要社会问题。党的十八大以来习近平总书记连续做出重要指示，要求"全社会都要动员起来，共同呵护好孩子的眼睛，让他们拥有一个光明的未来。"2018 年教育部、国家卫生健康委员会共同发布《综合防控儿童青少年近视实施方案》。各地中小学校在世界视力日举办多种形式的主题活动。

历年"世界视力日"日期及活动主题如下。

2016 年 10 月 13 日：一起变得更强。

2017 年 10 月 12 日：预防近视，真爱光明。

2018 年 10 月 11 日：爱眼护眼，保护视力。

（米光明）

shìjiè xǐshǒurì

## 世界洗手日（Global Handwashing Day）

每年 10 月 15 日。由国际健康促进组织和洗手推广组织（Public-Private Partnership for Hand Washing with Soap, PP-PHW）于 2008 年发起。旨在响应联合国改善世界亿万人卫生状况的呼吁，在全球范围内建立经常洗手的良好卫生习惯，PPPHW 组织成立于 2001 年，它体现了一种全新的开展公共健康事业的合作模式，即公共政府部门、非营利机构与企业联手的合作模式。洗手是公共健康的基础，利用肥皂洗手是预防传染性疾病最经济有效的方法，是良好卫生习惯的重要组成部分。2005 年世界卫生组织曾发表一份研究报告指出，每年有 1800 万儿童死亡，其中 90% 是 5 岁以下的幼童，如果养成洗手的良好习惯，用肥皂和适当的方法洗手，养成洗手的习惯，至少可以拯救达一半数目的儿童的生命，减少儿童患罹患腹泻等病症达 53%。因此，世界卫生组织曾把 2005 年 10 月 13 日设为"国际洗手日"，旨在呼吁全社会通过倡导"洗手"这个简单但重要的日常行为，加强卫生意识，防止感染传染病，同时更加关注儿童的健康问题。2008 年是联合国大会确立的国际环境卫生年。PP-PHW 发起"世界洗手日"倡议，号召世界各国在 2008 年 10 月 15 日开展用肥皂洗手活动。全球五大洲 70 多个国家的数百万成人和儿童参加了该年世界洗手日主题宣传活动。在中国，针对甲型H1N1 流感的蔓延趋势以及以更经济有效的方式防控甲流传播的需要，将"正确洗手，预防甲流"定为 2009 年第二届世界洗手日宣传主题，中国健康教育中心/卫生部新闻宣传中心、中国红十字会等共同举办了系列主题宣传活动，全国各地 1 200 万小学生一同参加了形式多样的洗手教育活动。

历年"世界洗手日"活动主题如下。

2009 年：干净的手能拯救生命。

中国主题：正确洗手，预防甲流。

2010 年：正确洗手，"手"筑健康。

2011 年：人人洗手，大家健康；大家洗手，文明风尚。

2012 年：养成良好卫生习惯，从正确洗手做起。

2013 年：天天洗手，健康永久。

2014 年：选择洗手，选择健康。

2015 年：提高手卫生。

2016 年：让洗手成为一种习惯。

2017 年：我们的双手，我们的未来。

2018 年：健康生活，手先行动。

2019 年：全民清洁之手。

（米光明）

shìjiè gǔzhì shūsōngrì

## 世界骨质疏松日（World Osteoporosis Day）

每年 10 月 20 日。世界卫生组织于 2000 年确立。宗旨是对各国政府和人民大众提供信息和进行普及教育，引起社会对骨质疏松症防治的足够重视。骨质疏松症是中老年人的常见病、多发病，位居中老年人五大疾病患病率之首，严重地危害老年人的健康。世界骨质疏松日是在 1996 年最早由英国国家骨质疏松学会创办，1997 年该活动获得国际骨质疏松基金会（IOF）赞助和支持，定于每年 6 月 24 日为世界骨质疏松日。1998 年世界卫生组织开始参与并作为联合主办人。2000 年世界卫生组织在全球正式启动"骨骼与关节十年健康"主题宣传年活动，并将世界骨质疏松日改定为每年 10 月 20 日。中国老年学学会骨质疏松委员会自 1997 年以来，一直积极地参与和支持这项活动。2002 年，中国卫生部代表中国政府正式宣布加入世界骨骼与关节健康十年（2002～2012年）行动。这项活动的目标是：增进世界范围内患有肌肉与骨骼疾病患者的健康，进一步改善人们的生活质量。从 1998 年至今，每年骨质疏松日前均发布一个全球活动主题，以达到全球统一行动，取得更好的宣传教育实效。

历年"世界骨质疏松日"活动主题如下。

1998 年：政府行为。

1999 年：早期诊断。

2000 年：向你的骨骼投资。

2001 年：向你的骨骼投资。

2002 年：向你的骨骼投资——男性骨质疏松。

2003 年：向你的骨骼投资——提高生活质量。

2004 年：向你的骨骼投资——男性骨质疏松。

2005 年：向你的骨骼投资——关注男性骨质疏松。

2006 年：营养与骨骼疏松症。

2007 年：击退骨折知晓并减少骨质疏松危险。

2008 年：站起来，为您的骨骼呐喊！

2009 年：为您的骨骼站起来！

2010 年：不要让骨质疏松折弯你的脊梁。

2011 年：关爱你的骨骼，早期预防三步走——运动，维生素 D 及钙剂。

2012 年：知晓并减少你的骨质疏松危险。

2013 年：关爱绝经后女性。

2014 年：关注男性骨健康。

2015 年：为骨骼强度供养。

2016 年：爱惜骨骼，守护未来。

2017 年：爱惜骨骼，守护未来。

2018 年：别让骨质疏松击垮你！

（米光明）

shìjiè chuántǒng yīyàorì

## 世界传统医药日（World Traditional Medicine Day）

每年 10 月 22 日。由世界卫生组织和中国中医药管理局联合确定设立。旨在了解中医，认知中药，传承国粹的社会性健康教育活动在全国各地得以越来越广泛的开展。1991 年 10 月，北京召开国际传统医药大会，会议一致通过了以"人类健康需要传统医药"为主题的北京宣言，并倡议将每年的 10 月 22 日作为世界传统医药日。与现代医药相对应，传统医药通常指运用历史上遗传下来的医药经验和技术，或指现代医药以前的各个历史发展阶段的医药经验和诊疗技术。传统医药是国际医药界不可多得的宝贵财富。中医药是世界传统医药的主要代表之一。已经有数千年历史的中药，目前已在东南亚、日本、韩国等国得到广泛应用，美、欧等西方发达国家也逐渐开始重视中医中药。中医"上医治未病之病"的预防医学思想，中医天人合一，形神、心身一体的整体医学思想，中医辨证施治和个性化的诊疗方式等等，如能很好地诠释、阐发与应用，将给现代医学诊疗观念的变革以重要启示和深刻影响。中国传统医学"医乃仁术""大医精诚"等宝贵思想和优良传统，对医学伦理的建设也有不可忽视的意义。中医药在防治艾滋病、抗击"非典"、防控全球禽流感以及甲型 H1N1 流感等大规模流行的传染性疾病中，作出了卓越的贡献。充分挖掘和发展中医药和其他传统医药，对于人类战胜疾病、保障健康具有重要意义。人类健康需要传统医药，更需要一个提高公众对传统医药认知率的科普宣传教育活动日。世界传统医药日在中国是从 1992 年起开始启动的，21 世纪以来发扬光大传统医药的社会氛围已逐步形成。

历年"世界传统医药日"活动主题：由各地自行确定。

（米光明）

shìjiè nánxìng jiànkāngrì

## 世界男性健康日（World Health Day for Men）

每年 10 月 28 日。又称为中国男性健康日、全国男性健康日、男性生殖健康日。世界卫生组织于 1994 年确立。男性健康指以男性生殖健康为基础，包括男性心理、生理、精神和社会等方面的健康状态。在维护人类健康方面，男性的生殖健康与女性同样重要，对人类生育的调节、优生优育、保障人口质量意义重大而深远。1994 年，联合国"国际人口和发展大会"提出，必须制订方案向青少年和成年男子提供生殖健康信息、咨询和服务，必须既富有教育意义，又能使男性在计划生育等方面担负责任，在预防性传播疾病方面愿意担负主要责任。为此，世界卫生组织确定每年的 10 月 28 日为"世界男性健康日"，在每年的"世界男性健康日"到来之际，要求世界各国加大对男性健康的宣传力度，呼吁整个社会和每个家庭更多地关注男性的健康。2000 年 8 月 16 日，在大连召开的全国首届男性生殖健康宣传教育工作会议上，中国国家计划生育委员会决定将每年的 10 月 28 日设为中国"男性健康日"，并以北京、天津、上海、重庆、广州等 15 个大城市为男性健康教育活动试点，全国范围内开展大规模的"关注男性、造福家庭"社会健康教育活动。此后，每年 10 月 28 日都在全国范围内开展男性健康日主题活动，目的在于通过普及科学知识，端正人们的观念，唤起大众对男性健康的关注，重视男性健康状况，帮助并鼓励男性对自我保健树立正确的认知，营造健康生活方式，积极参与计划生育，从而提升生命质量，促进家庭幸福。

历年"世界男性健康日"活动主题如下。

2000 年：关注男性健康和男性参与计划生育。

2001 年：男性健康与文明家庭。

2002 年：关注男性健康 计划生育丈夫有责。

2003 年：关心男性健康 普及科学知识。

2004 年：关注男性健康，提高生活质量。

2005 年：关注男性健康，促进家庭和谐。

2006 年：健康与幸福同在，责任与和谐同行。

2007 年：关注男性健康，树立大健康观念。

2008 年：男性健康要科学引导，和谐生活从健康开始。

2009 年：关注男性健康，幸福你我同享。

2010 年：健康·家庭·和谐。

2011 年：关注男性健康，创建幸福家庭。

2012 年：关注男性健康，构建家庭幸福。

2013 年：关注男性健康，倡导健康生活方式。

2014 年：关爱男性健康，促进家庭和谐。

2015 年：关爱男性健康，普及健康知识。

2016 年：关爱下代健康，关注男性不育。

2017 年：守卫家庭支柱健康，提高夫妻生活质量。

2018 年：健康等于财富，体恤男性生活。

（米光明）

shìjiè zúzhōngrì

**世界卒中日**（World Stroke Day）

每年 10 月 29 日。由世界卒中组织于 2006 年确立。脑卒中俗称"中风"，是一种具有高发病率、高死亡率和高致残率的急性脑血液循环障碍性疾病，严重影响着公众健康，影响着患者及其家庭的生活质量。从全球看，卒中已成为仅次于缺血性心脏病之后的第二大致死原因，也是重要的严重致残原因。积极干预卒中危险因素，卒中是完全可以预防的。2004 年 6 月 24 日，在加拿大温哥华召开的第 5 届世界卒中大会上，来自美、法、中等国的 100 多位专家共同起草了《世界卒中日宣言》，宣言着重阐述 6 项主要目标：充分调动各界力量预防卒中；建立跨学科卒中医疗队伍；把知识转化为行动；开发新的研究方法；教育公众主动参与；建立全球合作。世界卫生组织批准了这一提议，并将 2007 年的 6 月 24 日作为第一个"世界卒中日"。2006 年 10 月 29 日，由国际卒中协会和世界卒中联盟合并而成的世界卒中组织宣告成立。为做好脑卒中的预防宣传工作，由中华医学会神经病学分会和全国脑血管病防治办公室共同发起、经中国卫生部批准，自 2007 起将每年的 11 月 20 日设为"中国卒中教育日"。中国卒中教育日的日期"11.20"与"要 120"谐音，提示公众卒中是一个急症，一旦发病之后要尽快通过救护系统送到医院救治。中国是世界上首个提出"卒中教育日"并每年开展主题宣传教育活动的国家。为纪念世界卒中组织的诞生，2008 年在奥地利首都维也纳召开的第六届世界卒中大会上将每年的 10 月 29 日定为"世界卒中日"，每年设定一个主题，世界各国都围绕这个主题开展各种相关宣传教育活动。由于 11 月 20 日与 10 月 29 日距离较近，为便于各地开展卒中防治教育活动，经中国脑防办向卫生部提出合并的请示，自 2014 年起中国"卒中教育日"时间与"世界卒中日"统一为 10 月 29 日，每年主题活动与"世界卒中日"保持一致。

历年"世界卒中日"活动主题如下。

2008 年：小卒中，大麻烦。

2009 年：我们能为卒中做些什么？

2010 年：提倡健康生活方式，预防卒中发生。

2011 年：关注脑卒中，立即行动。

2012 年：关注脑卒中，立即行动。

2013 年：预防脑卒中，从今天开始。

2014 年：重视中年人的卒中风险。

2015 年：关注中年人的卒中风险。

2016 年：关注中年人的中风风险。

2017 年：预防卒中，你我同行。

2018 年：战胜卒中，再立人生。

（米光明）

shìjiè yínxièbìngrì

**世界银屑病日**（World Psoriasis Day） 每年 10 月 29 日。由国际银屑病协会于 2006 年发起。银屑病俗称"牛皮癣"，是一种慢性、炎症性、红斑鳞屑性疾病，目前尚无根治的方法。据不完全统计，全世界约有 1.25 亿人罹患银屑病。中国约有 650 万银屑病患者，且呈现不断上升趋势。银屑病是遗传、心理、环境因素综合作用的结果。一旦患病多数将伴随终生，不但为银屑病患者带来巨大的生理痛苦和经济负担，同时也带来巨大的心理痛苦。中国银屑病流行病学的研究发现，居住潮湿、吸烟、饮酒、精神紧张、感染、外伤等等，都是银屑病发病的重要危险因素。众多的因素使这些患者病急乱投医，导致疾病加重甚至失去生命。为了普及银屑病的相关知识，给予银屑病患者应有的重视和尊重，帮助和教育银屑病患者正视现实，推动银屑病研究和改善银屑病病人的治疗条件，规范银屑病的治疗，国际银屑病协会于 2006 年在美国华盛顿召开第一次世界银屑病大会上确定 10 月 29 日为世界银屑病日。自 2008 年起，中国皮肤科领域的专业学术团体和各地医院都在该日举办相关主题的义诊、科普知识讲座等公益活动，倡导全社会对银屑病患者的关注，指导患者消除认识误区，相信只要通过正确、科学的治疗，银屑病是可以控制的。

历年"世界银屑病日"活动主题：由各地自行确定。

（米光明）

liánhéguó tángniàobìngrì

**联合国糖尿病日**（UN Diabetes Day） 每年 11 月 14 日。曾称为"世界糖尿病日（World Diabetes Day，WDD）"，由世界卫生组织和国际糖尿病联盟于 1991 年共同发起并设立。旨在唤起全社会对糖尿病危害的关注。糖尿病是全球性严重的公共卫生问题，发展迅速，且患者呈低龄化趋势，对人类健康危害巨大。不合理膳食和缺乏运动是全球糖尿病患者迅速增加的关键危险因素。联合国糖尿病日是加拿大科学家班廷的生日，他于 1923 年发现了胰岛素，并因此获得了诺贝尔医学奖，选择这一天是为了纪念他在医学上的贡献。2006 年 12 月 20 日，联合国第 83 次全体会议通过决议，从 2007 年起将"世界糖尿病日"命名为"联合国糖尿病日"。从此"世界糖尿病日"成为联合国的官方卫生主题活动日，其蓝色圆形标志是全球通用的糖尿病符号。"联合国糖尿病日"旨在唤起各国政府、媒体及公众对糖尿病防治工作的关注，共同为糖尿病防治工作承担起各自的责任。2007 年 11 月 14 日是首届联合国糖尿病日，主题为"糖尿病与儿童青少年"，以期引起全社会对这个特殊群体的注意，及早预防，从娃娃抓起。面对日益增加的糖尿病患者和高危人群，通过长期、持久的健康教育与健康促进，让公众获得更多的健康信息，认识到糖尿病的危险因素，只要采取积极、有效的防控措施，改变不健康的生活方式，糖尿病是可以预防和控制的。

历年"联合国糖尿病日"活动主题如下。

1991 年：糖尿病越来越多。

1992 年：糖尿病一个与所有国家所有人有关的健康问题。

1993 年：糖尿病儿童与成长。

1994 年：糖尿病与老年。

1995 年：糖尿病和教育，降低无知的代价。

1996 年：胰岛素与生命。

1997 年：全球的觉醒改善生命的关键。

1998 年：糖尿病人的权利。

1999 年：糖尿病的代价。

2000 年：新千年糖尿病和生活方式。

2001 年：糖尿病心血管疾病与社会负担。

2002 年：糖尿病与您的眼睛不可忽视的危险因素。

2003 年：糖尿病损害肾脏。

2004 年：糖尿病与肥胖。

2005 年：糖尿病与足部护理。

2006 年：糖尿病与脆弱人群。

2007 年：关心儿童和青少年糖尿病。

2008 年：糖尿病和儿童青少年。

2009 年：糖尿病预防与教育。

2010 年：糖尿病教育与预防。

2011 年：应对糖尿病，立即行动。

2012 年：糖尿病，保护我们的未来。

2013 年：糖尿病教育与预防。

2014 年：健康饮食与糖尿病。

2015 年：健康生活与糖尿病。

2016 年：共同关注糖尿病。

2017 年：女性与糖尿病——我们拥有健康未来的权利。

2018 年：家庭与糖尿病。

（米光明）

shìjiè zǎochǎnrì

**世界早产日**（World Prematurity Day） 每年的 11 月 17 日。世界卫生组织于 2011 年提出，联合国在 2012 年批准确立，作为全球每年 1 500 万新生早产儿共同的生日。据统计，全球每年有 1 500 万例早产婴儿。早产是新生儿死亡的首要原因，每年大约有 100 万例婴儿死于早产并发症。此外，早产儿出生后，因未得到及时有效干预，其生长发育和营养状况明显落后于足月儿。然而，通过现有的、具有成本效益的有效护理就能够挽救四分之三的早产儿的生命。设立世界早产日，旨在倡导人们关注早产儿群体，加强相关研究，采取有效行动，减少早产导致的健康问题和死亡，提高早产儿生命质量。中国早产儿发生率在 7.0% 左右，早产已成为中国婴儿死亡的首因。随着国家"二胎"政策的实施，高龄孕产妇比例明显增多，早产儿的出生比例也会相应升高，早期的保健和干预对早产儿来说至关重要。国家卫生健康委妇幼司在 2016 年将"有爱，有未来"设立为世界早产儿日中文永恒主题。每年的这一天，各地妇幼健康服务机构通过开展多种形式的健康教育活动，让更多的家庭了解早产儿的护理和育儿知识，让早产儿得到更多的关注与关爱。

历年"世界早产日"活动主题：由各地自行确定。

（米光明）

*shìjiè cèsuǒrì*

## 世界厕所日（World Toilet Day）

每年的 11 月 19 日。第 67 届联合国大会 2013 年 7 月 24 日通过决议，将每年的 11 月 19 日设立为世界厕所日。希望通过全世界人民的努力，共同改善世界环境卫生问题。该纪念日由世界厕所组织（World Toilet Organization，WTO）于 2001 年提出。2001 年 11 月 9 日，来自中国、芬兰、印度、日本和马来西亚等 30 多个国家的代表，在新加坡举行了第一届厕所峰会，使难登大雅之堂的厕所问题，首次登上高级别议事厅，并受到全世界的关注。2013 年 7 月 24 日在第 67 届联合国大会上，WTO 协同新加坡外交部向联合国提交了一份名为"Sanitation for All"（为了全人类的厕所卫生）的议案，提议通过每年的"世界厕所日"来号召公众一起行动来解决全球厕所卫生危机。议案获得联大全体成员的一致赞同。中国政府于 2015 年启动了中国厕所革命三年行动计划，将 11 月 9 日作为中国厕所革命宣传日，动员全社会参与、支持厕所革命，呼吁新闻媒体展开宣传行动，改善环境卫生及教育民众建立卫生习惯。良好的如厕环境不仅为人们日常生活所必需，也是一个国家经济实力强弱，文明程度甚至是价值取向的一个重要标志。世界厕所日暨中国厕所革命宣传日活动的开展，提高了各级政府及普通民众对厕所问题的认识，并推动了有关部门积极采取措施推进农村旧厕改造，城市公厕建设，创建人人享有清洁、舒适和卫生的生活环境。

历年"世界厕所日"活动主题如下。

2014 年：平等与尊严。

2015 年：发掘公厕历史，弘扬公厕文化。

2016 年：使用卫生厕所，享受幸福生活。

2017 年：平等与尊严。

2018 年：当自然呼唤来临。

（米光明）

*shìjiè mànxìng zǔsèxìng fèijíbìngrì*

## 世界慢性阻塞性肺疾病日（World COPD Day）

每年 11 月第 3 周的星期三。世界卫生组织于 2002 年确定。简称世界慢阻肺日。旨在帮助人们提高对 COPD 的认识，改善 COPD 诊断不足和治疗不力的现状。慢性阻塞性肺疾病（COPD）简称"慢阻肺"，是慢性支气管炎和肺气肿的总称。COPD 是严重危害人群健康的慢性呼吸系统疾病，其患病人数多，死亡率高，社会经济负担重，已成为一个重要的公共卫生问题。为了促使社会、政府和患者对 COPD 的关注，提高 COPD 的诊治水平，降低 COPD 的患病率和死亡率，2001 年 4 月，世界卫生组织和美国国立心、肺、血液研究所共同发表了《慢性阻塞性肺疾病全球倡议》，对促进各国的 COPD 防治工作发挥了很大的作用。2002 年 11 月 20 日是首次世界慢阻肺日，其主题为"提高疾病知晓度"，并提出了"为生命呼吸"的口号，旨在提高公众对 COPD 这一全球性健康问题的了解和重视程度。COPD 是可以预防和治疗的疾病，世界慢阻肺日致力于向那些可能患有 COPD 但尚未被诊断出的人们强调：呼吸困难不是伴随衰老而来的不可避免的一种表现，这个症状可以被改变。它同时向慢阻肺患者传递出一个积极的信息，有效的治疗可以让慢阻肺患者自我感觉更好，生活质量更高。

历年"世界慢性阻塞性肺疾病日"活动主题如下。

2002 年：提高疾病知晓度。

2003 年：关爱肺，让呼吸更加畅快。

2004 年：慢性阻塞性肺疾病——不容忽视的病害。

2005 年～2009 年：轻松呼吸，不再无助。

2010 年：呼吸困难，并非无助。

2011 年：攻克 COPD 治疗难题，改善患者生存环境。

2012 年：还不算晚——"It's Not Too Late"。

2013 年：关注慢阻肺 永远不晚。

2014 年：关注慢阻肺 永远不晚。

2015 年：关注慢阻肺，并不太晚。

2016 年：了解慢阻肺，顺畅呼吸。

2017 年：慢阻肺的多面性。

2018 年：从来都不早 从来都不晚。

（米光明）

*shìjiè'àizībìngrì*

## 世界艾滋病日（World AIDS Day）

每年 12 月 1 日。世界卫生组织于 1988 年确定。旨在号召全世界人民行动起来，团结一致共同对抗艾滋病。艾滋病，全名为"获得性免疫缺陷综合征"（acquired immune deficiency syndrome，AIDS）。自 1981 年世界第一例艾滋病病毒感染者在美国发现和确认，艾滋病在全球范围迅速蔓延流行，成为 20 世纪重大的公共卫生问题和社会问题，引起世界卫生组织及各国政府的高度重视。1988 年 1 月，世界卫生组织在伦敦召开了有 100 多个国家参加的"全球预防艾滋病"部长级高级会议，会上宣布每年的 12 月 1 日为世界艾滋病日。由于第一个艾滋病病例是在 1981 年此日诊断出来的。世界艾滋病日的标志是红丝带。1996 年 1 月，联合国艾滋病规划署在日内瓦成立；1997 年联合国艾滋病规划署将世界艾滋病日更名为"世界艾滋病防治宣传运动"，使艾滋病防治宣传教育活动贯穿全年。世界艾滋病日自设立以来，每年都有一个明确的宣传主题，其意义在于：有助于新闻媒体增加对艾滋病和世界艾滋病日的报道；通过共同的努力加强全球抗击艾滋病的一致性；为那些资源有限的组织提供有意义的宣传倡导材料；通过表达全球艾滋病运动的共同信息，鼓励各个国家和整个国际社会采取一致行动。每年围绕活动主题，联合国艾滋病规划署、世界卫生组织及其成员国都要开展各种形式的宣传教育活动。中国政府历来高度重视艾滋病防控工作，将艾滋病健康教育与健康促进纳入政府工作的重要议事日程。党和国家领导人每年都在"世界艾滋病日"亲自探望艾滋病病人，视察艾滋病防治工作和慰问防治工作人员，为全社会积极参与艾滋病防治工作做出了表率。许多知名社会人士作为预防艾滋病义务宣传员，积极主动参与各项艾滋病防治公益活动，用自己的爱心普及艾滋病防治知识，倡导社会减少对艾滋病病毒感染者和病人的偏见与歧视，营造良好的社会支持环境。

历年"世界艾滋病日"活动主题如下。

1988 年：全球共讨，征服有期。

1989 年：我们的生活，我们的世界——让我们相互关照。

1990 年：妇女和艾滋病。

1991 年：共同迎接艾滋病的挑战。

1992 年：预防艾滋病，全社会的责任。

1993 年：时不我待，行动起来。

1994 年：家庭与艾滋病。

1995 年：共享权益，同担责任。

1996 年：一个世界，一个希望。

1997 年：艾滋病与儿童。

1998 年：青少年——迎战艾滋病的生力军。

1999 年：倾听、学习、尊重。

2000 年：男士责无旁贷。

2001 年：你我同参与。

2002 年：相互关爱，共享生命。

2003 年：相互关爱，共享生命。

2004 年：关注妇女，抗击艾滋。

2005 年：遏制艾滋，履行承诺。

2006 年：遏制艾滋，履行承诺。

2007 年：遏制艾滋，履行承诺。

2008 年：全民动员。

2009 年：普遍可及和人权。

2010 年：遏制艾滋，履行承诺。

2011 年：行动起来，向"零"艾滋迈进。

2012 年：行动起来，向"零"艾滋迈进——全民参与，全力投入，全面预防。

2013 年：行动起来，向"零"艾滋迈进——共抗艾滋，共担责任，共享未来。

2014 年：行动起来，向"零"艾滋迈进——共抗艾滋，共担责任，共享未来。

2015 年：行动起来，向"零"艾滋迈进——合力抗艾，共担责任，共享未来。

2016 年：携手抗艾，重在预防。

2017 年：我的健康，我的权利。

中国主题：共担防艾责任，共享健康权利，共建健康中国。

2018 年：知晓自己的 HIV 感染状况。

中国主题：主动检测，知艾防艾，共享健康。

（米光明）

shìjiè qiánghuà miǎnyìrì

**世界强化免疫日**（World Strengthened Immunity Day） 每年 12 月 15 日。世界卫生组织于 1988 年第 41 届世界卫生组织大会上确定并实行。旨在实现世界卫生组织提出的"2000 年消灭脊髓灰质炎"的全球目标。脊髓灰质炎（又称小儿麻痹症）是少数能被消灭的疾病之一，目前，最有效的预防和控制办法就是让适龄儿童服用脊髓灰质炎疫苗（小儿麻痹糖丸）来达到机体免疫。世界卫生组织推荐采取常规免疫、群众运动、监测、扫荡式接种等四大消灭脊髓灰质炎策略，尤为突出的是为强化免疫而采取群众运动形式——国家免疫日活动。强化免疫是对常规免疫的加强，它与计划免疫（对儿童有计划地实施疫苗接种）共同构成计划免疫体系。其目的是通过免疫高危险年龄组 0~4 岁的每个儿童，尽可能快地阻断脊髓灰质炎地方性流行。每年 12 月 5、6 日及次年的 1 月 5、6 日，是中国消灭脊髓灰质炎强化免疫活动期，即每年 12 月 5、6 日和次年 1 月 5、6 日对全国所有 4 岁以下儿童各服 1 剂脊髓灰质炎疫苗。同时，利用各种形式开展广泛的社会动员和健康教育活动，积极争取各有关部门的协作，提高全社会参与消灭脊髓灰质炎工作的积极性和主动性。2000 年 10 月中国如期通过了 WHO 西太平洋区消灭脊髓灰质炎的验证，标志着中国进入了维持无脊髓灰质炎状态时期。实现无脊灰目标以后，为防止脊灰野病毒输入与疫苗衍生病毒在人群中的传播和循环，中国政府仍将持续不断地对高危地区和高危人群开展无脊髓灰质炎疫苗强化免疫活动，以保护儿童的健康，提高全民族的健康素质。

世界强化免疫日历年主题：由各地自行确定。

（米光明）

chǎngsuǒ jiànkāng jiàoyù yǔ jiànkāng cùjìn

## 场所健康教育与健康促进

（sector-based health education and health promotion） 以场所为基础，针对特定人群的特定健康问题进行的健康教育与健康促进活动。场所指人们从事日常活动的处所。以场所为依托开展健康教育与健康促进，可以覆盖全人群，使全民享有公平的健康教育服务。21 世纪初期，随着健康教育与健康促进事业的发展，以场所为基础的健康教育干预理念在国际上得以广泛推广，使以往以疾病预防控制为中心和以重点人群为中心的健康教育干预更具

有可实践性，逐渐形成健康教育活动地点、目标人群和干预内容三维工作模式（图）。该模式能够更清晰地提示健康教育人员如何针对特定场所中特定目标人群的特定健康问题进行健康教育干预。

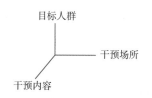

图 场所健康教育干预的三维
工作模式

健康教育干预场所的类型，大致可以分为以下几类：家庭、社区、工作（职业）、医院、军队和商业场所。一个大型的健康教育与健康促进项目，其干预场所通常由于目标人群类型不同而分为多个干预场所，如全民健康素养促进行动；更多的项目则只有一个场所，如以近视防控为切入点的学校健康教育项目。在不同的场所开展健康教育与健康促进活动，其对象、目的、意义、任务和内容有所不同。

20 世纪 90 年代，受组织学和管理学理论的影响，对场所健康教育与健康促进的理解不断深化。场所不仅是一个健康干预途径，更是一个影响人群健康与福祉的社会系统。在这个社会系统中开展健康教育与健康促进工作，需要考虑 3 方面的内容：如何创建一个健康的生活或工作环境；如何使健康干预活动与场所的日常生活融为一体；如何深入场所与各利益相关者形成健康联盟。因此，不仅要关注人们的健康相关行为改变，更应要关注人与环境之间的联系，关注如何改善人们

的健康生存环境。如果构成社区、家庭、学校、医院等场所的各种因素都是有益于健康的，则称为健康场所（health settings）。健康中国建设是新时期中国健康和卫生领域的头等大事，健康场所建设是健康中国建设的细胞工程。健康中国的宏远目标只有落实到一个个具体的健康场所建设，才能最终实现。

（米光明）

xuéxiào jiànkāng jiàoyù yǔ jiànkāng cùjìn

## 学校健康教育与健康促进

（school health education and health promotion） 以学校为依托，以在校学生为主要对象人群，应用健康教育与健康促进理念与策略为促进学生身心健康而组织实施的健康教育与健康促进活动。是以场所为基础开展健康教育与健康促进活动的一个重要领域。儿童青少年是世界的未来和希望，在全世界人口中，25 岁以下的儿童青少年现已占全世界人口的一半，其中 80% 的人生活在发展中国家。中国拥有世界上最为庞大的儿童青少年人口群体，他们中的大多数正在各级各类学校中学习。世界卫生组织前总干事中岛宏博士在第 14 届世界健康教育大会开幕式上指出："儿童和青少年是一个非常重要而又最具可塑性的人群，他们形成了一个最大又最易影响的人群，为健康教育提供了一个创造健康未来的机会。"他还特别强调"一项紧迫的任务就是将学校健康教育放在教学大纲的重要位置上。"

处在生命准备期的儿童青少年形成的卫生习惯和生活方式，很可能对他们一生中的其他发展阶段的行为方式产生深远的影响。因此，世界卫生组织积极倡导学

校健康促进行动，并认为："在校学生正值成长发育阶段，是能够养成健康的习惯和形成健康的生活方式的。健康促进容易对在校学生起作用，而且对他们进行健康促进是具有低投入高效益特点的；他们能够作为改变现状的力量，来改善他们的家庭和社会的健康状况"。1992 年欧洲建立了健康促进学校网络，发展迅速，现该地区已有"健康促进学校"500 余所。世界卫生组织西太区于 1994 年开始推动此项工作，并于 1995 年在中国正式启动。世界卫生组织在全球推行"健康促进学校"的举措，正是学校在各类场所中率先实现健康促进这一卫生工作核心策略的体现或说是一种实施形式。2001 年 5 月在瑞士日内瓦召开的第 54 届世界卫生大会就专门通过了题为《健康促进》的大会报告。其内容要点 9 条中的第 5 条指出："针对青少年（尤其是处在青春期初期的青少年）的健康促进在提高人口健康水平方面具有巨大潜力。建立提供支持的社区、网络和机构以及鼓励健康行为是促使青少年及其家庭加强控制和改进其健康的最有效方法。至关重要的是，应当使所有青少年在学校内外都能参与健康促进活动。"

学校健康促进活动是国际性的策略，是一项对人类健康具有深远战略意义的基础性工作。20 世纪 90 年代初，世界卫生组织根据健康促进发展的新趋势，在全球倡导学校健康促进的新工作模式——健康促进学校。这是在学校领域实现健康促进这一全球卫生工作核心策略的具体体现和实施方式。创建健康促进学校活动于 1995 年在中国正式启动。

中国的学校健康教育与健康促进历来受到党和国家的高度重视。卫生部、国家教委、全国爱国卫生运动委员会曾于 1992 年颁布《中小学生健康教育基本要求（试行）》。这是中国第一个针对学校健康教育的文件，对健康教育的目标、要求、内容进行了规范。该文件首次将"心理卫生"纳入健康教育内容，突破了以往健康教育的局限，进一步丰富了健康教育的内涵。1999 年教育部颁布《关于加强中小学心理健康教育的若干意见》，出台了中国第一个中小学心理健康教育文件。2008 年，教育部颁发了《中小学健康教育指导纲要》（原《基本要求》同时废止）。2012 年，卫生部、中国国家标准化管理委员会发布了《中小学健康教育规范》，进一步补充和强调了健康教育的课程设置，表明健康教育可采用正式课堂或者多种形式。同年，教育部颁发了《中小学心理健康教育指导纲要》，指出学校应将心理健康教育始终贯穿于教育教学全过程，进一步强调了心理健康教育的重要性。2015 年，十八届五中全会明确提出"健康中国"，使得健康上升为国家战略，为中小学健康教育提供了新的机遇。2016 年，中共中央、国务院发布的《"健康中国 2030"规划纲要》、国家卫生计生委等 10 部门颁布的《关于加强健康促进与教育的指导意见》中，均提到"以中小学为重点，建立学校健康教育推进机制。构建相关学科教学与教育活动相结合、课堂教育与课外实践相结合、经常性宣传教育与集中式宣传教育相结合的健康教育模式"，体现了中国政府加强学校健康教育体系建设的决策。2017 年教育部印发《普通高等院校健康教育指导纲要》。2019

年以来，随着健康中国行动的全面推进，学校健康教育与健康促进走向了新的发展阶段。

（李 枫 米光明）

xuéxiào jiànkāng jiàoyù

## 学校健康教育（school health education）

通过课堂教学和健康教育活动，使儿童青少年掌握常见病防治和卫生保健知识，增强自我保健意识，养成科学、文明、健康的生活方式和行为习惯，从而达到预防疾病、增进健康、提高学生个体和群体的健康水平的教育方式。

**形式** 通过多种形式开展学校健康教育。主要包括：①设科教学。每学期安排 6~7 课时，主要载体课程为《体育与健康》，健康教育教学课安排可有一定灵活性。②融合教学。又称渗透教学。在小学阶段与《品德与生活》《语文》等学科的教学内容结合，中学阶段与《生物》等学科教学内容有机结合。③利用班会、团会、专题讲座、墙报、手抄报、演讲比赛等多种形式开展健康教育主题活动。④建立学校-家庭-社区联盟，通过"小手拉大手"、开办家长学校、留守儿童健康驿站等活动，开展健康家庭、健康环境、健康社区等共建活动。

**内容** 学校健康教育的实施应根据儿童青少年不同的生长发育阶段，采取不同的内容。

**幼儿园儿童** ①从培养生活自理能力出发，培养良好个人卫生习惯。内容包括：洗脸、刷牙、漱口，勤洗澡换衣，饭前便后洗手、不乱扔果皮垃圾、不随地吐痰、不随地大小便等。②培养良好的、系列的饮食卫生习惯。内容包括：定时定量进餐、不多吃零食、不偏食、不挑食、吃饭细嚼慢咽等。③预防意外事故。包括：车祸、触电、溺水、接触农药、跌坠伤、烟花爆竹。④有规律的生活习惯。包括：按时作息、早睡早起、定时进餐、户外活动、课间活动性休息等。⑤和道德品质教育结合，进行心理健康教育和行为指导。包括：怎样分辨是非、善恶、美丑；集体主义；团结友爱，助人为乐；尊师守纪。

**小学生**　小学阶段是健康教育的关键时期，这一时期的儿童求知欲高、可塑性强，对于健康教育的内容易于接受。小学健康教育的重点是：生长发育知识、良好行为和生活习惯的养成、儿童常见病预防知识、预防意外伤害知识、膳食与营养知识等。具体包括：①生理知识。内容包括：人体简单构造，增加对自身的认识，怎样保护身体免受疾病和伤害。②个人卫生。内容包括：培养个人卫生习惯；学会保持正确的坐、立、行卧姿势。③营养知识。内容包括：讲解营养素的基本知识，重视早餐和学校午餐，考试和运动期间科学摄入膳食，讲究饮食卫生，以及如何促进身高、防治肥胖和营养不良的科学知识。④科学生活制度。内容包括：合理安排户外活动时间，定时、定量进餐，充足睡眠，动静结合的休息。⑤预防视力不良。主要讲解防治意义，近视眼的原因，科学用眼，用眼环境，"三要三不要"。⑥牙齿健康。主要讲解牙齿的构造和功能，乳恒牙的交替规律，定期口腔检查，正确的口腔保健方法。⑦心理健康和行为指导。情绪问题：退缩、自闭、恐怖症、焦虑、抑郁。行为问题：多动症、强迫症、破坏行为、挤眉弄眼、暴力、说谎。生理性不成熟：口吃、遗尿、咬指甲。⑧安全教育。包括交通安全教育、运动安全教育，用电用（煤）气教育，意外事故的简单防范和急救。

**中学生**　初高中青少年大多已进入青春期。健康教育的重点是：青春期生长发育知识、性知识、人际沟通和交往的知识和技能、心理健康知识、环境保护、预防意外伤害、急救与互救、拒绝吸烟、不吸烟、不酗酒、预防艾滋病知识与技能等。围绕青春期，以性教育为中心，围绕身心两个方面进行。要结合个别教育，加强各种形式（如面谈、电话）咨询。

**青春期性生理教育**　根据男女青少年的年龄、认知特点，适时、适量、适度地进行教育。在进行性生理、性心理教育的同时，要进行性伦理和性道德教育。性生理教育的主要内容有：①男女生殖器官的解剖生理知识。②青春期体格、素质发育的性别差异和个体差异。③男女不同的性器官和第二性征发育。④月经期卫生和月经病（痛经、原发性闭经、继发性闭经）防治。⑤遗精和手淫。其中，形成对手淫的正确态度最为重要。⑥男女外生殖器卫生。⑦与性发育有关的问题，如性早熟、青春期生理性延迟、青春期病理性延迟。⑧青春期遗传-内分泌疾病。⑨怎样防治青春期各种常见疾病，如青春期甲状腺肿、脊柱弯曲、痤疮、精神障碍等。

**青春期性心理教育**　①独立性和依附性的矛盾。②性心理的觉醒和性紧张。③独立意向和认识能力的矛盾。④小伙伴集团。⑤反社会倾向。⑥吸烟，吸毒，药物滥用。⑦自杀和自杀倾向。⑧青春期意外事故预防。车祸，溺水，劳动和运动性创伤。

**青春期性道德教育**　①男女平等，尊重女性。②怎样恰当自我表现，怎样正确和异性交往。③区分友谊和恋爱，防止早恋。④道德感和责任感。⑤义务感和公民责任。⑥扫黄打非（黄色书、黄色音像制品带）。

**青春期性行为教育**　①性自由和性解放。②早恋。③婚前性行为。④不健康性行为和性传播疾病。⑤不健康性行为和艾滋病。

**大学生**　大学生是青少年向成年人过渡的时期，也是生活方式和行为习惯的定型期。大学生健康教育的重点是：除了日常卫生保健知识外，还包括如何处理人际关系、安全性行为、预防艾滋病知识与技能等。应以专题教育为主：针对某种疾病，减少或消除致病因素，降低发病率。其次，应注重心理健康：①理想，价值观，人生观。②家庭和社会责任感，包括家庭、团队和团队、亲人。③处于竞争压力下的心理适应性。④怎样利用生活技能来应对生活紧张事件。⑤预防艾滋病和性病。⑥预防各种成瘾行为。

**工作任务**　根据国家教育委员会《学校健康教育评价方案（试行）》（1995 年）《国家卫生城市标准》和省、市的要求，学校健康教育的主要任务和指标可归纳为：①有组织。学校成立健康教育领导小组，每年召开 2～3 次健康教育专题会议，有领导分管，有专兼职工作人员和健康教育授课教师。②有年度计划和总结。包括年度健康教育工作计划和健康教育课教学计划。③有评价。每年采用《学校健康教育评价方案》对学校健康教育进行一次评价，评价方法见后面健康教育的评价部分。④有活动。健康教育课以班级为单位,中小学健康教育开课率达 100%,做到六有:有教师、有教材、有课时、有教案、有教具、有考核。大学、中专学校开设健康教育选修课或专题讲座,每月一次。板报每月一期、宣传栏每个季度更换一期,同时采用健康教育画廊、主题队会、学生手抄报、知识竞赛、小广播、心理咨询、给家长的一封信等开展多种形式的健康教育活动。开展创无烟单位活动。⑤有效果。学生健康知识知晓率和健康行为形成率≥80%,14 岁以下儿童蛔虫感染率≤3%。⑥有完整的健康教育档案资料。学校健康教育领导小组成立文件,健康教育专兼职人员和授课教师名单、年度计划、总结、评价资料,健康教育宣传资料和登记表,健康教育教材、教具、教案和考核试卷,健康教育活动记录和六病(沙眼、龋齿、视力不良、蛔虫病、贫血、营养不良)防治资料,学生健康检查档案资料,学校各种卫生制度和有关规定,创建无烟单位资料、环境卫生检查资料、学生传染病防治和计划免疫资料、全校学生因病缺课资料。⑦有开展健康教育工作的支持环境。

**评价指标** 学校健康教育评价指标分三级,共二十项指标。第一级是教学基础指标,包括课时、教材与教具、采光照明与黑板、饮水与洗漱设施、厕所设施六项指标;第二级是教育过程指标,包括教学计划、教案、师资培训、授课质量、传播活动、开课率六项指标;第三级是教育效果指标,包括书面考核、实际操作、头发与指甲卫生、面部与衣着卫生、体育锻炼、教学用房与宿舍、校园与厕所、缺课率。主要指标的说明如下。

**课时** 各中小学校每周安排 0.5 课时或每两周一学时开设健康教育课。未列入课表的其他时间和其他形式进行健康教育不做为此项指标的评价内容。

**教材与教具** 教材必须做到:①体现“中小学生健康教育基本要求”八项内容。②教育内容(文学、插图)无概念错误。③课文深度和文字量符合教学规律。教具包括挂图、模型、幻灯片及其他类型的健康教育用具。内容相同类型不同的教具只按一种计算。允许自制教具,但自制的教具必须科学、准确。本指标对教具的评价只要求内容,不要求类型,以“必备教具配备率”为评价指标。

$$必备教具配备率 = \frac{已配备教具内容数}{必备教具内容总数} \times 100\%$$

**教学计划** 应有完整的健康教育教学计划,做到教学进度,教学内容与计划一致(确定执行情况时可参考教案)。

**教案** 教案应包括课时、课题、教学目的、教学重点、教学难点、教具、教学内容及过程、教学小结等 8 项主要内容;教案书写应做到无概念错误、整洁、简练等 3 项主要内容。

**师资培训** 授课教师平均每人每学年应接受 120 小时以上的培训。培训形式为:培训班、集体备课、教研活动、教学交流、观摩课等。

**授课质量** 教师授课应做到概念清楚、启发式教学、语言生动、理论联系实际、板书工整等 5 项主要内容。

**传播活动** 学校每学年应利用宣传栏、家长会、班队会、广播、卫生小报等多种形式向学生或家长宣传不同内容的卫生保健知识达 20 次。

**开课率** 开设健康教育课的教学班数占应开设健康教育课的教学班总数的百分比。

**书面考核** 核实个人成绩和总平均成绩。以全部学生总平均成绩为指标。

**实际操作** 小学生应掌握的实际操作共 12 项:身高的测量,体重的测量,脉搏的测量,体温的测量,刷牙的正确方法,做眼保健操的正确姿势,正确的读、写、坐姿,剪指甲,止血、包扎的正确方法,计算月经周期,拒绝吸烟的方法,设计食谱;中学生应掌握的实际操作共 9 项:脉搏的测量,血压的测量,肺活量的测量,运动外伤或小外伤的处理,计算月经周期,拒绝吸烟、饮酒的方法,设计食谱,检查视力方法,与异性同学交谈;检查学生实际操作时,从实际操作项目中随机抽查 3 项,受检学生做到 3 项完全符合标准为合格。以受检学生“合格率”为指标。

**头发与指甲** 学生应做到头发整洁(勤洗头、无异味、无头虱),指甲整洁(勤剪指甲、保持干净),2 项均做到为合格。以受检学生“合格率”为指标。

**面部与衣着** 学生应做到面、耳、颈干净,衣服、鞋帽整洁、无异味,2 项均做到为合格。以受检学生“合格率”为指标。

**体育锻炼** 学生应做到坚持做好课间操(态度认真、动作准确为合格);积极参加课外体育锻炼,以做操合格“百分率”或参加课外体育锻炼的“百分率”为指标。

**教学用房与宿舍**(寄宿制学校的学生宿舍) 应做到地面和墙壁无烟头、无污迹、无纸屑、窗明、桌椅净、物品摆放整齐。6条均做到为合格。

校园与厕所 校园应做到无杂草、无乱丢废弃物、无痰迹、无污水洼（池）、无乱写乱画（5条）；厕所应做到无臭、无蚊蝇蛆滋生、无乱拉乱尿、无乱写乱画、粪池加盖（5条）。共10条。

缺课率 指学生因伤病造成的缺课。缺课率(‰)＝〔$\sum$本学年全校学生缺课时数/（学年课时总数×全校学生数）〕×1000‰

学年课时总数
＝每周平均课时数×全学年教学周数
全校学生数＝（学年初学生数+学年末学生数）/2

**评价方案** 为促进学校健康教育工作的开展，掌握学校健康教育活动的进程，调整和确定学校健康教育的目标，不断改进和完善学校健康教育，逐步使学校健康教育工作纳入科学化和规范化的轨道，本着科学、全面、可比、可行性原则，制订本评价方案。

评价对象 学校健康教育评价对象分为学校和教育行政两个层次。①学校。指九年义务教育阶段普通中小学校。其中农村中心小学以下的学校及其他各类学校可根据本地实际情况参照执行。②教育行政。指县级以上（含县级）各级教育行政部门。

评价方法 以学校及各级教育行政部门自评为主，学校、各地教育行政部门之间互评及上级部门抽评为辅。

各地间互评或上级部门抽评时，采用推荐和随机抽样各半的方法。被评学校分值指数≥0.5为通过，否则以互、抽评的得分和等级评定代替自评结果存档（分值指数；互、抽评分值提高

数/自评分值提高数）。所评地区有一半以上的学校未获通过，则该地教育行政部门自评结果按减10分处理。

评价时间 各地中小学校和各级教育行政部门根据各地实际确定评价时间。每学年至少自评一次。原则上每学年由上级主管部门组织一次互评或抽评。各省、自治区、直辖市教育行政部门每年十月底以前将上一学年度的自评结果报国家教委体育卫生与艺术教育司。每年底前国家教委通报各地健康教育评价结果。

奖励 各级教育行政部门可根据本地实际情况，制定奖励办法对学校健康教育开展好的单位和个人进行必要的奖励。国家教委将在适当时候对学校健康教育工作开展好的单位和个人进行表彰。

评价表 包括：学校健康教育评价选项表、学校健康教育评价记录表、学校健康教育评价表、教育行政部门健康教育评价表。

统计与等级评定 ①统计。学校：总得分＝$\sum$各Ⅲ级指标得分。行政：总得分＝〔（得优学校数×1.0+得良学校数×0.8+得中学校数×0.6+得差学校数×0.4)/学校总数〕×100。②等级评定。

**实践经验** 学校健康教育担负着增强学生健康的重任，是全面贯彻教育方针，对学生实施素质教育的重要途径，它对促进学生德、智、体全面发展，提高身心健康水平，具有十分重要的意义。主要从以下几个方面来论述学校健康教育的实践经验。与养成教育相结合，注重行为和习惯的培养；形式要多样化，以学生活动为主；与各学科教学相结合；体现时代性，针对性。

健康教育内容要有针对性，符合中学生的年龄、身心特点。在进行健康课程教学时要根据学生身心健康存在的主要问题及学生自我保健的需要确定内容，从学生日常生活、学习等经常遇见和关心的健康问题入手，以此激发学生学习的兴趣，促进学生良好的卫生行为和健康习惯的养成。要将抽象的理论知识变为他们乐于接受的学习形式，结合他们的年龄和身心特征进行教育。教学手段要充分运用图画、模型、多媒体、故事、游戏等学生喜闻乐见的形式，创设一定的情境，把理论性、知识性、趣味性融为一体，避免枯燥乏味的空洞说教和千篇一律的教学方法，这样才能收到好的教学效果。

知识传授与养成教育相结合 对学生进行健康教育，需要传播必要的卫生保健知识，但不能将卫生保健知识的传播作为健康教育的最终目的，更重要的是让他们在日常生活、学习、社会交往中改变不良行为，树立自我保健意识，养成良好的卫生行为和习惯。学校要将健康教育纳入学校工作计划，制定、完善约束学生不良行为习惯的规章制度。加强日常工作的"三检查"（环境卫生检查、个人卫生检查和体格检查）、"两监督"（教学卫生监督、饮食卫生监督）。每天的清洁卫生打扫实行定岗服务，即人人岗位责任制，对个人卫生要求学生做到"四勤"（勤剪指甲；勤洗澡勤换衣；勤理发勤洗头；勤洗手。）"五不"（不乱丢果壳纸屑；不随地吐痰及吐泡泡糖；不乱涂墙壁；不乱倒脏物污水；不喝生水。），以此促使学生自我约束，互相监督，从而提高健康教育的实效性、实用性。同时要鼓

励学生积极参加公益活动，每天打扫卫生，树立正确的生态观、自我保健观，真正做到"健康为人人，人人为健康"。这样，不仅可以预防和减少疾病，提高健康水平，还可以保持校园整洁，创造优美学习、生活环境。

**形式多样化**　在平时的教学中，既要有相应的内容传授，也要有适当的课堂讨论，还要有课外的延伸。学校应充分利用广播、班会、宣传栏、校报、征文、知识竞赛等多种形式向学生宣传不同内容的健康保健知识，通过各种生动活泼的形式吸引学生参加健康教育活动。如举办卫生救护演习，举办健康保健知识图片展、健康保健知识竞赛、环境污染实地考察和环保知识征文比赛，溺水、地震、火灾自救模拟演习等活动，让学生在生动有趣的活动中受到深刻的健康保健与安全自救教育。此外，还需要校外、社区、家庭的支持，通过邀请校外医疗机构开展知识讲座，召开家长会等，形成一个良好的健康教育氛围，让学生在这样的环境中受到潜移默化的影响，从而建立自我保健意识，养成良好的保健习惯，最终达到"教育一个孩子，转变一个家庭，影响一个社会"的功能，形成全社会都关心青少年学生身心健康成长的"大健康教育"环境。

**与各学科教学相结合**　健康教育与体育教学都是为学生身体健康服务的，它们之间有着密切的联系。健康和体育是一个统一的整体，两者之间是相辅相成、互相促进、协调发展的，如今，原来的体育课以"体育与健康"课的形式出现，正是两者的最佳结合。因此，体育教师应按大纲要求，寓健康教育于体育教学的

每一个环节之中，无论是备课、上课、课后小结都应有渗透意识；无论是准备部分、基本部分、结束部分，教师都应该把握时机，恰如其分地对学生进行卫生保健知识的教育，特别要充分利用阴雨天的室内课，将健康保健知识传授给学生，真正做到养护与锻炼相结合。

各学科教学是向学生进行健康教育最经常的途径，任课教师应按各科自身的教学特点，自觉地、有意识地在课堂教学中渗透健康教育，促进学生良好卫生保健行为习惯的养成。

**体现时代性**　现代社会的发展带来了许多新的问题，艾滋病、吸毒、交通伤害、环境污染等，健康教育也应相应增加这些方面的内容，让学生清醒看到问题，从而解决问题。向学生传授面临突发性灾难的生存技巧，教给他们必要的急救知识与技能。

总之，从教育面向现代化、面向世界、面向未来出发，基础教育改革的主要目标是由"应试教育"向"素质教育"转换，健康教育就是在这种情况下产生的一门新兴学科。青少年学生作为跨世纪的一代人，现在必须掌握有关健康的知识，逐步完善自己的综合健康素质，以健康的心态迎接新的挑战。

**意义**　健康教育是以促进健康为核心的教育活动。通过有计划地开展学校健康教育，培养学生的健康意识与公共卫生意识，掌握必要的健康知识和技能，促进学生自觉地采纳和保持有益于健康的行为和生活方式，减少或消除影响健康的危险因素，为儿童青少年一生的健康奠定坚实的基础。

（李　枫）

**学校健康促进**（school health promotion）　在学校健康教育的基础上发展起来的，学校、家庭和社区共同参与促进师生健康的社会活动。学校健康促进强调通过学校、家长和学校所属社区内所有成员的共同努力，为学生提供完整的、积极的经验和知识结构，包括设置正式和非正式的健康教育课程，创造安全健康的学习环境，提供合适的健康服务，让家庭和社区参与，共同促进师生健康。

**特征**　学校健康促进具有以下特征：①健康含义的整体性。它采取的健康模式是完整的，包含了健康的身体、心理、社会和环境等多方面的因素及其相互关系。②参与人员的多层次性。参与健康促进的目标人群不仅是学生群体，还包括学校领导、教职员工、学生家长、社区领导以及大众传媒——学校健康促进干预目标的一个特殊领域。③干预措施的全方位性。强调学生主动参加正式或非正式的健康课程；注意改善物质环境；认识学校的社会文化精神、建立良好的人际关系对学生心理健康的重要性，促使家庭介入；把区域和地方的卫生服务与学生联系起来，以满足儿童、青少年的健康需求。④教育和保护健康的公平性。女孩和妇女在社区内享有与其他人群同等的受教育和保护健康的机会。学校健康促进的内容，包括如下方面。

**学校健康政策**　具体如下。

　制订计划　学校将健康促进工作纳入整个教育工作计划，并有专人负责。①成立健康促进工作领导机构，人员结构有利于健康促进工作的广泛开展。②制订

健康促进工作计划，并纳入学校年度工作计划之中。③健康促进领导机构应定期召开例会，每学年至少2次，研讨学校健康促进工作，主要领导必须参加，出勤率不低于80%。对解决师生健康问题，做出公开承诺，并在显著位置进行展示。

**教育政策** 制定教育过程中的卫生政策。①学生每日学习时间（含自习）小学不超过6小时，中学不超过8小时。不得以任何名义增加课时。②保证学生每天有1小时的体育活动时间（包括：体育课、课间操、课外活动）。

**体检制度** 有独立的医务室。建立健全保证师生接受预防性体检制度。保证师生至少每2年接受一次预防性体检。

**常见病防治** 根据国家、地方有关政策，结合本校特点，制定学生常见病防治工作计划。①制定防治工作目标。②拟定合理的措施。

**传染病防治** 制订预防控制传染病（包括性病/艾滋病）的计划。①有保证学生接受免疫接种的计划。②有预防控制传染病（包括性病/艾滋病）的具体措施。③有对校园内暴发传染病的应急措施。

**膳食营养政策** ①制定保证食品卫生的政策。②有落实学生营养餐的具体措施及食堂生产许可证。③有对师生进行平衡膳食知识的宣传教育计划及开展活动的记录。

**禁毒政策** 学校制定保证校园内禁止吸烟和使用非法药物及禁止学生饮酒的措施。①学校有教职员工、学生、来访者在校园内不吸烟的政策，公共场所有明显禁烟标志，无烟具和烟蒂。②学校积极开展争创无烟校活动，

年内至少有两次活动。③学校有禁止学生饮酒和使用非法药物的规定及措施。

**慢性病政策** 学校制定预防控制各种慢性病（心脑血管病、糖尿病、恶性肿瘤等）的政策和措施。①制订对师生进行预防慢性病知识的宣传计划。②掌握学生营养状况的分布情况，并对肥胖和超体重以及营养不良儿童采取重点干预措施，并与家长联系，对其进行专题教育。③有对重点人群进行血压管理的措施，并与家长取得联系。

**意外伤害应急政策** 学校有确保安全和预防意外伤害的应急政策。①有确保交通安全的工作计划和措施。②为确保教学设施的安全性，学校应有明确的规定。如实验室、体育设施等要有宝剑操作规程及使用情况记录。③针对火灾、地震等自然灾害，学校应有安全防范和应急措施，每学年至少进行一次疏散演习。

**师生同教** 有对师生进行健康教育的政策。①利用各种形式对学生进行健康教育。②每学年对全体教师进行健康相关知识培训2次。③校医和卫生保健教师每学年应接受不低于16小时的健康知识培训。

**学校物质环境** 具体如下。

**组织验收** 学校在新建、改建和扩建项目前，需由卫生监督部门的预防性卫生审查，竣工后需经卫生监督部门验收。①学校对教学楼、操场、食堂、教室以及厕所等进行修建或改建前需有卫生监督部门的预防性审批。②修建或改造竣工后，应经卫生监督部门验收。

**符合卫生标准** 学校建筑及设备符合国家有关卫生标准和要求。学生课桌椅、教室人均面积、

黑板、采光、照明、微小气候等符合卫生要求。

**饮水安全** 为师生提供安全的饮用水。①免费为师生提供安全、清洁、足够的饮用水。②有相同于教学班数的完好的水龙头，便于洗手。

**厕所卫生** 男女厕所要有足够的蹲位数，并配有符合卫生要求的冲洗设备。①男厕所蹲位40：1，女厕所蹲位25：1。②厕所无蚊蝇，无异味，尿池无尿碱。

**食堂卫生** 学校食堂符合食品卫生要求。①食堂有卫生许可证。②炊管人员有健康证和培训证。③食堂环境整洁，做到生熟分开无虫媒和老鼠。④炊管人员个人卫生好。

**食品卫生** 学校不出售不利于健康的食品和用品。①为学生提供营养午餐，每周有定量食谱及营养分析。②学校不得设立小卖部。③学校严把进货渠道，不使未经教育行政部门推荐的学生保健用品。④食堂不出售和使用无卫生许可证厂家生产的食品和过期变质的食品。

**校园环境** 学校采取措施，确保校园环境安全、整洁、优美。①鼓励师生保护学校设施，参与清洁与美化校园的活动。②校园环境优美，无卫生死角，无安全隐患。③学校采取措施，尽可能回收可再生的资源（如垃圾分类处理等）。

**室内温度** 学校保证冬季有供暖、夏季有防暑降温设施。①教室、图书馆、宿舍等有暖气、空调（风扇）等设施。②教室、办公室、宿舍的温度冬季不低于16℃，夏季不高于32℃。

**学校社会环境** 具体如下。

**积极宣传** 学校向全体师生员工宣传开展争创健康促进学校

活动。①召全校师生开展健康促进工作活动的动员或宣传贯彻大会。80%以上的人员要知道此事。②对全体师生进行健康促进学校理论知识的培训。③向全校师生公布学校出台的关于健康教育课、计划免疫、防治慢性病等健康促进政策与措施。

良好校风　学校创造一个互相关心、互相信任、和谐友好的环境，有利于师生、员工的身心健康。①展示良好的校训。②师生之间、员工之间、同学之间关系和谐。③学校为师生提供参与学校管理的机会。④学校为各民族的风俗习惯提供方便，通过各种活动向学生提供学习各民族风俗差异的机会。

教师模范作用　教师是学生健康行为的榜样，并有意识地帮助学生纠正不健康的行为习惯。①教师不用苛刻的纪律管束学生，严禁体罚和辱骂学生。②教师积极参与学校的健康促进活动，并在日常的教育教学活动中及时提醒学生的不健康行为（如不正确读写姿势等），并督促改正。③教师不在学生面前吸烟、饮酒。

特困补助　学校对有特殊困难（经济困难、学习困难、残疾等）的学生提供适当的支持和帮助。①学校掌握有特殊困难学生的基本情况。②学校对特殊困难学生采取具体的帮助措施，如减免学费等。

**发展个人潜能**　学校注意学生个性的良性发展，为学生提供发挥个人潜能的机会。①学校对教师进行关于教育心理学的教育。②学校根据学生年龄特点，成立各类兴趣小组。

心理咨询　学校注重学生的心理健康，通过各种方式及时解决学生中存在的主要心理问题。

①学校有多种畅通的渠道为有心理需求的学生提供帮助，如心理信箱、心理咨询室、心理咨询电话、校长信箱网络咨询等。②有经过心理培训的教师为学生提供及时的帮助。学校了解学生中存在的主要健康问题，并有工作记录。

**学校社区关系**　包括以下几个方面。

社会实践　根据学生的特点，学校为学生提供参与社会实践的机会。①学校将健康促进学校活动主动通知社区，争取社区的支持和参与。有学校与社区共创健康促进学校的协议书。②学校每学年至少组织学生参与社会活动1次，增加学生适应和认识社会的能力。③全校学生参与社会活动的覆盖率高于80%。

社区政府作用　社区政府将健康促进学校活动列入议事日程，为学校创造良好的周围环境。①社区政府工作计划中有支持学校开展健康促进学校的具体安排。②确保学校周围环境的清洁与安静，学校50米范围内禁止摆摊。③交通和安全部门有计划地为学生交通安全和校园治安提供服务。④努力创造条件保证学生不受污染和噪音的影响。

家长作用　重视家长与改善学生健康状况有关的需求，为家长提供改善学生健康状况的机会。①利用家长委员会或家长学校开展健康促进学校活动，并为家长提供参与健康促进学校活动的机会。②每学年举办1次向家长传授健康知识与技能的讲座（对家长培训要有记录）；鼓励家长与孩子一起共同参与学校的健康促进活动，如平衡膳食、体育锻炼、共创健康促进示范家庭等活动。

家庭卫生　家长为培养孩子良好的卫生行为提供必要的家庭条件，如学生有自己相对独立的学习和生活空间，做到一人一盆一巾等。

**培养个人健康技能**　具体内容如下。

学校方面　学校有向学生普及卫生保健知识的措施，培养学生的健康意识，使学生具有选择健康行为的能力。学校应每年利用宣传栏、广播、录像等多种形式宣传不同的卫生保健知识不少于20次。主要内容有：平衡膳食、锻炼与控制体重、拒绝烟草和毒品、预防意外伤害、防治性病/艾滋病、预防近视和龋齿、心理调节的技巧、传染病与慢性病的防治知识、交通安全、自然灾害的处理等。及格率达85%以上。

教师方面　教师不仅是参与健康促进学校的重要人员，而且应帮助学生解决健康问题。全体教师应掌握平衡膳食、锻炼与控制体重、拒绝烟草和毒品、预防意外伤害、防治性病/艾滋病、预防近视和龋齿、心理调节的技巧、传染病与慢性病的防治知识、交通安全、自然灾害的处理等知识，并具备为学生解决问题的能力。

学生方面　学生个人10项卫生行为良好。学生眼保健操手法和穴位正确率达80%。

**学校健康服务**　具体如下。

健康机构　学校应主动争取辖区内卫生防病机构和中小学保健所工作的指导与帮助。学校在开设健康教育课和组织健康服务活动中主动争取辖区卫生防病机构和中小学保健所的指导与帮助。

学校方面　学校为学生和教职工提供基本的卫生服务。①建立师生健康档案，建档率100%。②每2~3年为教职工提供1次预防性体检，并对体检结果进行反馈。③根据国家和地方法规为学生实施计划免疫，应接种率达100%。④根据上级要求完成各种学生常见病的监测。⑤对肥胖和中学新生进行血压测量，并对血压偏高学生进行监测，每学期1次。⑥为学生提供口腔保健服务龋齿充填率达80%以上。

危险因素指标 ①学生吸烟率为0。②教师吸烟率呈逐年下降趋势。③学生肥胖患病率上升趋势得到控制，并做到稳中有降。④学生低体重的营养不良率控制。⑤学生血压偏高率控制在5%以下。⑥适当的运动：肺活量90%以上合格；体育达标率高于95%。

常见病防治 ①蛔虫感染率控制在5%以下。②沙眼患病率控制在5%以下。③贫血患病率控制在10%以下。④龋齿充填率控制在80%以下。⑤学生保健牙刷、牙膏使用率控制在90%以上。⑥视力低下新发率保持基本稳定，并有所下降。

(李 枫)

jiànkāng cùjìn xuéxiào

# 健康促进学校 （health promotion school）

世界卫生组织倡导的学校健康促进工作的一种新模式。中国进行了积极的响应，全国各地还根据本国本地的实际情况制定了相应的实施方案。内容包括正式和非正式的健康教育课程；创建一个安全和健康的学校环境；提供适当的健康服务等。同时，促进家庭和社区更广泛参与，以便最大限度地促进和保障师生和社区成员的健康。

目标 改善学生的学习和生活环境，提高学生的身体健康水平，并通过学校向家庭、社区传播健康信息，促进全社区成员的健康。健康促进学校的十大具体目标具体如下。①理念目标：学校领导与教职工转变理念，将追求升学率和学习成绩第一的办学宗旨转变为树立"健康第一"的理念和以追求为社会培养健康人才为第一追求目标的办学宗旨。②政策目标：指定学校健康政策。③《条例》目标：全面贯彻执行《学校卫生工作条例》并落实第二章各项内容。④环境目标：不断改善学校物质环境。⑤人际关系（学校社会环境）目标：建立友善的校园人际关系。⑥社区互动目标：与社区建立良性互动。⑦学生健康技能目标：学生健康相关知识态度、行为的改变和健康技能的培养。⑧卫生服务目标：提供校内必要的卫生服务，解决学生健康保健需求。⑨教师参与目标：每个教职工都自觉地承担对学生健康（身体与心理）的责任，并在教学活动中有机地结合健康教育，对学生形成立体交叉的健康影响氛围。⑩健康状况目标：学生和教师中的主要健康问题得到改善。

要求 健康促进学校创建一票否决制具体如下。①必须是无烟学校，达到无烟学校的标准。②创建期间校园内没有严重意外伤害发生。③创建期间校园内没有集体食物中毒发生。④创建期间校园内没有传染病流行事件发生。

(李 枫)

zhōng-xiǎoxué jiànkāng jiàoyù zhǐdǎo gāngyào

# 中小学健康教育指导纲要 （health education program for primary and secondary school）

关于加强中小学校健康教育工作，促进学生健康成长的政策性文件。中华人民共和国教育部在2008年制定了《中小学健康教育指导纲要》。此《纲要》是为贯彻落实《中共中央国务院关于加强青少年体育、增强青少年体质的意见》（2007年）中对健康教育提出的要求，依据《中国公民健康素养－基本知识与技能（试行）》及新时期学校健康教育的需求而制定的。在此之前使用的《中小学健康教育基本要求》在纲要使用后废止。根据此颁发的《中小学健康教育指导纲要》，中小学生根据不同年龄要掌握一定健康知识和技能，学校教育质量也将据此情况进行考评。

《纲要》提出，学校健康教育要把培养青少年的健康意识，提高学生的健康素质作为根本的出发点，注重实用性和实效性。坚持健康知识传授与健康技能传授并重原则；健康知识和技能传授呈螺旋式递进原则；健康知识传授、健康意识与健康行为形成相统一原则；总体要求与地方实际相结合原则；健康教育理论知识和学生生活实际相结合原则。做到突出重点、循序渐进，不断强化和促进健康知识的掌握、健康技能的提高、健康意识的形成、健康行为和生活方式的建立。中小学健康教育内容包括5个领域：健康行为与生活方式、疾病预防、心理健康、生长发育与青春期保健、安全应急与避险。

根据儿童青少年生长发育的不同阶段，依照小学低年级、小学中年级、小学高年级、初中年级、高中年级五级水平，把5个领域的内容合理分配到五级水平中，分别为水平一（小学1~2年级）、水平二（小学3~4年级）、水平三（小学5~6年级）、水平四（初中7~9年级）、水平五（高中10~12年级）。在安全应急与避险中，《纲要》从小学5~6

年级开始，增加了提高网络安全防范意识等内容。初中阶段增加了预防毒品和艾滋病的知识。高中阶段特别强调要帮助学生认识婚前性行为对身心健康的危害，树立健康文明的性观念和性道德。

《纲要》要求学校要通过多种宣传教育形式开展健康教育。学科教学每学期应安排 6~7 课时，主要载体课程为《体育与健康》，健康教育教学课时安排可有一定灵活性，如遇不适宜户外体育教学的天气时可安排健康教育课。另外，健康教育在小学阶段还应与《品德与生活》《品德与社会》等学科的教学内容结合，中学阶段应与《生物》等学科教学有机结合。《纲要》强调，中小学健康教育师资以现有健康教育专兼职教师和体育教师为基础。凡进入中小学校的自助读本或相关教育材料必须经审定后方可使用。

（李 枫）

yīyuàn jiànkāng jiàoyù yǔ jiànkāng cùjìn

## 医院健康教育与健康促进

（hospital health education and health promotion） 以医院为依托，以患者及其家属和社区居民为主要对象人群，为提高人们疾病预防、治疗和康复能力，促进身心健康和提高生命质量而实施的健康教育与健康促进活动。是以场所为基础开展健康教育与健康促进活动的一个重要领域。随着医学模式的转变和医院服务功能的不断扩大，医院（包括社区卫生服务机构等其他医疗保健机构）逐步由单纯医疗型向预防-保健-医疗-康复为一体的综合健康服务型发展。充分发挥医院健康知识和技术资源的优势，向患者、患者家属乃至社区群众提供健康教育服务，已经成为提高医疗服

务质量和疾病预防控制的重要策略。1986 年，第一届国际健康促进大会《渥太华宣言》提出健康促进五大领域之一是"调整卫生服务方向"，为医院健康教育向健康促进的方向发展指明了方向。医院健康促进（hospital health education）以医院为场所，通过健康教育和制定健康政策、组织、经济等综合性社会支持环境，促进医院的结构和功能向有益于促进对象人群行为改变和提高人群健康水平和生命质量的过程。医院健康促进是健康促进理念和策略在医疗机构和医疗保健服务中的应用。医院健康促进的活动载体和实施形式是创建健康促进医院。

医院健康教育在中国自 20 世纪 70 年代末期起步并迅速发展，逐步得到卫生行政部门、医院和社会的理解和重视。1992 年医院健康教育被纳入国家卫生城市考核标准，以政府行为和行政干预来推动医院健康教育的发展。20世纪 90 年代初期以来，各地医院积极开展爱婴医院创建活动，在孕产妇中大力倡导母乳喂养；积极探索整体护理模式中的患者教育模式；大力开展社区卫生服务中的健康教育；利用网络平台研发常见疾病健康教育 App，提供个体化患者健康教育服务等，这些都是医院健康教育在临床医学不同领域的实践与发展。20 世纪末，医院健康促进的理念逐渐引入中国。进入 21 世纪，天津、北京、上海、浙江、江苏等地相继启动了创建健康促进医院试点工作。2013 年国家卫生计生委在实施全国健康素养促进行动项目中，以无烟卫生计生机构创建为切入点，在全国各省区全面开展健康促进医院创建试点工作，推动医

院健康教育与健康促进走上全新的发展阶段。

（米光明）

yīyuàn jiànkāng jiàoyù

## 医院健康教育 （hospital health education） 各级各类医疗卫生机构和人员在临床实践的过程中伴随医疗保健活动而实施的健康教育活动。随着医院结构和服务功能的不断扩大，医院健康教育的内涵也在不断丰富。狭义的医院健康教育，又称临床健康教育（clinical health education）或患者健康教育 （patient health education），是以病人为中心，针对到医院接受医疗保健服务的患者个体及其家属所实施的有目的、有计划、有系统的健康教育活动，其目的是通过健康教育防治疾病，促进身心健康。广义的医院健康教育是以健康为中心，以医疗保健机构为基础，为改善患者及其家属、社区成员和医院职工的健康相关行为所进行的有组织、有计划、有目的的健康教育活动。这一定义将健康教育干预延伸到了社区群体和医护人员。医护人员是实施健康教育的主体，同时也是健康教育的接受者，应不断提高自身的健康意识和自我保健能力，采纳健康生活方式，促进自身健康。随着健康观念的转变，医学模式的转变，以及医学社会化和医院服务功能的扩大等，促使医疗服务模式由过去单一的医疗型向促进健康、提高生命质量的医疗-预防-保健型转化。"医院只是照顾病患的地方"的传统观念逐步发生改变，医院已成为开展健康教育和健康促进的重要场所。健康教育作为医院的一项重要职能，是一种治疗手段，也是人们预防疾病，保持和促进身心健康的必要方法；健康教育是

整体护理的组成部分,是临床护士的重要职责。通过健康教育与健康促进可提高患者对医护人员的信任感和依从性;实现对患者的心理保健;有助于医护人员强化服务意识、文明服务语言、规范服务行为。结合医院中心任务,向患者及其家属和广大群众开展健康教育和健康促进,是提高人民群众健康意识和自我保健能力,防治疾病,提高医疗质量的重要策略,也是现代医学发展的必然趋势。

健康教育是一种治疗因素。①提高病人的依从性。健康教育通过卫生知识的传播,可增进病人对疾病的正确认识,提高其医疗依从性,促进早日恢复健康。如在儿童缺铁性贫血的防治工作中,假若父母亲不了解缺铁性贫血对儿童健康、生长发育的影响以及合理喂养、铁剂治疗的有效性,也就不可能很好地执行医嘱。②心理治疗。心理治疗实际上是个性重新塑造以适应环境的变化,是个体在情绪和认识上的调整过程。健康教育在治疗过程中,对病人的心理起着相当大的影响,甚至占主导地位。人们已经发现心理、社会因素已成为许多疾病的主要发病因素,如原发性高血压、冠心病、消化性溃疡、自主神经功能失调等。假若病人或家属对疾病一无所知,就会出现恐惧、精神紧张、焦虑、悲观失望等情绪反应,进而导致生理的异常。健康教育是消除病人不良精神反应的良方,是解除病人及家属顾虑,满怀信心与疾病作斗争的动力。③健康教育本身就是一种非药物治疗方法。现在大多数人认识到健康教育对各种治疗的增效作用,却没认识到健康教育本身就是一种治疗方法。许多疾病与人们的行为与生活方式有着密切的关系,如肺癌、心脏病、慢性支气管炎和吸烟有着密切的关系;肥胖是造成高血压、高脂血症、冠心病的重要因素,而其又与人们的饮食习惯密切关联。要治疗这些疾病,最根本的方法就是改变行为与生活方式,如戒烟、合理营养、加强锻炼、而药物治疗没有良方。开设戒烟门诊、针对性的提供健康教育处方等,其根本的方法就是严密科学的健康教育。

医院健康教育是密切医患关系,减少医疗纠纷的重要纽带。良好的医患关系是治疗的必要前提。试想若病人不信任医生,就不可能全面反映真实情况,就会造成诊治延误或对医嘱不加采纳,影响疗效甚至导致医疗事故。健康教育具有减少医疗纠纷的潜在功能,通过健康教育,可让病人愿意接受所给的医治外,还让其了解该法的危险性。这样做有两种直接的效果:第一,许多病人如在一种开放、诚实且人道的情况下接受医疗,就大大减少发生医疗纠纷的可能;第二,万一有医疗纠纷发生,也有足够的证据表示病人曾接受过指导。虽然医疗纠纷是不可能完全避免的,但若通过病人教育计划,给予病人更多的关心以及对病人独特的需要和利益给予更多的关切,就能使医疗纠纷案件相对减少。

医院健康教育是降低保健成本,提高医疗设施利用率的有效途径。中国是发展中国家,要对12亿多人民的健康负责,应根据国情走出一条花费少、收益大的健康之路,许多国家的研究都已表明:开展医院健康教育对节省医疗费用开支有很大的影响。美国医药协会指出,每花1美元于病人教育服务上,就会节省6美元的医疗费用支出。然而在中国由于现行医疗体制、医疗保障制度的不完善,部分医院盲目追求经济效益,滥用高精设备和药物,造成医疗费用的极大浪费。如果对慢性病人加强健康教育,让其掌握一定的疾病防治知识,就可不住院或少住院,这样就可使医院在不增添任何设施、不增加任何床位的基础上,扩大服务容量为更多的病人服务。

医院健康教育是建设精神文明,搞好医院公共关系的重要环节。医院是医治病员的场所,同时也是精神文明建设的"窗口",是社会主义、人道主义充分体现的场所。医护人员的医德、医风、医技、医院的环境、秩序、制度直接影响到人民群众对党和政府的信任和拥护。通过医院健康教育,使广大医务人员树立崇高的职业道德,以"救死扶伤实行革命的人道主义"为行动准则,推动整个社会的精神文明建设。以医院为中心开展社区范围的健康教育,将医院的工作扩大到社会,让更多的群众获取健康知识和了解医院,培养人人预防疾病的观念,增进病人对疾病的正确认识,启发群众对健康的责任感,提高病人自我保健能力,提高整个社区的健康水平。同时促进医院与群众的互相理解,为医院工作创造良好的社会环境。

**内容** 包括医护人员教育、患者教育和社区健康教育三方面。

医护人员教育 中国医护人员大多缺少健康教育学科的正规教育,对健康教育与健康促进的内涵缺乏了解,他们缺乏开展健康教育的技能、方法。对医务人员开展继续教育应侧重于转变医务人员、行政领导的健康观念,提高健康信息传播与行为干预的能力与技巧。医务人员健康教育培训可分以下 2 个层次。

专职健康教育骨干的业务培训 以脱产办短训班、进修或在职自修、函授的形式，系统学习健康教育基本理论和方法，掌握健康促进基本理论和必要的传播手段和沟通技巧。学习社会医学、行为科学、管理科学、心理学、美学等与健康教育相关的科学理论。

职前教育或在职教育 将健康教育学纳入医务人员继续教育内容，以业务学习、专题讲座等形式，普及有关健康教育的知识和技能，提高开展健康教育工作的热情，帮助医务人员开展患者和社区干预研究。

患者健康教育 包括以下几个方面。

门诊教育 指对病人在门诊治疗过程中进行的教育。由于门诊病人变动性非常大，不可能针对每个人的具体需求开展教育。因此教育更宜侧重于普遍性，据不同季节、地方的不同疾病特点，进行常见病的防治教育。必须注意教育内容的精炼、新颖，以增进教育的吸引力。门诊教育应伴随医疗活动开展，以稳定病人的情绪，维持良好医疗程序，同时让病人获得知识。

候诊教育 指在病人候诊期间，针对候诊知识及该科的常见性疾病防治所进行的教育，通过口头讲解、宣传栏、教育材料、广播。有条件的医院可设闭路电视网进行教育。

随诊教育 指医生在治疗过程据病人所患疾病的有关问题进行的口头教育。这种教育方法具较强的针对性和灵活性，但不宜太详细，以免影响诊疗速度，造成候诊病人的不满。

咨询教育 包括院内单科专门咨询及面向社会人群的综合性咨询。内容跨度比较大，主要是由医护人员解答病人的提问。

健康教育处方 指在诊疗过程中，以医嘱的形式对病人的行为和生活方式给予指导，如发给病人有针对性的宣传材料，便于病人保存，阅读。

住院教育 可分为入院教育、病房教育和出院教育 3 个部分，每部分重点有所不同。

入院教育 指在病人入院时，对病人或家属进行的教育。主要内容是医院的有关规章制度，如生活制度、探视制度、卫生制度等。通常由护士承担，采用口头教育或宣传栏，也可印制小册子发放。

病房健康教育 指在病人住院期间进行的教育。是住院教育的重点。有条件的医院应在病房内设健康咨询室，为住院病人提供健康教育资料，包括书籍、挂图、标本。健康交流与指导应作为病区责任护士的主要职责之一，对每一病人实施有效的教育并列入病史记录。病房负责医师应向病人及其家属举办讲座。教育内容可较系统、深入。例如对高血压患者，可针对高血压的病因、发病机制、症状、并发症、生活起居、饮食、锻炼、自测血压技术、依从性等一系列内容进行。所采用的教育方法也可多样化，包括讲课、咨询、小组讨论、自助、程序化学习、电视录像等。

出院教育 指病人病情稳定或康复出院时所进行的教育。应针对病人的恢复情况，重点介绍医治效果、病情现状、巩固疗效、防止复发等注意事项，进行生活方式和家庭护理方面的指导。

出院后教育 又称随访教育，属于社区教育的范畴，教育对象主要是出院后需作特殊安排的病人，包括截肢病人、半身不遂病人、老年慢性病人（如中风、心脏病）、经常需要作复杂治疗的病人（如放疗、化疗、理疗）等。出院后教育不同于出院教育，它不是一次性过程而应是一个追踪过程，其方法有书面指导、预约复诊、电话咨询等。病人及其家属受教育内容包括：饮食、起居、给药方法、目的、用途、活动方式，必要时应增加如何寻找医疗保健等。

社区健康教育 各级医院为社区提供健康服务是医务人员义不容辞的职责。根据一级医院（街道医院或乡医院）的功能定位和群众的保健需求，应成为社区健康服务中心，开展全方位的健康服务，如家庭病床、巡回医疗、导医、康复指导、心理健康咨询、医疗咨询、特殊护理、临终关怀等，但必须把健康教育贯穿于服务全过程，渗透到各个环节。还要依靠当地政府的组织协调、卫生资源优化配置及政策倾斜，推动社区健康教育的不断发展。

**实施** 患者健康教育是一个完整的实施过程。患者教育程序包括以下 5 个步骤。

评估教育需求 此阶段的目的是确定病人及其家属的教育需求。由于疾病的种类繁多，且每个病人的个体差异和经历更有天壤之别，加上对病人进行教育的时间有限，因此分析病人的需求成为制订病人教育计划内容的先决条件。

首先要了解病人对其所患疾病的认识、态度及一般知识、技能，诸如病人是否了解自己的病情、治疗方法、诊断结果、自己应尽什么责任？病人有无不良的卫生观念或习惯而影响治疗？病人或其家属有何技能有助于治疗？病人想知道些什么、想要做些什么等。如病人有多种需要，就应进一步分析哪种需要对治疗病人疾病最有帮助，病人的知识能力最适宜提供哪些教育等。要了解病人的需要可通过病历，也可从与病人家属或病人交谈、病人间的谈话、观察病人等方面获得。

**确定教育目标** 此阶段的目的是确定病人及其家属的教育目标。明确目的有助于教育计划的正确开展，目的应是具体的。拟订病人教育计划目的时应考虑下列因素：①病人缺乏哪些知识，缺少哪些技能。②病人的兴趣。③病人的文化程度、接受能力。④评估目标的困难度。⑤决定完成目标的先后顺序。

以糖尿病人为例，由于该病人对糖尿病一无所知，因此有关他的病情、可能的并发症、治疗方法、饮食起居指导等需求中，他所能做的技术就是控制饮食，且控制饮食对其病情的治疗与控制效果最大。因此可将教育目标定为"指导病人能计算食物中所含热量"。

**制订教育计划** 在拟订教育计划时应考虑：在什么时间哪种场合进行教育；应教哪些内容；由何人去教；用什么方式什么方法去教。

**教育时间** 从病人进医院到离开医院的时间都是健康教育的时机，其中包括诊疗前健康教育人员的咨询，在治疗过程中医护人员对病情及治疗的详细说明，对病人问题的回答，以及治疗中病人应注意事项的指导及所需知识和技术的教育等。

**教育场合** 病人教育要在专门的场所或候诊室进行，应避免在大庭广众进行，以免使病人不安。但要注意在候诊室开展健康教育不同于候诊大厅的闭路电视、宣传画栏等。治疗室是医护人员对病人随诊教育的好地方，如病人需要追踪访视或在家治疗，则家庭访视也是病人健康教育的好场所。住院病房也是很好的教育场所。由于病人教育的时机与场合各异，因此，在拟订计划时应给予考虑。

**教育内容** 在确定教育内容时，应考虑病人希望知道什么？最重视哪些问题？例如会不会有生命危险或变成残废？会不会影响工作、生活？应该怎么办？此外还应根据病人的个体差异及既往就诊情况，考虑在有限时间内，病人能吸收多少知识、学习多少技能，所提供的教育内容是否恰当。病人教育计划的内容应是基本、简单、重要、有用，并多次重复，以加深病人的印象或熟练某些技能。

**教育人员** 病人教育是一个完整的教育系统，包括在医院中与病人接触的各类人员，如医生、护士、检验人员、药剂人员和行政后勤人员、健康教育人员，以及医院的外观、环境、宣传栏、宣教资料等。这些都与病人密切相关，但究竟哪个更重要，就取决于病人的疾病类型、病人的需求和教育的时机和场合而定。通常人们认为医生是主要的教育者，因他对疾病的诊治处理具有权威性，对病人影响很大。然而实际上由于就诊病人太多，医生在门诊很少有时间进行健康教育，因此对于简单的教育内容，其他医疗人员的教育作用更大。如当需要对病人灌输知识，加强观念或生活指导时，可由护士来进行；需要对病人进行量血压、体温或简单护理等技术指导时，可由护理人员来教育；对需要节制饮食者，可由营养师来教育等，有些时候则需要各类人员共同配合。

**教育方法和工具** 选择适当的教育方法和工具，能增进病人的学习效率与效果。教育中要让病人有提问的机会，并给予满意解答。这样不但能满足病人的需求，也能增加病人的印象；对某一教育内容应重复教育多次，并以不同的方式进行；教育过程中应减少病人的焦虑、疑惑或不安的情绪；发给病人一定的复习资料参考。在决定教育方法和使用工具前，首先应考虑病人的个体差异，如教育程度、语言能力等，再考虑是进行个别指导或团体指导。教育之前应事先将教育内容依时间顺序作合理分配，决定每一特殊内容在何种场合、用什么方式传授给病人。教育方法很多，最好是几种方法灵活配合运用。

**实施教育计划** 病人在医院中所得到最重要、印象最深刻的是医护人员、教育人员的态度。因此在进行教育时，除考虑单位间的配合、可能遇到的困难和教育计划是否按进度实施外，最重要的就是教育者与病人谈话的态度和技巧。

与病人谈话的态度应客观、公正，不能主观、偏见；采取接纳的态度，即要帮助、指导，不能批评、训诫；避免不成熟的建议或承诺，以免加重病人心理负担或导致医疗纠纷；让病人自觉、自决、自助，不能包办一切，要用事实来说服病人；要主动、热情、充满信心，以满足病人的心理需要。与病人谈话的技巧要站在病人的立场上，建立密切医患关系；要积极倾听病人的叙述，要注意观察病人的症状和情绪；问话语气要婉转中肯，态度要和蔼；表达要通俗易于接受；要考虑不同类型人的特点；要掌握会谈时间把握重点。

总之要让病人感觉出教育者的诚意，缩短彼此距离，争取病人的合作。

**教育效果评价** 评价是教育的重要一环，"计划-执行-评价"是一种连续过程，其目的是随时修正原有计划改进工作。评价工作并不一定要花很多的时间、人力或财力，可随时进行。

**评价教育需要** 由于教育计划是依病人各方面的情况而定，因此应评价以往评估病人的需求是否是真正需要，有否遗漏，或者当病人有多种需要时，教育者由于时间的限制只考虑了对病情有较大帮助的需要，而忽略了解除病人疑虑的需要，导致无法取得病人的信赖，降低病人的参与感等。

**评价教学方法** 教学方法的恰当与否直接影响到计划的成败。评价教学方法包括：教学的时机与场合是否恰当；教育者是否称职；教学材料是否适宜，是否准确、通俗；教学方法是否得法；教学进度、气氛。

**评价目标** 计划的目标有不同的层次、而前一层次目标则是达到后一层次目标的必需。如对肥胖的高血压病人进行教育以促进其康复，可推论下列顺序。

健康教育干预——效应 1——效应 2——效应 3——效应 4——效果（如知识提高、如合理饮食、体重控制、血压控制、发病率、死亡率），因此在制订计划目标时目标是分层次的，而评价时可参照计划目标，在计划不同时期进行不同的评价。

**评价** 医院健康教育的评价

类似其他场所的健康教育评价。

《全国城市卫生检查评比标准》医院健康教育相关指标：门诊有健康教育阵地（有固定的健康教育专栏，定期更换，每年 4 次以上），有健康咨询、处方等多种形式的健康教育，得 0.5 分。每年对医务人员有健康教育培训（有培训档案，医务人员健康教育培训复盖率达 90%），得 0.4 分。对住院病人有多种形式的健康教育（健康教育列入病区常规工作制度），得 0.2 分；病人相关健康知识知晓率达 80% 以上，得 0.5 分。每年向社区群众开展健康教育活动 4 次以上（有工作记录），得 0.4 分。

**意义** 医院健康教育是社会发展和医学进步的产物，是健康教育工作多向功能的重要体现，具有特殊的意义和作用，医院健康教育是医院工作的重要组成部分，贯穿于预防、治疗、护理、康复、管理等许多具体环节。健康教育贯穿疾病防治的始终，对各项防治措施起着强大的促进作用。医院是救死扶伤增进人民健康的机构，这一点更不能例外。1982 年卫生部在《全国医院工作条例》中明确规定："加强对病人的宣传教育，为病人创造一个整洁、肃静、舒适、安全的医疗环境"。因此，医院不仅有抢救治疗病人的职责，也担负着向广大群众传播健康知识和技能，开展社会预防工作，帮助群众建立自觉自愿的健康生活方式，建设和维护一个有益于身心健康的社会、生物环境和医疗环境的职能。

（李 枫）

jiànkāng cùjìn yīyuàn

**健康促进医院**（health promotion hospital） 将健康促进理念和策略在医院组织发展及医疗服务过程之中加以实际应用的实施方式。健康促进医院是各类健康场所建设中的一个重要场所，也是推进健康中国建设的重要抓手之一。建设健康促进医院，可推动医院管理者将健康促进理念、策略融入到医院建设管理和服务的全过程中，通过制定实施有利于健康的政策、创造有益于医患身心健康的环境、强化社区健康行动、开展健康教育、优化健康服务等举措，进一步提高患者及其家属、社区居民和医务人员的疾病防治、健康生活方式等方面的知识和技能，提升他们的健康素养和健康水平。国内外的实践证明，医院开展健康教育与健康促进，有利于提升医护质量，改善患者愈后及提升患者生命质量；有利于促进医患和谐，提高患者满意度；在医院内部开展健康促进和健康教育，有利于推进医院文化建设，提升医务人员职业素养水平。

**简史** 健康促进医院是世界卫生组织在全球倡导的国际行动。1988 年，在哥本哈根召开国际健康促进研讨会，发起关于健康促进医院的讨论。1989 年，在奥地利维也纳市一家医院开始实施第一个健康促进医院试点项目。1990 年 WHO 欧洲区成立了健康促进医院网络，健康促进医院在全球范围逐渐扩展。1991 年世界卫生组织在《布达佩斯宣言》中提出健康促进医院概念，指出医院是人类环境和组成人类生活的一部分，因此在当代社会，医院的作用应该改变。自 1993 年起，世界卫生组织每年组织一次国际健康促进医院大会。全球已有 40 余个国家 900 多所医院加入了国际健康促进医院联盟。

中国的健康促进医院创建活

动起始于 21 世纪初。2001 年天津市卫生局在社区慢病综合干预的基础上，在各级医疗机构开展了创建健康促进医院的试点活动。之后北京、上海、浙江、江苏等地相继启动了健康促进医院试点工作。2012 年，中国健康教育中心受国家卫生计生委委托，组织专家梳理了健康促进医院建设的相关理论和技术路径，总结分析了国际经验做法和国内前期探索性实践，提出在中国推进健康促进医院建设的设想和初步方案。2013 年 9 月，中国健康促进医院战略研讨会在北京召开，会议确定了在中国启动健康促进医院创建试点项目。各省区遴选一定数量的医院，开展健康促进医院试点建设工作，并于 2014 年列入全国健康促进县（区）建设的重要组成部分同步推进。随后，国家相继出台《全民健康素养促进行动规划（2014～2020 年)》《关于加强健康促进与教育的指导意见》《"十三五"全国健康促进与教育工作规划》等政策文件，对全国健康促进医院建设工作提出了目标和要求。同时，制定印发了《健康促进医院试点工作规范》《健康促进医院项目参考方案》和《健康促进医院评价参考标准》等技术指导文件。这些规范和标准从组织管理、健康环境、无烟医院、健康教育和管理效果等多维度提出了健康促进医院建设要求。各省区卫生计生行政部门按照国家制定的规范和标准，也制定了适合本地的规范标准和考核办法，加强工作协调管理。国家及各地健康教育专业机构加强技术指导、培训和考评，总结优秀实践案例，推广先进经验。通过创建试点医院及示范与推广工作，越来越多的医院管理者认识到开展健康促进

与健康教育有利于患者健康及提升医院整体管理水平，有利于提高患者和医务人员的获得感和幸福感，进一步强化了从以治疗为中心向以人民健康为中心的理念转变，全方位全周期服务于人民的健康。截至 2017 年，全国共有 3014 家医院开展了健康促进医院试点建设工作。其中，一级医院 808 家，二级医院 1008 家，三级医院 716 家，其他医院 482 家。中国健康促进医院建设工作已取得阶段性进展和成效。

**工作领域**　根据世界卫生组织《渥太华宪章》，健康促进医院主要包括以下 5 个工作领域：①制定健康政策。建立以患者和健康为中心的管理政策，将健康促进理念融入医院的机构发展规划和各项规章制度。②创造支持性环境。创建有益于员工、患者及家属的健康与安全的工作与诊疗环境。③强化社区行动。医院需要动员与联合院内外有关部门与机构共同促进患者及社区居民的健康。④发展个人技能。通过开展健康教育提升患者、家属及员工的个人健康技能、健康决策能力和自我健康管理水平。⑤调整医疗卫生服务方向。医院需建立以患者为中心、以预防为主、以健康为导向的医疗服务系统。

**工作内容**　创建健康促进医院的基本工作内容包括：①将健康促进融入医院管理政策。医院将健康教育与健康促进融入医院的发展战略、服务理念、规章制度、工作流程、操作标准、绩效考核内容，制定与完善有益于为患者、患者家属、社区居民以及医护人员自身提供健康服务的规章制度。②建立与完善健康促进组织管理体系。医院应成立健康

促进领导小组，配备专职健康促进工作人员，建立与完善院内外开展健康教育服务的组织网络，制定健康促进工作计划，落实健康促进工作经费与设施。③开展员工能力建设。定期开展健康促进医院工作的组织动员及医护人员健康教育技能培训，提高员工开展健康教育的积极性与技能水平。④建设安全、和谐、健康的诊疗环境。包括物质环境和人文环境两个方面。物质环境：建设安全、适宜的诊疗和就医环境，建筑、设备与设施、卫生、食品和饮水、垃圾分类与无害化处理等符合国家标准。人文环境：宣传、倡导与履行文明、礼貌、温馨、关爱的医疗行为规范，营造良好的医患关系；在院内环境和候诊区域，利用橱窗、内部电视/视频、宣传手册、电子显示屏和网络等形式，在不影响正常诊疗秩序、患者就医和住院治疗的情况下，开展健康保健和疾病防治知识传播。⑤提高患者、家属和社区居民及医护人员的健康知识与技能。运用多种健康教育形式和传播渠道，开展院内患者教育、社区居民群体的健康教育和医护人员的健康促进活动。⑥特色健康教育与健康促进活动。医院根据自身专业优势、工作特点、现代新媒体技术，针对孕产妇、儿童、老年人、流动人口、企业员工等特定人群开展创新型或特色的健康促进与健康管理服务。⑦无烟医院建设。按照无烟卫生计生机构标准和评分标准，严格执行无烟医院规章制度，医院室内场所全面无烟，建立首诊询问吸烟史制度，开展面向病人、家属及医务人员的控烟与劝阻、戒烟教育及戒烟服务；医务人员应掌握并提供简短戒烟服务，带头

不吸烟,做控烟表率。

**基本要求** 包括:①符合无烟卫生计生机构标准,成为无烟医院,未达标者不能成为健康促进医院。②承诺持续(不少于两年)开展健康促进医院创建工作。③成立由院领导牵头负责的健康促进医院工作领导小组,明确责任部门,指定至少1名健康促进专职人员组织与协调院内外的健康促进活动。④每年制订年度工作计划,明确工作目标与实施方案。⑤根据工作计划,常年开展健康教育与健康促进活动。⑥每年进行1次工作自评,提出改进建议并加以落实,并将自评结果上报当地健康教育专业机构。⑦记录、整理、提交将健康促进融入医院管理政策、改进医疗服务模式、健康促进干预效果及患者满意度方面的有效证据与典型经验、工作方法与模式。

(米光明)

gōngzuò chǎngsuǒ jiànkāng jiàoyù yǔ jiànkāng cùjìn

## 工作场所健康教育与健康促进 (health education and health promotion in workplaces)

以工作场所为基础,应用健康教育与健康促进理念与策略,为促进职业人群健康而开展的社会活动。是以场所为基础开展健康教育与健康促进活动的一个重要领域。职业活动是人类活动的重要组成部分,也是创造社会财富、推动人类社会进步的基础和条件。在工业、农业、建筑业、服务行业、企事业单位中从事体力和脑力劳动的群体都是职业人群。工作场所是职业人群从事生产活动和日常工作的一切环境的综合。世界卫生组织资料显示,全球约50%的人口为20~60岁在业人群。作为经济和社会发展的主要贡献者,

职业人群的健康素养、身心健康不仅关系到劳动者本人及家庭的安康,也会影响到国民经济发展和社会的稳定。随着中国社会转型、生活节奏加快及竞争加剧,职业人群的职业压力加大,工作负担加重,同时作为社会群体,他们还担负着家庭生活、社会活动等多方面的压力。他们面临着与一般人群相同的公共卫生问题,作为从事某一特定职业的群体,还面临着诸如化学性、物理性、生物性及职业心理与紧张等职业危害因素的威胁。第六十届世界卫生大会审议通过的《劳动者健康:全球行动计划(2008~2017)》中指出,职业人群健康是生产力和经济发展的基本前提。计划中提出5个行动目标,"保护和促进工作场所健康"是行动目标之一。开展工作场所健康教育与健康促进,可以提高职业人群的维护自身健康的能力,创建有益健康的工作场所,为职业人群提供安全舒适的劳动环境,不但有利于职业人群的身心健康,对提高国民健康素养和整体健康水平也有着现实意义。

**任务** 改善职业人群所面临健康问题的关键是直接干预影响职业人群健康的各种因素,特别是改善作业场所的行为方式和环境条件。①以职业健康教育与健康促进为先导,使企事业领导、职工认识职业健康危害,强化规范作业场所劳动操作程序,强调个体员工职业行为和生活方式的改变,从个体角度保护每个职工减少职业危害因素对健康的影响。②推动跨部门的科研合作与技术革新,改善作业场所环境和生产工艺,开发健康有害物质替代品,推广职业适宜技术,消除或减少职业健康危险因素,保护和促进

职业人群身心健康。③政府、行业主管及企事业部门自身重视职工健康问题,从政策、经费、人力资源投入等多方面支持职工劳动条件改善,完善职业健康防护设施,保护职工健康不受作业环境中有害因素的损害。

**工作场所健康教育** 以工作场所为依托,根据不同职业人群的特点,针对职业危害健康的因素所实施的健康教育活动。因此又称职业人群健康教育(health education for working population)。其目的是通过提供知识、技能、服务,使个人和群体树立和提高自我保健意识,自觉采纳有益健康的行为和生活方式,防止各种职业危害因素对健康造成影响,促进职业人群身心健康。

**工作场所健康促进** 以教育、组织、法律(政策)和经济学手段,干预职业场所对健康有害的行为、生活方式和环境,以促进健康。它包含了企业管理的政策、法规和组织,职工的健康教育、积极参与改变不利健康的行为和环境、以及加强卫生服务等。通过采取综合性干预措施,以期改善作业条件、增进健康生活方式、控制健康危险因素、降低病伤及缺勤率,从而达到促进职工健康、提高工作生命质量(quality of working life)和推动经济持续发展的目的。其本质是行为和环境的双重矫正。

**工矿业健康促进**是工作场所健康促进的重要领域。20世纪90年代,工矿企业健康促进处于起步阶段,传统的职业卫生与安全仍占主导地位。目前已开展此项计划的多数国家,多侧重于纠正个体的某一行为危险因素,而较少考虑各种因素的综合作用和采取综合性干预措施。中国有优越

的社会主义制度，工矿企业有较严密的组织系统和广泛的社会协作基础，许多企业已具备开展全方位的工矿企业健康促进计划的条件。1996年7月成立的"中国健康教育协会工矿企业健康教育委员会"，强调发挥各工业部委（局）、总公司及所属主管单位和总工会，以及计委、劳动、环保等相关机构，新闻媒介和企业自身的作用，逐步实施《中国工矿企业健康促进工程》，创造经验全面推广。

**策略与方法** ①争取领导层支持。职业人群健康教育与健康促进项目需要的投入一般较多，尤其在改进生产工艺，改善劳动作业环境及条件过程中，企事业要有较多的投资，争取企事业领导、政府和主管部门的支持，才能从政策、法规及经费等方面得到支持，将职业健康问题纳入当地经济发展总体规划和考核指标，才能提高企事业参与和投资的积极性。②广泛传播职业健康知识。借助电视、广播、书报、杂志、健康教育宣传栏等广泛传播有关职业健康的知识，包括职业健康危险因素、危害、表现、判断和预防等，不同职业人群可以各取所需，提高全社会职业健康知识水平。根据不同企事业或行业的职业健康危害问题，采用不同形式（如黑板报、漫圆、宣传手册等）直接对企事业领导和职工开展健康教育。如利用企事业领导会议发放宣传资料、开展专题讲座、播放录像等；对新上岗或换岗职工进行针对性的职业健康培训；有条件的在车间休息室播放录像或健康教育电视节目；医务人员随时或利用病人住院、门诊时开展职业健康防护指导，使之掌握必要的自我防护技能。③改

善作业环境，推广防护技术。职业性疾病发病率的下降或职业人群健康水平的提高，关键在于作业环境的改善及对有害作业点防护技术的改造。在健康教育与健康促进项目的实施中，根据不同行业、不同作业工艺的特点，实行跨部门、跨行业的协作，改进、研发、推广各种适宜的危害治理技术和防护设备非常重要。

**评价** 包括以下几个方面：

**类型** 职业健康教育的评价与其他人群的健康教育具有共性，可分为形成评价、过程评价、近期效果评价、中期效果评价，以及远期效果评价。

**形成评价** 在职业场所健康教育计划执行前或执行早期对计划内容所作的评价。包括为制订干预计划所做的需求评估及为计划设计和执行提供所需的基础资料，其目的是使计划更完善、更合理、更可行、更容易为职工所接受。

**过程评价** 随时了解工作进程和控制工作质量，包括组织领导落实情况、教育方法、传播渠道、宣传培训材料的设计、选择及预试验等方面的质量和效果，相关的厂纪厂规政策的制定、出台和实施情况，健康教育的覆盖面，每次活动群众参与的数量和接受情况、满意程度，专项经费是否到位等。

**效果评价** ①近期效果评价。主要评价知识、信念、态度的变化、健康知识的普及率。②中期效果评价。主要评价职工行为生活方式的变化、健康行为的形成率、环境中危害因素的变化、卫生服务的完善和提高等。生产环境符合国家卫生标准的状况。③远期效果评价。主要评定有关发病率、患病率、伤残率、死亡

率等下降，人均期望寿命、生活质量的提高、干预投入、产出的成本效益分析和成本效果评价等。

**指标体系** 由于职业卫生是一项政策性很强的工作，具有本身的特性，因此作好职业场所健康教育评价的关键在于指标的选择及评定指标的权重大小。评价的指标大致可归纳为支持指标、工作指标和效果指标3类。

**支持指标** ①领导支持。试点地区或企业重视，成立领导小组，制定实施方案。将厂矿企业的健康促进工作纳入本地区或企业经济和生产发展计划，作为考评指标，认真组织实施。②组织支持。企业内各部门配合，有各级健康促进网络组织，有专、兼职健康促进人员，有以法制保障为基本特征的健康教育服务体制。③经济支持。企业保证健康促进和健康教育经费的投入，并逐年有所增长。

**工作指标** ①企业领导、管理人员和技术工程人员接受职业健康教育（包括安全职业安全法规和职业危害防治知识）和一般健康教育的培训覆盖率。②职工接受职业健康教育（包括职业安全法规和对职业危害的知情权）和一般健康教育（培养良好行为生活方式）的培训率。③企业职工健康监护档案建档率。④企业职工就业前体检和定期体检率。⑤企业环境卫生监测率。⑥建立健全有关工作场所健康促进的规章制度。⑦厂区绿化覆盖率。

**效果指标** ①近期效果。如企业领导职业健康教育和一般健康教育知识的知晓率；职工职业健康教育和一般健康教育知识的知晓率。②中期效果。如职工健康行为形成率（吸烟、体育锻炼、

劳动防护用品的使用等）；职工健康监护合格率；厂区、公共场所、办公室、宿舍、食堂等卫生达标率（一般生活性环境监测）；工作场所环境监测合格率（尘、毒、噪声等有害因素的职业环境监测）。③远期效果。如职业性病伤发病率逐年递降率；职业病发病率逐年递降率；职工年均医药费；非职业性慢性病患病率（如高血压、糖尿病、肿瘤等病）。

**评价指标** ①职业健康知识获得指标。包括职工和企事业领导对所接触职业危害的认识和态度行为的变化，如职业健康知识、防护知识知晓率和技能，预防职业危害的行为改变、职工参与改善作业环境的热情程度、地区或企业领导重视等。②预防职业危害的企业行为变化指标。如将健康促进纳入企业经济和生产发展计划，建立健全工作场所健康促进规章制度，形成健康促进网络组织，增加改善作业环境投入、生产工艺改进项目、危害防护用具的配备率、正确使用率等。③企业环境质量变化指标，企业大环境面貌和卫生状况改变，作业场所有害因素浓度（或强度）变化，企业环境卫生监测率，厂区绿化覆盖率等。④职业健康服务指标，包括有害作业工人职业就业前体检、定期体检和体检覆盖率、企业职工健康监护档案建档率、职工患病（包括工伤、职业病）后的诊治率、有害作业场所环境监测覆盖率。⑤职工健康水平变化指标，主要是体现职业性疾病减少和职工健康水平提高的指标，如职工发病率（含职业性疾病）下降比例、职工因病伤缺勤工时下降比例、职工平均寿命及死亡率变化，职工年均医药费下降等。⑥企业劳动生产率与经济效益提高指标。

**意义** 国内外公共卫生学家都深刻认识到，保护职业人群健康的关键，不在于医治有病者，而在于医治有病的作业场所。职业人群健康教育与健康促进指根据不同劳动类型人群的职业特点、职业场所对健康危害的环境特点，针对所接触的职业有害因素，通过提供健康防护知识、服务和技能等，使职业人群自觉采纳有益于健康的行为和工作、生活方式，主动采取防护措施，防止各种职业有害因素对健康造成的损害，同时以法律、政策和经济等综合性手段干预职业场所，控制健康危险因素、改善作业条件，有效促进职业人群健康。

工作场所健康教育与健康促进包括促进职业人群有益于健康的行为和生活方式以及改变不利健康的作业条件和环境因素的双重任务，其中改善作业场所环境条件是关键。其内涵体现在：①职业人群健康教育与健康促进建立在全民健康促进生态基础上，运用多部门、多手段，包括立法、财政、健康教育、企业组织以及职业人群自发健康活动等来增进职业人群的健康，强调健康-环境-发展三结合。②健康促进活动直接作用于影响职业人群健康的各种因素，包括职业性有害因素、生活习惯、社区健康服务水平等，涉及职业人群工作和生活的各层面，并非仅限于职业相关疾病的预防。③健康促进工作在政府倡导下社会各领域、各部门和企业相互合作，强调职工个体、所在企业和社区以及各机关群体有组织的积极参与，共同促进职工健康、推动社会经济的可持续发展。

（李 枫 米光明）

*jiànkāng cùjìn qǐyè*

**健康促进企业**（health promotion entrepreneurs） 为保护和促进所有员工的健康、安全和福祉，由员工和管理者共同采取的持续改进过程及可持续发展的工作场所。具体包括以下几个领域：①实体工作环境中的健康和安全。②社会心理工作环境中的健康、安全和福利，含工作组织和工作场所文化。③工作场所中的个人健康资源。④通过参与社区活动，促进员工、家庭和其他社区成员的健康。

**工作领域** 世界卫生组织为建设健康促进工作场所提供了一个行动模式（图）。

**实体工作环境** 包括建筑结构、空气质量、机器设备、办公用具、产品、化学品、原材料和生产流程等。这些因素直接影响着员工的身心健康。

**社会心理工作环境** 包括组织管理制度、企业文化建设、员工表达意愿的途径等。可能导致员工情绪或精神压力的因素通常称作工作场所的"压力源"。与实体工作环境项比较，社会心理方面的有害因素通常需要通过调查或访谈等方法进行确认和评估。

**个人健康资源** 指企业给员工提供的健康服务和支持性环境。如给员工配备健身设备或器材，给员工安排工间休息时间，配备健康餐饮，提供针对性健康培训，开展心理辅导，以及提供员工援助计划等。

**企业社区参与** 企业所在社区的自然环境和社会环境在很大程度上会影响员工的健康。企业本身的经营与生产也会对所在社区环境产生影响。因此，企业应积极参与社区活动，与社区分享资源、相互促进。

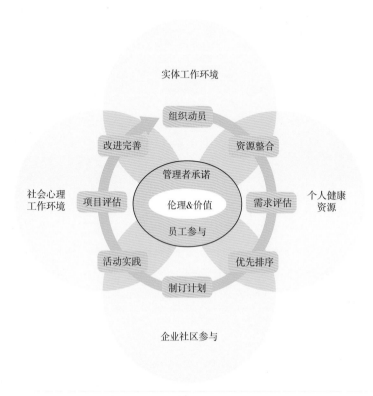

实体工作环境

组织动员

改进完善　　　资源整合

社会心理　　管理者承诺
工作环境　　伦理&价值　　　个人健康
　项目评估　　　　　需求评估　　资源
　　　　　　员工参与

活动实践　　　　优先排序

制订计划

企业社区参与

**图　世界卫生组织健康工作场所行动模式**

**创建内容**　主要包括以下 3 个方面。

组织管理和保障机制　企业书面承诺创建健康促进企业，明确近期和远期企业健康促进的目标任务和政策措施；成立健康促进企业领导小组，明确职责分工；将健康促进企业建设纳入企业年度工作计划，制定促进职工健康的规章制度和相关措施；有职业卫生专业人员从事健康教育工作；每年有职业卫生防护和健康教育工作经费，能满足工作的需要，定期督导检查并做好档案管理。

健康教育和健康保护　企业管理者接受职业卫生培训，对新职工进行上岗前职业卫生和健康教育培训；每年定期对在岗员工开展职业卫生培训，组织多种形式的健康健康教育活动，提高员工的健康意识和自我防护技能，自愿采纳有益健康的生活方式。

健康环境　有促进员工身心健康的实体工作环境和企业文化环境。创建无烟环境，在厂区所有办公区域、作业场所禁止吸烟；企业主要建筑入口处、电梯、公共厕所等公共场所有明显的控烟标识；无烟草广告和促销。作业场所有与职业病危害防护相适应的设备设施，有孕妇休息间、洗浴室等卫生设施。对产生严重职业病危害的作业岗位设置警示标识、报警装置、应急撤离通道、现场急救用品等。有员工文体活动场所和设施，企业文化活跃，内容丰富，职工广泛参与健康相关主题活动，促进员工身心健康，精神愉悦。

**意义**　2007 年世界卫生大会通过了《工人健康：全球行动计划（2008～2017）》，并确立了 5 个行动目标，"保护和促进工作场所健康"是行动目标之一。世界卫生组织呼吁，各国政府制定特殊的职业卫生政策和规划，制定适宜的法律，建立相应的组织机构，建设健康促进企业。保护企业职工的健康是各级政府义不容辞的责任，也是企业的社会责任。因此，建设健康促进企业，具有三方面的意义：①企业承担应尽的责任。中国《职业病防治法》《工业企业设计卫生标准》《工作场所有害因素职业接触限值》等法律法规和卫生标准都明确了企业在保护劳动者的安全、健康方面承担着法定的责任。②促进企业的长远发展。建设健康促进企业是提升企业形象，增加企业凝聚力，并保持持续发展动力的有效途径。③体现企业道德和良知。2008 年由国际劳工局等联合举办的世界职业安全卫生峰会上发表《首尔职业安全卫生宣言》，强调"安全、健康的工作环境是一项基本人权。全球化必须与预防措施齐头并进，以确保所有员工的安全与健康。"企业管理者要确保每个员工的健康和安全。因此，营造健康安全的工作环境是企业道德的重要体现。

(李枫　米光明)

shèqū jiànkāng jiàoyù yǔ jiànkāng cùjìn

**社区健康教育与健康促进**

（community health education and health promotion）　以社区为基础，应用健康教育与健康促进理念与策略，为促进社区居民的健康而开展的社会活动。社区是居民从事生产和日常生活的基本环境，有着相对独立的社会管理体系和服务设施。社区是城市的基本单位，社区居民涵盖了所有性别和年龄段的人群。加强社区健康教育，开发社区资源，动员人人参与，是当今世界健康促进发展的重要策略之一。

社区健康是指社区居民这一特定群体的健康状况。在现代社会，社区人群特定的生物学特征，如年龄、民族、遗传危险性等；社区所处的自然、社会环境；社区卫生服务的提供与利用；以及社区居民的行为习惯和生活方式，是影响社区健康的重要因素。上述因素的综合作用，导致社区居民的疾病状况和健康水平。众多疾病和社会卫生问题通过社区卫生状况反映出来，这些健康问题需要通过积极主动的社区参与和具体有效的社区行动才能得以解决。维护和促进社区健康，是各级政府和社区各有关部门、卫生工作者义不容辞的责任。在实际工作中，分析社区卫生状况，评估社区健康需求，是制订社区健康教育与健康促进计划，开展健康教育与健康促进活动的首要环节。

**社区健康教育**（community health education）以社区为单位，以社区人群为对象，以促进社区健康为目标，有组织、有计划、有评价的健康教育活动和过程。其目的是发动和引导社区居民树立健康意识，关心自身、家庭和社区的健康问题，积极参与健康教育与健康促进规划的制定与实施，养成健康行为和生活方式，提高自我保健能力和群体的健康水平。

社区健康教育项目可以分为社区干预与社区内重点（人群）干预二种，社区干预是指在全社区内向全体社区成员，其结果是数量大的总体人群产生小的普遍性变化；社区内重点干预指对社区的基本特定地点（如学校、工厂、医院）特定目标人群，其结果使这个目标人群发生更显著或更深刻的变化，上述两种途径都属于以社区为基础的干预项目，都是通过降低危险因素改善社区居民健康状况达到项目最终目标。这两种干预都有自己本身独立的效应，同时它们又互相作用、互相补充和支持。需要正确地选择和运用多种干预策略，充分考虑运用大众媒介的作用。

**社区健康促进**（community health promotion）指通过健康教育和社会支持改变个体和群体行为、生活方式和环境影响，降低社区的发病率和死亡率，提高社区人群生活质量和文明、健康素质的所有社会活动过程。社区健康促进由两大要素构成：健康教育及其他能促使行为和社区环境有益于健康改变的一切支持系统。即强调人群行为改变所需要的社会管理机构的各种支持，更需要社会的参与和多部门合作。它的关键策略是激励全社会居民关心自己的健康问题，积极参与本社区健康促进规划的制定与实施，优先开展疾病预防，已经成为新时期卫生体制改革的主题之一，对行为的改变的作用比较持久，并带有一定约束性。因此，以社区为基础开展健康促进立体框架综合干预，是有效提高社区人群健康水平的最佳途径。

社区健康教育与健康促进的战略目标是激励全社区居民关心自己的健康问题，积极参与营造可持续发展的生态环境和全社区健康促进规划的制定、执行和评价，全面提高社区居民生活质量和文明素质，实现世界卫生组织提出的"21世纪人人享有卫生保健"的宏伟目标。

**发展** 综观各国社区健康教育的发展历程，无论发达国家还是发展中国家，社区健康教育均越来越显示出在卫生工作中的重要地位。早在20世纪20~30年代，中国"乡村教育"与"乡村建设运动"的倡导者们，曾在河北定县等地开创农村健康教育工作，留下宝贵的历史经验。20世纪70年代以来，芬兰北卡利亚、美国斯坦福三社区、中国天津慢四病社区综合干预、上海社区高血压病人自我管理小组等经验已充分证实社区健康教育是预防疾病，促进健康行之有效的策略。1986年首届国际健康促进大会《渥太华宣言》将加强社区行动列为健康促进五个主要活动领域之一。1988年召开的第十三届国际健康教育大会以"社区发展，群众参与，同心协力，创造健康世界"作为会议主题，充分表明社区健康教育在全球卫生工作中的战略地位。20世纪90年代以来，随着医学模式的转变和大卫生观的确立，在世界范围内社区健康教育已进入健康促进新阶段。1997年在雅加达召开的国际健康促进大会上，进一步重申了社区参与的重要性，将其列为健康促进的优先领域，阐明健康促进的核心是把社会健康目标转化为社区行动。进入21世纪，中国社区健康教育与健康促进发展迅速，基本公共卫生服务中的健康教育服务，公民健康素养促进行动，社区慢病综合干预示范区建设等，都是以社区为依托，在健康促进理念指导下的伟大公共卫生实践。为贯彻实施世界卫生组织"将健康融入所有政策"的倡导，作为创建健康城市的细胞工程，健康促进社区创建已成为社区健康促进的重要的实践与发展途径。

**社区健康促进的要素** 社区健康促进已成为新时期卫生体制改革的主题之一。为搞好社区健康促进应综合以下要素。

明确政府职能，制定社区健康政策 世界卫生组织在其《组织法》中明确提出，"政府对其人民的健康负有责任，只有通过提供适当的卫生保健和社会措施才能履行其职责。"社区健康是与社区经济和社区发展不可分割的部分，不可能由卫生部门单独解决，必须在当地政府领导下，社区各有关部门共同对社区群众的健康承担责任。社区领导对健康教育与健康促进工作承担责任主要表现在：①有主管领导分管，责任分工明确。②将社区健康教育工作列入政府的议事日程，纳入文明社区、小康村镇等发展规划。③协调社区内各部门参与和支持健康教育。④制定有关卫生政策、制度并监督执行。⑤提供必要的资金保证。制定规章制度和出台政策性文件是行政干预的有效形式，它不仅为社区健康教育与健康促进的实施提供了依据，而且，可以促进社会对健康承担责任，规范群体和个人的行为，保证社区健康环境的形成。

创造支持性环境 社区健康促进需要创造一个支持性的环境，包括持续稳定的生态环境，也包括协调和谐的社会环境。通过建立强大的社会联盟，形成相互支持、相互帮助的社区。同时要不断地挖掘社区资源，包括人力、物力、财力，以完善社区居民生活的所有功能和保障居民的基本需求，包括食品、住房、安全等。人们已经普遍认识到环境是健康的源泉，改善健康状况的主要因素并不是医疗条件和医疗技术的进步，而是自然与社会环境的综合影响。强调人与环境的相互作用，同时减少卫生服务中的不平等、不公正。正如世界卫生组织西太区办事处主任韩相泰指出：

"在适当的环境下，人们具有对他们健康产生长期影响的潜力。支持和帮助他们实现这一点是世界卫生组织的任务。"《松兹瓦尔宣言》指出："创建支持性环境对健康休戚相关，两者相互依存、密不可分。要使两者都富有成效是社会发展的中心目标。"获取一个可持续发展的、对健康支持的环境是时代赋予的挑战。社区健康促进在于创造一种安全、舒适、满意、愉悦的生活、工作和休闲条件。提供各种娱乐和休闲场所，以利居民相互沟通。在党中央、国务院发布的《"健康中国"规划纲要》和国务院发布的《实施健康中国行动的实施方案》中，目前还没有把在创建健康促进社区中应创造一个健康的社会、健康的环境、健康的人民提高到应有的高度。

提高居民保健意识和技能 随着医学模式的转变，当前影响健康的主要因素是行为与生活方式、环境因素和医疗服务。当今，人们已经深刻地意识到，提高全民族的健康水平主要的责任是群众而不是医生，正如美国前总统尼克松于1971年给国会的咨文中提到，提高美国人民健康水平关键在于美国人民，可是我们的人民还没有这种意识，这是政府的责任。因此，在他的倡导之下建立了健康教育总统委员会，推动了美国健康教育事业的发展。社区健康促进的重要责任在于促使群众对健康的关注，能明智有效地预防和解决个人和集体的健康问题。这样做的目的是使群众能更有效地维护自身的健康和他们生存地环境，并作出有利于健康的选择。促成群众终生学习，了解人生各个阶段和处理慢性疾病和伤害是极为重要的。创建良好

健康行动始于家庭。个人、家庭和社区对于健康的知情承诺是改善健康得以实现和维持的最佳保证。目前在社区开展健康教育学校，孕产妇、老年健康教育学校都取得了可喜的成效，但更重要的是通过开展社区健康促进，动员群众积极参与影响他们生活、卫生和健康问题的决策和活动，促进群众对健康行为与生活方式的培养。世界卫生组织指出："群众有权以个人或集体的名义参与本地区的规划制定和评估"。群众以主人翁的态度积极参与社区保健工作是社区健康促进取得成功的重要因素，也是巩固成果的要素。

发展社区健康服务 世界卫生组织指出："发展中国家由于采用了西方大医院的模式和投入大量的资源培训专业人才的错误导向，使许多国家发生了健康危机。"这是发达国家经历了惨痛教训之后提出的。中国也正面临着这一严峻挑战。目前是群众的需求呈正三角，而提供的服务是倒三角，医院提供的服务是以疾病为中心，以个体为对象。医院的职能总体上是只提供治疗服务与技术服务，其结果将不可避免地造成医疗费用的上升，同时也无法抑制慢性非传染性疾病的增长，因此改革现行医疗保健体制势在必行。中共中央和国务院《关于卫生改革与发展的决定》指出：改革城市卫生服务体系，积极发展社区卫生服务，逐步形成功能合理，方便群众的卫生服务网络。实现预防、保健、临床、康复、计划生育和健康教育一体化服务，包括建立家庭健康档案，重点人群监测、危险因素的测量、技术、社区常见病普查、普治、健康咨询、开设家庭病床、保持良好的

社区环境和维持健康的心理状态等。《决定》已为医疗改革指明了方向，当前重要的任务是如何强化一级医院体制和功能的改革，开展以社区为基础，以健康为中心的服务，这需要经济的投入（医疗保险）、政策的配套和组织的落实。确保社区的卫生系统是有组织的，管理完善和胜任工作的，使所有人都能享受适宜的、可获得和负担得起的服务，使社区健康（卫生）服务中心成为可持续发展的卫生体系。

世界卫生组织关于"21世纪人人享有卫生保健"文件指出：卫生系统必须能对人民在其整个一生的卫生和社会需求作出反应。强调必须通过健康促进和预防疾病来影响并使群众参与改善其自身的健康。如深圳市人民政府办公厅于1996年颁布《深圳市社区健康服务工作方案》，提出社区健康服务的目的是要把80%以上的居民健康问题解决在社区，规定社区健康服务的首要任务是"健康促进"，健康促进的六项具体任务是：①开展健康教育，对老人、妇女、儿童、慢性病人、康复人士以及社团职工等开展经常性人群教育。②开展健康咨询。③建立健康档案。④定期健康检查。⑤开展社区健康诊断，在调查研究的基础上，找到影响社区的健康问题，查清影响因素，提出相应对策和措施。⑥建立"社区健康促进协会"，动员居民参与，开展群众性创造健康世界活动。

社区健康服务中心应纳入社区领导，要求社区政府、个人、卫生专业人员、卫生服务机构共同承担责任。将健康服务与社会服务结合起来，通过多部门以及社会自愿者组织等共同参与。为适应社区健康服务的需求，应迅速开展全科医师（社区护士）培训工作。

社区健康促进项目设计与评价　以社区为基础，开展慢性病综合性防治或行为干预，不论从战略上，还是从战术上都是最经济有效的，重要的是应该有社区项目（如高血压、糖尿病、控烟）以带动社区健康促进工作的运转。有了项目设计才有可能评价工作效果。当今，世界卫生组织把健康促进作为21世纪的优先领域，正因为世界各地的研究和个案调查提供了信服的证据，证明健康促进是有效的，投资最小，产出最高。

加强监测与管理　卫生信息薄弱和缺乏基线数据是当前社区健康促进的薄弱环节，要搞好社区工作首先要建立信息体系，包括地区概况、地理、气候、历史。人口学资料、保健概况，如期望寿命、疾病谱。危险因素监测包括吸烟、饮酒、饮食习惯、锻炼等。卫生服务资源等。目前已有不少社区运用计算机管理，是一种高效的管理方法，值得提倡。

社区健康促进是跨世纪工程，是实现21世纪人人享有卫生保健的重要措施，是卫生体制改革的主题。21世纪人人享有保健的政策基础是使健康成为人类发展的中心以及发展可持续卫生系统以满足人民的需要。强调不能脱离人类和社会发展孤立地考虑健康。它是人们生活所在的社区社会、物质、精神、经济、心灵和文化环境的一项职能。人类发展的目的是使人民过经济上富有成效和社会上令人满意的生活。这就要求社会成员所享有的生活条件和生活质量的逐步改善。良好健康既是可持续人类发展的一项资源，又是一个目标。

采用综合性手段对健康的发展是最为有效的，上述提到的几个社区健康促进要素应综合考虑，通过不断实践使其规范化、科学化、系统化，以把社区健康促进提高到一个崭新的阶段。

**社区健康促进的实施手段**
包括以下几个方面。

社区开发　政府尤其是社区政府对社区健康促进的政治承诺、认可和负责是持久开展社区健康促进成功的关键。实践已经充分证明，政府的领导是实现"人人享有卫生保健"的重要因素。如北京和平里街道采用了一个全新的管理模式，即政府牵头、医院指导、部门配合、群众参与、规划设计、监测评价。政府牵头就是街道办事处代表区政府履行政府职责，对本社区居民的健康负责。通过社区诊断明确社区居民的需求，根据社区居民需求，结合社区发展目标、社区发展规划和年度计划，确定各有关部门的责任、考核标准、资金投入，制定有利于社区居民健康的政策和制度并监督执行。和平里街道的经验表明，由街道办事处领导有利于政府职能的转变，有利于调动社区一切可以调动的力量，尤其体现在政策、资源的支持上。和平里街道的成功经验已经得到世界卫生组织和社会各界的广泛赞扬和社区居民的支持。

建立强大的社区联盟和社会支持系统　《雅加达宣言》指出："面对健康的新威胁，需要采取新的行动方式。未来的挑战必须开拓社会许多部门，其中包括社区和家庭内部健康促进的固有潜能。""合作是极为重要的，特别是需要在各级政府与不同部门之间，在平等的基础上建立新的伙伴关系。"社区健康促进是一项系统工程，必须争取和获得社区各部门、各学科的积极支持和参与，必须将健康问题纳入各部门领导的议事日程。发动社区各层次的人员广泛参与社区健康促进活动，认识到增强社区健康是自己的事，形成一种人人关心社区健康、人人参与健康促进的社会风气。初级卫生保健与健康促进的重要原则是平等、社会公正、多部门合作和社会参与，这些都是巩固成果的要素，是增强社区凝聚力和强化社区内在力量。

**多种策略的综合性应用** 社区居民的健康和生活质量受各种复杂的行为因素和环境因素影响，以社区为基础的综合性防治是最为有效的方法，综合性指多学科、多部门联合行动，多层次干预（个体的、群体的——工作场所、学校、医院；环境的）和多种干预手段（教育和信息、卫生立法、经济支持等）。这样有利于人力、物力的综合利用，减少重复投资，以达到投入少、产出高的目的。

社区综合性干预成功的实例很多，如上海市卫Ⅶ项目中的高血压防治就是很好的例子，其主要干预措施有：建立社区项目领导小组，全面负责社区内高血压控制活动。领导小组由社区负责人、一级医院负责人、学校以及社区内热心于该项目的群众代表组成；对35岁以上居民实施高血压筛检，发现高血压病人建立健康档案；规定医院初诊内科病人必须测量血压，以早期发现病人；培训血压测量员，定点为居民提供服务；分派医生定点服务，该医生对所在地区情况熟悉，并得到居民的信任，实施高血压三级管理；对登记高血压患者定期发送有关高血压控制和减少其并发症的知识资料，同时提供当地有关医疗服务和保健服务信息；对小学五年级学生增设小学时青少年互教互学的降低心血管病危险性的教育；在两所高中生中进行高血压筛检，确定青少年的高血压率；通过报纸、有线广播对全社区传播有关心血管病危险因素、降低这些危险因素的好处以及具体做法等信息；增加社区内工矿企业职工的高血压筛检；对护士进行在职培训；在社区俱乐部、老年之家、居民学校增加健康教育内容；所有高血压相关数据输入电脑，统一监测与管理。上述例子是综合运用各种干预策略的成功实例。

**社区健康促进规划的执行** 社区健康促进规划实施应注意以下问题：设置对照社区。社区健康教育虽然不是科学实验，但为了正确评估健康教育的效果，设置对照社区是必要的。因为评估进行社区健康教育的变化时，很有可能发生这种变化，健康教育仅起部分作用或完全没有作用，而是由于自然的变化或其他的干预措施影响的结果。如果有了对照区，这样，在规划干预区的变化减去对照区的变化，就可认为这是健康教育的作用。为了保证规划地区与对照区的可比性，除了规划区进行社区健康教育而对照区不进行外，其他各方面的条件都应力求一致。规划区与对照区应避免选择过于紧邻的地区，以免规划区对对照区的影响。在对照社区和规划区进行基线和随访调查时，应严格坚持同一方法学和抽样方法。

**社区健康促进的评价指标** 社区健康促进是跨世纪的工程，需要在不断实践中加以完善。实施社区健康促进是提高社区居民生活质量最有效政策，也是初级卫生保健的要求之首，为适应医学模式的转变，社区健康促进需要在实践中不断完善与发展，因此评估工作极为重要。由于社区健康促进涉及面广，评价的指标也复杂，除了评估项目规划的效果有特定的要求之外，归纳起来有以下主要指标。人口统计学指标：包括年龄构成、性别、文化、职业等；自然环境质量：包括污染指标、基础设施的质量、住房质量、供水和环境美化程度；经济状况：包括收入水平、失业率；社会环境质量：包括社会心理紧张水平、社会服务质量、文化水平和居民素质；人身安全；教育水平与质量；社区政府组织结构；社区群众参与程度；各部门间的协调与合作水；健康的公共政策情况和社会支持程度；行为指标：如饮食习惯、居民锻炼情况、吸烟率、酗酒率及吸食违禁药品情况；社区健康服务质量；传统的健康指标，如发病率、患病率、死亡率、致残率等；人人享有卫生保健的程度。

**意义** 无论是发达国家还是发展中国家都在积极推动社区健康教育与健康促进工作，其深远意义概括如下。

**医学模式转变的必然** 随着社会进步与经济发展，人民生活水平提高和疾病谱的改变，单纯的生物医学模式在解决人民健康问题上已显得苍白无力。据中国卫生统计信息中心公布的结果，城市居民死因1~5位分别是脑血管疾病、肿瘤、呼吸系统疾病、心血管疾病、损伤和中毒；农村居民分别为呼吸系统疾病、肿瘤、脑血管疾病、损伤和中毒、心血管疾病。上述死因中主要危险因素是行为与生活方式以及环境因素，而生物性因素微不足道。因此，促进人们的健康必须实现战略上转移，即从疾病为中心转移到以人（群体）为中心，并且必须将重点放在有利于健康的工作上，作为人类发展的一部分。战略转移，首先应立足于社区。

由于慢性病是多因素的，且这些危险因素涉及行为、生活方式、社会经济、文化、环境、遗传以及卫生保健服务等诸多方面。因此，人民健康问题不可能仅由卫生部门单独承诺。应该由全社会共同承担，只有通过社区健康促进才能履行其职责。当今全国性或地区性的疾病防治计划主要是单独地对某一疾病，很少考虑自己的工作所涉及的其他疾病共享资源和技术，往往造成投资的重复和浪费。以社区为基础的慢性非传染病综合防治旨在综合现有分散的、单一的疾病预防计划的资源和方式，形成一个综合的、目的在于促进整个社区居民健康的规划。由于共同运用现有的保健网和其他服务设施，避免重复投资，从而降低了成本提高了效益。

由于学科结构或人为因素造成预防与治疗长期分割，给疾病防治带来了许多困难，尽管有卫生部门的协调，但毕竟不尽如人意。社区健康促进是一项多学科、多部门、多层次、多手段的综合体现，无论从消除疾病的危险因素还是健康促进角度，都有充分理由强调开展社区健康促进的必要性。

初级卫生保健持续发展的体现 世界卫生组织成立半个世纪多来，干了三件事对人类健康产生了巨大影响，其中之一就是提出了"2000年人人享有卫生保健"的全球战略，这是人类有史以来持续时间最长、开展范围最

广、参与人数最多的全球卫生战略，虽已运转20多年并取得了巨大成果，但还有许多目标没有实现，为推动这一战略继续实施，世界卫生组织提出了"21世纪人人享有卫生保健"的新策略，其总目标是：使全体人民增加期望寿命和提高生活质量；在国家之间和在国家内部改进卫生公平；使全体人民利用可持续卫生系统和服务。社区健康促进是实现这一宏伟目标的重要实践手段。健康促进的重点是以社区为基础。社区卫生服务的开展既是健康策略的一个方面，同时也是健康措施得以实施的重要保障。发展可持续卫生系统必须建立在政府的领导下，卫生机构应是管理完善的、得到社区居民信任的、服务覆盖面广的，提供的服务是可以得到的，负担得起的，这就要使健康促进服务尽可能地接近人们生活和工作的地方，即以社区或工矿企业为基础，并是综合性的，包括预防、保健、治疗和康复部分；可持续地利用，获得适当资金支持并把卫生服务与社会和环境服务密切相连。社区卫生服务必须保证人们在其整个一生的健康和社会需求得到服务，这就要求将健康纳入社区日常生活，使人们最大限度地参与保持其家庭和社区的健康，以确保最贫穷的人们获得卫生服务。个人、家庭和社区掌握健康的知识和技能是实现人人享有卫生保健的最佳保证。政府对于可持续发展卫生系统的作用是保障获得卫生服务的公平以及确保为全体人民提供最优质的卫生系统基本职能。综上所述，发展社区健康促进，制定公共健康政策，创造支持性环境，不断挖掘社区资源，为居民提供保健信息和技能、提供良好的卫

生服务，是初级卫生保健获得持续发展的保证。

居民素质教育和社会主义精神文明建设的重要内容 《中共中央、国务院关于卫生改革与发展的决定》明确指出："健康教育是公民素质教育的重要内容，要十分重视健康教育。"社区健康促进是激励全社区居民积极参与和管理决定他们生活和健康的问题，促使个人、家庭、社区共同承担起维护全社区健康的责任，普及与人民生活有关的科学知识，倡导科学、文明、健康的生活方式；动员社区居民积极参与改善与维护自然环境，创造一个干净、安全、高质量的物质环境，包括住房质量；还要建立一个强大的社会支持系统，形成相互支持、相互帮助、协调和谐的社会环境，以保障社区居民的基本需求，为全体居民提供最适度的社会服务和保健服务，最大限度地提高健康水平。总之，社区健康促进是在营造健康的环境、健康的社会和健康的人民中不断提高社区居民的道德品质和文化素养。

(李 枫 米光明)

jiànkāng cùjìn shèqū
## 健康促进社区 （health promotion community）

在保护和促进社区居民的健康方面而持续努力的社区。健康促进社区建设是在《渥太华宪章》健康促进五大工作领域指导下，通过制定促进健康的公共政策、多部门合作、建设健康环境、深化健康教育服务、动员全社区参与，最终提高社区居民健康素养和健康水平的过程。健康促进社区建设是一个长期、持续、发展的过程，它谋求的不仅仅是结果，更重视的是发展的过程。健康促进社区在循环往复的过程中，不断提高社区居民的

健康水平，共享社会发展成果，共享高水准的幸福生活。

**创建原则**　创建健康促进社区应遵循的原则是：①综合干预原则。针对社区中存在的多种健康风险因素，在多个层面上（个人、家庭、集体、组织、社区/政府），采取多种策略进行干预。②多部门合作原则。在社区政府领导下，通过多部门合作，重复发挥各个部门机构的优势，才能较好地解决社区与人群的健康问题和环境问题。③一般人群干预和高风险人群干预相结合的原则。一般人群指所有社区居民，高风险人群指暴露在各种健康危险因素中人群如吸烟者、慢性病患者等。前者主要是采用政策法规、大众传播媒介宣传、多种形式的健康教育活动、加强社区卫生服务、改变社区物质环境等干预策略措施，后者除了上述干预策略外，还要根据不同风险因素人群特点设计有针对性的干预计划。④与其他场所的健康促进工作相结合的原则。健康促进社区建设与社区中学校、工作场所等其他单位的健康工程相结合，整个社区有机地融为一体。这样不仅有利于资源共享，而且更有利于整个社区的健康进程。

**主要内容**　把维护和促进居民健康作为全社区的共同责任，树立坚持以人为本，以健康为中心的社区管理和社区建设理念。①社区政府将健康促进社区建设纳入政府重点工作，纳入当地政府预算，给与必要的经费保障。②建立健康促进社区工作领导协调机制，建立多部门工作网络和工作人员队伍，充分发挥健康教育专业机构作用，多部门联合开展健康行动。③政府和各部门实施"将健康融入所有政策"策略，制定有益于居民健康的公共政策，制定配套的实施方案和行动计划。④建设促进健康的支持性环境，为居民营建一个良好的居住环境，保持社区整洁卫生，积极推进垃圾无害化处理，实现节能环保，提高社区软硬件建设，提升健康文化水平。⑤全面开展健康促进医院、企业、学校、机关等健康促进示范单位建设，发挥其示范和辐射作用。⑥全面落实国家基本公共卫生服务健康教育项目，提高社区健康教育服务质量和水平。⑦多部门联合开展多种形式的健康教育主题活动，提高居民参与程度，提高居民健康素养水平和健康素质。

**主要形式**　目前中国实施的健康促进社区创建工作主要包括：创建健康促进区县、健康街道/镇/乡、以及健康村等。

**健康促进区县**　是在健康促进理念指导下的区域健康促进工作，旨在通过制定促进健康的政策、多部门合作，鼓励社区和居民广泛参与，共同创建促进健康的生活和工作环境，建立提高公民健康素养和促进居民健康的长效机制。在国家卫生计生委的倡导下，中央补助地方健康素养促进行动项目"2014年全国健康促进县（区）试点建设子项目"确定了目标、试点范围、入选标准、试点工作内容等，已经取得了阶段性成果。

**健康街道/镇/乡**　街道/镇/乡是中国行政体系中重要的组成部分是开展健康促进行动的理想场所。每个基层社区卫生服务机构如社区卫生服务中心（站）、乡镇卫生院等，可为创建健康促进场所提供有力的技术支持。

**健康村**　行政村是中国最小的行政管理单位。健康村是以行政村为单位开展健康促进活动的一种工作模式，是世界卫生组织倡导的健康促进活动之一。世界卫生组织将健康村定义为：具有卫生安全的物质和社会环境、良好的健康意识和生活方式、疾病得到较好的预防和控制，并能在保护和促进村民健康方面可持续开展工作的行政村。健康村是一个由村民自己组织起来不断发现问题，确定健康目标，并为此采取切实有效措施的过程，它强调过程，而不是结果。

（米光明）

nóngcūn jiànkāng jiàoyù yǔ jiànkāng cùjìn

# 农村健康教育与健康促进

（rural health education and health promotion）　在农村地区组织实施的，旨在改进农村居民健康相关行为的系统的社会活动。又称农村社区健康教育与健康促进。在中国，农村是指县（旗）以下乡、镇、自然村。中国是一个农业大国，农村人口有 7.45 亿，占人口总数的近 60%（国家统计局，2005）。农村卫生和农村居民的健康问题，始终是中国卫生工作的重点，也是健康教育与健康促进工作的重点。

**简史**　中国农村健康教育有着深厚的历史积淀。早在 20 世纪 20～30 年代，中国公共卫生与乡村教育运动的倡导者们，曾先后在河北省定县、北平市清河镇、山东省邹平、江苏省南京、江阴、盐城、徐州和无锡、上海市的吴淞、高桥、江湾等地开创农村卫生实验区，开展多种形式的农村健康教育工作，留下宝贵的历史经验。1926～1937 年，国际知名平民教育家晏阳初先生举家搬迁到河北省定县，开展了长达 10 余年的乡村平民教育运动。通过为期3年的社会调研，他总结出旧中国农民存在的"愚、穷、弱、私"四大病症，为了通过教育达到改造和建设乡村的目的，提出要推行"四大教育"，即以文艺教育救其愚，以生计教育救其穷，以卫生教育救其弱，以公民教育救其私。中国公共卫生先驱姚寻源、陈志潜等数十位学者和专业卫生人员先后在定县工作居住。在定县他们开创了中国第一个农村卫生实验区，建立起县-乡-村三级卫生保健网，开展村卫生员培训、预防接种、妇幼卫生、传染病预防等卫生工作。实验区设有卫生教育部，以开设健康课程、演讲、秧歌、绘画、音乐、戏曲、展览、张贴宣传画、散发宣传材料等多种形式对当地全体小学生和不同成人群体开展健康教育活动。定县实验区为解决农村缺医少药状况进行的开创性探索，在国际国内产生广泛的影响。陈志潜博士等撰写的"定县的乡村健康教育"（《中华医学杂志》，第19卷第2期，1933年2月）等大量著述，为中国农村健康教育留下丰富的史料。

新中国成立以后，中国农村健康教育工作伴随着农村卫生事业的发展而发展。在20世纪70年代以前，主要围绕除四害、讲卫生，普及新法接生，防治传染病，加强水源、粪便管理等方面展开。随着改革开放的逐步推进，在20世纪80年代，中国农村健康教育进入了一个蓬勃的发展时期。各地因地制宜开展健康教育工作，落实农村初级卫生保健规划目标，探索总结出富有成效的农村健康教育工作模式，如在福建永安县曾总结出"四有"经验，即天有卫生广播线，村有卫生宣传栏，校有卫生常识课，队有卫生宣传员，之后又创立了永安县大湖乡初保健康教育模式；山西省"建立农村健康教育网络，培训家庭保健员"工作模式；农村爱国卫生运动领域开展的"改水-改厕-健康教育三位一体"工作模式；江苏盐城市开展创建健康教育普及乡（镇）、健康教育村活动等，在农村居民中起到普及基本卫生知识，提高健康意识，倡导健康行为的积极作用。20世纪90年代以来，中国农村卫生工作中的诸多重大疾病防制与健康问题的解决，如消除碘缺乏病，提高孕产妇住院分娩率，降低产妇和儿童死亡率、消除新生儿破伤风等，农村健康教育都发挥着重要的作用。1994年7月国家卫生部、全国爱卫会、农业部和原广电部联合发起"全国九亿农民健康教育行动"（2002年更名为"全国亿万农民健康促进行动"），标志着中国农村健康教育进入了健康促进的发展阶段。

**意义**　随着农村物质文明和社会文明的发展与进步，开展农村健康教育与健康促进显示出越来越重要的社会意义。

*初级卫生保健的首要任务*　1978年世界卫生组织和联合国儿童基金会召开国际初级卫生保健会议，大会发表《阿拉木图宣言》，确立初级卫生保健是实现人人享有卫生保健的根本性途径。初级卫生保健直接服务于社区群众，又有赖于群众的积极参与和支持。初级卫生保健有9项工作内容，健康教育是实施初级卫生保健的首要任务。

*提高个人、家庭和群体自我保健能力的必要途径*　自我保健包括了个人、家庭、邻里和社区开展的以自助和互助为特征的保健活动，是实现人人享有卫生保健这一宏伟目标的基石。正确的自我保健行为是不能自发产生的，只有通过健康教育与健康促进才能提高人们的保健意识和自我保健的能力。

*社会主义精神文明建设的重要内容*　要提高全民族的科学文化水平，提倡文明、健康、科学的生活方式，而迷信愚昧，陈规陋习，信神不信医，盲目信从所谓"养生大师"等，与人们长期以来形成的陈旧的卫生观念和低下的文化素质有关。党的十六大报告把"健康素质"和"思想道德素质"、"科学文化素质"3大素质并列，这充分说明了提高农民群众的卫生文化水平的重要性。

*提高农村居民健康素养的重要途径*　在以人为本的知识经济时代，健康教育与健康促进的目的是不断提高劳动者的健康素质，增强体质，提高劳动生产率。通过健康教育不断提高农民群众的健康素养，才能最终达到这一目的。

**农村健康促进**（rural health promotion）　以教育、组织、立法、政策和经济等综合性手段干预那些对健康有害的生活方式、行为和环境，以创造健康的农村生态环境，全面保护和促进农村居民的健康。农村健康促进是健康促进理论在农村地区的实践和发展。政府领导、部门协作、全社会动员和群众参与，是农村健康促进的基本运行机制和工作模式。

**基本要素**　建立起一套完善的农村健康教育与健康促进体系，从而筑起坚实的健康防线，以农民健康促进农村小康，需具备以下8项基本要素。

*领导重视与政策支持*　建立促进健康的公共政策，是《渥太

华宣言》提出的健康促进的首要活动领域。各级政府和领导应对开展农村健康促进高度重视，采取行动，制定相应的政策，将农村健康教育与健康促进工作落到实处。

多部门协作开展农村健康促进 各级卫生主管部门和各相关部门机构应把健康教育工作融合在本部门的日常工作中，明确责任和任务，从政策和社会环境等方面给予支持。

建立健全农村健康促进工作网络 ①巩固"县-乡-村"三级医疗预防保健网，形成一个以县（市）为中心，乡镇为主体，村级为基础的农村健康促进工作机制，是做好健康教育与健康促进工作的基本保证。乡镇卫生院和村级卫生所（室）的基层医护人员是实施农村健康教育活动的主体；各级预防保健专业机构发挥其组织协调、技术指导作用。②在医疗预防保健网络比较薄弱的偏远农村地区，利用当地妇联、计划生育组织网络，乃至动员、培训乡村干部开展健康教育活动，是切实可行的社会组织方法。③广泛动员社会志愿者，形成一支农村健康教育队伍。要充分动员非政府组织和社会团体、大中学生、共青团员、离退休教师、医学工作者等志愿参与农村健康教育工作。在少数民族地区，动员宗教领袖参与健康教育活动，会起到重要影响作用。

加强健康教育队伍能力建设 健康教育人员素质的高低直接关系到农村健康教育开展的水平。应制订培训计划，编写适用培训教材和工作手册，组织多层次、多种形式、多种专题培训，更新基层卫生工作人员的知识结构，开展对健康教育兼职人员和志愿者的培训，提高他们开展健康教育活动的能力。

加强农村健康教育与健康促进计划设计、监测与评价 在农村健康教育诊断的基础上，根据社区需求和主客观条件选择优先解决的健康问题或行为问题，确定干预目标和可行干预策略，制订农村健康教育与健康促进计划。为保证项目计划的实施和落实，评价计划目标是否达到及其影响因素，还必须建立督导监测机制，并进行评价，总结成效与不足之处，推广成功经验。

开发利用社区资源 社区资源指社区赖以生存和发展的物质和非物质资源。社区资源是开展社区健康教育与健康促进的能源和基础。除积极争取外援性技术、人力、经费、物资外，应以社区发展为动力，立足于挖掘社区内部的资源潜力。即挖掘蕴藏在社区成员或社区组织中的各类人力、财力、物力、信息和乡土文化资源。社区群众的参与是健康教育与健康促进的基础，是最宝贵的社区资源。

保证健康教育形式多样化、本土化 中国地域广阔，各地农村的环境条件、民族文化、风俗习惯千差万别，疾病流行情况和危害健康的行为因素也有很大差异。应因地制宜，针对当地农村文化生活特点，开发本土文化资源，探索农村健康教育的有效形式。

开展以创建健康村为基础的健康促进 建设以行政村为单位的健康村，是加强社区能力，开展以场所为基础的健康促进，确保农村健康促进可持续发展的关键要素。

20世纪80年代末，世界卫生组织提出了"健康村"理念，健康村是具有较低传染病发病率，人人享有基本卫生设施和服务，社区和谐发展的农村。2008年，中国学者结合中国国情，提出健康村是具有卫生安全的物质和生活环境、良好的健康意识和生活方式、疾病得到较好的预防和控制，能在保护和促进村民健康方面可持续性开展工作的行政村。创建健康村是针对影响农村居民健康的各种危险因素所采取的健康促进策略，是创建健康城市和健康社区的延伸。在中国开展创建健康村活动，不仅为新型农村合作医疗和新医改方案在农村地区的贯彻提供了有力保障，也是社会主义新农村建设的组成部分。

**农村健康教育**（rural health education） 在政府和卫生行政部门领导下，以乡镇为范围，以农村居民为对象，以保护和促进农村居民健康为目标的有组织、有计划的健康教育活动。农村健康教育是农村健康促进的重要活动领域和内容。其目的是普及基本卫生知识，发动和引导农村居民积极参与社区健康教育活动，树立健康意识，养成良好行为和生活方式，增强自我保健能力，以消除或减少行为危险因素，提高农村居民的健康素养和健康水平。

重点人群 农村健康教育的对象是全体农村居民。其重点人群是农村中小学生、家庭主妇、慢性疾病患者及其家庭成员、乡镇企业就业人群及外出流动人口。①中小学生。儿童青少年时期是形成各种行为习惯的关键时期，他们可塑性强，参与性强，能系统地接受学校健康教育，还能把健康知识带入千家万户。②家庭主妇。承担着家庭生活和生产劳动等诸多的社会职能，特别是在大量农民流出务工的地区，众多农村妇女留守家庭，承担照护老人、儿童的责任。她们一方面需要提高自我保健知识水平和能力，另一方面对家庭成员的健康，尤其是对儿童、青少年的健康成长有着直接影响。③慢病病人及其家属。进行有针对性的疾病预防、治疗和康复健康教育。④乡镇企业就业者。他们受农村和家庭的健康危险因素影响，同时劳动保护和职业健康问题更加突出。⑤外出流动打工人群。农民工已经成为中国现代化城市建设和产业发展的一支重要生力军。由于生活环境、劳动环境及自身文化素质的差异，农民工成为许多传染病、职业病和身心疾病的好发人群。

**基本内容** 农村健康教育的基本内容，主要包括6个方面。①普及《公民健康素养66条》，倡导健康生活方式。普及健康素养基本知识与技能，促进农村居民健康素养水平提高，是新时期中国农村健康教育的重要内容，也是中国医药卫生改革中落实基本公共卫生服务逐步均等化的重要工作内容。②农村常见疾病防治的健康教育。农村是各种疾病的多发地区，不仅有城乡共有的常见病、多发病，还有农村常见的寄生虫病、人畜共患疾病、农业劳动中易发生的疾病（如农田中暑、农药中毒等）及乡镇企业常见职业病等。因此，普及农村常见疾病防治及防止意外伤害知识，是农村健康教育的基本内容。③农村环境卫生与环境保护的健康教育。改水、改厕、改造不良环境，是改善农村生活卫生状况的基础。在文明村镇、健康村的建设中，要重点抓好村宅建设卫生、饮水卫生、粪便垃圾处理、消灭四害、保护环境、控制环境污染等方面的健康教育。④应对农村突发公共卫生事件的健康教育。在洪水、地震等重大自然灾害之后或一旦发现急性传染病暴发流行，应迅速开展应急健康教育，普及救灾防病知识，使灾区群众提高对疫病危害性、严重性的认识，做到群防群治。⑤农村相关卫生政策的健康教育。开展卫生普法工作，提高农村居民的法制观念和遵法执法的自觉性。同时，宣传国家的卫生政策和措施，如国家关于艾滋病"四免一关怀"政策，关于传染性结核病免费治疗的政策等，把党和政府对群众、对农民的关怀落实到农民家庭和农村患者身上。⑥农村妇幼健康教育。在农村地区，妇幼健康问题尤为突出。妇女的健康知识水平与卫生保健能力直接影响到农村家庭特别是儿童青少年的身心健康。要重点选择与农村妇女生活、劳动和家庭保健密切相关的健康知识和生活技能开展健康教育。

**基本形式** 把健康教育与各项农村卫生、文化工作紧密结合起来，有效利用现有资源，利用多种渠道、各种机会传播基本卫生知识，倡导文明健康的生活方式。①与乡村卫生机构和乡村卫生人员的日常医疗保健工作相结合。开展健康教育是农村医务卫生工作者的职责。充分发挥乡、村两级医疗机构和防保医生、乡村医生的作用，利用应诊、预防接种、家庭访视等机会，结合医疗保健工作开展健康教育，是深受群众欢迎的健康教育形式，也是开展健康教育的最佳时机。②利用广播、电视、农村大喇叭、宣传栏、健康教育墙报等媒体开展宣传教育，是农村健康教育的传统方式。③开办健康教育学校。利用农村现有的人口学校、文化活动室等设施开办健康教育学校（夜校），举办健康讲座，建立稳固的健康教育阵地。④利用文化、科技、卫生"三下乡"活动，给农民送医、送药、送知识。为促进农村社会主义精神文明建设，中宣部、国家科委、文化部、卫生部等10部门联合组织开展的文化科技卫生"三下乡"活动，具有广泛的社会影响力，每年卫生部门结合送医送药，把卫生保健知识和健康传播材料送到农民手中，结合义诊服务开展街头咨询，针对性强，很受群众欢迎。⑤创建文化书屋。2000年以来，许多农村地区开展了文化书屋活动，建立健康图书架，为农村居民提供卫生科普读物，满足人们的文化需求。⑥开发利用农村本土文化资源，根据本地民族、文化、习俗等特点，采取当地农民喜闻乐见的形式（如春节花会、秧歌会、二人转、山歌对唱等），开展寓教于乐的健康教育活动。集活动展板、喇叭广播、散发材料、文艺演出等多种形式为一体的巡回农村"健康教育大篷车"就是中国农村健康教育形式的一大创新。⑦以农民工的主要居住地和流向为基础，开展以场所为基础的农民工健康教育。以青壮年及其家庭为重点人群，开展流出地的农民工健康教育，将基本卫生知识和健康技能融入农民工流出前的职业培训、人口教育和科技培训；以城市建筑工地、大中型生产企业、服务场所为重点场所，开展流入地农民工职业健康教育；关注农民工往返家乡的旅途生活，在春节前后等农民工集中往返家乡的期间，开展流动过程中的农民工健康教育。

（米光明）

jiātíng jiànkāng jiàoyù

# 家庭健康教育 （family health education；health education in family）

以社区为基础，以家庭为单位，以家庭健康为目标，为改变家庭全体成员的健康相关行为而开展的健康教育活动。其目的是消除和降低影响健康的危险因素，预防疾病，促进健康，提高家庭生活质量。以家庭为单位开展健康教育，是社区健康教育与健康促进的重要内容。家庭健康教育是一项系统工程，需要全社会的参与，但具体实施工作应在社区整体工作的统筹下进行。

**健康家庭的特征** 健康的家庭是家庭成员身心健康的重要保证，一个健康家庭具有以下特征。

有良好的交流氛围 家庭成员间能彼此分享感受、思想和看法，能使用语言和非语言交流方式促进相互间的了解，并能化解冲突。

能增进家庭成员的发展 家庭给每个成员以足够的自由空间和情感支持，使成员有成长和发展的机会。各成员能够相互关心，随着家庭的改变调整角色和承担家庭的责任。

能积极地面对矛盾和解决问题 家庭成员能积极面对问题和解决问题，遇有家庭解决不了的问题，不回避矛盾并能寻求外界资源帮助。

有益健康的居住环境 家庭的居住面积、基本卫生设施、室内装修等符合卫生要求，注意家庭日常卫生的维护，消除厕所、厨房等卫生死角，绿化美化家庭生活环境。

有益健康的家庭生活方式能认识到家庭的安全、营养、运动、娱乐等对每位成员的重要性，并能合理地安排家庭生活起居，促进家庭成员健康生活方式的养成。

与邻里和社区保持联系 家庭成员不脱离其所在的社会环境，有着良好的邻里关系，能充分利用社区网络和资源满足家庭成员的需要。

**家庭健康评估** 是开展家庭健康教育的必要前提，是以家庭为对象，全面、系统地了解家庭及其成员的基本资料，以判断家庭存在的健康或疾病问题，确定家庭及其成员的教育需求的过程。其目的是为有针对性地制定家庭健康教育计划，实施家庭健康教育干预提供依据。

家庭健康评估需要在两个层面上进行，一是对有适应证的个体进行健康评估，另一层面是以家庭为单位进行全面、系统的评估。

个体评估 对需要重点关注的家庭成员进行全面的生理和心理状态评估，对特殊健康问题及其危险因素进行重点评估，如对高血压病人详细评估其心血管功能、存在哪些行为危险因素及并发症。

家庭评估 全面了解家庭的结构、功能、发展阶段，家庭近期所面对的压力以及所能利用的家庭内外的资源等，以期判断家庭存在的健康或疾病问题。家庭健康评估的基本资料可以通过查询社区家庭健康档案而获得。

家庭基本资料 包括家庭户主名称、地址、电话、家庭类型、家庭健康史，家庭成员的基本资料（姓名、性别、年龄、教育程度、职业、宗教信仰、一般健康状态）等。

家庭内部结构 包括评估家庭成员的角色功能、家庭的民主氛围、家庭交流网络特点与交流

方式、家庭成员的价值观尤其是对健康与疾病的态度如何等。

家庭功能 包括评估家庭的情感功能、社会化功能、生育功能、抚养和赡养功能、经济功能及卫生保健功能。注意评估家庭成员对于健康与疾病的信仰和态度，对家庭成员健康状态及其对易感疾病的认知，家庭饮食习惯、睡眠、作息习惯，活动与娱乐，用药情况，家庭自我照顾能力，家庭环境卫生状况，利用卫生资源情况等。

家庭发展阶段 确定家庭所处的发展阶段，现阶段家庭的发展任务是什么，发展任务完成情况，有无发展危机等。

家庭压力与应对 评估近期家庭中有无发生重大生活改变，包括家庭突发事件（退休、丧偶、住所搬迁等）、家庭成员角色的改变、家人是否患急病或重病等，以及家庭能否对上述改变做出正确应对等。

家庭资源 指家庭为了维持基本功能，应付压力事件或危机状态所必需的物质和精神上的支持。家庭资源评估包括评估家庭内、外资源是否充分、有效。其中，家庭内资源包括家庭成员之间的经济支持、健康维护、家庭护理、情感支持、信息和教育等；家庭外资源指家庭以外的所有可利用资源，包括社会资源、文化资源、宗教资源、经济资源、教育资源、社区资源和医疗保健资源等。

家庭环境 评估家庭物理环境包括住房条件、卫生条件、邻居和邻近地区的特点，有无环境的污染存在及意外灾害的可能性；家庭社会环境包括家庭与重要社区资源、人、机构的关系，家庭可利用的社区资源，家庭所在地

区的社会稳定性如何等。

**教育内容** 家庭健康教育的内容涵盖与全体家庭成员的健康相关的各个方面。

居室环境卫生教育 包括居室环境的卫生要求；居室的合理布局，居室装修的卫生问题；居室采光照明的卫生要求及对健康的影响；经常开窗通风，保持居室空气流通；夏季如何正确使用空调；冬季取暖应如何预防煤气中毒、减少煤烟污染等。

家庭生活方式教育 包括科学安排起居作息、合理膳食、适量运动、娱乐休闲方式教育等。以家庭饮食卫生与营养为例，包括膳食的合理搭配，食物的合理烹调，炊具、食具的简易消毒方法，碘盐的保管与食用，夏季食品的冷藏和贮存方法，暴饮暴食、偏食、酗酒对健康的影响，以及常见食物中毒的预防知识等。

家庭急救与护理 包括烧伤、烫伤、触电、跌伤等意外伤害的预防和家庭急救方法，人工呼吸操作方法，家庭中常用药物的保存与使用，以及血压计、体温表的使用方法等。

生殖健康教育 包括婚前教育，计划生育，优生优育优教，妇幼保健，性生活知识、安全性行为指导等。科学正确的生殖和性健康知识不但是家庭和谐、幸福的基础，也是子女人格健康发展的前提。

夫妻的生殖健康教育 内容包括妇女生命周期生理特点、性生活卫生、性功能障碍的表现与防治、避孕与计划生育、优生知识、孕期保健、优育知识、意外妊娠后人工流产注意事项，常见性心理问题的调试，以及减少性别的不平等，男性应参与生殖健康教育，在促进生殖健康方面承

担更多的责任。

父母对子女实施的家庭性健康教育 包括男女生殖器官的解剖生理学知识、生育过程、青春发育期的表现与保健，手淫、遗精、月经紊乱、痛经、性道德教育，男女性别心理特征、性社会角色，性病、艾滋病防治等教育。

中老年性健康教育 进入中老年期后，由于性生理上的逐渐衰老，性心理也会出现相应的变化，其最主要性教育内容包括男女更年期性健康教育及性功能障碍防治，鼓励他们学习有关知识，提高调节性生活能力，及丧偶后再婚等问题的处理等。

家庭心理卫生教育 内容包括夫妻关系、子女教养、沟通方式、亲子关系、妇女四期心理保健、心理压力的调适，独生子女教育、心理健康问题的识别与咨询指导等。

家庭生活周期是家庭心理卫生教育最基本的理论框架。家庭的发展经过创立期、生育期、学龄期、创业期、空巢期等不同阶段，每一阶段有其特定的角色和责任，如果家庭成员不适应或处理不当，便会产生相应的心理健康问题。家庭生活周期与个人的生命周期密切相关。应根据家庭发展不同阶段与问题，适时提供咨询和指导协助家庭成员正确解决面临的问题。家庭生活周期不同阶段所面临的主要健康问题和健康教育内容见表1。

**实施方法** 家庭健康教育与健康促进应由社区主管部门和卫生保健机构及社区有关部门和团体共同承担。具体方法应因地制宜，以家庭为单位组织实施。

培训家庭保健员 家庭主妇是家庭生活和保健活动的主角，是妇幼保健工作的直接对象，也

是社会活动的积极参与者。举办家庭主妇健康教育培训班，培训她们承担对家庭其他成员进行健康教育的能力，使她们能在长期的家庭日常生活中给其他成员以教育、指导、影响和监督。

组织家庭健康教育小组 通过把邻近的3~5户家庭组成一个健康教育小组，形成一个既有组织又有灵活性的学习小群体。在专业人员的指导下，采取自我导向式的学习方法，促进每个家庭学习小组成员针对共同的健康问题，互助互学，相互监督，促进不良行为的改变，既能提高学习效果，又能密切邻里关系，最终达到促进健康的目的。在小组中最好有一户示范户带动大家。定期组织活动，地点固定或轮换，学习时间由小组成员共同商定。

激励与竞赛 是开展健康教育工作常用的有效方法。通过组织一些社区竞赛活动，如以家庭为参赛单位的糖尿病膳食技能比赛、公民健康素养知识竞赛等，对优胜者给予奖励；把"争做合格家长，培养合格人才"的家庭教育活动纳入创星级文明户的内容之中，使家庭健康教育得以普及。

在家庭健康教育考核评比活动中，选拔一些家庭成员素质好、有群众威信的家庭，作为家庭健康教育示范户培养，利用榜样的力量，倡导健康文明行为，开展综合性健康教育活动，如创建"五星级"卫生家庭、低碳家庭、无烟家庭、健康文明家庭等。

卫生科普入户 把卫生读本、小册子、卫生报刊等健康教育材料和盐勺、刻度油壶、低钠盐等健康产品发放入户，是开展家庭健康教育的好方法，实用性强，深受群众欢迎。

表1 家庭生活周期与健康教育的要点

| 阶段 | 定义 | 面临主要健康问题 | 家庭健康教育要点 |
|---|---|---|---|
| 新婚 | 男女结合（大约2年） | ①性生活协调和计划生育；②双方互相适应及沟通；③稳定婚姻关系；④适应新的亲属关系；⑤准备承担父母角色 | 婚前检查；性生活指导；计划生育、优孕优生、心理咨询 |
| 第一个孩子出生 | 最大孩子0~30个月 | ①父母角色的适应；②经济压力增加；③生活节律变化；④养育和照顾幼儿；⑤母亲的产后恢复 | 母乳喂养；哺乳期健康指导；新生儿喂养及婴幼儿营养发育；预防接种，预防窒息 |
| 有学龄前儿童 | 最大孩子30个月~6岁 | ①儿童的心身发展问题；②安全保护问题 | 合理营养；监测和促进生长发育；防治疾病；教育子女养成良好习惯；防止意外伤害 |
| 有学龄儿童 | 最大孩子6~13岁 | 儿童的身心发展，上学问题，性教育问题，青春期卫生 | 同上；良好生活作息和学习习惯的养成及社会化 |
| 有青少年 | 最大孩子13~17岁 | ①青少年的教育与沟通（代沟问题）、社会化；②青少年的性教育及与异性的交往、恋爱 | 防止意外伤害；健康生活方式形成；青春期教育；婚恋指导、优生优育；安全性生活及预防性病 |
| 孩子离家创业 | 最大孩子离家到最小孩子离家 | ①父母与子女的关系改为成人与成人的关系；②父母感到孤独；③父母应发展个人社交及兴趣 | 心理咨询与调节，消除孤独等不良心理；采纳健康生活方式；更年期保健与定期体检 |
| 父母独处（空巢期） | 所有孩子离家至家长退休 | ①恢复夫妻两人生活，有孤寂感，②计划退休后的生活，重新适应婚姻关系；③与孩子的沟通问题，适应新的家庭上下代的关系 | 预防药物成瘾、意外伤害；改变不健康行为和生活方式，防治慢性病和老年退行性疾病 |
| 退休 | 退休、丧偶至死亡 | ①经济及生活的依赖性高；②面临老年性各种疾病、心理变化及社会功能减退、衰老、死亡 | 慢性病防治；心理照顾；提高社会生活能力；丧偶期照顾；死亡教育与临终关怀 |

**意义** 家庭是社区的基本单位，也是每个人生命生活的基本环境，家庭成员的疾病和健康状况与家庭的生活环境、生活行为习惯、人际关系密切相关。因此，家庭是个人健康和疾病发生发展的重要的一个背景因素，也是保障家庭成员的身心健康的重要的社会因素。

学校和社会健康教育的基础 儿童基本生理需要的满足是与家庭饮食、衣着、居住等活动紧密联系在一起的。儿童青少年的健康生活方式和卫生习惯的养成，是在家长言传身教的影响下，潜移默化地持久积累而形成的。家庭又是儿童实现社会化的最初场所。儿童对安全、爱、自尊、独立性、成就感等需要的满足也是与家庭成员的价值观和态度，家庭成员之间的关系及他们对儿童的教育方式紧密地联系在一起的。

家长在满足儿童各种需要的基础上，要帮助他们感知理解他人的情感，懂得在社会生活中与人分享、合作，培养他们乐于助人的精神，并在与人交往中正确认识自己、接纳自己和健康成长。

家庭成员的相互影响 主要表现在：①家庭遗传因素和母亲孕期各种因素及家庭功能异常导致儿童身心障碍。②家庭对其成员的健康相关行为和生活习惯的养成，如饮食、吸烟、饮酒、娱乐休闲方式等有着潜移默化的影响。③家庭婚姻生活质量对家庭成员健康具有保护或危害作用。④家庭成员的健康理念、价值观和对生命的认识等相互影响，这种潜移默化的作用不断进行着。它规范了各个家庭成员的行为方式，也影响着家庭成员的求医行为、遵医行为及预防保健措施的实施。⑤在疾病的防治、转归过

程中，家庭支持和家庭自我保健能力对各种疾病治疗和康复具有积极作用。

家庭环境对健康的影响 ①过分拥挤的家庭生活空间、不良的家庭卫生条件不仅为疾病的传播创造了条件，而且也使家庭成员间的活动和交往无法保持适当距离，影响夫妻的身心健康，也影响孩子的健康成长。②家庭成员间的相互关系是否融洽和睦、相互关爱，直接影响着各成员的身心健康。③家庭与邻里、社区的关系影响家庭成员的心理健康，和一旦发生意外伤害或紧急状况时的应对能力。④家庭所处的区域、地理和自然环境是影响家庭健康的外因条件。

疾病对家庭生活质量的影响 患有严重慢性病、残障及重症晚期，除了对病人本身的健康功能带来影响，还对患者家庭的经

济、社会功能都会产生重要影响，因病丧失成员基本生活能力、因病致贫、因病返贫等，均会严重降低家庭生活质量。

（米光明）

jūnduì jiànkāng jiàoyù yǔ jiànkāng cùjìn

## 军队健康教育与健康促进

（army health education and health promotion） 在中国人民解放军和中国人民武装警察部队这个特殊群体开展的健康教育与健康促进活动。又称部队健康教育与健康促进。军队是时刻准备执行作战和非战争军事行动的高度集中统一的武装集团。军队健康教育与健康促进工作作为部队卫生工作的重要组成部分，在维护官兵健康，巩固和提高部队战斗力方面始终发挥着积极的作用。

**简史** 在新民主主义革命时期，中国共产党领导的人民军队在艰苦的革命斗争中开展了群众性卫生运动，逐步形成了一套卫生工作的基本原则、组织体系、管理制度和工作方法。1929年12月，中国共产党红四军党代会作出"军政机关对于卫生问题，再不能像以前一样不注意了"等决议，其中包括开展群众性卫生宣传工作的内容。此后，在井冈山斗争时期，在红军部队明确规定了要洗脚、洗澡、理发、烫虱子及打扫厕所等一系列卫生制度，倡导的良好卫生习惯。在"三大纪律，八项注意"歌词中也列入了基本的卫生要求。1931年11月，中华苏维埃共和国临时中央政府和中央革命军事委员会成立，内务人民委员会设卫生处，为广泛开展苏区卫生防病和卫生宣传工作奠定了组织基础。1933年5月，内务人民委员会颁布《卫生运动纲领》，其中第四部分内容是

宣传群众怎样讲卫生，明确提出，卫生宣传是卫生运动委员会和卫生小组要做的头一件大事。在部队和地方群众中以讲卫生课、化妆宣传、卫生游艺会、卫生墙报、卫生标语、印发卫生宣传材料等多种形式的宣传教育活动。此后，在红军长征途中，在抗日战争时期和解放战争时期，群众性卫生运动和形式多样的卫生宣传教育活动，为保障军民健康和革命战争的胜利发挥了重大的作用，也为新中国成立后的军队健康教育积累了丰富的经验。

新中国成立后，中央人民政府卫生部和军委卫生部，于1950年8月联合召开了第一届全国卫生工作会议。朱德同志在会议上指出："加强卫生预防工作，在文化教育方面推广宣传、普及卫生常识，把卫生工作推广到广大的人民中间去，并依靠群众来做、才能把卫生工作做好。"1978年成立全军爱国卫生运动委员会（简称全军爱卫会）和全军卫生保健领导小组。20世纪80年代，军队各大单位卫生宣传科相继改称为健康教育科。自1992年开始，健康教育作为一个单列项目出现在全军各级制定的有关文件中。1992年，中央军委颁布《中国人民解放军基层后勤管理条例》；同年，总参谋部、总政治部、总后勤部联合颁布《军队健康教育方案（试行）》。1993年，总参军训部、军务部和总后卫生部联合下发《军队院校健康教育教学大纲（试行）》，要求全军院校成立健康教育学教研室（组），建立教学场所，设置健康教育学课程加强对学员健康教育知识培训。20世纪90年代中期，全军逐渐形成了健康教育网络体系。1998年全军健康教育中心在重庆第三军医大

学正式成立，该中心在全军爱卫会和总后卫生部的领导下，主要承担调查研究、提供决策依据；指导和咨询，组织和参与编制法规、制度、计划、大纲、教材；培训师资和骨干，开展教育评价；学科建设研究；教学研究和信息交流；对外学术交流等6项任务。2000年5月，"中国军事教育学会军事健康教育委员会"正式成立，标志着军队健康教育体系趋于完善，使军队健康教育纳入了科学化轨道。

**军队健康促进** 第一届国际健康促进大会《渥太华宣言》五大活动领域在军队这一特殊领域的实施过程。其内容主要包括以下几方面。

**军队健康教育政策制定** 军队是社会的组成部分，军队健康教育与健康促进工作必须有政策的支持。党中央、中央军委及总部首长对军队健康教育都给予了高度重视和关注。在中国经济尚不富裕和军费有限的情况下，多次指示，要求把健康教育与健康促进作为我军卫生工作的一个优先发展的战略重点纳入议事日程，把健康教育与健康促进工作作为我军预防工作的核心内容抓紧抓好。为此，军队制定了一系列的有关健康教育与健康促进政策和法规，特别是总参谋部、总政治部、总后勤部联合颁布的《军队健康教育方案》为全军健康教育与健康促进工作的开展，起到了极其重要的推动作用。

**健全军队健康教育组织网络** 在全军爱卫会和总后卫生部的直接领导下，以全军健康教育中心为龙头，以各大单位健康教育指导中心为骨干，以军以下健康教育指导站、室为基础的军事健康教育工作体系和组织网络体系

基本形成。按《军队健康教育方案》的要求，健康教育工作要在各级首长的统一领导下，由司令部、政治部、后勤部、装备部有关部门按职责分工认真组织管理与实施。各级部队，由作训、军务、宣传、文化、财务及卫生部门共同协作全权管理和统一组织实施和协调。全军健康教育中心参与拟定全军的健康教育工作计划。各大单位健康教育指导中心负责拟制本级健康教育计划，组织指导和协助部队开展健康教育。基层部队健康教育指导站（室），根据部队具体情况，开展调查研究、拟定本级健康教育计划并具体实施。

**以行政干预加强军队健康教育**　包括通过军队的组织领导、部门协调、人员培训、考核、评估等行政管理手段来支持、加强和推动军队健康教育工作。部队领导的带头示范、参与、支持也是一种有效的行政干预方式。因此，应在组织实施健康教育工作时，用事实和工作业绩来争取各级领导者的关注和支持。

**加强健康教育人员培训**　军队各级健康教育专业人员，师防疫所、团卫生队的防疫军医以及基层医疗卫生人员都是开展健康教育的主要力量。加强逐级培训，提高他们对健康教育重要性的认识，把健康教育工作作为贯彻"预防为主"基本卫生工作方针的重要措施，切实落到实处。

**动员官兵共同参与**　官兵参与是开展军队健康教育的基础。要使军队健康教育项目得以落实，必须唤起全体官兵的热情，使他们感到增强军队健康是自己的责任。发动各部门、各层次的人员广泛参加、开展丰富多彩的健康教育活动，同时，使广大官兵了

解为什么参与，如何参与以及要达到的目标，以激发官兵参与的热情和责任感。

**落实健康教育经费物资**　健康教育是一项投入少，产出高的工作，但如没有稳定的、经常的、多渠道资金来源，健康教育活动也难以开展。在组织实施健康教育过程中应根据预算量力而行，并在实施阶段作进一步落实与复核，并保障教育物资的落实与使用。

**落实健康教育计划**　将健康教育计划列入部队训练计划，并根据计划目标对行动内容逐项分解、安排人力、物力投入，确定项目步骤和具体要求，如对官兵宣传的重点、拟采用方法和内容、效益评估和步骤等。严格按计划方案实施，通过不断监测评估，保证实现项目要求和指标。

**军队健康教育**　是军队教育的重要组成部分，也是军队健康促进的重要内容，是全方位提高部队官兵卫生知识水平，增强自我保健意识和能力的根本途径。

**基本形式**　军队健康教育的基本形式主要包括以下几方面。

**基础教育**　主要针对刚入伍的新兵。新入伍的战士来自全国各地，目前大部分新兵是独生子女，由于他们年纪轻，文化水平、社会背景、个人爱好等各不相同，不同程度存在着不良卫生习惯和行为，承受能力较差，遇到挫折冲突后容易出现心理障碍。基础健康教育内容应结合贯彻《内务条令》，对他们进行有关健康的基本知识、卫生法规、个人卫生、传染病预防以及心理卫生等教育。

**继续教育**　新兵集训后的士兵分到各个连队，教育内容除了按军事训练大纲规定要求战伤救护和"三防"训练外，还要结合

作战、训练、值勤、作业、施工、生产等任务和体育锻炼，定时安排训练伤、常见病、多发病、传染病的预防知识教育。

**专题教育**　针对特殊地区、特殊职业、特勤人员以及执行特殊任务的部队，根据从事工作和任务对卫生保障的要求，进行有关健康知识及个人卫生防护的教育。军队是一个"小社会"，几乎聚集了社会上所有的职业和工种，如炊事，通讯、报务、飞机、汽车驾驶，各类电、焊、铆工种等；还有大量社会上少有或不具有的特殊职业和工种，如坦克、装甲车的驾驶、潜水、坑道作业，各类火炮、火箭发射以及执行特殊任务的侦察部队等。他们分别驻扎在全国各地。部队专题教育应根据他们的工作、职业以及任务对卫生保障的要求，进行有关知识及个人卫生防护教育。

**媒体教育**　部队常见的各种传播媒介，如互联网、广播、电视、录像、卫生板报、宣传栏、卫生报刊等，对开展军队健康教育具有群众性、实用性和针对性，是部队官兵喜闻乐见，行之有效的重要手段。

**基本内容**　军队健康教育的内容除了包括公民健康素养基本知识、基本技能外，更加突出强调军队这一特殊人群的健康需求。主要包括以下几方面。

**军事健康教育**　重点围绕作战训练、军事作业和特殊环境下的卫生防护，以及防原子战、防化学战和防生物战等军事医学防护教育，提高部队官兵在各种环境条件下的生存能力和自我保健能力，确保部队的凝聚力和战斗力。

**军队一般健康教育**　官兵的健康生活方式和良好健康行为的

养成也是军队健康教育的重要内容，如控烟、限酒、科学膳食、体育锻炼等。

**军队心理健康教育** 进入21世纪以来，由于军人所处环境和肩负任务的特殊性，使军人的心理呈现出与一般人群不同的心理特征。现代战争的突发性、高新武器巨大的杀伤效应以及现代战场人机环境的变化，给官兵心理健康带来负面影响，加之严格的军事化、封闭式管理，紧张和充满竞争的作业训练，使当代军人的心理压力越来越大，从而产生各种心理异常和身心疾病，影响部队的战斗力。因此，重视和做好官兵的心理健康工作成为新时期军队健康教育的重要内容之一。具体内容包括：①宣传普及心理卫生知识，使广大官兵了解心理健康的意义和标准，增强对心理健康重要性的认识。②提高军人适应能力，树立自我意识，塑造健全性格，保持稳定情绪，正确解除性困惑，合理处理荣辱、成败、家庭、恋爱等问题，减少心理疾病和心因性案件的发生。③配备心理医师，开展心理咨询。对有心理异常的求助者在训练、学习、工作、生活、恋爱、婚姻、家庭、人际关系与健康方面出现的问题予以疏导和帮助。④早期发现与处理心理异常者，排除思想问题，发现问题要积极给予治疗。

**意义** 随着军队现代化、正规化建设以及整个社会节奏的加快，军队整个人群中亚健康人群的比例也不断攀升，由于心理压力过大引起的各种心理、精神性疾病不断增多；广大官兵的健康意识有待提高，吸烟、酗酒、过劳、经常熬夜以及缺乏运动等不良生活方式"透支"他们的健康。

军队健康教育与健康促进的实施，将更有利于贯彻"预防为主"、"健康第一"的方针，把医疗保健工作由被动治疗转变为主动的全方位管理。健康教育的经常化、制度化，有利于军队人员健康知识的普及，提高他们的健康水平。

提高军队官兵的健康，保障部队战斗力的需要 健康教育是军事训练的重要组成部分，是培养合格军事人才的重要手段。进一步加强健康教育与健康促进工作，是新时期军队建设的根本方针，对军队质量建设，提高部队官兵的健康，保障部队战斗力具有十分重要的意义。

新时期军队正规化建设和精神文明建设的需要 军队健康教育与健康促进是新时期军队正规化建设的一项重要内容。深入开展军队健康教育，是落实江泽民同志关于"军队精神文明建设要走在全社会前列"要求的具体行动。通过宣传国家和军队的卫生工作方针、政策、法规及卫生管理制度，动员广大官兵自觉执行和遵守各项卫生法规制度，克服社会风俗习惯中存在的愚昧落后，形成文明健康的生活方式和维护公共卫生的优良品质，促进部队精神文明建设。

有助于确保军队在恶劣环境条件下各项任务的完成 军队是一个执行特殊任务的群体，面临着传染病与非传染性疾病的双重挑战。随时会面临各种恶劣、复杂的环境和条件。特别是在现代高技术局部战争条件下，官兵很可能要面临更为残酷、恶劣、复杂的战争环境。因此，加强健康教育，培养官兵在复杂条件下自我保健、顽强生存的能力，才能维护官兵健康，保证各项任务的完成。

促进全民族健康水平发展的需要 军队成员来自五湖四海，分散在全国城乡各地。在部队开展健康教育活动，传播卫生信息，普及卫生保健知识，不仅有利于提高全体官兵的健康素养，对驻军所在地的卫生保健工作，也能起到很好的推动促进作用。同时，官兵转业退伍后，也会把在部队中所学到的健康知识，养成的文明卫生习惯，带回家乡，对当地的健康教育起到良好的促进和模范带头作用。

（米光明）

értóng qīngshàonián jiànkāng jiàoyù

# 儿童青少年健康教育（health education for children and adolescents）

通过学校、学生家长和社会所有成员的广泛地参与和共同努力，使儿童青少年获得必要的健康知识，树立正确的健康观念，养成健康行为和良好的生活方式，促进儿童青少年身心健康的教育活动。儿童青少年指从出生的婴儿到发育成熟的青年，年龄范围在0～25岁之间的正在生长发育过程中的一群人。在中国该群体占全国总人口的1/3以上。

**目标人群** 儿童青少年在生长发育过程中形成了不同的发育阶段，根据不同阶段本身的特点和生活、学习环境的不同，儿童青少年健康教育的重点目标人群主要包括儿童期和青少年期的中小学生，在此基础上向学龄前儿童和大学生群体延伸。

世界卫生组织将人的生命过程分为3个阶段，即人生准备阶段、人生保护阶段和晚年生活质量阶段，并提出应根据各阶段的健康需求来确定健康目标、任务和策略。其中人生准备阶段指出生到20岁左右，主要特点是身体发育、心理发展和社会化过程迅速，生理和心理幼稚而脆弱，处在人生准备阶段的儿童青少年形成的卫生习惯和生活方式，很可能对他们一生中其他发展阶段的行为方式产生深远的影响，该阶段是健康教育与健康促进的关键时期，也是最佳时期。重点是养成良好的行为和生活习惯。此期可进一步细分为围生期、婴幼儿期、儿童期、青少年期。

围生期和婴幼儿期健康教育的主要对象是孩子的父母，也包括托幼机构的工作人员。围生期健康教育包括婚前、孕期、产时和产后等阶段；婴幼儿期健康教育包括指导父母学会对孩子的生长监测、计划免疫和预防常见病、营养知识教育和指导、培养良好生活习惯的养成教育。健康教育的主要任务是优生优育，如减少妊娠和分娩风险，降低婴儿发病率和死亡率，掌握正确的母乳喂养和添加辅食的方法，促进婴儿发育；培养孩子最基本的良好个人卫生习惯。儿童期和青少年期健康教育的主要对象是儿童青少年本身，同时也包括其父母、学校教师和领导等。儿童青少年健康教育包括提高健康认知能力、形成初步健康观，预防常见疾病、各种意外事故、儿童期的心理和行为问题；以及青少年性教育、促进自我保健意识建立，防治青春期不良行为倾向等。此时期的健康教育是整个儿童青少年健康教育与健康促进工作的重点，核心任务是促进儿童青少年身心的健康发育和发展。

**任务** ①使儿童青少年系统掌握科学卫生知识，树立正确健康价值观念，抵制不良行为和习惯，培养自我保健的意识和能力。②通过健康教育改善儿童青少年

学习和生活行为，积极参加体育锻炼，提高儿童青少年生长发育水平。③儿童青少年时期的某些常见疾病和缺陷具有鲜明的年龄特征，往往与学习生活和青春期发育密切相关，使学生、家长和老师掌握预防知识、指导他们掌握各种保健技能，定期体检并给予矫治，可有效降低常见病患病率。④根据儿童青少年的身心发展特点，积极开展儿童青少年健康教育，培养良好的心理素质，可以预防各种心理障碍和健康危险行为，促进儿童青少年心理健康发展。⑤儿童少年对待健康的态度是促使其将卫生科学知识转化为健康行为和良好生活习惯的动力，改善学生对待个人和公共健康的态度是促进其身心健康的全面发展的基础，是健康教育取得良好社会效益的前提。

**主要内容** 人类生长发育过程被划分成不同的发育阶段，根据各阶段的发育特点，生活和学习环境的不同，及其不同年龄儿童青少年认知水平差异，儿童青少年健康教育内容亦有不同。小学阶段主要包括个人卫生习惯、生活方式与健康、合理营养与平衡膳食、常见病预防和心理健康、生长发育与青春期保健、安全应急与伤害预防等，重在养成教育。中学阶段应适当提高、加深对相关健康知识的理解，加强相关知识技能的培训，使良好健康行为的形成建立在理性、自觉的基础上，同时根据儿童青少年发育特点开展青春期健康教育，包括青春期性生理、心理、伦理、道德和相关法律等内容，预防青春期不良行为倾向，提高自我保护和防卫技能等。青春期是从儿童发育期到成人的过渡时期，人体形态、生理功能、性征、内分泌及

心理、行为等方面都发生着巨大的变化。步入青春期的中学生，身体各器官和机能发育逐渐成熟，内心有着强烈的独立参与社会活动的成人倾向。由于社会阅历浅，对社会、对事物判断和分辨能力差，缺乏两性社会道德规范知识，不少人因性问题而困惑、疑虑和苦恼，开展青春期健康教育具有重要意义。

2008年12月1日教育部为贯彻落实《中共中央国务院关于加强青少年体育增强青少年体质的意见》（中发〔2007〕7号）对健康教育提出的工作要求，重新制定了《中小学健康教育指导纲要》。纲要规定中小学健康教育内容包括5个领域：健康行为与生活方式、疾病预防、心理健康、生长发育与青春期保健、安全应急与避险。并根据儿童青少年生长发育的不同阶段，依照从小学低年级到高年级、初中、高中五级水平，把健康教育的内容合理分配到五级水平中，五个不同水平互相衔接，共同完成中小学校健康教育的总体目标。

**实施原则** 儿童青少年健康教育的实施要符合儿童青少年的特点。①科学性和可接受性，健康教育内容的选取要有科学依据，同时考虑儿童青少年的接受力，符合各阶段年龄特点和认知能力，做到适度，量力而行，由浅入深。②健康教育活动要采用学生喜闻乐见的方式，做到题材新颖，内容丰富，形式生动活泼，可采用生动形象的实物等直观教具以及录音、录像等电化教学手段，引起学生的兴趣、调动学生学习的主动性。教师对学生应采用积极、鼓励的态度，避免消极的指责和处罚。③要注意集体教育活动与个体辅导、课内与课外结合、健

康教育课程与其他健康促进活动相结合，发挥多渠道、多形式的综合作用。有效的健康教育往往同时采用不同的方法、技巧相组合。④儿童青少年健康教育不能仅在学校内、课堂上开展，必须借助家庭、学校和社会的配合才能更好地发挥作用。

**评价** 是将儿童青少年健康教育活动开展的客观实际情况与儿童青少年健康教育计划预期目标进行比较的过程。可了解儿童青少年在知识、态度、健康技巧等方面的情况及健康教育活动对儿童青少年行为影响及影响的程度、计划达到预期目标的程度等。评价还能检测、控制、最大限度地保障健康教育计划的先进性和实施质量，是学校健康教育取得预期效果的关键措施，也是衡量健康教育计划科学性、实用性、可行性等方面最客观、最重要的标准。

儿童青少年健康教育评价常用的方法有：①观察法。在儿童青少年健康教育评价方法中常用，是较为客观的方法之一，主要用于观察行为改善。当评价健康教育对儿童青少年行为的影响时，最好在自然状况下进行行为观察，如观察学生在就餐时的个人卫生行为和对食物的选择行为，在教室内外及其他场合下的安全行为，在操场上学生的体育活动行为以及学生与同伴、教师相处的行为，如何对待他人的行为等。②问卷调查法。多用于评价健康教育对象的知识、态度和行为变化。检查知识、态度、行为的问卷如果设计合理、使用恰当，能帮助评价者收集到高质量的资料。问卷设计要符合不同年级学生所能理解的水平，问句简单明确，内容不宜过多，答卷时间不宜过长。

③组织讨论法。要精心安排和组织，按照统一的组织程序和指导语进行一系列以开放性问题为主的讨论，也可与开放性问题调查结合进行。④记录报告法。常用于了解儿童青少年日常行为，如24小时食物摄取、每日锻炼、早晚刷牙等行为习惯，以及学生患病记录、学生因病缺课记录等，也可用于学生健康检查，如健康检查的内容、次数、主要常见病筛检和治疗、身体缺陷检查和矫治、传染病预防和监测、心理卫生问题筛检、健康咨询和行为指导开展情况等内容和结果。记录可以是自我记录也可以是他人记录。健康记录的信息要以事实为依据，完整准确，切忌主观片面地推测。

**意义** ①儿童青少年是人类的未来，儿童青少年健康教育是全民健康教育的基础，是提高国民群体素质的有效途径。②儿童青少年时期可塑性强，有利于健康行为和生活方式的养成，是健康教育的最佳目标人群。③儿童青少年与家庭和社会有着天然而广泛的联系，通过儿童青少年健康教育使其获得卫生知识、形成健康行为，不仅自身受益，而且可以对其父母、亲友和社会都产生积极影响。④儿童青少年健康教育是学校素质教育的重要内容之一，可以培养其良好的卫生习惯和生活方式，也是学校卫生保健工作的重要内容。

(娄晓民)

fùnǚ jiànkāng jiàoyù

**妇女健康教育**（health education for women） 针对女性不同时期的生理、心理特征，采用健康教育的理论、策略和方法，帮助妇女掌握保健知识，树立健康观念，采纳健康行为，提高生殖

健康和优生优育能力，以提高妇女群体健康水平和人口素质为目的的教育活动。

妇女健康教育在整个健康教育与健康促进工作中居于举足轻重的地位，她们不仅与男性一样是社会物质财富和精神财富的创造者，又拥有不同于男性的生理结构和心理特点，承担着生育重任，而且更多地担当着家庭生活管理和子女教育责任。由于女性的特殊地位，使得她们的健康状况对社会和家庭具有重要的影响，加强妇女健康教育是促进全民健康、改变家庭和社会面貌的一项基础性工作。

**目标和特点** 妇女健康教育的目标是改变妇女的健康行为和生活方式，培养女性自我保健能力，提高自身健康素质；提高女性在社会、家庭的地位与作用；通过妇女素质的提高来提高家庭成员的素质和社会整体素质。妇女健康教育有以下几个特点：①预防为主、预防与医疗保健相结合。注重健康信息传播和健康咨询服务，帮助妇女掌握保健知识，提倡健康行为，提高妇女自我保健能力；运用临床基本知识和技能为妇女提供综合性保健服务，在医疗工作中将预防贯穿始终，真正有效的保护和促进妇女健康。②以生殖健康为核心。妇女生殖健康是超出生育功能以外关于妇女健康的概念，健康教育可从宏观角度对妇女生殖健康提出目标和实现策略。③面向群体和基层。妇女健康教育以促使妇女建立健康行为、预防疾病发生为主要目标，必须了解广大妇女群体特别是基层妇女的健康需求，从而为妇女提供全面的、有针对性的健康服务。④社会支持。妇女是一个文化水平、工作、生活

状态很复杂的群体，女性特殊的生理、心理和行为特征，要求对女性健康教育是一项长期、反复的、复杂的系统教育过程，不同阶段的健康教育内容又要有所侧重，健康教育需要大量的社会支持和协调。

**主要内容** 妇女一生可分为幼年期、青春期、生育期、更年期和老年期5个时期。本条目内容主要从生育期、更年期、常见妇科疾病等方面进行阐述。

生育期健康教育 生育期主要指妇女从结婚至停经这一阶段。生育期妇女健康教育与健康促进围绕结婚和生育前后，为保障婚姻双方和下一代健康所进行的健康促进活动，主要包括婚育知识教育及婚育保健指导。以时间先后又可分为围婚期、围生期和哺乳期。

围婚期 围婚期健康教育与健康促进不仅有利于男女双方选择终身伴侣，为婚前和婚后的身心健康和家庭幸福奠定良好基础，同时也为实施家庭计划生育和优生优育做好准备。①基本知识教育。包括男女生殖生理知识、性生理、性心理及性生活卫生知识、受孕原理、计划生育、优生优育知识，及婚配双方应到医疗单位进行婚前检查等。②优生知识教育。使男女双方了解医学上"不宜结婚""暂缓结婚"或"限制生育性别"的知识和意义，结合当事人婚前医学检查和所患疾病、缺陷给予具体健康教育和行为指导，有效预防和阻断遗传性疾病的发生。同时使女性了解生殖系统炎症、性传播疾病和有关妇女专科常见疾病的预防知识。③生殖健康教育。针对不同情况的婚龄女青年开展健康教育活动，使其了解不良生活方式对生殖健康的危害，引导她们选择适当的避孕节育方法，减少婚外性接触、无节制人工流产、吸烟、酗酒等不良行为，建立健康文明的生活方式，为孕育健康的下一代做好准备。围婚期健康教育内容应考虑受教育对象的文化程度、心理行为特点和心理需要，注意健康教育方式、方法，注重社会效应，努力做到从实际出发，预防为主、对症下药。

围生期 指孕满28周至新生儿出生后7天内。通过孕期健康教育、产程护理指导、母亲角色适应等方面的知识传播，使其获得围生期健康知识，掌握围生期自我监护技能，有效提高孕产妇健康意识和自我保健能力，促进母婴身心健康。可进一步分为妊娠、分娩、产褥期健康教育。主要内容包括：①妊娠期健康教育。应从受孕前开始，女性在怀孕前3~6个月就应做好身体健康状况、心理、营养等准备，避免各种有害因素的干扰；开展妊娠期生理知识教育，了解受孕征兆、妊娠期母体变化，乳房、阴部清洁及节制性生活等，为孕期自我保健和自我监测奠定良好基础；按时进行孕期检查，加强孕期自我监护，及早发现妊娠并发症、胎儿畸形、避免死胎等妊娠异常；积极胎教，孕妇在保证充足营养与休息条件下，从胎龄五个月（胎儿有听力的时期）开始，对胎儿实施定期定时的声音和触摸刺激，包括胎教音乐、父母亲的语言和爱抚，可促进胎儿感觉神经和大脑皮层感觉中枢的发育。②临产前孕妇健康教育。主要是使产妇了解分娩先兆、临产、分娩过程及分娩配合，如何有效地放松紧张情绪，减轻宫缩疼痛造成的紧张、恐惧心理，提倡医院分娩，与产科医生合作顺利完成分娩全过程，高危妊娠孕妇必要时提前住院；指导孕妇做好分娩期自己和婴儿用品的准备。③产褥期健康教育。主要是掌握新生儿保健及脐带护理技能，使产妇具有预防、发现和简易处理相关问题的知识与技能，注重个人卫生，进行适当运动，做好产后检查，促使产褥期妇女全身各器官逐渐恢复常态。由于孕妇的健康对胎儿的生长发育具有直接影响，围生期健康教育不能仅限于围生期内，而应尽早开始，尽量排除遗传及先天因素对下一代的影响。

哺乳期 大力提倡母乳喂养，对产妇和家人传授母乳喂养方法、技巧、婴儿护理及个人卫生等的知识和方法，母乳可满足新生儿出生后4~6个月所需的全部营养，是婴儿早期的最佳饮食，初乳含有抗细菌和抗病毒的大量抗体，具有抗肠道感染和抗病毒作用，母乳喂养可建立和促进母婴感情，使婴儿获得更多的母爱，有利于婴儿早期智力发育；通过健康教育使母亲建立婴幼儿早期教育观念，根据婴幼儿的生理、心理特点发展婴幼儿感知觉、语言、动作等功能。

更年期健康教育 更年期是卵巢功能从旺盛状态逐渐衰退到完全消失的过渡期，包括绝经和绝经前后的一段时间，又称围绝经期。受年龄、卵巢功能逐渐衰退、社会和环境等因素影响，更年期妇女可出现一系列生理和心理方面的变化。健康教育内容主要包括：①利用大众传媒、中老年健康活动中心，举办各种讲座，广泛进行更年期有关健康知识的传播，使更年期妇女、家人和社会了解更年期的生理变化、心理特点、常见症状及保健措施。使更年期妇女能在家人和社会的关爱和鼓励中树立信心、保持乐观心态、加强自我保健,顺利过渡到老年期。②开展心理健康指导,引导妇女把精力寄托在事业和爱好上,积极参与社会公益活动,保持心情舒畅,克制消极情绪,培养乐观、开朗性格,保持良好的人际关系,传播性保健科学知识,加强性心理卫生指导,正确面对绝经后的性生活问题。③提倡自我健康监测,坚持自我乳房检查,早期识别妇科疾病,若有异样月经失调应及时就医,进入更年期还未绝经的妇女仍需采取避孕措施。④重视个人行为指导,保持良好的生活习惯,注意低糖、低脂、低盐饮食,合理搭配各种食物和营养成分,食物多样化,保证充足的矿物质和维生素,坚持适度的体育锻炼,维持正常体重。注意阴部卫生,勤换内裤,预防生殖器官感染。

**常见妇女问题的健康教育** 某些常见、多发的妇科病和妇女问题严重影响着女性的身心健康和日常生活,掌握常见妇科病和妇女问题的防治知识已成为广大女性的迫切需要。①采取多种方式、通过各种渠道对不同年龄阶段的妇女进行妇科病防治和妇女问题应对的健康教育,使其掌握常见和妇女问题的应对措施、妇科疾病的预防和早期症状,以便进行自我防护和及早就医。②定期进行体检特别是妇科肿瘤如宫颈癌、乳腺癌等的普查,做到早发现、早诊断、早治疗,提高治愈率,降低死亡率。加强性健康教育,改变不健康的性行为,控制性病和艾滋病的流行。③由于女性特殊的生理结构,必须加强相应的劳动保护教育,以增强劳动保护意识和自我保健能力;同

时指导女性正确选择化妆品,宣扬健康的审美观念。

**策略** 妇女健康教育属于社会教育的范畴,涉及的人数众多,年龄跨度大,教育内容多,影响面广,对人的影响深远。妇女健康教育的策略包括如下方面。

建立多部门合作的组织体系 妇女健康教育是一项社会性工作,需整合社会各方面的力量如妇联、教育、共青团、工会、科协等有关部门,形成政府主导、卫生部门为主体、多部门共同参与的妇女健康教育组织体系。

在妇幼保健服务中加强健康教育 通过婚前保健、孕前保健、产前保健、产褥期保健和儿童保健等院内服务和产后访视、妇女病普查普治等院外服务,加强保健知识传播和健康行为指导,提高妇女的自我保健意识和技能。由各地基层卫生服务机构执行的国家基本公共卫生服务项目,辖区孕产妇健康管理是其中一项重要工作,开展孕期生活方式、心理和营养保健指导以及产后健康指导,是不可或缺的服务内容。

结合妇幼卫生项目进行健康教育 20世纪90年代以来卫生部组织开展了创建爱婴医院活动,广泛宣传母乳喂养知识,提高母乳喂养率,促进婴儿生长发育。2000年,国务院妇女儿童工作委员会、卫生部和财政部实施“降低孕产妇死亡率,消除新生儿破伤风”项目,通过开展多种形式的宣传教育活动,以达到树立科学生育观念,提高住院分娩率的目标。2009年实施的“农村妇女孕前和孕早期补服叶酸”“农村妇女两癌检查”等项目,通过健康教育活动促进目标人群对服务的利用。实践证明,结合妇幼卫生项目开展健康教育,针对性强,

行之有效。

利用社区文化资源开展健康教育 中国地域辽阔,各地有不同的经济水平、文化习俗。利用乡土文化和民间艺术形式如说唱、山歌、春节花会等方式,把健康知识融入表演内容之中,是群众喜闻乐见的健康教育活动。在民族地区,动员宗教领袖加入到健康教育工作中,如在回族聚居地区,通过阿訇鼓励孕产妇到医院生孩子,对提高当地住院分娩率起到很好的作用。

**实施** 由于妇女文化水平不等,就业状况不同,所处的年龄段不一,妇女健康教育要根据不同女性个体、群体的特点和需求,采用不同形式和方法开展活动。常用的方法有:①系统健康知识传播。主要采用讲座和专题培训班等形式,可借助有关机关团体、妇联、社区等组织的力量,根据不同女性人群的特点(如年龄、文化素质、职业和健康状况等),考虑不同地区的风俗习惯和经济文化等环境的差异,开展切实可行的、有计划有目的、分层次的健康教育活动。②大众传播。利用大众媒体等手段向社会普及女性健康知识,包括广播电视、报纸杂志、图片资料宣传、文艺宣传等方式。特点是影响面广、趣味性强。③开展健康咨询。城市妇女就业者多,农村妇女承担家庭、田间劳动者多,采用某种形式把她们组织起来进行开展健康教育较难,可通过健康咨询的形式开展健康教育,包括门诊健康咨询、电话咨询、网络咨询和信件咨询等方式,有对性地对妇女进行健康指导,以解决女性生理、心理健康、身心疾病、社会适应障碍和行为障碍等。④个别访谈。有计划的主动深入女性群体,开

展有针对性的、面对面的个别访谈可事半功倍,特别是对于某些不愿公开的隐私,如家庭纠纷、性生活以及生育方面的问题,要充分理解和尊重,保持其对健康教育者的信任感,以获得更好的妇女健康教育与健康促进效果。

**评价** 妇女健康教育评价是健康教育与健康促进目标管理的重要组成部分,是对健康教育实施方案及其实施过程的客观总结,以检验计划设计的科学合理性,计划完成的进度、效率、质量以及健康教育对象的参与度、效果以及对方案的满意度等。妇女健康教育作为一项综合性妇女保健策略和措施,其效果包括:①近期效果评价,主要评价妇女健康知识、信念和态度的变化。②中期效果评价,主要评价妇女健康行为和生活方式的改变以及家庭环境的变化。③远期效果评价,主要是健康状况评价,如妇女常见病发病率、患病率、死亡率、生活质量等,对妇女健康教育活动进行评价时要针对具体情况选用有针对性的评价指标。

**意义** 妇女健康教育与健康促进是中国公共卫生事业的一个重要组成部分,不仅有利于家庭健康质量的提高,而且有利于社会的进步和发展。开展妇女健康教育与健康促进工作不仅是家庭的需要也是社会的需要。①妇女作为家庭的核心,是健康知识的最有利的家庭传播者,妇女的健康直接关系到家庭及整个社会人群的健康水平,妇女的健康知识水平有利于改善家庭成员的健康知识水平,妇女掌握必要的家庭健康知识和技能,对家庭成员的健康观念和健康习惯可产生明显影响,妇女的心理健康也有利于家庭的稳固和社会的稳定。②妇女是优生优育、提高人口素质的关键群体。妇女的健康直接关系到下一代的健康,关系到国家、民族素质和社会发展,做好妇女健康教育,提高出生人口素质,对未来社会发展、整个民族的发展有重要的作用。③针对不同年龄妇女群体,针对妇女常见的妇科疾病和问题开展各种有效的、系统的健康促进工作,可明显降低妇科疾病的发生率和死亡率。④近年来婚前性行为,未婚先孕以及婚前人流等现象逐年增多,给个人、家庭和社会造成负担。做好妇女健康教育也是提高性道德观念、降低婚前性行为的有效措施之一。

(娄晓民)

lǎoniánrén jiànkāng jiàoyù

**老年人健康教育**(health education for old man) 针对老年人群的心理、生理特征,指导老年人适应角色变换,树立正确的健康观,积极开展自我保健,提高心理调节适应和防病、抗病能力,以预防疾病,促进康复,提高老年人晚年生命质量和价值的健康教育活动。世界卫生组织对老年群体、年龄的划分标准是,60~74岁为年轻的老年人,75~89岁为老年人,90岁以上为长寿老年人。联合国规定一个国家或地区65岁及以上人口占全人口7%及以上或60岁及以上人口占全人口10%及以上的称为老年型国家或地区。中国于21世纪初已开始进入老龄化社会,且老年人口呈现稳步增长的趋势。老年人作为健康教育活动的重点目标人群之一是人生健康教育的一个重要组成部分。

人口老龄化不可避免地给国家和社会带来家庭赡养、卫生保健、社会福利等一系列问题和社会负担。随着生活水平的提高和健康观念的转变,老年人不仅希望维护身体健康、延长生命、提高生活质量,还希望能发挥自身余热继续为社会和家庭作贡献。同时无法抗拒的生理功能衰老进程和各种慢性疾病可能的侵袭,也会给老年人带来巨大的身心压力。因此,建立符合国情的、满足老年人需求的健康教育目标、策略和模式具有十分重要的意义。

**内容** 在生命过程的三阶段分类中,65岁以上的老人为晚年生活质量阶段,该阶段的健康教育主要针对老年人的日常生活保健、心理适应调节、体育活动与休闲、疾病康复与临终关怀等开展工作,核心是通过健康知识传播和行为干预,重建健康行为,提高老年人的健康水平和生活质量。①日常生活保健指导。根据老年人生理和心理特点,选择科学合理的生活方式,科学合理的平衡饮食,培养良好的生活习惯和规律的生活起居,纠正不良的行为和生活方式,指导低糖、低盐、低脂、低热量、充足蛋白质和维生素饮食、控烟限酒等。②心理适应指导。利用积极的语言、态度和行为,提供修身养性、陶冶情操的活动和环境去影响老年人,保持乐观情绪,提高心理素质。积极参加各种活动,培养广泛的兴趣和爱好,保持和增强他们的社会适应能力和生命的能力,以积极的方式延缓衰老进程。③运动与安全保护指导。使老年人建立运动健康意识,循序渐进、持之以恒的开展适度的户外有氧体育运动。体育活动的选择应符合老年人的兴趣,且在其能力范围内。提高自我保护意识,预防跌倒和其他意外伤害。④疾病防治与康复。老年人是慢性非传染性疾病的高发群体，通过健康教育使其掌握常见疾病的防治知识和一定的自我护理能力，有效地阻止慢性病的发生和进程，改善由慢性病所导致的生活能力下降和功能残疾，定期进行体格检查，提高老年人的健康寿命和生活质量。⑤临终关怀。为晚期病人或濒死老人及其家人提供生理、心理和社会等全面的支持和照顾，为临终老人尽量创造温馨的生活和心理环境，帮助病人和家属接受死亡现实，解除恐惧思想；让濒死老人以充满尊严和无悔的心情走完人生旅程。

**策略**　老年群体数量大，生理和心理需要特殊，社会、家庭因素都会老年人的健康长寿和生活质量产生很大影响，老年人健康教育必须借助社会各部门、各组织的力量，针对老年人的特点，采取正确的健康教育策略，才能达到使老年人提高生活质量、余热生辉、健康长寿、安度晚年的目标。①动员全社会关心和帮助老年人。动员社会各界支持、关心和帮助老年保健事业，充分利用社会资源，配置必要专业人员和设备，组织社会养老队伍和机构。②以社区为中心开展社会养老。建立各种社区老年文化中心、老年俱乐部等文化机构和老年生活服务机构，设置老年人喜欢的集文化、保健与休闲一体的学习课程，如老年保健、书法、国画、电脑等，经常组织老年人参观、旅游，开展适合老年人的文娱活动。③提供完整保健服务。建立老年人健康档案，逐步建立、健全老年保健网和应急服务网络，提高医疗服务的可利用性。经常举办各种社区保健和防病健康教育活动，开展疾病和危险因素管理，预防疾病发生。帮助老年人

合理安排生活、定期体检，做到早发现、早诊断、早治疗，促进病残者康复，为晚期病人或濒死老人提供生理、心理和社会的支持和照顾。④以健康信息传播和行为指导消除危害健康行为。选择适用的大众传播媒介，充分利用大众媒体传播健康信息，同时开展老年人喜闻乐见的健康教育活动如专题讲座、小组讨论、个别咨询等，提高健康教育的效果。针对老年人常见的生理、心理问题，以心理疏导与调适为主线开展行为指导，引导老年人消除危害健康行为，对日常生活、营养、学习、休闲娱乐、体育锻炼等提供可行性建议和指导，戒除吸烟、酗酒等不良行为，重新建立健康行为。

**评价**　老年人健康教育评价是社区健康教育目标管理的重要组成部分，对老年人健康教育活动进行评价时要针对具体情况选用具有针对性的评价指标。如高血压、糖尿病、冠心病等慢性病患病率、危险因素知晓率，吸烟、酗酒情况以及参与体育运动情况，社区慢性病管理覆盖率等。

老年人健康教育评价也可分为形成评价、过程评价和效果评价。形成评价包括制定干预计划的前期准备如老年人的数量、特征、主要健康问题等，以及计划设计和各种要素，使计划更合理、更完善、更可行，易于实施。过程评价即随时了解健康教育活动的进程，包括健康信息针对性、传播材料设计及传播方法、组织落实、活动覆盖面，老年人群的接受情况和满意度等。效果评价包括：①近期效果评价（卫生健康知识、信念和态度的变化）。②中期效果评价（老年群体的健康相关行为改变）。③远期效果评

价（老年疾病的发病率、患病率、死亡率、晚年生活质量等）。

**意义**　随着老龄化社会的到来和人均期望寿命的不断增长，中国老年人口特别是高龄和失能老年人口的增加，老年健康和保健问题愈加突出。通过开展老年人健康教育，提高老年人群的健康素养，帮助老年人掌握卫生保健和常见病防治知识，可有效预防控制慢性病的发生发展，做到定期体检，无病早防，有病早治，不仅能够改善老年人的健康水平和生活质量，而且能够减少医疗费用，降低家庭及社会负担。另一方面，通过健康教育促进老年人积极进行社会参与，结合自身情况参加有益身心健康的体育健身、文化娱乐、健康大课堂等活动，实现老有所医、老友所养、老有所为、老有所学、老有所乐。

（娄晓民）

liúdòng rénkǒu jiànkāng jiàoyù

**流动人口健康教育**（health education for recurrent population）　根据流动人口的社会特征、健康状况和需求，在所属社区政府、健康服务人员、社区成员的共同努力下，给流动人口提供健康信息，使其获得健康知识，树立正确健康观念，养成良好的健康行为和生活方式促进流动人口身心健康的教育活动。流动人口指人们在没有改变原居住地户口的情况下到户口所在地以外的地方从事务工、经商、社会服务等各种经济活动的群体，主要是指从农村到城市务工的群体。

流动人口作为一种社会现象随着社会的发展而发展，自中国改革开放以来随着工业化、城镇化的快速发展，流动人口逐年剧增。流动人口有着自身运动发展变化的规律，也会随之产生诸多

相应问题。中国的人口流动主要是由农村流向城市，由经济欠发达地区流向经济发达地区，由中西部地区流向东部沿海地区。流动人口以青壮年为主，多集中在低薪或高危行业就业，如建筑、制造、批发零售和社会服务业等。流动人口的生存和发展面临着就业技能培训少、收入低、劳动权益维护差、医疗服务和社会保障不足等问题。针对流动人群的特点和面临的问题，开展有效的健康教育活动对增强其健康和法律意识，改善不良生活习惯和健康行为具有重要意义。

**主要内容** 流动人口相对文化素质、健康知识和生活技能水平较低，卫生习惯和生活环境较差，适应流入地生活困难，需要及时、全面、系统的健康教育活动。

宣传普及国家卫生政策，提高卫生服务利用能力 由政府提供的国家基本公共卫生服务以居住地而不是以户口所在地为依据，流动人口在务工地区可以享受到与当地人相同的基本公共卫生服务。帮助流动人口了解国家和地方对流动人口的卫生政策、说服、指导他们主动接受和寻求卫生服务，有效利用卫生资源，是健康教育的一项重要内容。例如，根据流动人口居住特点，在社区、居民小区等公共场所宣传国家免疫规划疫苗接种的相关政策，普及预防接种知识，告知获得预防接种服务的方式、时间、地点等，鼓励流动儿童家长主动带适龄儿童接种疫苗。

健康知识传播和生活行为指导 流动人口作为社会群体，也必须掌握一般的健康知识，包括一般卫生习惯，如经常洗手、洗脸、刷牙、洗澡、洗衣服，保持良好的个人卫生、饮食卫生等，也是预防肠道传染病的重要措施之一；与生活和工作密切相关的如农药、有机化合物、金属毒物、粉尘等可能污染的皮肤及衣物要经常清洗，不仅可防止本人吸收中毒，也可避免给家庭成员带来危害。

营养与合理膳食指导 大多数流动人口从事重体力劳动，劳动强度大收入低，生活条件较差，如制造、采矿挖掘、人力搬运等常伴随营养不足问题。建筑、冶金等室外、高温作业人群，常大量出汗而失去盐分和水分，需要及时补充盐、水以及维生素类等。通过流动人群合理膳食健康教育指导，可使不同人群有针对性地补充营养合理安排膳食。

戒烟限酒教育 流动人口生活、工作压力较大，部分人以烟酒来解除疲劳、振作精神，吸烟是导致心脑血管疾病、呼吸道疾病尤其是肺癌的重要危险因素，过量饮酒是导致工伤和交通事故的重要原因之一。当烟酒与某职业危害因素同时存在时可明显增加危害因素的生物毒性作用。开展流动人群健康教育，要重视戒烟限酒教育，强调吸烟不仅有害于健康，加重职业危害因素的毒性，还造成经济收入的损失。

开展流动人口心理指导 积极搭建流动人口维护自身利益的平台，帮助他们解决生活、工作中所遇到的问题，积极组织各类活动，充实流动人口的业余生活，让他们的身心能够得到充分的放松，弥补他们在外地的心理孤独感。做好流动人口各种情绪疏导，使他们走出心理上的困惑。

生殖健康教育 女性流动人口中育龄妇女比例较大，做好优生优育提高人口素对未来社会和民族的发展有重要作用。开展流动妇女健康教育，帮助她们树立正确的生殖观念、增强自我保健意识，自觉做好计划生育，妊娠期间除保证本身所需营养外，必须满足胎儿生长发育的营养需要，最大可能地避开影响胎儿生长发育的不良因素。

预防艾滋病、性病和吸毒 流动人口以青壮年为主，为吸毒、感染性病和艾滋病的高危人群。在流动人口比较集中的企业、建筑工地、商业区、文化广场、社区文化中心和流动人口居住较为集中的地区，利用知识图板展览、发放宣传资料、举办宣传讲座、设立街头咨询台等形式定期开展健康教育，让流动人口了解这些不良行为的发展趋势、危害、传播途径及预防措施等，免费向群众发放预防吸毒、性病和艾滋病宣传材料和安全套。

**策略** 中国为流动人口大国，适宜的策略和方法，可使流动人口健康教育与健康促进活动在相对容易、更加有效的环境下进行。

改善流动人口生活环境 通过健康教育与健康促进活动，推动政府制定相关政策、法规，改善流动人口的工作条件和生活条件，创造安全健康的生活和劳动环境，将对流动人口提供合适的教育、医疗服务等纳入社区发展规划中，帮助解决自身、子女受教育和医疗服务等一系列问题，使他们具有健康生活的基本条件。

通过大众媒体广泛传播健康信息 电视、广播电台和报纸等是人们愿意接受的信息传播方式，应充分了解流动人口的特点和需要，增加大众健康科普知识的传播节目时间，对健康节目内容和形式加以改进和创新，增加健康信息的实用性、指导性、趣味性和易读性，使之能够满足不同层次流动人口的要求，起到较好的健康信息科普作用。

有针对性的健康教育活动 如组织流动人口健康教育学习班、健康教育夜校等宣传防病治病知识，开展有针对性的健康行为指导，改变不良卫生习惯和生活方式；针对当地、当前的健康问题，在流动人口中散发内容丰富多彩的健康教育宣传资料、科普图片等，使人们能及时了解他们目前关心的问题。

加强流动人口健康服务 各级疾病控制部门认真做好本地区流动人口居住地的卫生工作，整治地区环境，做好计划免疫；社区医院要把流动人口作为医疗服务的重点人群，同时对门诊、住院病人及家属开展健康教育宣传。

**形式与方法** 针对这一群体的特点，以农民工的居住地和流向为基础，开展农民工健康教育活动，以全面提高农民工及其家庭成员的自我保健意识和能力。

流出地健康教育 在人口流出较多的乡镇农村以青壮年及其家庭为重点人群，开展流动前的健康教育。形式包括：①流动前培训。在家乡居住地，以准备外出务工的青壮年为重点人群，结合职业培训、人口教育和科技培训，将预防性病/艾滋病、劳动保护、职业病防护等基本卫生知识和保健技能融入其中。②发放健康教育材料。在大批外出务工人员外出前，在乡村主要街道和车站、集市设点，有针对性的发放健康传播材料，他们可以随身携带的"口袋书"，快捷便利地获得健康信息。③返乡后强化教育。在冬季和春节期间流动人口集中返乡休闲的时机，采用组织农村春节文化活动、农村大喇叭广播、地方电视台播放专题节目、健康教育材料入户等形式，开展强化健康教育。④农村留守妇女、留守儿童的健康教育。结合农村妇联、妇幼保健等日常工作，对外出务工人员的家属开展健康教育，组织她们集体学习，提高健康意识，了解预防传染病、加强自我防护的知识，并可通过她们的嘱咐、电话等口口传播，给出门在外务工的亲人传递健康信息。农村中小学校要开展符合留守儿童身心发展规律的心理健康教育，引导他们走过人生发展的关键时期。通过定期举行主题班会、文体活动和社会实践活动，让他们在欢乐和睦的学习环境中成长，维护他们的心理健康。共青团、妇联、村委会等农村行政机构和组织要加强对"留守儿童"家长、监护人的教育和指导，共同营造有利于"留守儿童"健康成长的家庭环境和社区环境。

流入地健康教育 以城市建筑工地、流动人口较为集中的大中型生产企业为重点场所。①建立流动人口健康教育管理机构和学习制度，以多种形式开展流动人口的健康教育。例如，厂区小报、闭路电视、网络、发放健康教育材料、组织学习班会、专题讲座、组织有奖问答等互动活动，结合岗前教育和岗位安全教育进行健康生活方式教育，提高他们的自我保健意识和能力。②结合社区基本公共卫生服务，开展进城务工散居人员的健康教育。将进城务工人员纳入社区管理和社区卫生服务的对象，在建立社区流动人口健康档案的基础上，为他们提供健康教育服务。③针对城市/城镇集贸市场特点，开展流动人口健康教育。针对从事餐饮、美容美发、家政服务、小商品营销等行业进城务工人员文化水平低、流动性大、女性居多的特点，采取发放健康教育材料、组织自我管理学习小组等形式，加大对《传染病防治法》《食品卫生法》等政策法规、重大传染病及妇女保健的健康教育力度，预防人禽流感、结核病、性病/艾滋病、食物中毒等疾病和重大公共卫生事件的发生和流行。

往返家乡旅途中的健康教育 春节期间及秋收等农忙季节是农村流动人口集中往返家乡的时间。在他们集中流动过程中，在全国公路、铁路、交通港（站）利用广播、宣传栏、站台设点有针对性地发放健康教育材料等方法，开展卫生防病健康教育，防止重大传染病和精神疾患的发生与流行。

**意义** 开展流动人口健康教育是提升公民思想素质的重要途径，也是解决全民主要健康问题的重要策略之一。①大量流动人口从农村涌入城市，生活条件和环境较差、随意搭建违章建筑，垃圾乱扔等现象较多，开展流动人口健康教育活动，改善流动人口生活环境，培养个体和群体的良好健康行为和生活习惯，增加城市环保意识，有利于城市综合环境治理，改变城市环境卫生面貌。②因工作或经济等条件的限制，流动人口多数住在临时住所，常多人集中生活，共处一室，群体卫生习惯均较差，共用毛巾、碗筷等现象较多，大大增加了传染病发生的机会。开展流动人口健康教育，普及健康知识，培养良好卫生习惯，有利于预防传染病的发生。③流动人口对劳动保障政策知晓程度低，劳动权益维护能力差，开展流动人口健康教育，提高劳动者自我保护和维护劳动权益的能力，减少职业危害现象的发生。④对城市生活的心理期望和现实生活矛盾突出，使流动人口常产生对城市生活的不满和情绪压抑，没有亲人、朋友的关心让他们更觉得孤单，巨大心理落差会导致一些人的心理失衡，再加上城市中不良诱惑的影响，有的人甚至可能会因此而走向违法犯罪。开展流动人口健康教育与心理指导，引导他们充分认识自己的能力、作用和价值，采用有效措施缓解工作和生活压力。⑤流动人口中的育龄妇女平均受教育程度较低，多数处于生育旺盛期，传统生育观念较强，卫生知识缺乏，自我保健能力较差，开展健康教育可以帮助他们树立正确的生殖观念、增强自我保健意识，约束不良行为。

（娄晓民）

zhíyè rénqún jiànkāng jiàoyù
# 职业人群健康教育 （health education for working population）

职业人群是正处在就业状态的社会人群，是人一生中从事生产和社会活动时间最长、范围最广、精力最旺盛的生命时期。不同职业场所、工作环境与条件、不同工作内容与强度以及不同的劳动所得和方式，构成了不同的职业和职业人群。他们面临着一般人群的公共健康和更为突出的所处特定职业健康危害因素的双重健康问题。

**对象**　主要包括企事业单位劳动者、管理人员、技术人员和相关政策的制定者。劳动者作为职业人群中的主体直接暴露于职业有毒有害环境中，由信息来源和职业培训缺乏等原因，许多人不清楚工作环境中的职业危害因素、种类、职业危害的后果、防

护措施以及应激救援方法。对劳动者开展科学合理的、有针对性的职业人群健康教育，提高其职业健康知识、树立职业健康信念、提高职业健康行为水平，自觉、有效地维护自身的身心健康。企事业管理人员和技术人员是职业人群实施作业行为的管理者和约束者，是贯彻、传递和执行职业健康法律法规的中间环节，对该部分群体进行职业健康教育是改善作业环境、采取职业性危害因素防护措施，提高职业危害防护水平的关键。对政策制定者进行职业健康教育可使其了解职业性危害因素和防护措施，为制定合理的职业性疾病防治政策和整个防治工作的开展提供良好社会环境。

**主要内容**　由于职业人群面临双重健康问题，职业健康教育应包括与职业健康有关的健康教育和一般生活习惯有关的健康教育两方面内容。

职业卫生有关的健康教育包括以下几方面。

职业卫生知识与防护技能教育　使职工了解自己及其所处的环境，包括作业场所环境和生活环境、可能接触的有害因素，以及个人的生物学特性、健康行为和生活方式等；了解个体行为与环境因素对自身健康造成的可能影响及其预防控制方法；积极参与促进作业环境和生产方式的改善，控制影响健康的作业环境危险因素，自觉实施自我保健。

改变不良作业方式，预防职业相关疾病　不良作业方式一方面由客观的劳动生产环境所决定，同时也与个人主观的作业行为习惯有关，不良作业方式对劳动者的健康会造成明显损害，只要从事这种作业就会受到影响，如需

要长期站立作业的外科医生、理发员、售货员、教师等，可因重力作用引起下肢静脉曲张；长期借助电脑从事工作的，可造成视力下降等相应与工作有关的疾病，对劳动者的健康造成损害。应通过健康教育与健康促进活动使职业人群采取正确的作业方式，坚持工间操制度，合理安排工作时间和劳动过程，可有效预防职业相关疾病。

职业心理健康教育　作业环境中除存在物理性、化学性、生物性等有害因素可导致职业病外，劳动过程中还可能存在精神和心理方面的不良因素，引起精神紧张或者精神疲劳等心理健康问题，被称为职业性紧张。能引起职业性紧张的不良因素有很多，如工作超负荷、职业缺乏保障、作业管理不善、轮班制工作以及单调重复性工作等，在目前激烈竞争环境下，这些因素在很多职业或工作中都存在。职业心理健康教育的目的就是要减轻或消除职业性精神紧张，要进行定期的职业人群心理健康教育，根据不同类型职工的心理生理特点，不断进行生产技能与思想认识的培训与教育，引导职工充分认识自己的能力、作用和价值，尤其对新职工应尽快使之适应快速的劳动生产节奏和环境，和谐处理同事间的人际关系，掌握预防职业性疾病的知识和技能。企事业应采取先进的管理模式，合理地组织劳动与生产流程，避免长时间紧张工作和超负荷工作状态、妥善处理好管理者与职工之间的关系，对于工作状态、精神或心理有异常表现者，应尽早进行心理咨询和辅导，对于已合并出现有其他病症者应尽快进行诊断和康复治疗。

职业卫生法规教育 职业健康危害因素是劳动者在从事某种工作过程中"被动"接受的,企事业负责人或组织者对此负有责任。相关法律法规已规定企事业负责人应当向从业工人说明工作中有关的职业危害因素及防护情况,从业工人有权知道其职业危害因素的有害性、健康危害特点及防护措施,以保护自身的合法权益。向从业工人和企事业领导者开展职业卫生法规教育,传播职业卫生法律知识,使其能真正了解各自的权利、义务和责任。在企事业领导者中开展职业人群健康教育活动,使其能真正明白作业场所和操作过程中存在着职业健康危害,能严重影响从业工人的身心健康和企业的生产效率,促使企业领导按照有关法律法规的要求去改善劳动环境和劳动条件,重视作业环境测定和从业工人的健康体检,促使企业职工主动参与作业环境改造及定期健康体检。

公共卫生道德教育 在公共场所职业人群的健康教育中应做好职业公共卫生道德教育。公共场所指人群经常聚集、供公众使用或服务于人民大众的活动场所,是人们生活中不可缺少的组成部分。这类场所有共同的卫生学特点为人口相对集中,相互接触频繁,流动性大;设备物品供公众重复使用,易污染;健康与非健康个体混杂,易造成传染病的传播。其从业人员的健康素质与服务对象的健康水平关系密切。主要内容有:①不随地吐痰、不乱丢垃圾、不在公共场所吸烟、不在公众面前打喷嚏等一般性公共道德教育。②保持公共场所的环境卫生。③自觉执行服务规范,搞好个人卫生,做好餐具和各种用具的消毒,不出售变质和假冒的食物等。

行为生活方式有关的健康教育 职业人群作为全民的一部分同样也受到一般人群健康危害因素暴露的影响,对职业人群也必须开展针对一般健康行为生活方式的健康促进活动。

卫生习惯教育与培养 保持良好的卫生习惯,经常洗手、洗脸、刷牙和洗澡、洗衣服,对所有人都是必要的,对某些职业人群则更具特殊意义。如可防止农药、有机化合物、金属毒物、粉尘等污染皮肤及衣物。经常清洗不仅可防止本人吸收中毒,也可避免给家庭成员带来危害。此外,金融业、售票员、售货员,特别是餐饮服务业等,消毒、洗手、保持工作现场清洁对预防肠道病传染十分重要。

营养补充与合理膳食 一些重体力劳动职业种类因劳动强度过大,从业工人常伴有营养补充问题,如建筑、冶金以及人力搬运工种等应给予充分营养;夏季野外作业、高温作业人群,由于大量出汗会失去盐分和水分,应合理地补充盐、水以及维生素类等;长期从事脑力劳动又缺乏体育锻炼的人群要防止热量食入过多,能量营养过剩,同时注意矿物质和维生素的补充。通过健康教育与健康促进活动,使不同职业人群能有针对性地补充营养,合理安排膳食。

戒烟限酒 吸烟是导致心脑血管、呼吸道疾病尤其是肺癌的重要危险因素,而某些职业因素也是这些疾病的重要危险因素,当这些职业与非职业危险因素同时存在时,危害将成倍的增加。被动吸烟者所吸到的烟雾粒子更细,易进入肺组织深部,在作业场所还可能携带空气中的职业有害物质,危害更大。在进行职业人群健康教育时,应重视戒烟和控烟健康教育,并强调保护非吸烟者的健康权益。一切有机化学毒物,包括酒精都要在肝脏进行分解代谢,饮酒可加重肝脏负担,更易使其他化学毒物对肝脏的毒性作用加重。过量饮酒与某些工业毒物如卤代烃类的毒性具有协同作用,加剧对肝脏的损伤,可诱发中毒性肝病、肝硬化,甚至肝癌;饮酒后血液中乙醇含量上升,有利于脂溶性有机化学毒物进入体液内,引起化学毒物中毒,如饮酒后骨骼中的铅可被"动员"出来进入血液,当血铅达到一定浓度时可出现铅中毒症状,节制饮酒对某些职业人群具有重要意义。

策略 在职业健康人群中开展健康教育工作,必须遵循健康教育的基本原理,同时考虑作业场所的特点、职业人群的特征以及现有人力、物力和社会资源等,与职业危害控制工作实际相结合,不仅强调个体员工健康行为和生活方式的改变,更注重改善和增进作业场所的物理和社会环境。

原则 包括以下几方面。

职业健康教育与安全教育相结合原则 许多职业健康问题与职业安全问题相互交叉,职业安全问题常被看作职业健康问题的重要组成部分,将职业健康教育与职业安全教育有机结合能收到良好效果,并可有效节约人力、物力和时间。

针对性原则 职业危害因素是在劳动过程中产生的,工人处在"被动"接受状态,健康教育与健康促进应针对性的使不同职业职工认识职业有害因素,对健康的危害,危害因素的可预防、可控制性及科学防护措施等，避免过分强调职业危险因素的存在而影响正常工业生产。对企业的管理者，应使其了解国家法规规定的企业具有保护劳动者健康的责任，严格执行国家相关法规，积极改进生产工艺，改善劳动环境及条件，最大限度地减少职业危害对职工健康的影响。

**科学与艺术相结合原则** 职业健康内容特殊、繁杂，不同职业存在着不同的健康问题，又与职业安全相互交叉，涉及的知识门类较多，健康教育者首先要掌握各种职业健康相关知识、职业危害防护原则和专业技能，才能准确生动地对职业人群实行指导。科学的职业健康知识内容又要以生动的健康教育方法来呈现，使健康教育方法具有艺术性和吸引力，才能使企事业职工，特别是工矿企业、农业工人、乡镇企业工人容易接受。

**实施方法** 具体包括以下几点。

对全社会广泛性职业健康教育 即通过电视、广播、书报、杂志等广泛传播有关职业卫生知识。政府官员、企业领导、普通群众都可随时随意收听、收看和阅读，完全可以"各取所需"，提高全社会职业健康知识水平。

直接对企业的教育 根据不同行业或企业的职业卫生问题，可采用不同形式和不同内容对不同企业的领导和工人进行教育，其形式如版报、漫画、宣传手册等；有条件的大型企业可在车间休息室播放录相，或充分运用企业社区的闭路电视播放健康教育节目；利用企业领导工作会议机会，发放宣传资料。播放录相或小讲座等也是比较有效的形式；对新上岗或换岗工人要进行有关

的职业卫生教育培训，使之一开始就掌握必要的自我防护技能。医务人员随时教育也有很好的效果，可利用职业病患者在住院、门诊时给予教育，然后通过他们再教育其他工人。

**评价** 职业人群健康教育评价可分为形成评价、过程评价和效果评价。形成评价包括制定干预计划的需求评估和计划设计的各种要素，执行计划所需的基础资料，以使计划更科学合理、完善更可行；过程评价。即随时了解活动进程、控制活动质量，包括健康教育材料设计、制作，传播渠道、方法，组织落实情况等，以及活动的覆盖面，参与活动人群的接受情况和满意度等；近期效果评价主要评价知识水平、信念和态度变化、知识普及率等；中期效果评价主要评价职工行为和生活方式的改变、环境中危害因素变化、健康服务的完善和提高，以及生产工艺改进、生产环境达标等；远期效果评价主要评价职业人群发病率、患病率、死亡率、伤残率、以及人均期望寿命、生活质量、干预投入与产出成本效益分析等。

**意义** 包括以下几个方面：

职业人群在社会发展中的地位 职业人群是人类社会最富有生命力、创造力和生产力的宝贵社会资源，他们的文化技术素养、身心健康水平、社会适应能力都将直接影响人类社会进步和国民经济的发展，同时也影响着企业的生产效率和企业的生存与发展。职业人群的年龄构成，一般是指18～60岁，这一年龄是人们在一生中从事生产活动和其他社会活动最为复杂、时间最长、范围最广、其精力也最旺盛的生命历程。他们要同时承担着生产劳动、家

庭生活、社会活动等多方面的压力和负担，因此对职业人群开展职业健康教育与健康促进活动，将对促进国民健康水平的提高具有重要的现实意义。

职业人群健康教育投入相对少产出高 人类社会的一切物质财富和精神财富都是由职业人群创造的。如果职业人群素质包括健康素质低下，生产力水平则不能迅速提高，因此在国际竞争中就将总是处于劣势。这种"低素质–低生产力"的恶性循环会使某些国家总是处于落后状态。职业人群医疗费用急剧的上涨也同样影响着国民经济和企业经济效益的增长。要想打破这种恶性循环，必须依靠发展教育和科学技术，同时也要靠发展卫生事业，特别是开展健康教育和健康促进活动，促进职业人群提高健康素质，提高生产力水平。因此，职业人群健康教育是一项投入少，成效大的工作。

职业人群的健康问题的特殊性 职业人群作为社会群体，面临与一般人群相同的公共卫生问题挑战；而作为某一特定职业的群体，又面临诸如化学性、物理性、生物性职业危害因素，以及职业性心理紧张等因素的威胁，故职业人群面临双重的健康问题，因此，有必要给予优先的医疗卫生照料，并实施健康教育计划。

安全舒适的劳动环境，良好的作业条件，和谐的人际关系，或已经适应了的工作，或认为能充分发挥自己聪明才智和体现自己劳动价值的工作，都有利于人们的身心健康，与此相反，则有害于劳动者的身心健康。由于中国经济水平和科学技术水平的限制，那种理想和完美的劳动环境还十分少见，多数企业，尤其是

工业企业还广泛存在着各种有害的职业因素。目前通常所说的职业卫生或职业健康问题，主要是指工农业生产过程中的劳动卫生或职业卫生问题，实际上，职业卫生还涉及到其他各行各业。即使所谓工业生产中的职业卫生，目前所关注的也仍然是尘、毒、高温、噪音、振动等生产性有害因素对工人健康的影响。据初步统计，中国乡及乡以上工业企业中，约有 4 500 万职工接触各种有害因素，其中 45% 为从事粉尘作业，20% 为从事化学毒物作业，另有 30% 主要从事物理性有害因素的作业；由于作业环境恶劣，新的职业病患者不断发生，目前全国每年上报的新病例约在 15 000 例，其中主要是难以治疗的尘肺病。职业卫生与职业健康问题在乡镇企业尤为突出。作为农村职业卫生问题的重点是农药中毒。目前中国每年使用农药近百万吨，农村直接和间接接触农药的人口在 2.0 亿人以上。农药的运输、保管、使用都可能使人发生中毒。据统计，每年由于使用农药而中毒，加上意外伤害的农药中毒人数至少数以万计。至于因接触农药而产生的健康影响则更无确切资料。可见职业健康教育与健康促进活动，不仅要面向国有大中型企业，更要面向众多的乡镇企业和农村广大的农民群众。

（娄晓民）

xìngjiànkāng jiàoyù

## 性健康教育（sexual health education）

从促进与性相关的人体健康、心理健康和与性伦理、性道德相关的健康人格发展等目的出发所进行的科学的、社会的、伦理的、美学的教育活动。

**必要性** 长期以来中国人对性问题总是羞于启齿，所以严重缺乏性知识是必然和普遍的。由于缺乏性健康的知识、技能和没有正确的性观念、性道德而造成的个人问题、家庭问题和社会问题比比皆是。因此，在儿童和青少年乃至成年人中开展性健康教育的必要性为许多科学家、社会人士所认同。早在 20 世纪初，在西方科学思想的影响下，中国的医学科学家、教育家和许多有识之士都曾大力倡导开展青少年性教育和成年人性与婚姻指导，并创办刊物、举办专题研讨会、发表文章和演说，推动中国的性教育工作。性健康教育的必要性表现在以下几个方面。

**儿童期** 儿童在生长发育的过程中不断扩大自己的视野和接受信息的范围，形成性别的自我意识。近年来，儿童的生理发育更有提前的表现，一些女童 10 岁甚至 9 岁就开始来月经了。这个年龄阶段的儿童都已经开始对性别和异性产生认知和寻求解答的问题，因此他们都应该得到有关性方面的基本知识。在这个人群中开展性健康教育是最自然的时期。

**青春期** 进入青春期的少年发现自己身体的许多变化，同时他（她）们对两性关系开始有了朦胧意识，对异性也开始发生兴趣，因此他们的内心渴望得到性的知识，需要帮助他（她）们解答内许多心理问题。在这个阶段所获得的两性方面的知识可能会对其一生产生重要影响。

**青壮年** 青年人进入婚配阶段，不仅需要恋爱和择偶方面的指导，也需要婚检的健康知识、性安全知识、避孕知识、孕育知识、性和谐的知识等，这些知识直接影响着他（她）们个人、家庭甚至下一代的幸福。

**老年人** 当男女进入老年期后，性功能减退是必然规律，随之也带来相关的心理、生理和健康问题等，需要通过性健康教育来加以指导，帮助老年人延长享受性幸福的时间，顺利度过更年期，维护老年健康。

**内容** 性健康教育的内容很多，很繁杂，概括起来包括与生殖相关的生物科学（如生理科学、遗传科学、疾病科学）、心理学（性心理）、社会科学（包括与性相关的社会科学与社会道德）、伦理学（性伦理）、审美学（与性相关的美学）等学科知识，还应该包括相关的技能，如避孕的技能、人际沟通技巧等。具体包括以下内容：①男女生殖器官的解剖和生理知识。②受精与孕育知识。③青春发育期的卫生知识，包括第一性征和第二性征的发育知识。④性器官和性生活的生理卫生知识。⑤手淫问题、遗精问题、月经紊乱问题。⑥男女性别心理特征。⑦性心理。⑧性行为。⑨男女性社会角色特征。⑩性的社会关系。⑪性的社会责任。⑫性道德。⑬性伦理。⑭性和谐。⑮性病和艾滋病知识。⑯性功能障碍。⑰避孕知识与技能。⑱计划生育与生殖健康。⑲预防遗传疾病与优生。⑳两性交往与沟通。㉑性与美学。

**责任** 包括以下几个方面。

**父母** 对 3~4 岁的儿童就可以开始性别意识以及两性生殖异别的启发教育，父母应该有意识给予幼儿性别意识的引导，让孩子很自然地习惯两性的区别，逐渐建立两性意识。

**幼儿园教师** 应该将幼儿早期性健康教育内容纳入儿童教育的正式内容，制订详细的计划，包括内容和方法，也应包括教材教具等。幼儿园教师还应该将对儿童开展的早期性健康教育内容和方法与儿童家长进行交流，以使得家长和教师共同配合，以一致的、正确的方法和口径对儿童开展早期性健康教育。

小学和初中教师 依据教育部《中小学生健康教育指导纲要》（2008），"生长发育与青春期保健"被列为健康教育内容五个领域之一，并依据儿童青少年生长发育不同阶段，将这一内容合理分配到 5 级水平，如小学一、二年级（水平一），让孩子们知道"我从哪里来"。少年的青春期（12~17 岁）是在小学高年级和初中时期，因此，小学和初中教师在对进入青春期的学生开展性健康教育方面扮演着重要的角色。当然，学校里主要是由校医、卫生课老师来承担这种责任。他们必须认识到对学生开展性健康教育的重要性，确定适当的内容，采用适当的方法，针对不同年龄阶段孩子们的困惑和认知需求开展适宜的教育活动。

高中教师 高中学生身体生理趋于成熟，进入性活跃期。他们中很多孩子会对异性产生兴趣，有意识主动接近异性，喜欢和异性一起活动。即使有些孩子在特殊心理的影响下或在异性面前感到拘谨、紧张和不安，但是内心也仍然喜欢跟异性在一起。对这个年龄段的孩子如果不能提供有相适应的性健康教育，他们中很多人或进入早恋，或不能正确处理男女同学关系，误把冲动当爱情，小则影响学习，大则造成损失，贻误终身。

大学教师 大学生是身体生理完全成熟的人群，也属于性活跃时期。这个人群由于已经进入

高等教育层面，社会稳定性较高中生要优越得多，再加之年龄的因素，他们中谈恋爱的就更不乏其人，甚至还有些学生在校外租房同居。对于这一年龄组的人群就更需要加强性健康教育和婚姻指导，以帮助他们顺利完成学业，提高性道德水准，增强性的社会责任感。在大学生中开展性健康教育意义重大，既是大学生们这个群体的需求，也是社会的需要。

卫生工作者 相关专业的卫生人员，如男科、妇科的医生，健康教育人员，还有从事性病、艾滋病防治工作的医务人员等，都应该相应承担在普通人群中和服务对象中传播性健康知识的义务，为普通公众和服务对象提供相关性知识和技能，并为需要帮助的人提供性健康咨询服务，同时还应该为在学校或其他单位开展性健康教育的老师或其他责任人员提供专业培训，帮助他们掌握性健康教育的知识与技能，提高他们的教学技巧，使他们的性健康教育能够取得更好的效果。

作用 为需要获得性健康知识和性社会知识的人们提供适宜的性健康教育，不仅能够满足不同年龄阶段的男性和女性对于性知识的需求，而且对于提升国民素质和维护家庭及社会的稳定有着积极的作用。

帮助儿童少年奠定健康的性心理 从儿童时期开始的性健康教育帮助儿童从产生自主学习意识时开始自然了解性别差异、了解最基础的性别特征，从而在幼小的心灵中即开始了对性别特征的正确意识和理解，对异性的性别特征并不感到神秘，也不存在好奇心理，这就帮助孩子奠定了健康的性心理。这种心理基础和正确的认知是在其成长进入青春

期和青年期后培养健全人格的性心理基础，也是帮助他（她）们成人结婚后获得婚后幸福的一个基础。

帮助青少年提高对性的正确认识能力，提高性道德水平，减少罪恶和危险行为 通过早期正确的性健康教育帮助青少年认识性的自然性、严肃性和社会性，认识青春期的特征，了解性冲动的本能属性，并学习克服性冲动的方法，增强道德观念和社会责任感，减少或避免不道德的性行为和不负责任的性行为，减少违法犯罪。

提升人的品格 人的品格与多种认知和信念相关，也与自身所接受的教育和影响相关。性与所有人都相伴终生，对人生的影响巨大。特别是性在形成人的品格方面存在很大的影响，也是组成人的品格的重要内容。性健康教育帮助青少年和成人正确地认识性，特别是提升对高尚性情感和高尚性行为的认知，有助于其高尚品格的形成，完善和健全其人格。长期、广泛和适宜的性健康教育必然能够对提升整个国民的素质产生重要影响和作用。

减少与性相关的健康问题发生 通过性健康教育传授与性相关的健康知识，帮助青少年、成年人和老年人了解和认识与性相关的健康问题，预防相关疾病的发生，维护性心理和性生理的健康。如预防因意外妊娠而造成人流创伤；预防男孩子因发生手淫而造成的神经衰弱和心理负担；预防性病和艾滋病；减少男性和女性性功能障碍的发生或减少其影响；减少或预防遗传性疾病的发生；减少或避免因性卫生不良导致的月经不调、附件炎等妇科疾患、泌尿系感染等疾病。

增进家庭稳定 掌握了性知识、提高了性道德、增强了性责任感的夫妇一定会减少许多与性有关的麻烦和烦恼，能够生活得更加幸福，这样也就自然会增进家庭的稳定。

增进社会和谐，优化社会环境 由于性健康教育不仅是涉及性健康和性和谐的问题，而且涉及非常广泛的社会问题，包括伦理、道德、法制等多方面的内容。性健康教育做得好，能够普及而深入地覆盖到绝大多数人群时，大部分人都会从中受益。受益人群的性认知、性行为都会更加趋于正常和正确，这就将减少与性有关的危害和犯罪，也将减少许多其他相关的社会问题，可以调整人与人的关系，促进社会和谐，使社会环境得到优化，有益于社会和民众。

**方法** 开展性健康教育的方法与一般健康问题内容的健康教育方法有所不同，但选用方法的基本原则是因人制宜，因时制宜，因地制宜。

**讲授法** 通过专家和专业人员的讲授将性生理常识传授给目标对象，同时也可以讲授有关性责任、性道德、性相关疾病的内容。一般此种方法可以用于学校学生的健康教育课讲授或者是一定数量的特定人群、特定内容的性健康教育讲座。

**小组法** 通过开展小组活动传授性健康知识的方法适用于同性别、相同年龄段的人群对象，而且讲授者、指导者的性别需要与小组成员相同。小组活动方法重点不是教师或专家的讲授或讲解，而是通过调动小组成员针对某些性健康问题开展讨论，相互启发，从中学习知识、消除神秘感、正确处理性心理带给自己的烦恼和疑惑。

**阅读法** 许多中小学校的生理课老师回避讲授性健康教育课，而常有的做法是让学生自己阅读课本的有关内容。这样的回避直接讲解做法虽然并不普遍可取，但是在某些内容的学习中安排目标对象通过自己阅读指导者建议的内容也不失为一种必要的健康教育方法。但是阅读法经常需要与讲授法和小组法结合运用。

**演示法** 性健康教育活动的方法也包含有演示的方法，特别是对于需要受教育人群掌握的技能，光靠讲解或看一些图片是不能取得效果的。如安全套的使用方法，就需要进行演示。这样的演示方法在预防艾滋病和避孕健康教育活动中使用得非常普及，但是早期的经验表明，在这些健康教育活动中由于指导者也没有冲破心理障碍仅仅用语言说说而已，不做演示，而受教育者并没能理解和学习如何使用的技能，最后造成避孕失败，使用安全套预防性病艾滋病也成为一句空话。

**同伴教育法** 通过先已获得知识和已经形成一定正确信念的人给同伴（熟悉、年龄和背景相近的人）施加影响，传播性健康知识、引导理解和思考、倡导正确的价值观和社会责任感并影响同伴的行为。该教育方法需要首先挑选和培训同伴教育者，使其学习和掌握与同伴们的人际交流技巧，以及重点目标。在性教育活动中正确运用同伴教育方法可以取得优于讲授、阅读方法的教育效果。

（田本淳）

kòngyān jiànkāng jiàoyù

**控烟健康教育** （health education for smoking control） 运用各种媒体和方法开展多种形式的控制吸烟行为的健康教育活动。烟草原产于中南美洲，1492 年意大利航海家哥伦布（Colombo）在发现美洲的同时也发现了烟草。在 400 年前明朝万历年间，烟草从东南亚一带传入中国南方沿海，从此中国人开始种植烟草并学会了吸烟。但是香烟真正作为一种大众化商品进入人们生活仅有一百余年的历史。吸烟是一种后天习得的不良行为习惯，是导致肺癌、心脑血管疾病等多种慢性疾病的可以预防的行为危险因素。烟草流行是人类历史上最大的公共卫生挑战之一，消除烟草为危害是世界性趋势和和历史性潮流。自 1970 年以来，世界卫生大会已通过若干"烟草或健康"决议，鼓励成员国实施综合性的国家控烟策略。公众健康教育是重要的控烟策略之一。

**烟草流行情况** 世界卫生组织发布的 2019 年《全球烟草流行报告》指出，大多数国家的烟草使用在成比例下降，但人口增长意味着使用烟草的总人数依然居高不下。估计全世界有 11 亿吸烟者，其中约 80% 生活在低收入和中等收入国家。中国是世界上最大的烟草生产国和消费国，烟草生产量占世界总量的 1/3；有吸烟者 3.01 亿，占全世界吸烟者总数的近 30%，居世界首位。中国分别于 1984 年、1996 年、2002 年、2010 年、2015 年和 2018 年进行过6 次全国吸烟流行病学调查。1984年全国 50 万人吸烟情况调查结果显示，中国人群平均吸烟率为34.45%，男性吸烟率为 61.01%，女性为 7.04%。男性吸烟者每人每日平均吸烟 13 支，女性为 11支。1996 年调查显示，15～19 岁男性吸烟率较低，为 18%，20 岁以后，吸烟率迅速上升到 55%，

45 岁吸烟率达到 5%，60 岁以上吸烟率为 14%，女性吸烟率低。到 20 世纪后期中国城市女性人群的吸烟率呈上升趋势，女性吸烟平均年龄从 28 岁提前到 25 岁；青少年中吸烟率和尝试吸烟率均呈上升趋势。开始吸烟的年龄从 22 岁提前到 19 岁。2010 年调查显示，在中国 9 亿多不吸烟的成年人中有 5.6 亿人遭受二手烟暴露，加上 1.82 亿遭受二手烟暴露的儿童，中国共有 7.4 亿不吸烟的者遭受二手烟危害。二手烟暴露率以公共场所为最高，其次是家庭和工作场所。据估算，中国每年有 100 多万人死于烟草相关疾病，因二手烟暴露死亡的总人数超过 10 万。2019 年 5 月 31 日世界无烟日到来之际，中国疾病预防控制中心发布了 2018 年中国成人烟草调查结果，中国 15 岁及以上人群吸烟率为 26.6%，其中男性为 50.5%，女性为 2.1%，农村为 28.9%，城市为 25.1%。与既往调查结果比较，吸烟率呈下降趋势。非吸烟者二手烟暴露率为 68.1%，与既往调查结果相比，二手烟暴露情况整体有所改善。

由于吸烟危害的滞后性，在现阶段，吸烟对中国人群整体危害尚处于早期，但由于吸烟人数众多，各类吸烟相关疾病本底死亡率高。中国每年有 100 多万人死于吸烟相关疾病，如果目前的吸烟状况不改变，预计到 21 世纪中叶，中国每年因吸烟死亡的人数将突破 300 万人。二手烟暴露同样会对健康造成严重危害，导致发病和死亡的风险增加。

**烟草的有害成分** 在烟草烟雾中有 4 000 多种化学物质，其中至少有 250 种已知有害物质，有 50 多种已知可致癌物质。主要有害成分包括烟焦油、尼古丁、潜在性致癌物、一氧化碳、氢氰酸和烟尘。这些有害物质进入人体后能够严重危害人体的健康，在人体的多个器官、系统内产生毒害作用。评价香烟有害物质含量通常针对烟焦油、尼古丁和一氧化碳。

**烟焦油** 烟草在燃烧过程中产生的一种棕黄色具黏性的物质。吸入烟草的烟雾时烟焦油可黏附在咽部和支气管的内表面上。烟焦油中含有上千种化学成分，其中已被研究证明有致癌或诱癌作用的物质就有几十种，包括苯并芘、酚、脂族烃、多环芳烃、酸类、吲哚、咔啶等。苯并芘是一种十分稳定的强致癌物。苯并芘和二甲基亚硝胺等物质可以改变细胞的遗传结构，使正常的细胞变成癌细胞。酚和酚类衍生物虽不能直接改变细胞的遗传结构但是能够刺激被激发的细胞，促进细胞结构的改变，因而诱发癌症的发生。

**尼古丁** 又称烟碱，可以从烟草中提炼出来，是一种无色透明的油状液体，具有挥发性，有剧烈毒性。尼古丁是导致吸烟者产生烟草依赖的重要精神活性物质，具有高度成瘾性。同时尼古丁还有加快心跳和升高血压的作用。与一氧化碳协同作用，可诱发高血压、冠心病等心脑血管疾病。

**一氧化碳** 烟草燃烧时产生一氧化碳，吸烟者吸入的烟雾中含有大量的一氧化碳。血红蛋白与一氧化碳的结合力比与氧的结合力要大 250 倍左右。一氧化碳进入人体血液会使血红蛋白的携氧量大大减少，造成身体组织细胞缺氧。一氧化碳与尼古丁等有害物质共同作用可造成对心脑血管和身体其他系统的损害。

**烟草对健康的危害** 1924 年美国《读者文摘》发表了题为"烟草对人体有害吗"的文章，这是关于吸烟与健康的第一篇文章，引起世人关注。1927 年英国医生弗·伊·蒂尔登（F. I. Thulden）在医学杂志《柳叶刀》撰文，首次提出吸烟与肺癌有关。1954 年英国皇家医学会第一次发表"吸烟与健康报告"，把吸烟与肺癌联系起来。此后大量医学科学研究不断证实烟草对人类健康的危害。大量有关吸烟对肺癌、心脑血管疾病的发病和死亡的研究论文从不同的角度证明了吸烟是肺癌、慢性呼吸系统疾病、冠心病、脑卒中等多种疾病发生和死亡的重要危险因素。

**肺癌** 吸烟是肺癌主要的病因，其危险程度与每天吸烟量、持续吸烟时间、和烟草中焦油和尼古丁含量有直接关系。肺癌患者大多数是吸烟者，重度吸烟者患肺癌的危险性更高。

**其他癌症** 吸烟与其他多种癌症也有明显的关系。喉癌与吸烟关系密切，吸烟者喉癌发病率比不吸烟者高 8 倍，其他如胃癌、口腔癌、唇癌、睾丸癌、膀胱癌、肾癌、食道癌等，吸烟者的发病率都明显高于不吸烟者。

**慢性呼吸系统疾病** 烟焦油黏附在吸烟者的气管、支气管和肺泡的表面，产生理化刺激，增加细胞液的渗出，降低细胞壁的弹性，从而损害人体的呼吸功能。长期吸烟者几乎 100% 都有气管炎变，患气管炎、支气管炎、肺气肿、慢阻肺的比例远远高于不吸烟者。

**对心脑血管的危害** 吸烟与动脉硬化及高血压的发生有关。吸烟通过尼古丁的作用使小动脉产生痉挛，减少小动脉系统和毛细血管的血流量；尼古丁可增加血液中的游离脂肪酸和胆固醇，促进动脉硬化形成，从而促进高血压的发生。尼古丁还能增加血小板的黏性，使血液循环减慢，促进血管内血液的凝聚，导致冠脉血栓形成。尼古丁与一氧化碳共同作用下，减少血液中和心肌组织内氧的利用，造成心肌缺氧、缺血，引发冠心病。此外，吸烟与年龄不相称的猝死和脑中风的高发病率有关。

生殖和发育异常　女性吸烟可降低受孕概率；口服避孕药的副作用大大高于不吸烟者；吸烟还可导致勃起功能障碍、异位妊娠和自然流产。

吸烟对糖尿病的影响　吸烟会诱发 2 型糖尿病，也会促使糖尿病及其并发症的加重。

其他疾病和健康问题　尼古丁可以兴奋副交感神经，使胃酸分泌增加；同时尼古丁还能刺激交感神经，促使胃黏膜血管收缩，造成胃黏膜血液循环流量减少，在这两方面的作用机制下，导致易发生胃及十二指肠溃疡。吸烟可以加重骨质疏松症，导致牙周炎、口臭、皮肤老化、因病缺勤和医疗费用增加。

对被动吸烟者的影响　被动吸烟指不吸烟者无意或被动吸入由于烟草燃烧所产生的烟雾。

孕妇吸烟对胎儿的危害　吸烟造成母体和胎儿血中的碳氧血红蛋白增加，导致了胎儿缺氧，增加了流产、早产的概率及胎儿和新生儿的死亡，前置胎盘、胎盘早剥、胎儿生长受限、新生儿低出生体重、婴儿猝死综合征等。因此，母亲孕期吸烟造成的危害将延续到妊娠期以后，直接影响儿童的生长发育。

对儿童青少年的危害　父母吸烟与 2 岁以下儿童的呼吸道疾病、中耳炎有密切关系。被动吸烟的儿童或青少年长期咳嗽较多见。支气管哮喘患者，在吸烟环境中，哮喘症状会明显增加。吸烟对儿童青少年的智力发育影响较大，还会引起其他某些行为问题。长期处于被动吸烟中的儿童容易出现精力无法集中、头痛、头晕等现象，损害大脑，影响智力发育。

对成年人的影响　吸烟不仅对吸烟者带来生命与健康威胁，对被动吸烟者也会带来同样的危害。研究表明，被动吸烟也会增加肺癌、心脏病、脑卒中、哮喘等可能致死的疾病发生率。

吸烟成瘾是一种慢性疾病烟草依赖是造成吸烟成瘾的主要原因，是一种慢性高复发性疾病。尼古丁是造成烟草依赖的重要活性精神物质。作为一种兴奋剂，尼古丁可以改善一些个体的工作表现和认知能力，减轻焦虑、抑郁等，但是尼古丁具有高度的成瘾性。

烟草依赖常表现在躯体依赖和心理依赖两个方面。躯体依赖表现为在停止吸烟或减少吸烟量后，吸烟者将出现一系列不易耐受的戒断症状。一般情况下，阶段症状在停止吸烟后数小时内开始出现，在戒烟最初 14 天内表现最为强烈，大约一个月后开始减轻，部分患者对吸烟的渴求会持续 1 年以上。精神依赖又称心理依赖，表现为主观上强烈渴求吸烟。

烟草依赖患者不易戒烟成功。烟草依赖程度越高，在戒烟过程中产生的戒断症状和吸烟渴求越强，维持戒烟的可能性越小。烟草依赖者需依靠专业化的戒烟治疗才能提高有效、长期戒烟的可能性。

国际控烟策略　为促进烟草控制全球化，世界卫生组织倡导、推动了国际控烟策略的制定与实施。

《国际控烟框架公约》　1999 年起世界卫生组织开始推动制定《国际控烟框架公约》（framework convention on tobacco control，FCTC）。《烟草控制框架公约》（以下简称《公约》）是由世界卫生组织主持达成的第一个具有法律效力的国际公共卫生条约，也是针对烟草控制的第一个世界范围多边协议。《公约》于 2003 年 5 月 21 日在第 56 届世界卫生大会上获得通过。截至 2014 年 7 月，已有 168 个国家和地区签署了《公约》，涵盖了全球 80% 以上的人口。2003 年 11 月 10 日，中国政府正式签约，2005 年 8 月，全国人大常委会表决批准了该公约，并于 2006 年 1 月正式生效。

全球控烟 MPOWER 综合战略　2008 年 2 月，世界卫生组织发布《2008 年全球烟草流行报告》，报告中提出了控制烟草流行的 MPOWER 综合战略。该战略包括：M（monitor）监控烟草使用与预防政策，P（protect）保护人们免受烟草烟雾危害，O（offer）提供戒烟帮助，W（warn）警告烟草危害，E（enforce）确保禁止烟草广告、促销和赞助，和 R（raise）提高烟税。这是为促使《公约》落到实处的具体实施战略。

制定和实施控制吸烟政策是控制吸烟的有力措施。为履行控烟《公约》，许多国家出台了有关禁烟的规定。中国政府也已制定一系列控制吸烟的法律法规，如《中华人民共和国未成年人保护法》、《中华人民共和国广告法》《公共场所卫生管理条例》《中学生守则》《中学生日常行为规范》《小学生日常行为规范》等，都包含有控制吸烟的条目。此外，中国还下发了《关于宣传吸烟有害与控制吸烟的通知》《关于坚持制止利用广播、电视、报纸、期刊刊播烟草广告的通知》《关于在公共交通工具及其等候室禁止吸烟的规定》以及《公共场所卫生管理规定》等。许多省、市、县地方政府出台了《公共场所禁止吸烟的条例》，开展了无烟场所、无烟单位、无烟学校、无烟草广告城市等创建工作。2011 年卫生部《公共场所卫生管理条例实施细则》，明确提出室内公共场所禁止吸烟，但室外允许建立室外吸烟区。2012 年国务院印发《卫生事业发展"十二五"规划》，明确要求"全民推行公共场所禁烟"，首次将控烟列入了中国经济和社会发展五年规划。这些法规的颁布实施，使得公民有关吸烟和不被动吸烟的行为有法可依，有章可循，大大地规范了烟草的买卖行为、烟草广告宣传的行为，也规范了吸烟者的吸烟行为，对控制吸烟具有根本的意义。

**健康教育措施** 健康教育的工作目标是帮助人们改变不健康行为和建立健康行为。在广泛的健康教育实践活动中，开展各种形式的控制吸烟行为干预是重点工作内容之一。由于存在吸烟社会文化现象和吸烟行为有尼古丁依赖性的特点，干预吸烟行为比较困难，需要通过多种途径、多种方法、多种手段，才能取得成效。

世界无烟日宣传教育活动 1987 年世界卫生组织做出一项决议：将 1988 年 4 月 7 日做为第一个"世界无烟日"，第一个无烟日的主题是：要烟草还是要健康，请您选择。1989 年起世界卫生组织将每年的 5 月 31 日定为世界无烟日，在全世界范围内围绕当年宣传主题广泛开展宣传教育活动。开展世界无烟日活动旨在提醒人们吸烟有害健康，呼吁所有烟草生产者、销售商和整个社会加入控烟行动中，号召吸烟者主动放弃吸烟，为人类创造一个无烟草危害的世界。每年"世界无烟日"活动期间，各地健康教育机构、疾病防控机构以及大众媒介大力开展公众宣传教育活动。媒体要宣传吸烟危害，报道戒烟的好处和成功案例；医疗卫生机构要组织人员到街头开展宣传活动，普及吸烟有害健康的知识，营造控烟的社会氛围。通过发放宣传材料、咨询、文艺演出等多种形式宣传吸烟的危害和戒烟的好处。

开展群体健康教育 针对不同重点人群特点和需求，开展多种形式的健康教育活动。

青少年控烟健康教育 首先，大、中、小学校要积极创建无烟学校，全体教师员工自觉禁烟，为学生树立良好的榜样。学生家长和来访者应禁烟；学校及周边小卖部应禁止出售香烟，为师生营造健康的校园环境。其次，开展丰富多样的健康教育课程和健康教育活动，引导学生树立正确观念和行为。如组织学生以"做不吸烟的新一代"为口号开展主题班会活动，或者组织师生签名活动、绘画、手抄报，出小板报、"小手拉大手 劝家长戒烟"等活动，坚定学生长大了不吸烟的信念，帮助尝试吸烟的学生戒烟，以减少新烟民的出现。教育的要点：①吸烟对健康的危害。②吸烟对青少年的身心危害。③吸烟造成个人及社会的经济损失。④被动吸烟者遭受吸烟者的危害。⑤青少年要拒绝吸第一支烟。

医务人员控烟健康教育 世界上发达国家的经验显示，要想全人群吸烟率下降，必须先有医生吸烟率的下降。具体做法包括：①在医学院校开设控烟健康教育课程，培养新一代不吸烟的医生。使医学生养成健康的生活方式，维护自身健康的同时，在承担社会控烟和帮助吸烟者戒烟责任上发挥重要作用。2009 年，国家规划研究生教材、国家级继续医学教育教材首次写入"吸烟危害健康"的内容；2013 年，卫生部"十二五"规划医学生本科教材将烟草病学的内容以专章形式写入教材；同年，国家医学考试中心组织编写了《执业医师与控烟》，首次将烟草控制的考试内容纳入职业医师资格考试。②开展医护人员在职健康教育培训。教育重点在于吸烟和二手烟暴露与多种疾病和健康问题的相关关系；提高医护人员戒烟干预的知识和技能；加强医护人员职业道德教育，使他们明确自己在控烟工作中的责任，珍视医生在患者心目中的形象，做好行为表率。

群体戒烟行动计划 目前颇有影响的是国际戒烟有奖竞赛（quit & win），这是一个旨在通过积极指导与奖励来支持、鼓励人们戒烟的国际戒烟行动计划。1994 年芬兰国家公共卫生研究所（KTL）与世界卫生组织联合发起第一届国际戒烟竞赛，参与国达 13 个。目前该活动已发展为在世界范围内由多国合作与参与的低成本、高效益的国际戒烟赛事。该项竞赛每两年举办一次，用 10 000 美金作为竞赛筹码，至少有一年烟龄，每天吸烟的成年人（及吸其他烟草制品者）都可报名参赛。对于想要戒烟的吸烟者，提供了支持和动力。1996 年，世界上有 25 个国家参与此活动；1998 年，通过戒烟有奖竞赛，3 000 到 40 000 名吸烟者成功戒烟。至 2004 年世界各地大约有 100 个国家与地区的 100 万烟民参加竞赛。国际有奖戒烟竞赛结果显示，参加竞赛的吸烟者一年后有 15% 到 20% 的人戒烟成功。该项国际戒烟竞赛已经被证明是成功的群体戒烟活动，适用于各种文化背景的国家。从 1996 年开始，中国也连续多次参加此项活动。

针对患者的健康教育 利用门诊患者到医院就诊和住院患者在医院治疗期间，采取多种干预方式和方法，如口头劝导、发放健康教育材料、播放控烟视频、组织专题讲座等开展控烟教育。医院的无烟环境对患者戒烟起到促进作用。医生和护士应向病人及其家属宣传吸烟危害健康知识，讲授戒烟知识和技能，鼓励、支持患者及其家属戒烟。

戒烟门诊 医院开设戒烟门诊是对吸烟者进行专业化戒烟干预的一种有效途径与方法。其对象主要是经过简短干预效果不佳或自愿进行强化戒烟干预的吸烟者。1956 年瑞典斯德哥尔摩建立了世界上第一家戒烟门诊，之后世界上很多国家相继建立了戒烟门诊，已有数百万人在戒烟门诊帮助下成功戒烟。1996 年世界卫生组织烟草或健康合作中心在北京朝阳医院建立了中国第一家戒烟门诊。随着 2005 年 8 月中国正式履行《烟草控制框架公约》，在政府支持下，各地已经建立至少几百家规范化戒烟门诊。戒烟门诊可提供的戒烟服务包括个体化戒烟劝诫、戒烟咨询、药物治疗及戒烟热线。

个体行为干预 在普及吸烟有害健康的知识，提高大众自觉抵制烟草意识的同时，采用有效干预措施帮助吸烟者改变吸烟行为是控烟健康教育的重要方面。常用的个体戒烟行为干预方法包括：

五"A"戒烟法 对所有戒烟者都可以采用五"A"方案进行干预。5"A"戒烟法是从提高戒烟者的依从性出发，了解他们从前戒烟失败的原因，并消除这些原因，从而劝导他们尽早戒烟的一种工作方法。具体为：① ASK（询问）。询问戒烟者平时吸烟的习惯。② ADVISE（劝告）。用明确严肃的方式劝告吸烟者吸烟的危害，以及戒烟可能给其本人及家庭带来的好处。③ ASSESS（评估）。评估戒烟者在未来 30 天内戒烟的决心。④ ASSIST（帮助）。为戒烟者提供戒烟的方法，提供戒烟药物，发动戒烟者的家人、朋友、同事为戒烟者提供支持，为妊娠的戒烟者提供特别的帮助等。⑤ ARRANGE（安排随访）。包括门诊随访和电话随访，评估戒烟者的情况，继续为他们提供更有力的戒烟方法和支持。

DEADS 行为技巧 此方法适用于准备戒烟和已经开始戒烟的吸烟者，为其提供更积极、可行的方法，帮助其克服戒断症状，巩固戒烟的成果。包括 5 个行为技巧：① 推迟（delay）。如果产生吸烟的念头，将吸烟的时间推迟。推迟是一种策略，可用于降低由戒烟引起的焦虑和恐慌。② 躲避（escape）。看到别人吸烟时主动避开。当吸烟的朋友聚会或其他人吸烟的场景可诱发烟瘾时，可暂时离开可能引起烟瘾的场所。③ 避免（avoid）。戒烟的最初两周是最易复发的危险期，应主动避免回避可引起吸烟动机

的刺激，如参加聚会、会见吸烟的朋友、避免生气等。④ 分心（distract）。当烟瘾产生时，分散注意力。烟瘾一般仅持续几分钟，此时可通过跟家人或朋友打电话、饮水、体育锻炼、淋浴等方法分散对烟瘾的注意力。⑤ 支持（support）。来自家人、同事、朋友和社会的鼓励和支持，是使吸烟者坚持戒烟的正向强化。

五日戒烟法 此方法是在 1959 年由美国医生麦克法兰德（Dr. Wayne McFarland）医学博士发明的。它是通过对戒烟者的知识、信念和态度的心理指导和改变生活方式来戒烟。其具体原则是，吸烟者想要成功地戒烟，个人动机和决心是至关重要的。戒烟者首先要在思想上产生强烈的戒烟愿望，然后在指导者的指导下，连续 5 天采取多种措施如远离吸烟者、不喝含酒精饮料、不吃辛辣食物和尽量吃素食、多喝白水、深呼吸、多做身体活动如走路、与其他戒烟者建立相互鼓励的联络方式等，坚持 5 天即能够取得初步成功。再通过一段时间的坚持，就能彻底戒除烟瘾。

药物戒烟 药物戒烟是利用药物帮助戒烟者控制烟瘾，从而达到戒烟的目的。不同的药物在戒烟过程中的药理作用不同。《2007 版中国临床戒烟指南（试行本）》推荐了 3 类能够有效增加长期戒烟效果的一线临床戒烟用药。包括尼古丁替代疗法、盐酸安非他酮缓释片和伐尼克兰。戒烟者应在使用前咨询专业医生，并在医生指导下使用。

尼古丁替代疗法（nicotine replacement therapy，NRT）：如果吸烟者确因对尼古丁有依赖性而不能戒烟，可以采用尼古丁替代疗法来帮助吸烟者戒烟，以有效地

减弱吸烟者的戒断症状，最后达到戒烟的效果。尼古丁替代产品包括尼古丁咀嚼胶、尼古丁戒烟贴片、尼古丁喷鼻剂、尼古丁口含片和尼古丁吸入剂。不同的尼古丁替代产品有不同的给药途径，吸收速度也不一样；当戒烟者渴望香烟时它们的反应程度不同，用以替代吸烟习惯的行为方式也不同。这些尼古丁替代产品提供的尼古丁剂量只有香烟的 $1/3 \sim 1/2$。尼古丁替代疗法平均提高近一倍的戒烟成功率。

（田本淳　米光明）

àizībìng jiànkāng jiàoyù

## 艾滋病健康教育 （health education for AIDS）

为提高公众自我防护意识和能力，减少和改变高危行为，以控制艾滋病的流行，减少艾滋病危害的教育活动。艾滋病的医学全称是人类获得性免疫缺陷综合征（acquired immune deficiency syndrome，缩写为 AIDS）。艾滋病是人感染人类免疫缺陷病毒（human immunodeficiency virus，HIV）后，免疫系统受到损伤而导致防护功能减低直至丧失，导致各个系统发生机会性感染、肿瘤等复杂的综合征。人感染了艾滋病病毒后一般要经过 $7 \sim 10$ 年的潜伏期后才发展为艾滋病。艾滋病是一种病死率极高的传染病，目前没有可以治愈的药物和有效的疫苗，但是可以预防健康教育是预防控制艾滋病最重要的策略之一。

**流行与危害**　自美国 1981 年首次报告艾滋病以来，艾滋病已在全球广泛流行。联合国艾滋病规划署 2010 年末发布的 2010 年全球艾滋病状况报告指出，最近 10 年，全球艾滋病蔓延趋势得到了有效遏制，新增艾滋病病毒感染人数和艾滋病致死人数总体呈现下降趋势。这一拐点来之不易，但要实现"零感染、零歧视、零死亡，共享健康与发展"的目标还需要全人类共同努力。此外，全球在实现艾滋病治疗普遍可及、减少母婴传播、减少歧视等方面均取得了重大进展。据联合国艾滋病规划署和世界卫生组织的报告，至 2016 年有 7 个国家已经达到联合国"90-90-90"目标，即到 2020 年，90% 的艾滋病病毒感染者知道自己的感染状况，90% 已经诊断的感染者接受抗病毒治疗，90% 接受抗病毒治疗的感染者病毒得到抑制。2016 年全球艾滋病感染者人数为 3 670 万，这一数字比 2015 年的 3 610 万有所上升，这是由于以前感染艾滋病病毒意味着宣判死亡，而现在变得可控。其中新感染人数为 180 万，导致新感染的一个重要因素是，$15 \sim 24$ 岁青年人在艾滋病病毒检测、治疗和预防方面的知识落后于其他人群。2016 年全球艾滋病相关死亡人数为 100 万，从 2005 年的 190 万下降了 47%。但在非洲东南部地区疫情依然严重。其感染艾滋病病毒的人数为 1 940 万，占全世界所有感染人数的 53%；与艾滋病相关死亡人数为 42 万，占全球死亡人数的 42%。2016 年，全球使用抑制艾滋病病毒的抗逆转录病毒药物的人数为 1 950 万，占现存感染者的 53%。随着越来越多的人获得治疗，也遇到了一些挫折，最明显的就是耐药性增加。在非洲、亚洲和拉丁美洲开展耐药性研究的 10 个国家中，在接受抗病毒药物治疗的患者中，超过 10% 患者的 HIV 菌株具有普遍耐药性的国家有 6 个。

据中国疾病预防控制中心、联合国规划署、世界卫生组织联合评估，截至 2018 年 9 月底，中国报告存活 HIV 感染者 85.0 万，死亡 26.2 万例。估计新发感染者每年 8 万例左右。全人群感染率为 9.0/万，参照国际标准，与其他国家相比，中国艾滋病疫情处于低流行水平，但疫情分布不平衡。目前，中国已经基本阻断输血传播。全面实施临床用血艾滋病病毒核酸检测全覆盖。经输血及使用血液制品传播病例接近零报告。母婴传播得到有效控制。全面实施预防艾滋病母婴传播工作全覆盖，艾滋病母婴传播率自 2012 年的 7.1% 下降到 2017 年的 4.9%。实施扩大检测策略，检测人数从 2012 年的 1.0 亿上升到 2017 年的 2.0 亿。但随着社会经济发展和艾滋病防治工作不断深入，艾滋病疫情出现了一些新情况，在局部地区和特定人群疫情依然严重。近 5 年的数据显示，在 $15 \sim 24$ 岁群体中通过性传播感染艾滋病的占到 96%，男男同性传播占到 57%。另外感染艾滋病病毒的男女学生性别比是 11：1，男男同性恋造成艾滋病病毒感染的增长幅度很大。抗击艾滋病的事业依然任重而道远。

**传播途径**　由于艾滋病病毒（HIV）存在于人体的血液、淋巴液、精液、阴道分泌物、乳汁、唾液、泪水、尿液等，但在唾液、泪水、尿液里病毒的数量相对较少，不足以造成对他人的感染，因此，艾滋病的传播途径主要是经性、经血和母婴之间。而一般的日常生活和工作接触，如握手、拥抱、共用电话、餐具、卧具、马桶、游泳池和公共浴池等不会传播艾滋病，蚊虫叮咬也不会传播艾滋病。

经性传播　阴道交、肛交、口交是世界范围内传播艾滋病的主要途径，艾滋病感染者同他人进行没有保护措施（如没有使用安全套）的性交可能感染对方，此外，性病病人更容易感染艾滋病。

**经血传播** 使用未经检测的血及血制品，与他人共用注射器、剃须刀、牙刷、文身、文眉以及穿耳等可能引起出血的器械，尤其是共用针具吸毒曾经是中国艾滋病传播的最主要途径。

**垂直传播** 感染了艾滋病病毒的孕妇，如果没有采取特殊的抗病毒措施，有 15% ~ 40% 的可能，通过分娩、哺乳等把病毒传给胎儿和婴儿。

**健康教育** 包括以下几个方面。

**禁欲教育** 其宗旨就是教育人们、特别是青少年要坚守婚前禁欲的原则，在预防艾滋病的各种方法中，唯有禁欲是真正安全的。但是禁欲教育在美国已经证明失败，在中国能够取得的效果也很有限。

**安全性行为教育** 使用安全套能够有效预防经性途径传播艾滋病。但是由于中国文化的原因，在推动使用安全套预防艾滋病、性病方面，中国经历了一个很长时间的过程。在卫生专业人员内部、在领导人士中、在公安部门和大众媒体，都存在一个认识转变的过程，而在广大群众中更存在一个认识转变的过程。经过长时间的努力，特别是通过国际项目的支持，中国关于使用安全套的宣传教育活动已见到很大成效。

在预防艾滋病的健康教育活动中重要的一项内容就是提倡安全性行为。所谓安全性行为是指不会带来任何不利于健康的性行为，如禁欲；没有体液交换的性行为——拥抱、爱抚；个人单独的性活动——性自慰；固定没有感染的两个人之间的性关系，避免与不了解的人发生性关系；坚持正确使用安全套等。在无法依靠人们自觉克制自身行为来预防艾滋病、性病的情况下，宣传、鼓励、指导使用安全套来预防经性途径传播艾滋病是唯一有效的办法。国外的经验证明使用安全套能够有效降低艾滋病的传播。在中国推广的"百分之百安全套"项目大大促进了中国在商业性行为中安全套的使用。所谓"百分之百"是指在每次性行为中都必须全程使用安全套。

安全性行为健康教育的重点在于以下几个方面：艾滋病的危险与预防艾滋病的重要性；正确使用安全套的方法；挑选质量合格的安全套；选择大小合适的安全套。

**自愿检测教育** 艾滋病自愿咨询检测（HIV voluntary counseling & testing，VCT）指人们在经过咨询后能够使他们对于艾滋病检测做出明智的选择的过程。也就是说这种检测是求询者自己的选择，整个过程是保密的。这种咨询检测应在可以为艾滋病可疑感染者或感染者提供关怀的地点，在进行 HIV 检测或向被检者提供结果的地方进行。在艾滋病高发的地区应考虑在艾滋病防治专业机构、性病门诊、妇幼保健院等地设立。这样有助于鼓励有危险行为的人进行自愿的而不是强制的检测，并在检测前后为受检者提供相应的支持和转诊服务，不仅可以发现、治疗和预防感染、为受检者（特别是感染者）提供心理支持，因此许多国家都把该项活动作为开展干预和对感染者关怀的切入点。

**同伴教育**（peer education）指在具有相同背景、共同经历、相似年龄、相似生理状况或具有某方面共同语言的人中一起分享信息，并使其中的一个或几个具有影响力的人成为能够带给其他人正确的信息和行为影响的人，他们就是这样一群人中的教育者。这是利用人们的趋众倾向，利用同伴压力的积极因素对教育对象进行教育的方式。同伴教育通常首先对有影响力和号召力的人（同伴教育者）进行有目的的培训，使其掌握一定的知识和技巧，然后再由他们向周围的同伴传播知识和技巧，影响他们的行为，以达到教育其他人群的目的。同伴教育提供了一种伙伴内部相互之间敏感信息的传播途径，这种方法往往比"外来的"教育者的效果要好。

在开展同伴教育的活动时关键是选择同伴教育者和对其进行必要的培训，使其掌握知识要点和必要的技能，同时要提升其人际交流能力。选择的同伴教育者应该在同伴中具有一定的影响力，与其他同伴保持有较好的"人缘"关系，并具有一定的表达能力和人际交流能力。对同伴教育者的培训包括艾滋病的预防知识，有关技能（如正确使用安全套的方法）和与同伴沟通并影响同伴的信念和行为的技巧。在实际工作过程中还需要对同伴教育者进行观察，帮助其总结经验和教训，指导其不断改进与同伴的沟通教育活动。

**消除歧视教育** 由于对艾滋病防治知识的缺乏和对艾滋病的恐惧，对艾滋病感染者还存在着歧视的现象，这种情况存在不利于艾滋病的控制。因此，宣传不歧视艾滋病病毒感染者和艾滋病病人是预防和控制艾滋病的重要措施。

社会歧视的存在是对感染者

和艾滋病病人的巨大心理压力，甚至会超过疾病本身。歧视会使他们不愿意去做检测，检测出来后也不愿意暴露，这对他们的治疗不利；歧视会使他们失去就业机会，这对他们的生存不利；歧视会使他们产生心理压力，甚至会仇视社会，并报复社会。因此，必须为消除对艾滋病病毒感染者和病人的社会歧视而努力。

消除对艾滋病病毒感染者和艾滋病病人的歧视，根本上还是要大力传播艾滋病的基本知识，让艾滋病的 3 条传播途径知识和预防艾滋病的知识家喻户晓，让群众知晓哪些途径是不会传播艾滋病的，消除群众在与艾滋病病毒感染者和艾滋病病人接触时的不必要的顾虑。并要让群众理解艾滋病病毒感染者和艾滋病病人是疾病的受害者，是和其他病人一样需要得到社会同情和关怀的，同时也要让群众理解，对他们的理解和关怀有利于艾滋病的控制，因此也是关心自己。只有当社会对艾滋病病毒感染者和艾滋病病人有了较好的宽容度，他们才能在社会的关怀中接受治疗，正常地生活和工作，提高生命质量，延续生命，这也有利于整个艾滋病的防控工作，自然有利于全人群。

(田本淳)

mànxìng fēichuánrǎnxìng jíbìng jiànkāng jiàoyù

## 慢性非传染性疾病健康教育

（health education for non-communicable diseases） 运用健康教育理论与方法，面向社会公众开展的以防控慢性非传染性疾病为目的的社会教育活动。慢性非传染性疾病指一组发展缓慢、并无传染性的疾病，简称慢性病，如心脑血管病、慢性阻塞性肺病等。中国卫生服务调查显示，中

国居民慢性病患病率由 2003 年的 123.3% 上升到 2013 年的 245.2%，十年时间翻了一倍。中国慢性病患病人数超 3 亿，慢性病死亡占居民死亡构成的 85%。慢性病无论是对人群的健康还是对国民经济都是巨大的潜在性威胁，世界银行在 2011 年 7 月 26 日所发表的《创建健康和谐生活：遏制中国慢性病流行》报告中指出，癌症、糖尿病、心血管疾病、慢性呼吸道疾病为中国的 4 种主要慢性病。慢性病已成为中国的主要死亡杀手，每年全国死亡总人数约 1 030 万，其中超过 80% 由慢性病所致。世界银行的报告指出，中国人当前的健康寿命（即没有疾病和残疾困扰的健康年数）仅为 66 岁，比二十国集团一些主要成员国少 10 岁；慢性病死亡率高于二十国集团的其他主要成员国：中风死亡率比日本、美国和法国高 4 到 6 倍，慢性阻塞性肺部疾病死亡率约为日本的 30 倍。慢性病属于行为-生活方式疾病，开展健康教育是慢性病防控的重要策略。

(田本淳)

xīn-nǎoxuèguǎn bìng jiànkāng jiàoyù

## 心脑血管病健康教育

（health education for cardia-cerebrovascular diseas） 以预防控制心脑血管病为目的而进行的健康教育活动。脑血管疾病指人体脑部血管由于某种原因而造成脑内血液供应障碍，所引起脑组织的损害的一组疾病。临床上称这类疾病为脑血管意外、脑卒中。其中出血性的脑血管病称为脑出血。心血管疾病同样是由于冠状动脉粥样硬化致使管腔阻塞或由于冠状动脉的功能性改变发生血管痉挛，引起局部心肌组织的血液供应和需求失去平衡而导致的心肌损害。

临床称为冠心病。冠心病最严重的临床表现是心肌梗死。冠心病患者随着冠状动脉粥样硬化的发展，将逐渐发展为心力衰竭和心律失常，25%～33%的病人可能突然发生心搏骤停。

**流行现状及危害** 心脑血管疾病在世界范围内的发生、发展主要经历三个时期，早期，由于社会生产力不高，在人群中主要疾病是传染病和营养不良，当时心脑血管疾病死亡仅占到人口死亡的 5%～10%；中期，随着某些严重危害人类健康的传染病得到有效的控制，心脑血管疾病的发生呈上升趋势，构成人类死亡原因的 10%～30%；近期即 20 世纪 60 年代开始，心脑血管疾病日渐成为威胁人类健康的主要疾病。其发生年龄提前，不论是在发达国家，还是在发展中国家，心脑血管疾病死亡率占到总死亡原因的 35%～45%。在中国，随着社会经济发展和人们生活方式的改变，心脑血管疾病成为城乡居民生命与健康的主要威胁。据国家心血管病中心发表《中国心血管报告 2018》指出，中国心血管病患病率及死亡率仍处在上升阶段。据推算，中国心血管病现患人数为 2.9 亿，死亡率居首位，占居民总死亡构成的 40% 以上；从 2009 年起农村心血管病死亡率持续高于城市水平。在脑血管病方面，2003～2016 年全国死亡率呈上升趋势，且农村地区高于城市地区。在危险因素控制方面，23%中国人患有高血压，患病率呈上升趋势，但治疗率明显提高，全国糖尿病患病率约 10%，但预防心血管病的措施不足；二手烟暴露有所改善，但吸烟人数有所增加；2012 年，脂肪供能比全国平均水平为 32.9%，超推荐值上

限；钠摄入量折合成食盐为14.5g，高于推荐值的一倍以上；2012年18岁以上居民超重率和肥胖率分别为30.1%和11.9%，较2002年分别上升7.3%和4.8%，控制体重与加强锻炼需要重视。

**健康教育** 包括以下几个方面。

积极宣传 在常年开展预防心脑血管疾病健康教育的基础上，还应利用每年的"高血压病日"（9月10日）通过报纸、广播、电视以及网络等媒介大力传播高血压的相关知识，如高血压的危害和高血压的危险因素；组织街头义诊宣传活动，免费给群众测量血压，发放健康教育材料等；组织群众广泛参与的"高血压防治知识竞赛"活动等。

群体干预 通过各种形式的教育活动帮助群众改变不良的生活习惯，如高盐饮食、高脂饮食、久坐不动以及吸烟酗酒等不良的生活方式等。提倡膳食平衡、低盐饮食。膳食应该以五谷为主食，选择多品种食物。为了方便群众记忆，可根据不同地区群众的习惯利用顺口溜、二人转、山歌、地方戏等形式开展传播活动。还可在社区举办"膳食指导班"，教授家庭主妇如何选择食物、如何安排一日三餐、如何烹饪。

戒烟限酒 戒除吸烟、限量饮酒是控制心脑血管病的重要措施。因此，要控制心脑血管疾病必须大力宣传吸烟、酗酒的危害，同时要营造不吸烟、不敬烟、不劝酒、不酗酒的文化氛围。

增加运动 宣传体能运动的好处，组织群众性体育运动，并通过社区、机关、学校、企事业单位组织群众参加的各种适宜的体育活动，还需要在各社区开发运动场所，增设运动器材，方便群众运动锻炼。

（田本淳）

**癌症健康教育**（health education for cancer prevention） 以预防控制恶性肿瘤为目的而进行的健康教育活动。癌症是以细胞异常增殖及转移为特点的一大类疾病，其发病与有害环境因素、不良生活方式及遗传易感性密切相关。

**流行现状及其危害** 癌症已经成为严重威胁中国人群健康的主要公共卫生问题之一，并造成了沉重的疾病负担。全世界约有22%的癌症患者在中国，2014年全国恶性肿瘤新发病例数380.4万例，发病率为278.07/10万，死亡病例229.6万例，死亡率为167.89/10万。肺癌依旧是中国发病率、死亡率第一位的恶性肿瘤。发病率其次为胃癌、结直肠癌和肝癌，而乳腺癌为女性发病首位。死亡率其次为肝癌、胃癌、食管癌。据国家癌症中心2019年1月发布的最新一期全国癌症统计数据，恶性肿瘤（癌症）死亡占居民全部死因的23.91%，且近十几年来恶性肿瘤的发病死亡均呈持续上升趋势，每年癌症所致的医疗花费超过2 200亿，防控形势严峻。

**健康教育** 包括以下几个方面。

健康科普宣传 每年5月第1周为"肿瘤防治宣传周"通过大众媒介或各地建立的抗癌协会、抗癌俱乐部等民众团体以及社区卫生服务机构开展形式多样的群众性宣传活动。宣传健康的生活方式防癌的知识；宣传早期发现癌症的信号等内容。制作和使用平面健康教育材料，发放给社区居民阅读或在社区张贴，介绍相关知识。

指导生活方式 坚持健康的生活方式，注意避免接触有毒有害的物质和环境，有三分之一的癌症是可以预防的。健康的生活方式包括平衡膳食、作息有序、情绪稳定、坚持运动，保持正常体重，戒烟限酒、保护生存环境等。

预防接种 在相关人群中进行对与肿瘤有关的病毒（如乙肝病毒、EB病毒等）的疫苗的接种。

健康体检 宣传并鼓励社区居民每年参加健康体检，通过健康体检能够早期发现疾病。同时也指导居民掌握自我检查的相关技能。

政策导向 通过促进政府出台相关政策来倡导健康的生活方式，如增加体育运动设施，给每户家庭赠送油勺、盐勺，创建健康社区活动等。

（田本淳）

**糖尿病健康教育**（health education for diabities） 以预防控制糖尿病为目的而进行的健康教育活动。糖尿病是一种由于多种因素（包括遗传和环境等）引起人体内胰岛素分泌绝对或相对不足，导致糖、脂肪、和蛋白质代谢障碍，以高血糖为主要临床特征的代谢紊乱疾病。人的血液中都含有葡萄糖，正常人的血糖维持在3.9 ~ 7.8mmol/L（70 ~ 140mg/dl），最高不能超过10.0mmol/L（180mg/dl）。糖尿病主要分为三型：第1种是1型糖尿病，又称为"胰岛素依赖型糖尿病"，患者多为小孩或年龄小于40岁的人；第2种是2型糖尿病，又称"非胰岛素依赖型糖尿病"，患者大多数为40岁以上的人；第3种是妊娠型糖尿病，占妊娠妇女的

2%~3%。其中 2 型糖尿病占糖尿病患者总数 95% 以上。

**流行情况及危害** 在中国，自 20 世纪 90 年代开始人民群众随着生活水平的提高生活方式也发生了很大改变，从而导致血糖异常和患糖尿病的人越来越多，其死亡率也已上升到继心脑血管疾病、肿瘤之后的第三位。2007 年 6 月~2008 年 5 月对全国 14 个省市自治区 48 431 名 20 岁以上人群进行 OGTT 血糖检测显示，中国城镇糖尿病的患病率为 11.6%，男性为 13.3%，女性为 10.6%。中国自 1989~2008 的 20 年中中国糖尿病患病率上升了 4 倍，中国已成为全球糖尿病患病率增长最快的国家之一。而糖尿病前期人群更是高达 50.1%，也就是说，每两位成人中就有一位是糖尿病的后备军。糖尿病前期是由普通人发展至糖尿病患者的必由之路。一般认为，在发生发展至糖尿病以前，患者将经历长达 10 年左右的潜隐期，因此，在非糖尿病人群中，尚存较多已诊断或未诊断的糖尿病前期人群。糖尿病前期是一个可逆的过程，对糖尿病前期进行早期干预，可使 2 型糖尿病发生危险降低 58%。调整生活方式是阻止糖尿病前期发展为糖尿病的最有效方式。因此，无论从糖尿病的预防还是糖尿病患者的临床干预，通过健康教育进行生活方式干预，都是最重要、最有效的策略与措施。

糖尿病对人健康的危害甚大，如若血糖控制不好，有可能发生多种并发症。最严重的是因动脉硬化引发的心脑血管疾病、眼底病变、肾衰竭等。

**健康教育** 包括以下几个方面。

**健康科普宣传** 大力普及糖尿病防治知识，利用可及的媒体，对大众普及糖尿病的相关知识，让大众了解糖尿病的危险因素、危害、症状以及预防措施，以及糖尿病人的自我管理知识等等。还可以组织互助小组活动，由接受过健康教育培训的社区卫生服务人员参与小组活动，在小组活动中配合使用健康教育材料，如发放小册子、折页以及光盘等，指导小组成员回家阅读和观看。

**行为干预** 1996 年，国际糖尿病联盟提出糖尿病现代综合治疗 5 个要点，即饮食疗法、运动疗法、药物治疗、血糖监测和糖尿病教育，俗称糖尿病综合降糖治疗的"5 驾马车"。糖尿病教育是其他 4 项干预的基础，每一项干预都离不开行为指导与行为改变。主要包括以下两方面。

**生活方式指导** 在社区开展预防糖尿病健康教育活动，指导高危人群的食物品种选择、进食量的计算和掌握、选择适宜运动、控制体重等。对于糖耐量异常和糖尿病人除了指导以上内容外还需对血糖的指血检测方法、药物的服用、就医等进行指导。

**心理疏导** 由于糖尿病是一种终生疾病，在短时间内只能控制而无法完全治愈，因此许多患者会产生焦虑、悲观的思想。那些已经出现并发症的病人就会有更多的心理问题。因此一定要在社区开展针对糖尿病患者的教育活动时增加心理疏导的内容，帮助病人克服不良情绪，鼓励病人积极通过自我管理争取好的治疗效果，提高生命质量。

(田本淳)

féipàng jiànkāng jiàoyù

**肥胖健康教育**（health education for obesity） 以预防控制肥胖为目的而进行的健康教育活动。

当人体的体重超过标准体重 10% 时，称为"过重"或"超重"；如果超过标准体重 20% 以上，则称为肥胖。肥胖症实质上是一种新陈代谢失调性疾病，其病因是在遗传基础上产生神经、精神和内分泌调节紊乱而致使摄入的食物热量长期高于机体的消耗量而以脂肪形式过多的存储在体内。肥胖症最初表现为外形肥胖，男性患者存积的脂肪主要分布在颈部和躯干部，而女性患者则分布于腹部、臀部和四肢。

**标准体重的计算方法** 小儿体重的估算方法是：6 个月以内的婴儿体重等于 3kg + 月份 × 0.7kg；6 个月以后的婴儿体重等于 3kg + 月份 × 0.4kg；1 周岁时平均体重约 9kg；2 周岁时平均体重约 12 kg；2 周岁至 10 周岁小儿体重 kg = 年龄 × 2+8

成人的标准体重可以根据公式计算，其中身高在 155cm 以上的成人标准体重的计算公式是：标准体重（kg）=［身高（cm）-100］× 0.9；而身高在 155cm 以下的成人标准体重（kg）= 身高（cm）-100。

**判断肥胖的方法** 包括以下几种情况。

**小儿肥胖的判断方法** 判断小儿肥胖的方法有很多种，常用的有体重的平均值（X）及其标准差（SD）。正常范围为：X + 2 SD；超重为：测得体重超过平均值的 10%~20%；或测得体重>平均值+2SD；轻度肥胖为：测得体重超过平均值的 20%~30%；或测得体重>平均值+2~3SD；中度肥胖为：测得体重超过平均值的 30%~50%；或测得体重>平均值+3~4SD；重度肥胖为：测得体重超过平均值的 50% 以上；或测得体重>平均值+4SD 以上。其他判断小儿肥胖的方法有百分位法、测量皮褶厚度等。

**成人肥胖的判断方法** 肥胖的程度可分为 3 种：轻度肥胖（Ⅰ度）超标准体重 20~30%，按体重指数（BMI）计算：BMI > 25~30kg/m²；中度肥胖（Ⅱ度）超过标准体重 30~50%，按体重指数（BMI）计算，BMI > 31~40kg/m²；重度肥胖（Ⅲ度）超过标准体重 50% 以上，按体重指数（BMI）计算，BMI >40kg/m²。

**流行病学及其危害** 肥胖作为一种疾病正在全球流行，更多见于经济发达国家。美国肥胖总发生率为 35%，中国部分地区的调查提示中国大中城市儿童肥胖的检出率与发达国家相接近。中国自 20 世纪 90 年代以后，随着国民经济的发展和人民生活水平的提高，特别是大城市的居民，也包括城市郊区的农民，生活方式发生了很大的改变，超体重者和肥胖者数量每年以 1% 以上的速度迅速增长。

肥胖是一种疾病。轻度肥胖多无症状，而中度和重度肥胖者则可能有怕热多汗、呼吸短促、容易疲劳，嗜睡、心肺功能不全、腰酸、关节疼痛以及皮肤粗糙和色素沉着等。肥胖症患者常有多种危害健康的并发症和合并症。常见的有心血管系统、消化系统、呼吸系统并发症。如合并高脂血症、高血压以及高胰岛素血症，从而加重了动脉粥样硬化和冠心病的危险。肥胖常导致脂肪肝，引起胆道系统内结石、消化功能障碍等。严重的肥胖者由于胸壁肥厚、膈肌抬高、呼吸受限，导致机体缺氧，并发展为慢性肺源性心脏病。此外，肥胖者常伴有糖耐量低下。有证据提示，肥胖者糖尿病的发病率比正常体重者

高出 4 倍。由于性腺功能紊乱，女性患者可有经血量减少，闭经甚至不育；男性患者则可能产生阳痿等。还有资料表明，肥胖影响人的寿命，肥胖儿平均要缩短寿命 10 年。瑞典有一研究，跟踪 500 名肥胖儿，结果发现肥胖儿平均寿命较总人口短 10 年，死亡率较总人口同年龄组高 70%。

**健康教育** 包括以下两个方面。

**健康科普宣传** 一般而言，肥胖健康教育以群体方式为主，以个体指导为辅。一方面通过大众媒体和平面及音像健康教育材料传播相关知识，另一方面需要在基层加大卫生人员在群众中开展广泛而深入的人际传播活动，对干预对象进行分类宣讲指导。如通过社区卫生服务站在社区组织干预对象培训班，给干预对象授课，指导干预对象改变饮食结构和运动习惯等。因为肥胖控制是涉及饮食和运动两大重点内容的生活方式改变的内容，也是最难改变的行为习惯，因此要坚持长期干预的思想。

**行为干预** 对于肥胖的干预首先是预防肥胖的发生，而要预防肥胖发生就要从预防超体重开始，关键就是控制体重。而控制体重、预防肥胖的健康教育主要是针对饮食和运动行为进行干预。在各人群中，以超出标准体重的人群为重点干预对象，同时还需要将有肥胖家族史、高血压家族史、糖尿病家族史的人群作为重点关注对象，如果发现在体重控制方面存在有危险因素，就要纳入重点干预对象范围。干预的方法按具体内容进行设计，建议采取如下的干预方法。

**控制饮食** 超体重和轻度肥胖干预对象：指导其学习控制脂

肪和含糖食品的摄入，采用多蔬菜少油肉的膳食，不吃甜食，不喝含糖饮料。中度肥胖者：让干预对象学会计算膳食热量。在长期定量节食的基础上还可以配合间断进食的方法，即在每周定期进食一天，仅进食 0.5~1kg 的蔬菜水果。值得注意的是控制饮食必须长期坚持，当取得效果后，摄入的热量就维持在该水平。当然，在控制饮食期间，仍然要注意膳食平衡和各种营养成分的搭配。

**加强运动** 长期坚持体力劳动和身体活动是治疗肥胖症的另一个主要手段。控制肥胖所用的运动方式应该是平缓、强度适中、长时间的身体活动，才能达到消耗脂肪的目的。对于高度肥胖者可以采取散步的方式，每天一小时以上。而中度肥胖患者可以进行慢跑、登山、爬楼梯、骑自行车、游泳、健美操等。每日运动 30~60 分钟，每周运动 3 次以上。超过 60 岁的老人运动强度应以运动时的最大心率不超过 120 次/分为宜。肥胖的儿童可能因运动带来不舒服，因而不想动，因此需要动员父母帮助孩子养成运动的习惯。选择方便且有趣的运动，可先从轻缓的身体活动开始，慢慢再增加活动强度、次数和时间，还可利用日常生活中"动"的机会达到消耗热量的目的。可以把运动与热量的消耗告诉孩子，让他们自我监测和评价。

**心理指导** 由于形体肥胖，患者往往动作笨拙，羞于参加各种活动。而参加活动少，又会加剧肥胖。因此在控制肥胖时必须做好心理疏导，帮助肥胖患者克服孤独、压抑、焦虑和自卑心理。只要对控制体重树立起信心，在饮食控制和增强运动方面坚持不

懈，就一定能够获得理想的效果。心理支持方面可以采用邀请心理医生讲课，帮助解决一些心理障碍。在组织活动方面可以组织超重、肥胖者一起活动，让他们相互鼓励，增强信心。此外，还可以请减肥成功的人给其他人传授经验，发挥榜样的作用。

（田本淳）

chéngyǐn xíngwéi jiànkāng jiàoyù

# 成瘾行为健康教育

（health education for addictive behaviors） 关于成瘾行为而进行的干预和宣传教育的活动。成瘾行为指那些对某些物质或者某些行为的依赖的不健康行为，如吸毒（毒品使用）、酗酒、吸烟，近年来将网络游戏成瘾也纳入成瘾行为。

**行为特征** 成瘾行为一旦形成，会表现出一系列心理和行为表现。其行为特征是对成瘾物质产生依赖，已经成为成瘾者生命活动中不可缺少的部分，一旦中止成瘾性物质的使用，将立即引起戒断症状；一旦恢复成瘾性物质的使用，戒断症状将完全消失，同时产生超常的欣快感。

生理性依赖 机体的循环、呼吸、代谢、内分泌等系统对成瘾物质形成生理平衡，以适应毒品、药物等精神活性物质的额外需要。

心理性需要 成瘾行为完全整合到心理活动中，成为完成智力、思维、想象等心理过程的关键因素。

社会性依赖 一旦进入某种社会环境或状态，就会出现该行为。

戒断症状 一旦中止成瘾性物质的使用，会出现焦虑、激越、抑郁、自伤甚至自杀等精神异常，同时会出现不适、出汗、恶心、肌肉疼痛、流涎、震颤等躯体异

常症状，是一组心理和生理的综合改变。

**影响因素** 成瘾行为的形成除了行为者的人格特征等心理因素外，还受到多方面社会因素的影响。包括：①社会环境因素。无论发达国家还是发展中国家，都存在着不良的社会环境影响，如失业、暴力、拜金主义等，会促使易成瘾者通过吸毒产生的梦幻感获得暂时的内心安宁。②社会心理因素。由于现代社会生活节奏加快、竞争激烈，生活紧张性刺激增多，使人们应激增加。因此，有易成瘾者借酗酒、吸毒来消除烦恼、空虚、失败等心理感受，甚至通过吸毒产生的幻觉感，逃避现实生活中压力。③文化因素。不同社会文化现象中成瘾行为具有社会润滑作用。如烟和酒作为社会润滑剂，使社会交往更易成功，在社会认同感上能取得难以替代的满足作用。如中国的传统习俗中，饮酒、敬酒是喜庆和礼仪场所的重要活动，助长了劝酒、酗酒的陋习。④传媒因素。媒体宣传和广告效应以及影视作品中的吸烟、豪饮的人物形象，对青少年具有强大的诱惑作用和负面影响。⑤团体效应。各类社会团体内存在的吸毒、酗酒、吸烟现象，其致成瘾作用对具有强烈认同感的成员来讲，影响远远大于外界。⑥家庭影响。成瘾行为往往具有家庭聚集现象。除了来自周围人的行为方式影响，同时。家庭成员享有共同的遗传基因，亦可解释家庭聚集性。

（田本淳）

yuǎnlí dúpǐn jiànkāng jiàoyù

# 远离毒品健康教育

（health education for stay away from drugs） 关于远离毒品而进行的社会干预和宣传教育活动。

**药物滥用** 指过分和有害地使用有潜在成瘾倾向的药物，导致了不可逆的躯体损伤，它违背了社会风俗和文化，以取得快感或避免不快为特点的一种精神和躯体性病理状态。常见的成瘾性药物按其药理作用可以分为以下几种。

麻醉性镇痛药 具有强烈的镇痛作用，如吗啡、阿片、海洛因、可待因、美沙酮、二氢埃托啡（DHE，俗称"口含片"、强痛定、头痛粉、去痛片）。

镇静催眠药 可以有效地帮助人们入眠和缓解焦虑。如巴比妥类（苯巴比妥等）、苯二氮䓬类药物（地西泮、氯氮䓬、硝西泮、三唑仑）等。

中枢神经兴奋剂 服后常常有一种亢奋的感受，心理依赖突出。如苯丙胺、甲基苯丙胺（冰毒）、可卡因、亚甲二氧基甲基苯丙胺（摇头丸）等。

大麻类 吸入后可引起一系列的生理和心理效应，包括对感知、思维、情绪、记忆以及精神运动协调能力的影响。

致幻剂 可引起异常的感觉改变，产生幻觉等相应的精神运动改变，如麦角酰二乙胺（LSD）、甲基苯丙胺（冰毒）也具有致幻作用。

挥发性有机溶剂 吸入后能使人产生依赖的挥发性气体。类别很多，最常见的是工业上用的原料中的一些挥发性气体，如汽油、打火机燃料、香蕉水等。

精神活性药物 如氯丙嗪、氯氮平等。

其他 酒精、香烟等。

由中华人民共和国第十届全国人民代表大会常务委员会第三十一次会议于 2007 年 12 月 29 日通过并自 2008 年 6 月 1 日起开始

施行的《中华人民共和国禁毒法》第二条解释说，"本法所称毒品，指鸦片、海洛因、甲基苯丙胺（冰毒）、吗啡、大麻、可卡因，以及国家规定管制的其他能够使人形成瘾癖的麻醉药品和精神药品。"

**药物滥用的危害** 药物滥用的危害非常大，从近期影响来说，成瘾物质可影响吸毒者的躯体和心理状态。以在青少年中滥用最多的苯丙胺类兴奋剂（MDMA，摇头丸）为例，服用后在心理上会产生亲近感和界限性自我意识降低，因而社会交往随便，情感沟通轻浮，降低了心理防御能力；在生理方面视觉感知和时间感知有所改变，会使人产生幻觉；还出现食欲下降，睡眠减少，性欲减低；从事学习和劳动的意愿淡薄，学习和劳动能力下降；过量滥用还可致急剧中毒（300～400mm 引起），通常开始时出现焦虑不安和激动，继而产生高血压危象。还有感觉异常，眼球震颤，共济失调，高热惊厥。严重者出现肾衰竭，弥散性血管内凝血，横纹肌溶解，甚或致死。长期的危害则有以下几方面。

**成瘾** 依赖综合征和戒断症状对抑制力较薄弱的青少年来说是主要危害。有的烦躁不安，抑郁，运动迟缓和精神萎靡；阿片类成瘾者表现为流泪流涕、恶心或呕吐、疼痛、心慌、呼吸困难。有的心境恶劣，易激惹，甚至惊恐发作，冲动伤人或自伤，自残。其共同特点是对成瘾物质产生异常强烈的渴求感而不择手段地获取药物。

**精神障碍** 药物滥用可导致心境障碍、注意力缺陷多动障碍和品德障碍。药物滥用还与青少年抑郁和自杀明显相关。

**智能障碍和人格变态** 临床发现酒和药物滥用的青少年，智力受损明显，学习困难突出，严重者出现遗忘综合征。长期依赖成瘾物质的青少年，多表现出社会退缩，缺少同情心和进取心，自私，凶残，品行败坏。此外，共用注射器吸毒会增加感染和传播艾滋病及其他性病的危险性，毒品不仅严重损害人体健康，而且导致吸毒者个人经济崩溃、家庭解体；不可避免地衍生盗窃、抢劫、卖淫、暴力、凶杀等恶性犯罪，给个人、家庭及社会带来了不可估量的危害。

**健康教育** 由于对吸毒是一个非常复杂的社会现象，是药物、人和环境三方面相互作用的结果，因此对药物滥用的干预需从多方面入手。目前提倡开展三级预防，采用三减策略。三减策略主要是减少毒品的供应、减少毒品的需求和减少毒品的危害。三级预防则主要是针对不同的人群开展不同的教育干预活动，以提高大众对预防药物滥用的认识和抵制能力，同时帮助吸毒者通过治疗、康复，而重返社会。其中一级预防是利用大众媒介和组织开展的大型群众性宣传活动向广大群众宣传毒品的危害和禁毒法规，提高群众对毒品危害的认识，自觉抵制毒品。二级预防是针对重点人群和在重点场所开展干预活动，青少年、无业者以及流动人群都是重点人群。歌舞厅、酒吧是重点场所。要在调查的基础上选择有针对性的有效干预方法进行干预，帮助提高他们抵挡毒品的诱惑的能力。三级预防主要是为吸毒者提供治疗、康复帮助。目前国内各种形式的戒毒机构都在提供这类服务。具体的干预方法有以下几方面。

**公众宣传** 利用每年的 6 月 26 日"国际禁毒日"开展宣传活动，通过电视、广播和报纸等大众媒体开展广泛的宣传活动，宣传吸毒危害和国家禁毒法，提高人们对各种毒品的认识和对吸食毒品的警觉，了解吸毒的危害，特别是需要深入社区、学校开展针对青少年的宣传教育活动。

**创建"无毒社区"** 杜绝药物滥用行为的第二条重要途径是改变环境。发动某些社区开展创建"无毒社区"活动，由政府出面、组织社区群众参与。通过社区干部和左邻右舍的邻居监督，可以发现某些吸毒人员，并通过工作使那些刚开始吸毒的人尽早得到治疗，戒除毒瘾。此外，要关注无业人员、个体户、出租车司机、娱乐场所的女服务人员等容易染上毒品的重点人群。

**社区医疗** 海洛因成瘾者需要救治而且需要安排康复和回归社会，鉴于吸毒人数多，专业医疗和心理康复人员不足而治疗本身又是一个漫长的系统工程，再加上国内经费资源有限这些特点，因此，越来越多的人支持在社区医疗服务机构进行康复治疗，即把海洛因成瘾的脱毒与康复纳入社区医疗范围之中。试行医生和邻里监督下的家庭脱毒。可在一个社区或几个社区联合组织社区帮教体系，由医护人员、家属、邻里组织机构人员相结合进行，使戒毒者走向正常生活。在社区医疗中试办戒毒与康复治疗，可节约人力、物力与财力，只要方法得当，其管理模式也可与创建无毒社区结合在一起。

**利用法律法规** 现在，中国已经制定了一些相关的法规以控制吸毒、贩毒现象。如国务院《强制戒毒办法》规定，对吸食、注射毒品成瘾人员在一定时期内通过行政措施对其强制进行药物治疗、心理治疗和法制教育、道德教育，使其戒除毒瘾。强制戒毒期限为 3 个月至 6 个月。中国《刑法》第三百四十七条也规定，走私、贩卖、运输、制造鸦片 1kg 以上、海洛因或甲基苯丙胺 50g 以上或者其他毒品数量大的，处十五年有期徒刑无期徒刑或死刑、并处没收财产。医院也要按照《麻醉品管理办法》和《精神药品管理办法》，做到有专人管理、专用处方、专人领取、专门登记等。这些法规对于减少吸毒行为也都发挥了重要的作用。

**强制戒毒**　对于已成瘾的人现在通行的治疗方法既有自愿戒毒，也有强制戒毒，中国许多省份的医疗机构、民间团体等都办了戒毒所。即对吸毒者使用药物以使他们度过急性戒断期以初步摆脱毒品束缚的治疗方法。当前国内各单位分别使用的药物有如美沙酮、丁丙诺非或可乐定、洛非西汀等。凡在正规戒毒所中治疗大部分可脱毒成功。

**美沙酮维持治疗与针具交换**　对吸毒者提供戒毒治疗，帮助他们戒断毒品，重返社会是减少吸毒人群艾滋病感染率的重要措施。然而由于毒品的成瘾性，戒毒后的复吸率高使得戒毒工作十分困难。为此，不少地方针对静脉吸毒者的行为开展美沙酮维持治疗和针具交换。

美沙酮维持治疗：美沙酮是一种麻醉药品。它具有有效地抑制阿片类药物的戒断症状，一次大剂量口服后，药效可维持 24～36 小时，同时具有安全、可口服的优点。因此，国际上通常把它作为非法麻醉药品的替代治疗药物。在一定场所固定为吸毒者提供美沙酮口服，以替代静脉吸毒，减少感染的危险。

清洁针具交换：由于静脉吸毒行为非常难改变，为了减少因共用针具而造成艾滋病的流行，世界上有不少国家通过为吸毒者提供质量可靠的一次性注射器和注射器消毒剂，回收被污染的注射器，同时对吸毒者进行安全注射教育；或通过社会营销的方法，向吸毒者销售质量可靠的注射器，同时传播有关预防艾滋病的知识。

（田本淳）

xùjiǔ jiànkāng jiàoyù

## 酗酒健康教育 （health education for excessive drinking）　关于酗酒进行的预防干预和宣传教育的活动。酗酒指对酒精依赖、沉湎于酒精状态的行为。

**危害**　酒精是常被滥用的药物之一。少量的饮酒可能对身体不会产生危害，但是大量的酒精就会对人体造成伤害。当血液中酒精含量达 0.1% 时，人的动作协调、视觉、言谈及平衡会受损，出现中毒现象。当血液中酒精含量达 0.5% 时，神经生理平衡会严重受损而且失去意识。长期过量饮酒与脂肪肝、肝静脉周围纤维化、酒精性肝炎及肝硬化之间密切相关。在每日饮酒的酒精量大于 50g 的人群中，10～15 年后发生肝硬化的人数每年约为 2%。肝硬化死亡中有 40% 由酒精中毒引起。过量饮酒还会增加患高血压、脑卒中等疾病的危险；司机酗酒也是造成交通不安全的重要因素，酗酒将导致事故及暴力的增加，不仅危害个人，也会危害社会。另外饮酒还会增加患乳腺癌和消化道癌症的危险。酒精对骨骼的影响也取决于饮酒量和期限，长期过量饮酒使矿物质代谢发生显著变化，如血清钙和磷酸盐水平降低及镁缺乏，这些都可导致骨骼量异常，容易增加骨质疏松症的发生和导致骨折。过量饮酒还可改变人的判断能力。长期过量饮酒还可导致酒精依赖症、成瘾以及其他严重的健康问题。

长期持续酗酒（酒精依赖）的人会产生酒精耐受性，即需要更多酒精才能达到先前相同的效果。但到后期，患者的耐受力反而降低，导致比先前量少的酒精亦可出现中毒现象。有的会产生戒断症状：当停止饮酒时，患者会出现极不舒服的反应，如出汗、脉搏明显增加至 100 次/分钟或更高、出现手部震颤、失眠、呕吐、暂时的幻觉（如见墙壁移动），或蚁走感，全身震颤甚至抽搐。部分症状（如全身震颤、手部震颤）也会在患者醒后出现，使他们会用再喝酒来控制症状。严重的酒精中毒会引起死亡（酒精会抑制延脑的呼吸中枢，造成呼吸停止，另外血糖下降也可能是致命因素）。孕妇酗酒会产生酒精性胎儿综合征（酒精在胎儿体内代谢和排泄速率较慢，对发育中的胎儿造成各种伤害，包括胎儿畸形、死胎、生长迟滞及行为缺陷等）。总之，长期无节制地饮酒对人的健康和生命构成严重的伤害和威胁，酒精依赖者给自己的身体、精神、家庭和社会带来的危害性是不能低估的，因此，酒精依赖已经成为当今世界上主要公共卫生问题之一。

**健康教育**　由于酒精依赖的病因学既有生物因素，也有病理、心理因素。因此，对酒精依赖者的预防和控制应以多种方法相结合，包括对戒酒和戒断综合征的治疗。①充分利用多种传播媒体，加大健康科普力度。广泛宣传酗酒对自己、对他人、对家人、对社会造成的危害。倡导少饮酒或不饮酒。②将有关健康教育内容列为学校健康教育课程内容。③提供多种可供选择的业余文化活动内容和条件，改善枯燥的生活环境，帮助人们选择有益健康的文体娱乐活动，建立健康的生活方式，减少酒精依赖的产生。④对酗酒的成年人，可采取行为疗法和必要的药物治疗，戒除酒精依赖。⑤社会救助及心理辅导。包括改善社区环境，家庭支持，单位支持，个体和集体心理治疗，能激发患者的解救愿望。鼓励患者参加文体和学习活动，引导其逐步适应新的社会生活。⑥成立戒酒组织。动员已经成功戒酒的人出面组织戒酒协会，动员自愿戒酒者参加。使酒精依赖者得到鼓励和支持。目前在世界上已经成立的一些戒酒组织，如美国的嗜酒者互戒协会。

（田本淳）

wǎngluò chéngyǐn zōnghézhēng jiànkāng jiàoyù

## 网络成瘾综合征健康教育

（health education for internet addiction disorder，IAD） 对网络成瘾者的健康教育干预和行为矫正的活动。网络成瘾指个体反复过度使用网络导致的一种精神行为障碍，是在无成瘾物质作用下的上网行为冲动失控，其后果可导致性格内向、自卑、与家人对抗及其他精神心理问题，出现心境障碍，部分成瘾者还会导致社交恐惧症等。中国至今没有关于"网络成瘾"，也就是"网络依赖"的确切诊断标准，个别单位出台的标准还没有得到公认，其原因是因为网络的迅猛发展是近些年的事，而世界卫生组织的ICD-10，美国的DSM-Ⅳ，中国的CCMD-3，这三个主要精神疾病诊断体系显然无法成为今天的"网瘾"诊断标准。在国家有关部门没有正式出台网瘾诊断标准之前，一般公认的最基本的条件是：①不良的网络使用方式，心理行为出现对网络操作的依赖，出现耐受性增加和戒断症状。②无法停止或减少上网，甚至不顾持续使用网络所带来的不良后果，包括生理身体和心理精神方面的不良感受。

据统计，全球20多亿网民中，有1 140万人患有不同程度的网瘾综合征，占总人数的6%。进一步调查还发现，有网瘾的人多集中在学生、无固定职业者（网虫）及家庭主妇，这些人有充裕的时间痴迷电脑，因而是易感者。

**健康教育** 目前没有统一的、成熟的对网瘾的健康教育干预方法。在采取干预措施之前要首先找出网瘾者沉迷于网络的原因，进行具体的分析，尽量先着手消除或减少上网的诱因和减少上网的可行性。逐步引导网瘾者转移注意力和兴奋点，减少对网络的依赖，而不是"武力"中断或终止其上网行为。在具体进行心理干预和行为引导时可以根据网瘾者的个人特质，选用音乐法、运动法、劳动法、竞赛法等多种不同的方法进行干预，并不断观察和调整。

对网络成瘾者的干预和行为矫正，目前提倡采用综合的心理社会干预措施，开展规范的心理指导、心理咨询、心理治疗。实施治疗的人员应为受过专业训练的合格人员。严格禁止限制人身自由的干预方法（如封闭、关锁式干预），严禁体罚和使用电击方法。对伴有明显焦虑、抑郁、强迫等精神症状的个体，应到治疗精神疾病的专业医疗机构进行诊断，并依照有关临床诊疗规范进行治疗。治疗使用精神科药物应严格掌握适应证。严格禁止损毁性外科手术。"网络成瘾"治疗是建立在自愿的基础上的。除非患者已经出现重性精神症状，如幻觉等，丧失了现实判断能力，否则不应强制。强制往往收效甚微，也不持久。在专业机构治疗后，家庭还需做好后续康复工作，这也是预防复发的关键。

（田本淳）

shànshí yíngyǎng jiànkāng jiàoyù

## 膳食营养健康教育

（health education for dietary and nutrition） 以合理营养平衡膳食为主题的健康教育活动。膳食营养与健康的关系十分密切，与生命的成长和生存息息相关。合理营养是健康的物质基础，而平衡膳食又是合理营养的根本途径。"吃"字贯穿着人的一生。人吃饭是为了摄取营养，因此，营养是生命和健康的基本保证。营养的好坏，关系到个人的成长和健康，从人群来讲则关系到民族的健康水平和人口素质，从遗传学角度更是关系到后代的健康水准。

**流行情况** 进入20世纪90年代，中国城乡居民的膳食状况明显改善，儿童青少年平均身高增加，营养不良患病率下降。但在贫困农村，仍存在着营养不足的问题。同时，中国居民膳食结构及生活方式也发生了重要变化，与之相关的慢性非传染性疾病，如肥胖、高血压、糖尿病、血脂异常等患病率增加，成为威胁国民健康的突出问题。

**进展** 为了给中国居民提供最基本的、准确的膳食营养方面的健康信息，指导公众合理膳食，卫生部于1989年首次发布了中国居民膳食指南，之后结合中国居民膳食和营养摄入情况，营养素需求和营养理论的知识更新于1997年和2007年对《中国居民膳食指南》进行了修订，于2008年1月发布了中国营养学会修订的《中国居民膳食指南（2007）》。此后中国大力宣传、普及《中国居民膳食指南（2007）》，以促进全民健康饮食，提升健康水平。这个"指南"保持了中国传统的以植物性食物为主、适当搭配和补充动物性食物的模式，并强调以合理营养、平衡膳食为核心。2016年5月13日国家卫生计生委疾控局发布了《中国居民膳食指南》（2016版），新指南由一般人群膳食指南、特定人群膳食指南和中国居民平衡膳食实践3部分组成。同时推出了中国居民膳食宝塔（2016年）、中国居民平衡膳食餐盘（2016年）和儿童平衡膳食算盘3个可视化图形，指导大众在日常生活中进行具体实践。指南的基本原则是：食物多样、谷类为主；多吃蔬菜、水果和薯类；每天吃奶类、豆类或其制品；经常吃适量鱼、禽、蛋、瘦肉，少吃肥肉和荤油；食量与体力活动要平衡，保持适宜体重；吃少油、少盐的膳食；控糖限酒；吃清洁卫生、不变质的食物。杜绝浪费，留新食尚。

**膳食指南** 主要包括以下几个方面。

膳食种类与所占比重 食物可分为5大类：第1类为谷类及薯类，谷类包括米、面、杂粮，薯类包括马铃薯、甘薯、木薯等，主要提供碳水化合物、蛋白质、膳食纤维及B族维生素。第2类为动物性食物，包括肉、禽、鱼、奶、蛋等，主要提供蛋白质、脂肪、矿物质、维生素A、B族维生素和维生素D。第3类为豆类和坚果，包括大豆、其他干豆类及花生、核桃、杏仁等坚果类，主要提供蛋白质、脂肪、膳食纤维、矿物质、B族维生素和维生素E。第4类为蔬菜、水果和菌藻类，主要提供膳食纤维、矿物质、维生素C、胡萝卜素、维生素K及有益健康的植物化学物质。第5类为纯能量食物，包括动植物油、淀粉、食用糖和酒类，主要提供能量。动植物油还可提供维生素E和必需脂肪酸。

《中国居民膳食指南（2016年）》中推荐的膳食宝塔将食物分为5层，包含每天应摄入的主要食物种类，膳食宝塔利用各层位置和面积的不同反映了各类食物在膳食中的地位和应占的比重（图1）。此外，每天身体活动应达到6 000步。

中国居民平衡膳食餐盘是膳食指南核心内容的体现，适用于2岁以上的健康人群。膳食餐盘描述了一餐膳食的食物组成和大致重量比例，形象直观地展现了平衡膳食的合理组合与搭配。餐盘分成谷薯类、鱼肉蛋豆类、蔬菜、水果等四部分，蔬菜和谷物比重所占的面积最大，占重量27%~35%，提供蛋白质的动物性食品所占面积最少，约占总膳食重量的15%左右，餐盘旁的牛奶杯提示了奶制品的重要性。按照餐盘的食物比例来搭配膳食，易于达到营养需要。餐盘上各类食物的比例展示简洁、直观明了，易于人们理解日常餐盘里膳食搭配的构成。有助于人们认识膳食中的谷物、蔬菜和水果等植物性食物为主体，以及奶制品的重要性（图2）。

中国儿童平衡膳食算盘是平衡膳食的可视化模板，是学龄儿童膳食指南推荐的核心精神体现。

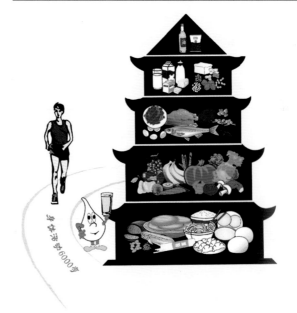

油25~30g
盐<6g

奶及奶制品300g
大豆类及坚果25~35g

禽瘦肉40~75g
水产品40~75g
蛋类40~50g

蔬菜类300~500g
水果类200~350g

谷类薯类250~400g
全谷物和杂豆50~150g
薯类50~100g

水1 500~1 700ml

中国营养学会

**图1 中国居民平衡膳食宝塔（2016）**

算盘覆盖了六大类儿童必需的基本食物，包括谷薯类、蔬菜类、水果类、动物制品类、大豆坚果奶类和油盐，以提供充足的营养素和能量；同时，算盘结构以植物性食物为主、动物性食物为辅，并建议少油盐，提出了每餐大致食物组成及食物份数，以保障儿童正常的生长发育，促进健康。中国儿童平衡膳食算盘适用于所有儿童，其食物份量适用于8~11岁中等体力活动水平的儿童（图3）。

**烹饪方法** 食物的烹饪与营养和健康的关系密切。中国地域辽阔，不同地域的人口味差别极大，但是从保持食物的营养成分和对健康有益的角度出发，食物的烹饪应按以下原则。

**能生不熟** 能够生吃的蔬菜就不必非烧熟不可。西方人很注意生吃蔬菜，因为蔬菜里的许多营养物质可能在加热的过程中受到破坏，失去了营养。如生菜、番茄、芹菜、白菜心、青椒、西蓝花等都可以生吃，而生吃时蔬菜中的维生素不会被破坏，对健康十分有利。但胡萝卜这类蔬菜则需要用油做熟才对，因为胡萝卜中的维生素 A 是脂溶性维生素，用油炒熟才有利于维生素 A 的吸收。

**能烫不蒸焖** 有的人不习惯生吃蔬菜，主要是嫌那股生味儿，但如果能用开水烫一下就可以解决生味儿的话，就最好采用烫的办法，烫了后可以凉拌着吃。这样既可以保持蔬菜的营养又可以解决口味问题，如芹菜等。

**能蒸不煎炒** 相对而言，蒸比炒要更能保持食物里的营养，而且炒菜用油往往比蒸要多，因此蒸着吃要健康一些。提倡能蒸着吃的食物就不要炒或煎，但蒸

的时间不能过长，时间过长会破坏维生素，失去营养。

**能炒不炖煮** 煮菜往往时间比较长，营养物质容易受到破坏，特别是青菜，长时间煮或炖就要破坏大部分维生素，相对煮炖而

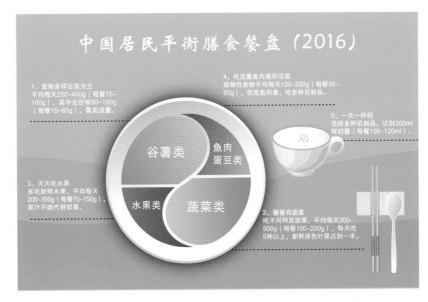

图 2　中国居民平衡膳食餐盘

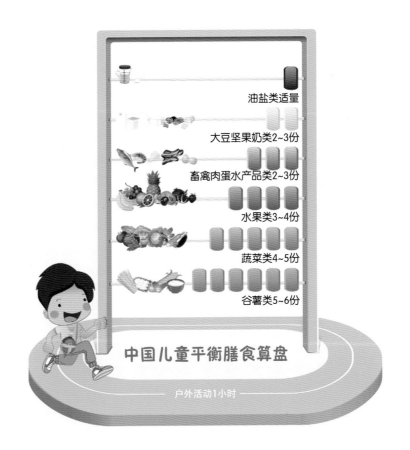

图 3　中国儿童平衡膳食算盘

言，炒菜又能保护一部分维生素，如果能够注意不用过多的油，炒菜要比煮炖更好。

能煮不油炸 烹调食物时尽可能不用烹调油或用很少量烹调油的方法，如蒸、煮、炖、焖、软熘、拌、急火快炒等。用煎的方法代替炸也可减少烹调油的摄入。油炸食物味香好吃，但是最不健康。因为高温的油往往要破坏食物中的许多营养素，同时油炸食物中都浸入了不少的油脂，脂肪过多造成高脂血症、高胆固醇血症，对健康十分不利。

一日三餐 合理安排一日三餐的时间及食量，对于人体健康也相当重要。无论是三餐的时间还是进食量，都需要根据职业（考虑劳动强度）和工作性质、工作特点等来具体安排。但是有些基本原则还是应该尽量遵循的，如进餐时间虽然不同工作性质有可能不一样，进食量也会因为劳动强度大小有不一样，但是尽量做到定时定量这一点大部分人都能够做到的，也是大部分人应该遵循的基本原则。

早餐 早餐作为每天的第一餐，对营养摄入、精神状态和工作学习效率都至关重要。早餐提供的能量应占全天总能量的25%～30%，一般情况下，早餐安排在早晨起床半小时后6：30～8：30为宜。每天都必须吃早餐，不吃早餐，容易引起能量及其他营养素的不足，降低上午的工作或学习效率。研究表明，儿童不吃早餐导致的能量和营养素摄入的不足很难从午餐和晚餐中得到充分补充。早餐距离前一晚餐的时间最长，一般在12小时左右，体内储存的糖原已消耗殆尽，应及时补充，以免出现血糖过低。血糖浓度低于正常值会出现饥饿感，

大脑的兴奋性随之降低，反应迟钝，注意力不能集中，影响工作或学习效率。

要吃好早餐，以保证摄入充足的能量和营养素。因此强调"早餐要吃好"。食物中的供能营养素是维持血糖水平的主要来源，蛋白质、脂肪和碳水化合物的供能比例接近1：0.7：5的早餐，能很好地发挥碳水化合物在餐后快速升血糖作用，同时又利用了蛋白质和脂肪维持进餐2小时后血糖水平的功能，两者互补，使整个上午的血糖维持在稳定的水平，来满足大脑对血糖供给的要求，对保证上午的工作或学习效率具有重要意义。早餐的食物应种类多样、搭配合理。可以根据食物种类的多少来快速评价早餐的营养是否充足。如果早餐中包括了谷类、动物性食物（肉类、蛋）、奶及奶制品、蔬菜和水果等4类食物，则为早餐营养充足；如果只包括了其中3类，则早餐的营养较充足；如果只包括了其中2类或以下则早餐的营养不充足。成年人早餐的能量应为2 930kJ（700kcal）左右，谷类为100g左右，可以选择馒头、面包、麦片、面条、豆包、粥等，适量的优质蛋白质，如牛奶、鸡蛋或大豆制品，100g的新鲜蔬菜或100g的新鲜水果。不同年龄、劳动强度的个体所需要的能量和食物量不同，应根据具体情况加以调整。

午餐 经过上午紧张的工作或学习，从早餐获得的能量和营养不断被消耗，需要进行及时补充，为下午的工作或学习生活提供能量。因此，午餐在一天三餐中起着承上启下的作用，提供的能量应占全天所需总能量的30%～40%。以每日能量摄入

9 209kJ（2 200kcal）的人为例，午餐主食的量应在125g左右，可在米饭、面食（馒头、面条、麦片、饼、玉米面发糕等）中选择；可按照均衡营养的原则从肉、禽、豆类及其制品、水产品、蔬菜中挑选几种进行搭配，可选择动物性食品75g，20g大豆或相当量的豆制品，150g蔬菜，100g水果，以保证午餐中维生素、矿物质和膳食纤维的摄入。午餐应安排在11：30～13：30为宜。对于脑力劳动者，午餐不宜过饱。因为脑力劳动者、特别是在大城市工作的人，午餐后就要接着工作，过饱胃里负担过重，血液循环往往加快，血液流量也加多，脑部的血液就要稍少一些，这时人就会感到困乏，没有精神，这样不利于学习和工作。即使是体力劳动者，中午吃得太饱也不利于劳动。因此强调"午餐别太饱"。

晚餐 晚餐与次日早餐间隔时间很长，所提供能量应能满足晚间活动和夜间睡眠的能量需要，所以晚餐在一日中也占有重要地位。晚餐提供的能量应占全天所需总能量的30%～40%，晚餐谷类食物应在125g左右，可在米面食品中多选择富含膳食纤维的食物如糙米、全麦食物。这类食物既能增加饱腹感，又能促进肠胃蠕动。另外，可选择动物性食品50g，20g大豆或相当量的豆制品，150g蔬菜，100g水果。

不少城市家庭，生活节奏紧张，白天忙于工作、学习，晚上全家团聚。晚餐过于丰盛、油腻，不仅破坏酸碱平衡，还会延长消化时间，晚上不去户外活动，即便不是立即睡觉，大多也是坐下来看电视或读书看报等，这样，含高蛋白、高脂肪的饮食，胃肠就难于消化，睡觉后肚腹也不会

舒服，导致睡眠不好。有研究表明，经常在晚餐进食大量高脂肪、高蛋白质食物，会增加患冠心病、高血压等疾病的危险性，晚餐以荤食为主者，比以素食为主者的血脂要高 2 ~ 3 倍。如果晚餐丰盛，荤食为主，偶尔吃一顿可以，若每天如此，则害多利少，营养学家认为，晚餐应以富含碳水化合物的素食为主，而蛋白质、脂肪类食物吃得越少越好。素食可在人体内生成更多的血清素，有镇静安神作用，有利于睡眠，对睡觉质量不佳或失眠者，吃素餐尤为有益。

晚餐摄入食物过多，血糖和血中氨基酸的浓度就会增高，从而促使胰岛素分泌增加。一般情况下，人们在晚上活动量较少，能量消耗低，多余的能量在胰岛素作用下合成脂肪储存在体内，会使体重逐渐增加，从而导致肥胖。此外，晚餐吃得过多，会加重消化系统的负担，使大脑保持活跃，导致失眠、多梦等。因此，晚餐一定要适量。从事夜间工作或学习的人，对能量和营养素的需要增加。如果晚上工作或学习到深夜，晚饭到睡眠的时间间隔往往在 5 ~ 6 小时或更长，在这种情况下，一方面要保证晚餐的营养摄入，要吃饱，不宜偏少；另一方面，还要适量吃些食物，以免营养摄入不足，影响工作或学习效率。一杯牛奶，几片饼干，或一个煮鸡蛋，一块点心等，都可以补充一定的能量和营养。

要注意晚餐时间与入睡时间的间隔。晚餐后 4 小时再睡觉比较适当，因此要强调"晚餐适当早"，安排在 18：00 ~ 20：00 就餐比较合适。因为这是吃到胃里的食物大都已被消化。如果间隔不足 4 小时就睡觉，人体新陈代谢开始变慢，血液循环和尿液形成与排泄也趋缓慢，尿液中的钙质与尿酸结合成尿酸钙，与草酸结合则为草酸钙，在体温之下可沉积于尿道的输尿管和膀胱，时间久了便可形成尿路结石。再说，晚餐后不久就睡，不但增加肥胖概率，而且糖尿病、心血管疾病种下了隐患。同时，应当强调晚餐时间要固定，避免今天早明天晚，或无定时，会对健康不利。据日本医学专家对 30 ~ 40 岁年龄组的人进行多年的晚餐饮食情况调查研究，发现在胃癌患者中，晚餐时间无规律者占 38.4%。

**健康教育**　膳食营养健康教育是一项实践性强、操作性强的工作，需要理论联系实际，针对不同年龄、不同职业、不同性别和不同健康状况人群的营养需求，给予针对性的膳食指导和饮食行为干预。如通过培训使社区医务人员掌握膳食营养的相关知识，再通过他们在社区开展膳食营养健康教育工作。在此类健康教育活动中应该尽可能地邀请社区居民参与，特别是在家庭中承担烹饪的家庭成员。除了给社区居民讲解营养的理论知识以外，要将理论知识与实际操作结合起来，通过对他们开展参与式的训练活动传授相关技能。例如，掌握盐、油用量，了解菜蔬如何搭配更有营养，粗粮如何细作，如何科学烹调等。特别是对慢性病患者的家庭中负责烹饪的家庭成员要进行更加细致的培训，尽可能采用形象的真实食物或食物模型来进行形象化培训，这样能够让参与者看得见、摸得着，还能亲手操作，学习起来有兴趣，还能记得住，这样能产生更好的效果。

（田本淳）

yùndòng jiànkāng jiàoyù

**运动健康教育**（health education for exersice）　关于适量运动，促进或维护机体健康的教育活动。运动不仅有助于保持健康体重，还能够降低患高血压、脑卒中、冠心病、2 型糖尿病、结肠癌、乳腺癌和骨质疏松等慢性疾病的风险；同时还有助于调节心理平衡，有效消除压力，缓解抑郁和焦虑症状，改善睡眠。目前中国大多数成年人体力活动不足或缺乏体育锻炼，应改变久坐少动的不良生活方式，养成天天运动的习惯，坚持每天多做一些消耗能量的活动。建议成年人每天进行累计相当于步行 6 000 步以上的身体活动，如果身体条件允许，最好进行 30 分钟中等强度的运动。

**积极影响**　主要包括以下几个方面。

对心血管系统的影响　体育运动能使心跳加速，血液循环加快，对血压有良好的调节作用，并能使自主神经兴奋性，使血管通透性增大，起到疏通血管的作用，降低患心血管疾病的危险。

对呼吸系统的影响　运动能使呼吸速度加快，并且增加膈肌活动幅度，有助于增加氧气的吸入和二氧化碳的呼出，可以增加身体细胞的氧代谢量。

对消化系统的影响　运动可以使消化腺的分泌量增加，从而增进食欲，通畅大便，有利于防治消化道疾病，调理消化系统的功能。

对代谢和内分泌系统的影响　运动可以促进和改善人体的物质代谢，降低总胆固醇、甘油三脂，预防动脉硬化。此外，运动还能促进维持体内激素水平，对延缓老化有很积极的作用。

对免疫系统的影响　运动能提高机体的免疫功能，增强抗病能力，减少发生肿瘤的机会。

对神经系统和精神的影响　运动对神经系统能够产生良性刺激，起到调节神经兴奋性的作用，使人保持良好的情绪，有利于心理健康。

**运动健康教育方法**　包括以下两方面。

宣传方法　针对运动的健康教育方法多采用预先指导和现场指导相结合的方法。预先指导可以通过面对面的人际传播方式进行，而更多的需要使用小册子、折页等平面健康教育材料传播有关的运动知识。现场指导则是在运动场地对参与体育运动的人进行指导。特别是在健身房、社区运动场所等地，可以邀请体育运动专家、医疗卫生方面的保健专家为运动爱好者提供指导。在专门的运动场地，还可以摆设或悬挂专门为指导运动制作的展板、招贴画等，指导群众科学运动，强身健体，预防运动中的伤害和预防身体体质条件不是很好的人诱发某些突发疾患。

在社区或单位举办的群众性体育运动比赛活动中应预先开展体育运动的意义进行宣传，同时对运动科学进行指导，以达到鼓励更多的人参与体育运动，强身健体，预防疾病，同时也指导群众科学运动。宣传活动可以配合专家讲座、健康教育材料发放，以及图片展示等活动。

宣传内容　主要包括以下几个方面

运动原则　主要包括以下几个方面。

强度适中　要根据自己的年龄和身体状况选择合适的锻炼方法和项目，要从简单、轻负荷量的运动开始，不要运动过度。有慢性病的人在请教医生后，选择符合自己的运动项目。运动量要循序渐进，逐渐加大，不可逞强。如有不适的感觉时要减少运动量。

进行运动锻炼的强度要适宜，不应过猛和剧烈，避免全身大肌肉群同时快速运动，也要避免呼吸过快或气喘。所谓适度，指无论做那种运动，都要循序渐进，逐步增加运动量，量力而行，以自己不感到累或不适为宜。如主观感觉不对劲、心脏、头部感到不适，应调整运动强度和运动量。进行运动时，应选择多种动作，以使关节自由运动的幅度逐渐增大。多种动作有利于促进血液循环，这对中老年人很有好处。同时，应注意四肢、手脚的运动，以促进末梢血液循环。

节律有常　日常生活和工作要有时间规律，每天的运动也要有一定的规律。睡前不宜作较激烈的运动，以免大脑兴奋影响睡眠。身体不适时，不要勉强进行锻炼。冬季时运动量可大一点，夏天运动量要小一点。持之以恒非常重要，任何项目的锻炼，都不可能立竿见影，需要长期坚持才能有效果，促进健康。不论哪种运动，坚持 3 个月左右，不但会成为习惯，而且可收到锻炼效果。以后哪一天不锻炼，反而觉得身体不舒服，腰腿觉得不灵活。还应提出的是，锻炼不但要注意季节变化，还要做到有劳有逸，有静有动。

有氧运动　所谓有氧运动就是指能够使身体的大肌肉有节律的收缩、心率和呼吸加快、达到增加氧消耗效果的运动，如长跑、慢跑、快走、打乒乓球、踢足球、打篮球、跳绳、游泳、做健身操等。在外界条件允许时，应该尽量到户外活动，特别是到有树有草、空气新鲜的环境中去运动。在这样的户外环境中不仅可以呼吸到新鲜空气，而且还能接受到日光的照射，有利于身体里钙的吸收。

活动量　每个人的体质不同，所能承受的运动量不同；个人的工作性质和生活习惯不同，在选择运动时间、内容、强度和频度时也可以有不同的选择。每天的运动可以分为两部分：一部分是包括工作、出行和家务这些日常生活中消耗较多体力的活动，另一部分是体育锻炼活动。

运动锻炼应量力而行，体质差的人活动量可以少一点；体质好的人，可以增加运动运动量。根据能量消耗量，骑车、跑步、游泳、打球、健身器械练习等活动都可以转换为相当于完成 1 000 步的活动量。完成相当于 1 000 步活动量，强度大的活动内容所需的时间更短，心脏所承受的锻炼负荷更大。不论运动强度和内容，适当多活动消耗更多的能量，对保持健康体重更有帮助。建议每天累计各种活动，达到相当于 6 000 步的活动量，每周约相当于 40 000 步活动量。

运动项目指导　哪种运动适合自己，要练上一段才能体验到，不妨尝试几种，然后从中选择自己喜欢的固定下来。如体质较好者，可以慢跑、爬山游泳、打乒乓球、跳老年迪斯科等；体质较差的，可选择走路、散步、打门球、跳交际舞、医疗保健操等；身体不好不坏属中等的，可打太极拳、舞剑、扇舞、打台球、广播体操等；有慢性病者可选择相应的气功、医疗保健操、散步、八段锦和按摩等。当然，也可根据条件和爱好，选择其他项目，如骑自行车、钓鱼、打羽毛球、跳绳、踢毽子，上下楼梯和使用运动器材、保健器材等。

中老年人身体各器官开始逐渐向老化方向发展，新陈代谢变慢。因此，中老年人要进行适当的运动锻炼，来延缓衰退的进程。锻炼的目的，是保持健康，防止和减轻某些老年病的发生。运动的项目和方式有各种各样，但要根据中老年人的身体变化特点，量力而行。适合中老年人行之有效的运动有太极拳、门球、舞剑、扇舞、五禽戏、游泳、老年迪斯科、医疗保健操、广播体操、八段锦、气功、交际舞、台球、乒乓球、走路、散步、慢跑、爬山、踩卵石及上下楼梯等。这些可以根据自己的喜好来选择，可以选一两项，也可以选二、三种，以适合自己，运动后感到舒服为准。适当的家务劳动和种菜、养花、打扫卫生等，也是很好的运动。

**快步走** 是一种普遍适宜的运动，快步走需要甩开双臂、仰头挺胸、大踏步地快走，并配合深呼吸。每次应该坚持走到身体发热、微微汗出、心率加快，并将这种状态保持 15 分钟以上，可维持的最高心率按 170 - 年龄计算。

英国和美国的一项对 8.4 万人的研究表明，走路会使患高血压的概率下降 83%，由此减少心脏病的发病率。这是首次对数量如此大的患者人群进行研究，以证明步行对身体健康的重要性。另外，他们还研究了步行对预防心肌梗死的作用。共有 2 678 名 81 到 93 岁的老人接受了调查，发现每天步行少于 125m 的人出现心肌梗死的可能性比步行超过这 125m 的人多 1 倍。走路不但可以防止肥胖，而且可以减肥。在饮食不变的情况下，每天快走 1 小时，1 个月可使体重减轻 1~1.5kg。

**登山爬楼** 登山作为一项体育运动，深受人们喜爱，不仅可以砺志冶情，而且可以强身健骨。登山会使人呼吸加速，心率增加，血液循环加速、新陈代谢加快，神经、心脏、呼吸器官、肌肉、皮肤、关节、眼睛等都得到锻炼，增强功能。

生活在城市里的人则可以以爬楼梯来代替登山。如果每天能够上下几次楼梯也可以起到登山的效果。经常上下楼，便可增强冠状动脉的血流量；肌肉活动量增加，耗氧增加，肺活量也随之增加，一般可由 3 000ml 提高到 3 500ml 以上，从而改善了呼吸系统的功能，而且在紧张工作之余，上下几次楼梯，可以使人精神得到松弛。

**跑步** 只要坚持跑步，就一定会减轻体重。即使体重仍在不断增加，也会因坚持跑步而逐渐下降。因为跑步比一般人消耗的热量要多。在开始跑步的第一年，男性可减轻体重 5~6kg，女性可减轻 3~4kg。当然，一个人的体重最后稳定下来，这要取决于你吃多少和跑多远。每天可以根据自身的情况，于早上或晚上，从 1km 开始，逐渐增加到 3km，只要坚持跑下去，不但可减肥，而且提高心肺功能，防止冠心病的发生。

慢跑比快跑要轻松得多，且不受时间和场地限制。慢跑有助于加快肩胛骨和髋骨的活动，促进肌肉运动，增强肌肉的力量，有助于大量摄氧和血液循环，提高心肺功能，增进身体抗病能力和减肥。开始慢跑时，可先快步走，然后改为慢跑，或走与跑交替进行，时间各半；几个月后可逐渐增加运动量，由 1km 增加到 5km。慢跑的强度不要过大，以不影响呼吸为好。了解是否达到或超过强度，可监测一下脉搏，50 岁以下者，慢跑时脉搏应保持在最大频率的 80%。慢跑结束，恢复到平静时，脉搏亦应达到平时的数值。

**游泳** 坚持游泳锻炼，对促进心血管系统和呼吸系统的功能，以及抵抗脊柱、胸廓的退行性变化，防止关节炎、减肥等都有很好的功效。在水中游泳，身体处于水平姿势，有利于深呼吸，使肺活量增大。游泳时，全身肌肉都在运动，使心脏喷出的血液比安静时多 10 倍。所以，经常游泳能使心肌收缩有力，血管的舒缩活动增强，对保持血管弹性非常有益。游泳 100 米消耗的热量是跑 100 米所消耗热量的 3 倍；游泳能消耗体内多余的脂肪，使血液中脂肪代谢酶的活力增强，所以，游泳也是一项有效的减肥活动。

**跳绳** 跳绳不受场地、时间限制，室内市外都可以跳。适合各种年龄的人进行运动锻炼。通过跳绳，可以使脚、踝、腿和肩、上肢、腕等部位得到锻炼；在跳绳时，内脏器官也在震动中得到锻炼；尤其可以提高心脏功能，使胸围增大，力量增加；由于快速的跳动，需要全身的力量，从而可消耗热量，消耗多余的脂肪，有助于肥胖者减肥。

**运动安全指导** 运动时由于体内水的丢失加快，如果不及时补充就可以引起水不足。在运动强度较大时，要注意运动中水和矿物质的同时补充，运动后，应根据需要及时补充足量的饮水。

**准备活动** 除了选择适合自己年龄和身体状况的运动外，还要注意在每次开始运动以前做些准备活动，让自己的身体舒展开，让肢体的各大关节也有所活动，以适应运动。不做与年龄、身体状况不相适应的运动。有健康问题的人在开始实施运动计划以前应该向医生咨询，获得医生的指导。在运动中如果身体感到不适时应该暂停运动。

场所安全　在运动中要注意消除和避免不安全的因素，特别是在户外运动时要注意不在有车辆行驶的路上运动，在自己不熟悉的环境或者光线不明亮的地方运动时也要特别注意安全，水性不好不要在江河湖海游泳。在进行如跳水、蹦极、跳伞、滑雪等特殊运动时，要有教练指导，确保安全，防止意外事故发生。到野外运动时应携带必要的外用药品，如创可贴、酒精棉、止血粉、绷带等，以备急需。

夏天运动注意事项　夏季气候炎热，不活动还要出汗，进行运动锻炼更要出汗。而且热天的新陈代谢比较旺盛，由于血管受热扩张，血液循环也会增强。因此，热天的运动量比冬春的运动量要减少一些。谚语说的："冬练三九，夏练三伏"，这是对那些运动员和身强力壮的年轻人而言，对老年人就不太适合。坚持运动锻炼的中年人，夏季的 6～8 月，应注意以下问题。夏天锻炼，如每天进行一次的，宜在早晨，因早晨比较凉爽，可以避免出过多的汗；如每天锻炼两次的，宜于晚上在凉台上或室内大厅里进行。运动出汗后，可用毛巾擦汗，不可用冷水洗擦，以免生痱子；亦不可回到家就对着电扇吹，或用冷水冲澡。运动后汗腺还未闭合，一旦热身体突然受到强冷刺激，会使汗腺的排汗功能降低或丧失，

容易诱发肌肉酸痛、关节痛、感冒、腰部、肩部疼痛等。正确的方法是用温热水擦洗或冲澡。口渴时，且勿喝冷饮（汽水、冰糕、冰激凌、冰镇饮料等）。因突然受到强冷刺激，容易引起胃肠功能紊乱，如胃肠痉挛、出现胃痛、腹痛、腹泻等，宜喝温开水或温茶。热天运动，尤其是三伏天，不但要减少运动量，还要缩短锻炼时间。切忌在阳光下或高温天气中锻炼。气温过高，易发生中暑，患有心脑血管疾病者易引起发作或导致生命危险。患有心脑血管疾病或其他老年病者，热天只可做轻微的活动，如活动以下四肢，伸伸懒腰，蹬蹬腿，拍打一下腰腿，或来回走走，散散步等，尽量避免出汗多的活动。并随身带些药品和茶水，一有不适及时服药。

冷天运动注意事项　对于年轻人来说，冬季的运动项目有跑步、篮球、足球、拔河、跳绳、打拳、举重、冬泳、冷水浴等较适合，可以根据自己的爱好，选择其中的一两项即可。中老年人在冬季锻炼，一般适合快速步行和慢跑，能增强心脏功能及肌肉、关节的力量，既可使身体变暖，又不致身体疲劳；打拳和做操也很好，如打太极拳和徒手操，可以在快速步行和慢跑之后身体变暖后进行。冬季锻炼的时间，可根据自己的情况，一般是早晚，也有的是上午或下午。每次以 30 分钟至 1 小时为宜。最好是每天都坚持锻炼，除非遇到大雨、大雪、大风、路滑天气，可以暂停在室外锻炼，或改在室内进行。冬季锻炼，对身体较弱者，外出时可以穿的厚一些，锻炼一会，身体感到暖和，在脱去厚衣（以不冷为准），继续锻炼直至结束。

结束后应注意披上衣服，防止感冒。跑步时，如感到上气不接下气，需要用口喘气，说明跑的速度太快，应改为慢跑，调整到不喘为止。而且要用鼻呼吸，不可用嘴呼吸。尤其是切忌憋气。因为憋气会给心脏带来较大的负荷，而对心血管疾病患者不利，甚至会发生意外。

患有冠心病、高血压、气管炎等病症及居住在北方地区的中老年人在寒冷的天气里外出运动时一定要先做好准备活动，不可从温暖的室内突然进入到寒冷的环境中，最好能够有一个适应过程，先在室内做些准备活动使身体开始发热、并在楼道或过厅里适应一下比较低的温度后再外出运动。

（田本淳）

tūfā gōnggòng wèishēng shìjiàn de jiànkāng jiàoyù

## 突发公共卫生事件的健康教育（health education for public health emergencies）

在突发公共卫生事件前后和应急处置过程之中，为快速普及防控知识和技能，提高涉事人群和公众的自我防护能力而开展的有针对性的健康教育活动。是依法处置突发公共卫生事件工作的重要组成部分。2003 年 5 月由国务院颁布的《突发公共卫生事件应急条例》，将突发公共卫生事件定义为"突然发生、造成或可能造成社会公众健康严重损害的重大传染疫情、群体性不明原因疾病、重大食物和职业中毒以及其他影响公众健康的事件"。突发公共卫生事件应急体系是一门系统科学，其中健康教育是这一体系不可缺少的组成部分。在突发公共卫生事件应急处理过程中，健康教育能及时有效地预防突发事件的传播和蔓延，

提高公众处理突发公共卫生事件的应急能力，并减轻其带来的损失和不利影响，是预防与控制事件发展的重要策略和方法，在突发公共卫生事件处置过程中发挥着重要作用。

**突发公共卫生事件的特征**
具有以下特征。

突发性　突发公共卫生事件都是突然发生、突如其来的。一般讲，突发公共卫生事件的发生是不易预测的，但突发公共卫生事件的发生和转归也具有一定的规律性。

公共属性　突发公共卫生事件所危及的对象，不是特定的人，而是不特定的社会群体。所有事件发生时在事件影响范围内的人都有可能受到伤害。

危害的严重性　突发公共卫生事件可能对公众健康和生命安全、社会经济发展、生态环境等造成不同程度的危害，这种危害既可以是对社会造成的即时性严重损害，也可以是从发展趋势看对社会造成严重影响的事件。

处理的综合性和系统性　许多突发公共卫生事件不仅仅是一个公共卫生问题，还是一个社会问题，需要各有关部门共同努力，甚至全社会都要动员起来参与这项工作。突发公共卫生事件的处理涉及多系统、多部门，政策性很强，因此，必须在政府的领导下，才能最终恰当应对，将其危害降低到最低程度。

突发公共卫生事件对公众健康的影响表现为直接危害和间接危害两类。直接危害一般为事件直接导致的即时性损害。间接危害一般为事件的继发性损害或危害，例如，事件引发公众恐惧、焦虑情绪等对社会、政治、经济产生影响。

**健康教育的政策依据和需求**
关于突发公共卫生事件应急工作国家出台了许多管理与规划文件：《突发公共卫生事件应急条例》《国家突发公共卫生事件应急预案》《全国健康教育与健康促进工作规划纲要（2005~2010年）》《应对流感大流行准备计划与应急预案》《全国破坏性地震医疗救护卫生防疫防病应急预案》等均对卫生宣传和健康教育工作做出了明确的要求。重大突发公共卫生事件一旦发生，就会迅速成为人们关注的焦点和媒体报道的热点。调查了公众在传染性非典型肺炎（非典）事件中不同阶段的信息需求情况：在流行初期，人们主要关注3类信息：即"非典"暴发（真实性）是否存在、预防知识和措施、流行病学知识（病原体、传播途径）。在暴发期，人们更为关注的信息是：最新疫情数据、各级政府采取的应对措施、所在地区的信息。当危机基本控制，人们关注的信息是：各行各业抗击"非典"的人和事、科研进展（疫苗、药物开发）以及最新疫情数据等。政府部门、健康教育专业机构应该根据公众在不同时期的信息需求和内容，充分利用权威媒体主渠道的作用，有针对性地将群众所需要的核心信息及时、准确、适度地提供给公众，以满足公众对信息的需求。这样有助于使公众了解事实真相，减少各种猜测、传言和谣言，稳定公众情绪，并且使人们了解与事件有关的防治知识，提高自我保护意识和能力。同时还要针对不同人群的特点，采取不同的栏目形式进行健康教育，以满足不同人群的需求，提高健康教育的效果。

**健康教育的作用**　在经历"非典"、水灾、地震之后，中国的公共卫生应急能力得到很大提高，2008年第29届奥运会安全保障工作，对中国突发公共卫生事件应急处置能力建设是一个很好机会和考验。通过多种渠道、多种方式普及应急健康知识，可以提高公众应对突发公共卫生事件能力和自我保护能力，引导公众树立正确的健康观念，消除不必要的恐慌和因心理失衡造成的自我伤害。健康教育在突发公共卫生事件处置过程中起到投入少、见效快、效益好的作用。

把握舆论导向，维护社会稳定　突发公共卫生事件具有突发性和新闻性，可以迅速成为新闻媒介和社会舆论关注的焦点。在此过程中，如果信息发布、卫生宣传等不能及时到位，没有确立对社会舆论的主导地位，其后果是极为严重的。因此在处理突发公共卫生事件过程中，开展科学、系统的健康教育，及时、准确、科学、透明地进行信息发布，直接面对公众传播卫生知识和防治技能，占据着主导社会舆论、传递知识和信息、平稳公众心态、稳定社会的重要地位，让社会舆论成为一种无形的、强大的精神力量，达到形成社会共识、消除虚假信息、维护社会稳定、发挥积极导向和引领的作用。

有效缓解社会群众的紧张心理　基本功能是通过知识的传播和信息的传递，指导、帮助群众建立正确的认识和正确的行为。及时将信息和相关科学防护知识传达给公众，大量防病教育工作做在可能发生某些疾病之前，同时采取一系列预防措施，可以有效预防和缓解公众的紧张和恐惧心理。在2005年的松花江水污染事件中，松花江水被硝基苯污染的消息一公布，由于人们对硝基苯这一化学物质认识不足，许多人产生了恐惧心理，这时，人们对健康教育的需求表现得非常突出。在水污染期间，各相关部门及时通过宣传单、大众传媒等形式向公众传播硝基苯的有关知识，并及时通报有关部门的检测水质报告，通过宣传教育，广大群众迅速了解硝基苯的相关知识及水质的不断改善情况，减轻了心理压力，积极配合有关突发事件处置措施的落实，有效预防了如食用污染河水中的鱼虾导致疾病等现象的发生。

**强化群众依法防控的意识** 通过对群众讲解国家的相关法律法规，教育广大群众提高法制知识水平，并以实际行动承担社会责任、严格履行法律义务，自觉参与和积极配合政府部门的有关行动，形成全社会参与，群防群治的良好局面，建立起应对突发公共卫生事件最广泛最坚强的统一战线。

**提高专业人员的防范意识和应对技能** 突发公共卫生事件的发生，均存在从出现、了解到有效应对的过程。这个过程越短，造成的损失就会越小。"非典"流行期间不少医护人员受感染，其中一个重要原因就是缺乏基本的传染病防治知识，对新出现的传染病危害认识不足。为了缩短这个过程，医疗卫生人员需要具有防范意识，掌握传染病流行病学知识和基本控制措施，做到早发现、早诊断、早治疗，才能将突发公共卫生事件造成的损失和危害减到最低。

**健康教育要点** 包括以下几个方面。

**政府要向公众传达重要的信息** 在突发公共卫生危机发生时，应当按照《突发公共卫生事件应急条例》的要求，迅速制订宣传教育应急方案。其中政府部门应建立公共信息披露制度，及时发布权威信息，向社会公众传达事件原因、应对处理措施等。只有这样才能展示政府处理危机的信心和能力，满足民众知情权，减小不必要的社会恐慌，起到稳定民心、稳定社会的作用。

**做好突发公共卫生事件的信息发布** 突发性事件信息发布的关键环节是要及时主动，在第一时间作出反应。事件发生后，有关部门要按照有关规定作好信息发布，信息发布要准确把握，实事求是，正确引导舆论，注重社会效果。信息发布应指定发言人，或由具有公信度的医生和科学家面对媒体发表意见，信息的内容应当清晰，保证信息发布的权威性、连续性、一致性。在抗击"非典"疫情中的政府新闻发布会制度，使广大公民对政府"非典"信息的信任显著提高。

**充分发挥大众媒体在健康教育中的作用** 在当今的信息时代，大众媒体是公众健康教育的最佳手段。在突发公共卫生事件中，健康教育工作者应充分利用电视、广播、报纸、互联网等大众媒体对社会公众广泛开展宣传教育，普及公共卫生应急、灾害自救知识，指导群众以科学的态度对待突发事件，提高自我防范能力，这不仅可以减少突发公共卫生事件的发生或发展，提醒广大民众严防重大疫情暴发，而且可以最大限度地减少突发公共卫生事件对人类和社会造成的影响和危害。

**心理干预** 是用心理科学理论和健康教育的手段帮助个体和群体掌握心理保健知识，树立心理健康观念，自觉采纳有益于心理健康的行为和生活方式。其目的是减轻或消除影响心理健康的危险因素，增进健康，提高生活质量。突发公共卫生事件对人们的心理影响不容忽视，而这种对公众心理造成的影响将会进一步恶化。突发事件对于人们造成的伤害有时是毁灭性的，它除了给事件当事人带来身体上的伤害，更重要的是会给当事人心理和精神上带来更大、更严重的伤害，以及由此造成当事人的思维方式、情感表达、价值取向、生活信念，以及对生命价值观等许多人格上远期的变化。研究显示，在"非典"疫情过程中由于在事件中所处的角色及受事件的影响程度不同，不同群体会产生各种各样的心理反应和心理问题。在病人或幸存者中，当个体得知患病和疑似患病需要进行医疗处置时，可能出现否认、愤怒、恐惧、抱怨、焦虑等情绪反应。当最终确认患病后，会感到沮丧、孤独、无助、绝望，出现抑郁情绪，最突出的情绪表现是害怕、孤独感、厌倦和愤怒。在医务人员及救援人员中，最常见的反应是害怕、焦虑、愤怒、沮丧、挫败感等。许多一线医务人员都经历过职业道德及责任感，与害怕被感染的矛盾心理。这样的心理影响并不是短时间内就能消除的。而社会公众在"非典"疫情开始阶段不了解疾病的严重性，忽视个人防护，随着事态的发展，出现普遍的恐慌心理，不敢出门、盲目消毒、过分关注，以致恐惧，甚至易怒、有攻击行为或有报复想法，少数人也出现精神障碍。因此，在处理突发重大灾害的同时，应当建立和完善突发公共事件社会心理干预机制，这是应对危机、尽快控制局势的重要手段。心理援助和干预可以减轻急性应激反应的程度，对那些比较严重的受害者进行早期的心理干预能够阻止或减轻远期心理伤害和心理障碍的发生率，对已经出现远期严重心理障碍的人员进行心理治疗可以减轻他们的痛苦水平，帮助他们适应社会和工作环境。对于可能产生的突发事件和在突发性事件发生时和发生后，有组织、有计划地为受害人提供心理援助和干预是非常必要的。

（田本淳）

quánguó yìwàn nóngmín jiànkāng cùjìn xíngdòng

## 全国亿万农民健康促进行动

（national health promotion project for handreds of million chinese farmers，NAHPF） 中国现代健康教育史上范围最广、影响最大、意义深远的国家级农村健康促进活动。曾称全国九亿农民健康教育行动，简称"行动"。"行动"的开展体现了"社会动员"这一健康促进核心策略，"行动"是满足农村居民健康需求，提高农民健康素质的重要工作平台。

**简史** 20世纪80年代至90年代初，随着改革开放的步伐，中国农村健康教育进入了蓬勃发展的时期。各地从实际出发，因地制宜开展农村健康教育，总结出一些成功的经验。但如何在全国范围面向广大农村居民，普及基本卫生知识和技能，倡导健康的生活方式仍是一个有待探索的重大命题。在卫生部中国健康教育研究所（现中国健康教育中心）一些专业人员的积极倡导和奔走呼吁下，1994年7月，卫生部、全国爱国卫生运动委员会联合农业部和国家广电总局共同发起了"全国九亿农民健康教育行动"。"行动"发展大致经历了三个阶段。

*初期发展阶段（1994～1998年）* "行动"以大众传播为基本策略，针对农村存在的主要健康问题，面向广大农村居民普及卫生保健知识，以促进广大农民群众健康意识和知识水平的提高。此期间，全国"行动"办公室组织制作了农村卫生知识录像带24部（含140个节目），录音带6盘（含30个节目），共计11万多盘（盒）；出版发行了《九亿农民健康教育读本》7.5万套，宣传画及年画12万张，科普书籍《九亿农民健康教育广播稿》8万册等，为基层提供了大量适用的健康传播材料。

各地积极开展了不同形式的健康教育活动。全国有2000多个县市电台、电视台和许多乡镇电视差转台播出了"行动"专题节目；"行动"音像节目覆盖率达70%以上。许多省和自治区编印了多种语言的适合农民阅读的宣传画、传单、小折页、读本等传播材料。山东、河南等省开展"小手拉大手"活动，动员中小学生对家长开展面对面传播活动。1998年，湖南省委宣传部牵头，卫生、广电、农业、新闻出版、湖南日报等部门共同在全省开展了《九亿农民健康教育读本》读书竞赛活动，在当地形成了良好的读书风气。1997年，该书荣获中宣部"五个一工程"的一本好书奖。

*科学发展阶段（1999～2005年）* 1999年，"行动"进入一个新的发展阶段。国家"行动"领导小组在原四部委成员部门的基础上，增加了国务院扶贫办、中宣部、全国妇联三个部门。全国"行动"办公室调整工作重点，从主抓传播材料制作转向宏观协调

与管理，促进"行动"的可持续发展。2002年2月，国家七部委联合下发了《全国九亿农民健康教育行动五年规划》，确定了新时期的"行动"目标、策略和实现各项目标的具体措施，旨在通过政策倡导、加强部门协作、建立示范社区等工作，保证农村健康教育与健康促进的可持续发展。

2002年5月，"行动"被纳入中国《农村初级卫生保健发展纲要（2001～2010年）》并更名为"全国亿万农民健康促进行动"。同年10月，结合"行动"五年规划的具体要求，全国"行动"办下发了"行动"评价指标体系（试行），并于2003年组织实施了全国"行动"中期督导评估工作。

2004年，"行动"进入快速发展的阶段。教育部和共青团中央加入"行动"领导小组，成员部门扩展到9个。时任安徽省蒙城县名誉副县长的著名相声演员牛群被聘为"行动"形象大使。2006年，卫生部等国家九部委联合制定下发第二个"行动"五年规划（2006～2010年）。到2005年底，全国有1191个县（区）成立了由县政府主管领导为组长，相关部门为成员单位的"行动"领导小组，1832个县（区）开展了"行动"相关活动，建立了50个全国"行动"示范县（区）。新时期的"行动"有着更加广泛的社会性和群众参与性，有着更加丰富的内容和活动形式。

*持续发展阶段（2006～2010年）* 2006年，卫生部等国家九部委联合制定下发《"行动"规划（2006～2010年）》。新时期"行动"的总目标是：按照党的十六大全面建设小康社会的奋斗目标和科学发展观的要求，到2010

年，要建立健全各级政府领导、多部门合作和全社会参与的"行动"长效工作机制；围绕农村重大卫生问题，进一步普及基本卫生知识，倡导科学文明健康的生产生活方式，提高农村居民的健康素质和生活质量，促进社会主义新农村建设。新时期的"行动"有3个特点：①以"行动"为平台，针对防控禽流感、艾滋病、母婴保健等重大公共卫生和健康问题，运用多部门合作机制开展农村健康促进项目。②以项目促"行动"，通过参与式研究方法的引进与逐级培训，加强各级健康教育专业机构和人员的能力建设。③利用中央补助地方项目为"行动"提供经费支持。2008年"行动"工作的重点是中央补助地方健康素养监测与干预项目。各级卫生行政部门和项目执行机构克服冰雪灾害、地震和三鹿奶粉事件等重大公共卫生事件的不利影响，完成了全国首次城乡居民健康素养监测工作。同年，利用"行动"工作平台，成功地组织实施了以"健康素养 和谐中国"为活动主题的全国亿万农民健康素养知识大奖赛活动。

**意义** "行动"的宗旨是面向全国广大农村，以亿万农民为对象，针对农村居民存在的主要健康问题，采取大众传播与人际传播相结合的策略，大力普及基本卫生知识，提高农民的自我保健意识和能力，倡导科学、文明、健康的生活方式，改变不良生活习惯，消除因病致贫、因病返贫的危险因素，提高健康素质和生活质量，达到保健康奔小康的目的。"行动"的开展受到中共中央、国务院的高度重视。1997年，《中共中央、国务院关于卫生改革与发展的决定》（中发

[1997] 3号）文件中指出：健康教育是公民素质教育的重要内容，要十分重视健康教育，提高广大人民群众的健康意识和自我保健能力，积极推进"九亿农民健康教育行动"。2001年，国务院体改办等五部委颁发的《关于农村卫生改革与发展的指导意见》，把积极推进"行动"列入农村卫生工作的主要任务。2002年，《中共中央、国务院关于进一步加强农村卫生工作的决定》中再次强调，推进"行动"，采取多种形式普及疾病预防和卫生保健知识，引导和帮助农民建立良好的卫生习惯，破除迷信，倡导科学、文明、健康的生活方式。"行动"的开展对中国农村健康促进工作的发展带来深远影响，也得到国际社会的关注和支持。世界卫生组织和联合国儿童基金会等国际组织均对"行动"作出高度评价，指出"行动"总结出了在大面积人群中开展健康促进活动的成功经验，是发展中国家开展农村健康促进行动的有效方式。

**运作机制** 以健康促进理念为指导，"行动"建立了政府主导、多部门参与、可持续发展的工作机制，形成了由国家到省、市、县、乡镇"行动"领导小组和"行动"办公室构成的五级组织网络。

**领导机构** 各级"行动"领导小组是"行动"的领导机构，由卫生、爱卫会、农业部、宣传、广电、妇联、教育、共青团、扶贫办等"行动"成员部门组成。根据当地实际，有些省市还将计生、科协、计财等部门纳入"行动"领导小组。领导小组的成员是由"行动"各成员部门的有关主管领导或负责人组成。

"行动"领导小组下设"行

动"办公室负责具体日常工作。同时，各成员部门设专人作为"行动"联络员，负责与当地"行动"办公室及其他"行动"成员部门的沟通、协调与合作（图1）。

**工作职责** "行动"领导小组、"行动"办公室各成员部门及其联络员都有各自明确的工作职责。

**"行动"领导小组职责** 主要为：①学习、掌握中共中央、国务院有关农村卫生工作方针、政策，用以指导"行动"工作。②定期向政府汇报"行动"工作，协助政府制定健康教育与健康促进政策。③制定"行动"规划及审批实施方案，并对规划的实施进行督导检查。④组织协调各成员部门积极参与"行动"工作，制定部门职责，将"行动"纳入本部门工作计划。⑤筹集"行动"工作经费，并对经费的使用进行监督。⑥定期组织召开领导小组会议，听取"行动"办工作汇报，研究决定有关"行动"工作重大事宜。⑦根据工作需要，及时充实调整领导小组成员。

**"行动"办公室职责** "行动"办公室是"行动"领导小组的常设办公机构，具体工作职责：①负责各级"行动"规划及年度计划制订、总结与评价。②负责协调各级"行动"领导小组成员部门，定期组织召开领导小组会议及联络员会议，通报"行动"工作情况，提出阶段性工作建议。③负责各种健康传播材料的编辑制作及下发，指导并参与各级电台、电视台等大众媒体健康知识宣传活动。④对"行动"开展情况进行督导、检查。⑤定期组织开展"行动"的调查研究及效果评价。⑥负责对各级"行动"专

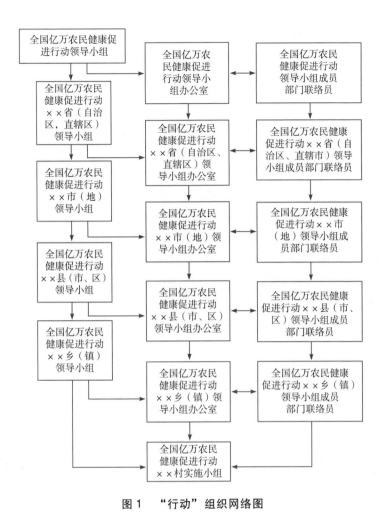

图1 "行动"组织网络图

兼职人员的技术培训。⑦负责"行动"信息交流、文件资料及档案收集整理。

成员部门职责 "行动"领导小组各成员部门应本着协调合作,分工负责的原则,将本部门的工作职责与"行动"有机地结合。①卫生部门。负责编写提供各种卫生知识传播材料、培训教材。进行业务技术指导和组织开展大型的卫生知识下乡活动,开展培训、监督监测和效果评估等工作。②爱卫会。负责统筹、协调各成员部门的工作,制定与农民健康相关的有关法规、政策、规划,将"行动"工作纳入农村改水改厕、乡村环境整治、卫生乡镇建设,动员全社会参与"行动"工作。③农业部门。组织动员农民收听、收看"行动"节目,在农业技术培训、农民科技教育中增加卫生知识内容。乡村干部支持乡村医生开展多种形式的健康知识传播活动。④宣传部门。加强"行动"的宣传和报道,督促广播电视机构健康知识节目的播出,将"行动"列入农村精神文明建设和"科技、卫生、文化三下乡"活动计划。⑤广电部门。制作并免费播出"行动"公益广告、录音录像节目,省、市、县电视台、广播电台和农村广播站将"行动"节目列入播出计划,并作好播出记录。⑥教育部门。按照《学校卫生工作管理条例》,在乡村中小学开设健康教育课,并利用板报、队会、宣传栏等多种形式普及卫生知识。上级教育部门要根据《学校健康教育评价方案》对中小学校进行健康教育效果评价。⑦妇联。动员广大农村妇女学习掌握卫生保健知识,支持乡村医生开展对农村妇女的健康知识教育和疾病预防,乡村妇联干部要积极开展各种形式的健康教育活动。⑧扶贫办。在扶贫开发中,与卫生部门密切协作,通过科技、农业、卫生扶贫活动,把基本卫生知识交给农民,减低农民疾病发病率,减轻农民负担,防止因病致贫、因病返贫。⑨共青团。要把"行动"纳入青年志愿者下乡服务的重要内容之一,开展多种形式的宣传教育活动。

成员部门联络员职责 "行动"领导小组各成员部门联络员负责联系、协调并组织实施本部门与"行动"有关工作。具体工作包括:①定期参加"行动"办例会或联络员会议。②及时收集、整理本部门"行动"工作资料,向领导小组及"行动"办反馈。③参与"行动"领导小组或"行动"办对"行动"工作的督导检查。④协助领导将"行动"工作纳入本部门年度工作计划中。⑤负责对本部门"行动"的实施进行政策及技术指导。

**组织管理** 为了实现"行动"规划目标,"行动"的组织实施过程中,各地结合实际情况广泛采用以下组织管理方法。

建立组织管理机构和网络成立有相关部门领导参加的"行动"领导小组,组建"行动"办公室,明确工作职责,制定工作计划,协调参与部门,下发"行动"相关文件。

召开"行动"动员会议 邀请政府及有关部门领导参加。通过会议动员,提出工作要求,部署工作任务,使"行动"的任务逐层落实。

媒体动员　动员社会各类大众传播媒体，报道"行动"有关新闻和信息，创造舆论氛围。在召开会议、开展活动时，请广播、电视、报纸新闻记者到场，通过采访领导、现场报道，制造舆论扩大影响，使社会了解"行动"的功效。

社区动员　发动当地有群众威信和影响力的人物参与"行动"。一些在农村有号召力的人士如村支书、村长、妇联主任、教师、乡村医生、乡镇企业家、宗教领袖等，借助他们的社会影响力，宣传"行动"工作。

出台健康促进政策　通过制定地方健康行为公约，如"乡村环境卫生管理办法""村民卫生行为规范""星级文明卫生家庭评比"等，使农村居民自觉遵守并互相监督健康行为公约的实施。

实行部门项目整合与资源共享　"行动"的成员部门大都有与健康教育相关的项目。如爱卫会有农村改水改厕、卫生村镇建设等，农业部门有农村沼气推广、环境生态建设等，广电部门有村村通电视工程，宣传文化部门有精神文明建设和文化下乡活动。这些部门的项目活动与"行动"密切相关，通过做好部门间的协调，将这些面向农村的工作与"行动"有机结合，实行部门资源的整合共享，使分散的项目变成集中活动，收到事半功倍的效果。

加强信息管理　全国"行动"办公室制定《全国亿万农民健康促进行动工作指南》，指导全国"行动"工作规范开展；建立了全国亿万农民健康促进行动网，为"行动"提供了信息管理与服务的平台。

**成功经验**　围绕农村卫生工作重点和农民健康问题，改变以往单纯送医送药下乡的做法，提出了送医、送药、送知识的新理念，开展"行动"已成为提高农民健康意识和自我保健的能力的重要途径。2001年中国农村健康教育现状调查表明："行动"覆盖人群的健康知识知晓率比未覆盖人群高4倍，其健康行为比未覆盖人群高7倍。总结"行动"的成功经验，主要包括以下几方面。

政府重视，健全网络　多数省（区、市）把"行动"融入社会综合发展规划中统筹安排实施，健全工作机构，制定工作规划，推动"行动"工作全面深入开展。

部门配合，共同参与　各成员部门密切配合，增强了"行动"的合力，例如，开展全国"乡村健康金话筒"联播活动，在村村通广播电视工程的基础上，以县、乡、村广播台（站）为主体，向广大农村居民传播卫生防病知识，发挥了乡村广播网络的优势和作用，成为适合农村特点的传播形式。

社会动员，多方筹资　各地逐步加大政府投入，积极整合社会资源，多渠道筹集经费，如江西省"行动"办从相关部门和单位筹措资金，印制《农民健康教育读本》《卫生知识手册》40万册，免费发放到全省农村。

制订规划，加强督导　《全国九亿农民健康教育行动规划》和《全国亿万农民健康促进行动监测评价指标体系（试行）》，不仅明确了"行动"的目标，也确定了"行动"工作的量化工作指标与效绩考核指标。国家"行动"办组织编写了《全国亿万农民健康促进行动工作指导手册》并开展逐级培训，提高了各级健康教育专业队伍和农村基层卫生人员的健康教育工作能力。

突出重点，以点带面　建立国家、省级"行动"示范县（区）的活动，以点带面，对有效利用"行动"资源，探索农村健康教育可持续发展的经验，具有积极的现实意义。至2005年，全国建立了50个国家级"行动"示范县（区）。自2007年起，以"行动"为依托，广东、江苏等省相继开展创建"健康村"活动，为行动示范县（区）的深入发展带来新的活力。

加大健康传播力度，创造"行动"品牌　通过设计"行动"标识，发布"行动"公益广告，聘请"行动"形象大使，广泛普及"行动"倡导的核心信息，在广大农民群众中树立"行动"的形象。为扩大"行动"的社会影响力，全国"行动"办要求各地各级健康教育部门，在制作面向农村的健康教育材料和开展农民健康教育活动时，广泛地使用"行动"标识（图2）和"行动"公益口号，例如"亿万农民健康路，行动起来共致富""亿万农民齐行动，健健康康奔小康""推进行动，纳福万家""健康托起丰收的希望"。

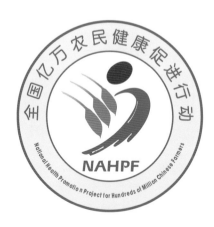

图2　"行动"标识

大众传播与人际传播相结合，是开展"行动"又一健康传播策略。全国"行动"办与中央电视台合作，连续8年开展9次"健康之路老区行"大型现场直播节目；组织开展农民画展、《红丝带万里飘》全国巡演等多种形式的卫生下乡活动，使"行动"得到全社会的广泛认可和支持。在抗击SARS的斗争中，全国"行动"办组织编写并向全国下发了180万册《农村卫生人员防控非典型肺炎实用手册》和30万册《农村卫生人员预防传染性非典型肺炎必读》，印发配套宣传画60万张。《农村卫生人员预防传染性非典型肺炎必读》被评为国家图书特别奖。中宣部、中国科协支持编写出版10万册《身边的传染病故事》卫生科普知识丛书已经发到中西部贫困地区。中国农村幅员广阔，民族众多。各地根据各自文化习俗和艺术形式，开发适合当地农村特色的"行动"工作方式。云南省泸西彝族的火把节、广西壮族的山歌编唱会、辽宁的秧歌会、吉林的二人转、四川的农家乐等，都把"行动"的核心信息纳入其中进行传播，为促进农村健康教育与健康促进的深入开展积累了丰富的本土经验。

（米光明）

**quánmín jiànkāng shēnghuó fāngshì xíngdòng**

## 全民健康生活方式行动（national healthy lifestyle action）

由中国政府卫生主管部门发起的旨在倡导健康生活方式，预防控制慢性非传染性疾病的一个全国性有组织、有系统的健康促进活动。该行动是提高全人群健康素养和形成健康行为的重要活动载体。2007年，为落实中国《卫生事业发展"十一五"规划纲要》提出的"加强全民健康教育，积极倡导健康生活方式"有关精神，提高全民健康意识和健康生活方式行为能力，有效控制心血管疾病、糖尿病、慢性呼吸道疾病、癌症等主要慢性病的危害及其危险因素水平，卫生部疾病预防控制局、全国爱国卫生运动委员会办公室和中国疾病预防控制中心共同发起了以"和谐我生活，健康中国人"为主题的全民健康生活方式行动，并于2007年11月7日向全国人民发出《全民健康生活方式行动倡议书》。为保证行动顺利开展，卫生部成立了全民健康生活方式行动领导小组，并在中国疾病预防控制中心设立了国家行动办公室。

《全民健康生活方式行动总体方案（2007～2015年）》确定每年9月1日为全民健康生活方式日，并明确提出，第一阶段行动内容为"健康一二一"行动，其内涵为"日行一万步，吃动两平衡，健康一辈子"，以合理膳食和适量运动为切入点，倡导健康生活方式理念，推广适宜技术、措施和支持性工具。在各级政府的领导下，各地紧密结合促进基本公共卫生服务均等化，依托基本公共卫生服务项目，将全民健康生活方式行动作为慢性病预防控制的重要举措。通过组织推广成熟的专项技术指导方案（减盐、示范食堂、快乐10分钟、无烟环境创建等）；普及成熟的技术指南（中国居民膳食指南、成人身体活动指南、成人超重肥胖指南、中国居民口腔健康指南等）；推进"健康宣传栏""健康步道""健康主题公园""健康知识一条街"等形式的支持性环境建设，开展各种全民参与活动，扩大了行动的影响力，丰富了行动的内容。随着活动的推进和深入，全民健康生活方式行动最终将涵盖与健康相关的所有行为和生活方式。

为进一步深入推进全民健康生活方式行动，2017年5月，国家卫生计生委、体育总局、全国总工会、共青团中央和全国妇联共同制定下发《全民健康生活方式行动方案（2017～2025年）》。方案中明确提出，全国开展行动的县（区）覆盖率到2020年达到90%，2025年达到95%，积极推广健康支持性环境建设，大力培训健康生活方式指导员，开展行动的县（区）要结合当地情况，深入开展"三减三健"（减盐、减油、减糖、健康口腔、健康体重、健康骨骼）、适量运动、控烟限酒和心理健康4个专项行动。实现到2020年，全国居民健康素养水平达到20%，2025年达到25%的行动目标。全国各地认真组织实施，通过开展形式多样的健康教育与健康促进活动，深入倡导全民健康文明的生活方式，不断提升个人健康意识和行为能力，为推进健康中国建设提供有力支撑。

（米光明）

**quánmín jiànkāng sùyǎng cùjìn xíngdòng**

## 全民健康素养促进行动（national health literacy promotes action）

运用行政的或组织的手段，以创建健康素养社会为主要目标而开展的国家级健康促进活动。实施全民健康素养促进行动，满足人民群众健康需求，倡导树立科学健康观，促进健康公平，营造健康文化，对于推进卫生计生事业和经济社会全面协调可持续发展具有重大意义。为科学、规范、有效地开展健康促进工作，建立政府主导、部门合作、全社会参与的全民健康素养促进长效机制和工作体系，全面提高中国城乡居民健康素养水平，2008年8月国家卫生部制定、印发《中国公民健康素养促进行动工作方案（2008～2010年）》，正式启动了全民健康素养促进行动。这需要广泛协调社会各相关部门以及社区、家庭和个人，普及健康知识和技能，让每个人都能获得准确的、可操作的健康信息，从而提高居民健康素养水平。各地政府和专业团体可以使用行动计划作为框架，根据自己的情况调整目标和战略，并决定要采取的具体行动。

**简史** 美国国家医学图书馆将健康素养定义为"个人获得、理解和处理健康信息或服务，并做出有益于健康的决策的能力"；世界卫生组织认为"健康素养代表人们的认知和社会技能，这些技能决定了个体具有动机和能力去获取、理解和利用信息，并通过这些途径去促进健康"。2009年《联合国经社理事会部长级宣言》为健康素养促进行动规定了明确的任务："我们强调，健康素养是确保重大卫生成果的一个重要因素，在这方面，呼吁制定适当的行动计划，促进健康素养。提高人口的健康素养为公民能够在改善自身健康，积极参与社区健康行动以及推动政府履行其在解决健康和健康平等方面的责任提供了基础。满足最弱势和边缘化社会的健康素养需求，将加快减少健康及其他方面不平等现象的进展。"目前国际对健康素养研究成果的一个共识，就是健康素养水平和人均期望寿命生命质量高度相关，是健康的一项重要决定因素，是人群健康状况的一项比较强的预测指标，影响社会影响力水平和整个社会经济发展。

中国健康教育学界自2006年起着手健康素养的研究工作。2007年卫生部妇社司组织医疗卫生系统100多名专家学者，历时一年多，提出了现阶段中国公民应具备的66项基本健康知识和理念、基本技能和健康生活方式与行为，作为中国公民健康素养的基本内容。2008年卫生部发布第3号公告《中国公民健康素养——基本知识与技能（试行）》，在世界上首次以政府文件形式界定健康素养。在此基础上组织编写了《中国公民健康素养——基本知识与技能释义》和通俗读物《健康66条——中国公民健康素养读本》，全面诠释了健康素养66条的主要内容。为中国开展全民健康素养促进工作奠定了坚实的基础。在更新的《中国公民健康素养——基本知识与技能（2015年版）》中定义健康素养为："健康素养是指个人获取和理解基本健康信息和服务，并运用这些信息和服务做出正确决策，以维护和促进自身健康的能力。"

健康素养水平的提高是一个系统工程，涉及多个领域、多个部门、多个方面，以及多个人群，具有长期性、艰巨性、复杂性，不可能一蹴而就，必须通过不断创新的、科学的一系列促进行动逐步提高中国公众的健康素养水平，进一步缩小城乡居民的健康素养差距，确保中国如期实现《"健康中国2030"规划纲要》有关目标，加快中国健康中国建设进程。

**总体目标** 组织实施健康素养促进项目，采取健康促进县（区）和健康促进场所建设、健康科普和健康传播、对重点人群、重点问题、重点领域开展有针对性健康教育等措施，普及健康生活方式，建设促进健康的支持性环境。

**规划目标** 《健康中国行动（2019～2030年）》中指出行动目标为到2022年和2030年，全国居民健康素养水平分别不低于22%和30%，其中：基本知识和理念素养水平、健康生活方式与行为素养水平、基本技能素养水平分别提高到30%、18%、20%及以上和45%、25%、30%及以上，居民基本医疗素养、慢性病防治素养、传染病防治素养、心理健康素养水平分别提高到20%、20%、20%、20%及以上和28%、30%、25%、30%及以上。

到2022年和2030年，15岁以上人群吸烟率分别低于24.5%和20%；全面无烟法规保护的人口比例分别达到30%及以上和80%及以上；把各级党政机关建设成无烟机关，逐步在全国范围内实现室内公共场所、室内工作场所和公共交通工具全面禁烟。

**主要行动框架** 结合《全民健康素养促进行动规划（2014～2020年）》《健康中国行动（2019～2030年）》等相关文件，将健康素养促进行动的主要行动框架归纳如下。各地政府可以使用行动计划作为框架，根据自己的情况调整目标和战略，并决定要采取的具体行动。

*普及基本健康知识和技能* 各省份结合本地主要健康问题和需求，建设健康科普专家库，结合基本公共卫生服务健康教育项目，根据不同人群特点有针对性地开发一图读懂、音视频、公益广告等形式的健康科普材料，加强健康教育与促进，让健康知识、行为和技能成为全民普遍具备的素质和能力，提升居民科学健康

观、基本医疗素养、慢性病防治素养、传染病防治素养、妇幼健康素养、中医养生保健素养及心理健康素养水平。让公众真正的意识到自己才是健康的主人，主动参与到健康素养促进工作之中，使公众成为传播健康知识的主体。

建设促进健康素养的支持性环境　制定有利于居民健康的公共政策，将健康融入所有政策，动员媒体和社会广泛参与，多部门联合开展健康素养促进行动。有重点地推进健康促进学校、机关、企业和健康社区、健康家庭建设，充分发挥其示范和传播作用。不断创新体制机制，建立健全健康素养促进工作网络，探索区域健康素养促进工作的长效机制，创建满足不同健康素养水平者的需要，为每个人提供准确且可行的健康信息，提供以人为本的健康信息和服务，降低公众获取健康相关信息的困难，让人们更容易获取、理解和使用健康信息和卫生服务的支持性环境。

全面推进控烟履约工作　积极履行《烟草控制框架公约》，落实有效的控烟措施。全面推进全国无烟立法和执法工作，加快无烟环境建设。加强控烟宣传教育，创新烟草控制大众传播的形式和内容，提高公众对烟草危害的正确认识，提高烟民对戒烟服务的利用率，营造"不吸烟、不敬烟、不送烟"的良好社会风气。同时加强烟草流行监测与相关研究，为烟草控制工作提供科学依据。

健全健康素养监测系统　加强健康素养理论研究，不断完善健康素养测评试题库，保证监测数据的科学性和准确性。积极推进健康素养信息化建设进程，建立健全健康素养和生活方式监测体系，逐步建立健康素养监测网络直报系统，推广健康素养网络学习测评系统，为健康素养监测系统的注入源源不断的活力，保证监测系统的稳定性和连续性。同时加强流行病学调查，及时掌握不同人群和重点问题的健康素养现状，分析其影响因素，为下一步健康素养促进行动实施方案提供科学依据，实现健康素养促进行动效益最大化。

**健康素养监测**　为了解城乡居民的健康素养水平和变化趋势，分析健康素养水平的影响因素，确定优先工作领域，为制订与健康相关的政策提供科学依据而实施的科学、系统、动态的数据信息收集、分析与评价过程。中国健康教育中心从 2012 年开始连续开展中国居民健康素养的动态监测。2014 年健康素养监测纳入了全民健康素养促进行动规划，2015 年健康素养水平成为国家新医改成效的一个监测指标。

监测范围　在中国 31 个省（区、市）展开，一共有 336 个监测点（区县），其中城市监测点148 个，农村监测点 188 个。每个区县有 3 个街道、乡镇参与，覆盖全国 1 008 个街道（乡镇）。

监测对象　15～69 岁的非集体居住的城乡常住人口。非集体居住是指不包括那些医院、学校、军队、养老院的散住的居民户。常住人口定义为居住 6 个月以上，不考虑调查对象户籍。

调查方法　采用多阶段分层的 PPS 随机抽样方法，最后抽取到家庭户，每个样本家庭户采用 KISH 表法抽取 1 名 1～69 岁常住人口作为调查对象。数据收集采用问卷调查，使用中国健康教育中心研发的健康素养监测调查标准化问卷。

监测内容　以健康教育知信行理论为根据，包括基本知识和理念、健康生活方式和行为以及基本技能。从公共卫生问题的角度，这个问卷或者监测的内容又可以分为科学健康观素养、传染病防治素养、慢性病防治素养、安全与急救素养、基本医疗素养和健康信息素养 6 个方面。分类的角度方法不一样，测评的内容和结果数据也是不一样，因此，每年健康素养监测报告包括全国总体的健康素养水平，以及 3 个方面的健康素养水平和 6 类健康问题的素养水平。

（米光明　马　骁）

jiànkāng zhōngguó xíngdòng

**健康中国行动**（health China action）　中国政府为落实健康中国战略，实现促进全民健康的战略目标而组织发动的国家级重大健康促进活动。2016 年，党中央、国务院召开全国卫生与健康大会，并发布《"健康中国 2030"规划纲要》，提出了健康中国建设的目标和任务。党的十九大做出实施健康中国战略的重大决策部署。2019 年 7 月 9 日，健康中国行动推进委员会印发《健康中国行动（2019～2030 年）》。为积极应对当前突出健康问题，必须采取有效干预措施，努力使群众不生病、少生病，提高生活质量，延长健康寿命。健康中国行动是以较低成本取得较高健康绩效的有效策略，是解决当前健康问题的现实途径，是落实健康中国战略的重要举措。

**指导思想**　坚持以人民为中心的发展思想，牢固树立"大卫生、大健康"理念，坚持预防为主、防治结合的原则，以基层为重点，以改革创新为动力，中西医并重，把健康融入所有政策，针对重大疾病和一些突出问题，聚焦重点人群，实施一批重大行动，政府、社会、个人协同推进，建立健全健康教育体系，引导群众建立正确健康观，形成有利于健康的生活方式、生态环境和社会环境，促进以治病为中心向以健康为中心转变，提高人民健康水平。

**总体目标** 分为两个阶段。①到2022年，覆盖经济社会各相关领域的健康促进政策体系基本建立，全民健康素养水平稳步提高，健康生活方式加快推广，心脑血管疾病、癌症、慢性呼吸系统疾病、糖尿病等重大慢性病发病率上升趋势得到遏制，重点传染病、严重精神障碍、地方病、职业病得到有效防控，致残和死亡风险逐步降低，重点人群健康状况显著改善。②到2030年，全民健康素养水平大幅提升，健康生活方式基本普及，居民主要健康影响因素得到有效控制，因重大慢性病导致的过早死亡率明显降低，人均健康预期寿命得到较大提高，居民主要健康指标水平进入高收入国家行列，健康公平基本实现，实现《"健康中国2030"规划纲要》有关目标。

**基本路径** 健康中国行动聚焦当前人民群众面临的主要健康问题和影响因素，从政府、社会、个人（家庭）3个层面协同推进，通过普及健康知识、参与健康行动、提供健康服务，实现促进全民健康的目标。①普及健康知识。把提升健康素养作为增进全民健康的前提，根据不同人群特点有针对性地加强健康教育与促进，让健康知识、行为和技能成为全民普遍具备的素质和能力，实现健康素养人人有。②参与健康行动。倡导每个人是自己健康第一责任人的理念，激发居民热爱健康、追求健康的热情，养成符合自身和家庭特点的健康生活方式，合理膳食、科学运动、戒烟限酒、心理平衡，实现健康生活少生病。③提供健康服务。推动健康服务供给侧结构性改革，完善防治策略、制度安排和保障政策，加强医疗保障政策与公共卫生政策衔接，提供系统连续的预防、治疗、康复、健康促进一体化服务，提升健康服务的公平性、可及性、有效性，实现早诊早治早康复。④强化跨部门协作。鼓励和引导单位、社区、家庭、居民个人行动起来，对主要健康问题及影响因素采取有效干预，形成政府积极主导、社会广泛参与、个人自主自律的良好局面，持续提高健康预期寿命。

**重大行动** 健康中国行动的实施包括15项专项行动。

**健康知识普及行动** 每个人是自己健康的第一责任人。世界卫生组织研究发现，个人行为与生活方式因素对健康的影响占到60%。本行动旨在帮助每个人学习、了解、掌握有关预防疾病、早期发现、紧急救援、及时就医、合理用药等维护健康的知识与技能，增强自我主动健康意识，不断提高健康管理能力。

**合理膳食行动** 合理膳食是健康的基础。研究结果显示，饮食风险因素导致的疾病负担占到15.9%，已成为影响人群健康的主要危险因素。本行动旨在对一般人群、超重和肥胖人群、贫血与消瘦等营养不良人群、孕妇和婴幼儿等特定人群，分别给出膳食指导建议，并提出政府和社会应采取的主要举措。

**全民健身行动** 中国城乡居民经常参加体育锻炼的比例为33.9%，缺乏身体活动成为慢性病发生的主要原因之一。本行动主要对健康成年人、老年人、单纯性肥胖患者以及以体力劳动为主的人群，分别给出身体活动指导建议，并提出政府和社会应采取的主要举措。

**控烟行动** 烟草严重危害人民健康。根据世界卫生组织报告，每3个吸烟者中就有1个死于吸烟相关疾病，吸烟者的平均寿命比非吸烟者缩短10年。本行动针对烟草危害，提出了个人和家庭、社会、政府应采取的主要举措。

**心理健康促进行动** 心理健康是健康的重要组成部分。近年来，中国以抑郁障碍为主的心境障碍和焦虑障碍患病率呈上升趋势，抑郁症患病率为2.1%，焦虑障碍患病率达4.98%。本行动给出正确认识、识别、应对常见精神障碍和心理行为问题，特别是抑郁症、焦虑症的建议，并提出社会和政府应采取的主要举措。

**健康环境促进行动** 良好的环境是健康的保障。世界卫生组织研究发现，环境因素对健康的影响占到17%。爱国卫生运动是促进健康环境的有效手段。本行动主要针对影响健康的空气、水、土壤等自然环境问题，室内污染等家居环境风险，道路交通伤害等社会环境危险因素，分别给出健康防护和应对建议，并提出政府和社会应采取的主要举措。妇幼健康是全民健康的基础。中国出生缺陷多发，妇女"两癌"高发，严重影响妇幼的生存和生活质量，影响人口素质和家庭幸福。本行动主要针对婚前和孕前、孕期、新生儿和儿童早期各阶段分别给出妇幼健康促进建议，并提出政府和社会应采取的主要举措。

**中小学健康促进行动** 中小学生正处于成长发育的关键阶段。

中国各年龄阶段学生肥胖检出率持续上升，小学生、初中生、高中生视力不良检出率分别为36.0%、71.6%、81.0%。本行动给出健康行为与生活方式、疾病预防、心理健康、生长发育与青春期保健等知识与技能，并提出个人、家庭、学校、政府应采取的举措。

职业健康保护行动　劳动者依法享有职业健康保护的权利。中国接触职业病危害因素的人群约2亿，职业病危害因素已成为影响成年人健康的重要因素。本行动主要依据《中华人民共和国职业病防治法》和有关职业病预防控制指南，分别提出劳动者个人、用人单位、政府应采取的措施。

老年健康促进行动　中国是世界上老年人最多的国家。60岁及以上老年人口达2.49亿，占总人口的17.9%。近1.8亿老年人患有慢性病。本行动针对老年人膳食营养、体育锻炼、定期体检、慢病管理、精神健康以及用药安全等方面，给出个人和家庭行动建议，并分别提出促进老有所医、老有所养、老有所为的社会和政府主要举措。

心脑血管疾病防治行动　心脑血管疾病是中国居民第一位死亡原因。全国现有高血压患者2.7亿、脑卒中患者1 300万、冠心病患者1 100万。高血压、血脂异常、糖尿病以及肥胖、吸烟、缺乏体力活动、不健康饮食习惯等是心脑血管疾病主要的且可以改变的危险因素。本行动主要针对一般成年人、心脑血管疾病高危人群和患者，给出血压监测、血脂检测、自我健康管理、膳食、运动的建议，提出急性心肌梗死、脑卒中发病的自救措施，并提出社会和政府应采取的主要举措。

癌症防治行动　癌症严重影响人民健康。目前，中国每年新发癌症病例约380万，死亡约229万，发病率及死亡率呈逐年上升趋势，已成为城市死因的第一位、农村死因的第二位。本行动主要针对癌症预防、早期筛查及早诊早治、规范化治疗、康复和膳食指导等方面，给出有关建议，并提出社会和政府应采取的主要举措。

慢性呼吸系统疾病防治行动　慢性呼吸系统疾病以哮喘、慢性阻塞性肺疾病等为代表，患病率高，严重影响健康水平。中国40岁及以上人群慢性阻塞性肺疾病患病率为13.6%，总患病人数近1亿。本行动主要针对慢阻肺、哮喘的主要预防措施和膳食、运动等方面，给出指导建议，并提出社会和政府应采取的主要举措。

糖尿病防治行动　中国是全球糖尿病患病率增长最快的国家之一，目前糖尿病患者超过9 700万，糖尿病前期人群约1.5亿。本行动主要针对糖尿病前期人群和糖尿病患者，给出识别标准、膳食和运动等生活方式指导建议以及防治措施，并提出社会和政府应采取的主要举措。

传染病及地方病防控行动　传染病、地方病严重威胁人民健康。中国现有约2 800万慢性乙肝患者，每年约90万例新发结核病患者，且地方病、部分寄生虫病防治形势依然严峻。本行动针对艾滋病、病毒性肝炎、结核病、流感、寄生虫病、地方病，分别提出了个人、社会和政府应采取的主要举措。

保障措施　通过加强组织领导、开展监测评估、建立绩效考核评价机制、健全支撑体系和加强宣传引导等方面的措施，保障健康中国行动的实施与推进。

（马　骁）

guójiā wèishēng chéngshì

**国家卫生城市**（national sanitary city）　由全国爱国卫生运动委员会办公室评选命名的达到《国家卫生城市标准》的国家级卫生优秀城市。卫生城市是中国发起的旨在提高城市卫生水平的城市建设模式，是评价和反映一个城市整体发展水平和文明程度的重要标志。为提高中国城市的整体卫生水平，中国政府根据实际情况，由全国爱国卫生运动委员会（以下简称爱卫会）于1989年发出了开展创建卫生城市活动的倡导。卫生城市有国家卫生城市和省级卫生城市两个级别，分别由全国爱卫会和省爱卫会评选命名。国家卫生城市评审命名活动始于1990年。约占全国城市总数的六分之一。此外，全国还命名了236个国家卫生县城（乡镇）。

**简史**　1989年10月，全国爱卫会发出《在全国开展创建国家卫生城市活动的通知》，开始在全国开展创建国家卫生城市活动，威海市成为被全国爱卫会命名的中国第一个"国家卫生城市"。在1994年、1999年、2005年、2010年和2014年，全国爱卫会先后对《国家卫生城市标准》进行了5次修订，按照相关政策、规定进行了多次全国城市卫生检查和复审。截至2019年2月，全国爱卫会共命名342个国家卫生城市。各省市在创建卫生城市的同时，积极向农村地区辐射，积极开展创建卫生县城、卫生镇（乡）活动，目前共有1 451个国家卫生县城乡镇（表）。这对中国城市的现代化建设和现代化管理产生了深远影响，成就斐然。

**创建内容**　创建卫生城市是

表　国家卫生城市/卫生城镇名单（截至 2019 年 2 月）

| 省份 | 国家卫生城市（个） | 国家卫生县城乡镇（个） | 省份 | 国家卫生城市（个） | 国家卫生县城乡镇（个） |
|---|---|---|---|---|---|
| 北京市 | 16 | 22 | 湖北省 | 14 | 34 |
| 天津市 | 6 | 9 | 湖南省 | 10 | 32 |
| 河北省 | 2 | 8 | 广东省 | 18 | 138 |
| 山西省 | 8 | 38 | 广西壮族自治区 | 5 | 6 |
| 内蒙古自治区 | 6 | 24 | 海南省 | 3 | 5 |
| 辽宁省 | 6 | 23 | 重庆市 | 13 | 38 |
| 吉林省 | 7 | 12 | 四川省 | 13 | 134 |
| 黑龙江省 | 5 | 9 | 贵州省 | 8 | 219 |
| 上海市 | 17 | 91 | 云南省 | 13 | 30 |
| 江苏省 | 40 | 186 | 西藏自治区 | 2 | — |
| 浙江省 | 33 | 94 | 陕西省 | 11 | 72 |
| 安徽省 | 4 | 10 | 甘肃省 | 3 | 6 |
| 福建省 | 6 | 9 | 青海省 | 4 | 8 |
| 江西省 | 4 | 17 | 宁夏回族自治区 | 4 | 3 |
| 山东省 | 30 | 36 | 新疆维吾尔自治区 | 8 | 26 |
| 河南省 | 22 | 107 | 新疆生产建设兵团 | 1 | 5 |

数据来源：国家卫生健康委员会，发布时间为 2019 年 3 月 22 日

城市居民为改善自己的物质生存空间和精神享受空间而进行的实践活动。创建国家卫生城市活动的开展，将极大地改善城市卫生面貌和形象，提高城市综合管理水平，完善和拓展城市的整体功能。近年来，多层次、多形式开展创建工作，在城乡环境整治、农村改水改厕、旅游景区卫生治理等方面取得了突破，受到了广大群众的欢迎。

以防病为重点目标，提高公共卫生整体水平　要以治理公共卫生环境为突破口，坚持不懈地改造室内外环境卫生，有效治理环境污染，保持清洁优美的市容环境。把以灭鼠为重点的除四害（老鼠、苍蝇、蟑螂和臭虫）工作做深做细做扎实，切断四害引发传染病的传播途径。加强食品卫生、公共环境卫生和饮用水卫生规范管理和监督检查。

以完善城市环卫基础设施为重点，提高公共卫生管理能力

注重长短远近结合，做好城市污水处理厂、垃圾处理厂的建设，显著提高城市污水、垃圾处理率。在城市规范和建设垃圾箱、垃圾收集点和公共厕所，加快城市环境卫生设施建设步伐。大力开展城市环境综合整治，推进清洁生产，发展集中供热，建设烟尘控制区和噪声达标区。增加城市绿化面积，改善城市环境质量。切实加强对重点企业、重点区域和重点流域的环境监管，严肃查处各类环境违法行为，坚决防止各类环境事故的发生。

立足统筹城乡发展，注重整体提升　在抓好创建卫生城市工作的同时，以点带面，城乡联动，拓展新领域、扩大覆盖面，继续深入开展创建国家卫生村镇和省级卫生先进单位的活动。创建卫生村镇，要深入开展农村改水改厕改灶工作，移风易俗，讲究卫生，改变农村地区落后生活方式和卫生习惯，解决"柴草乱垛、

粪土乱堆、垃圾乱倒、污水乱泼、禽畜乱跑"等五乱现象，积极倡导文明、健康、科学的生活方式。创建卫生先进单位和大型企业工作要进一步巩固成果，提升水平，向卫生先进社区延伸，整合社会资源，创新体制机制，调动社会力量，尽力提供好的条件，努力建设环境优美、欢乐祥和、治安良好的新社区。单位和居民小区内要落实责任制，动员广大群众，使环境整洁，卫生设施完善，道路硬化，路面平整，绿化美化好。

全面普及健康教育　开展多种形式的健康教育活动，重视公民健康行为习惯的培养，革除陈规陋习，大力倡导健康文明的生活方式，营造积极健康的人文环境。

切实将爱国卫生工作纳入法制化的轨道　以法律的形式倡导爱国卫生工作，约束和规范个人行为，赋予爱国卫生工作新的内涵、新的生机和新的活力，推动

社会卫生管理实现经常化、规范化、制度化。

**申报要求** 申报城市必须是省级卫生城市，同时具备以下 5 个基本条件，才能申报国家卫生城市：①城市生活垃圾无害化处理率≥80%。②城市生活污水处理率≥30%。③建成区绿化覆盖率≥30%，人均绿地面积≥5m²。④大气总悬浮微粒年日平均值（TSP）：北方城市≤0.350mg/m³，南方城市≤0.250mg/m³。⑤城市除四害有三项达到全国爱卫会规定的标准。

**申报流程** 申报城市经认真自查，认为各项指标均已达到《国家卫生城市标准》的要求，由该市爱卫会向省、自治区爱卫会提出书面申请。省、自治区爱卫会本着实事求是的原则，在调研的基础上，对其进行严格考核认可后，向全国爱卫会推荐。直辖市根据《标准》要求自查达标后，由市爱卫会直接向全国爱卫会提出书面申请。推荐或申请材料包括创建工作总结和技术资料（如垃圾、粪便、污水处理厂等卫生基础设施的规划、设计、运行情况及有关照片），以及省、自治区爱卫会考核的有关资料。

全国爱卫会接到省、自治区、直辖市爱卫会的推荐或申请报告后，由全国爱卫会办公室组织有关专家对申报材料进行审核，并根据审核结果适时组织调研和暗访。调研和暗访的目的是掌握情况，复核申报材料，并帮助申报城市做好改进、提高工作。因此，调研和暗访次数可能是一次或是若干次。

全国爱卫办对于切实具备考核条件的申报城市，将在调研和暗访的三个月后进行考核鉴定。考核鉴定包括资料考核（听取全市创建工作汇报，查阅各种有关文件、技术资料等）和现场考核。现场考核在所有城区范围内进行，采取明查与暗访相结合的方式，随机抽查，所查场所、单位、居民区的数量应足以反映整体情况。国家卫生城市建设只有标准，没有全国统一的实施指南，目前主要的评价标准为全国爱卫会于2014 年出台的《国家卫生城市标准》。国家卫生城市不是终身制。国家卫生城市评审每 3 年为一个周期，每周期第 2 年 6 月底前均可申报，原则上第三年集中命名。自命名后每 3 年复审一次，复查形式以暗访为主。根据复审结果，全国爱卫会对符合标准的城市予以重新确认命名。经第一次复查不合格者，将给予通报批评并限期改进。第二次复查仍不合格者，撤销其荣誉称号。

**考核指标** 根据《国家卫生城市标准（2014 版）》，国家卫生城市的考核指标主要内容包括爱国卫生组织管理、健康教育和健康促进、市容环境卫生、环境保护、重点场所卫生、食品和生活饮用水安全、公共卫生与医疗服务、病媒生物预防控制 8 个方面，共计 40 项条目，较好地适应了新时期爱国卫生工作的需要。

**意义** 将爱国和卫生相结合，是中国的独创。1989 年 3 月 7 日国务院印发了《关于加强爱国卫生工作的决定》，吹响了全国卫生城市创建的号角。开展创建国家卫生城市活动，是在总结爱国卫生工作经验的基础上，把城市卫生工作纳入城市总体规划，逐步走上综合治理，治本为主，分步实施，科学管理的轨道。这一转变标志着城市爱国卫生运动跨入了一个新的历史阶段，具有重要的现实意义和深远的历史意义。

由于这一活动适应了中国经济社会快速发展的需要，顺应了城市现代化建设与管理的趋势，满足了广大群众对环境和健康不断增长的需求，并与党中央提出的树立和落实科学发展观以及构建社会主义和谐社会的战略任务相一致，得到了各级政府的高度重视以及广大群众的积极参与和广泛认可。

开展卫生城市创建具有以下意义：①是改善城市卫生面貌、提高城市卫生管理水平的有效途径。通过开展卫生城市创建活动，能进一步加快城市基础设施建设步伐，完善城市服务功能，整合城市卫生资源，为人民群众创造更加优美的工作、学习、生活环境，促进社会经济发展。②将大大改善人居环境。将有力促进城市卫生状况、市容市貌和环境质量的不断好转，预防和消除疾病，提高市民的健康水平。③通过在环境卫生领域的整治革新，引导广大市民养成崇尚文明、讲究卫生、遵守公德的行为习惯，进而提高文明程度和综合素质，提高生活质量。实践证明，开展创建卫生城市活动，是为人民群众创造良好的工作、学习、生活环境，提高人民健康水平，为民办实事办好事，进一步密切党和政府同人民群众联系的需要；是培育社会文明卫生新风，提高市民素质，建设社会主义精神文明的需要；是完善城市功能、改善投资环境、扩大对外开放、促进经济发展、加快城市现代化建设步伐的需要。

（马　骁）

jiànkāng chéngshì

**健康城市**（health city） 世界卫生组织面对 21 世纪城市化问题给人类健康带来的挑战而倡导的一项全球性健康促进战略行动。

健康城市是以人为本，以保护和促进城市健康为目标，努力营造由健康人群、健康环境和健康社会有机组成并协调发展整体。1994年，世界卫生组织提出，健康城市是一个不断改善自然和社会环境，扩展社会资源，使人们在享受生命和充分发挥潜能方面能够相互支持的城市。健康城市注重发展过程，而不仅是为了实现特定的健康目标。任何城市无论其目前的主客观条件如何，都可以成为健康城市。2016年全国爱国卫生运动委员会《关于开展健康城市健康村镇建设的指导意见》指出："健康城市是卫生城市的升级版，通过完善城市的规划、建设和管理，改进自然环境、社会环境和健康服务，全面普及健康生活方式，满足居民健康需求，实现城市建设与人的健康协调发展"，是"将健康融入所有政策"理念的有效实现形式。

**简史** 城市化是当今全球人类社会发展的总趋势，是社会生产力发展的客观要求和必然结果，城市的发展给人类的生活、工作带来很大方便，促进了世界经济的快速发展。据估测，全球已有50%的人口居住在城市化的人造空间里。然而，高速发展的城市建设，尤其是工业化的城市面临着社会、卫生、生态等诸多问题，如人口密度高、交通拥挤、住房紧张、不符合卫生要求的饮水和食品供应、污染日见严重的生态环境、暴力伤害等社会问题，正逐渐成为威胁人类健康的重要因素。所以，当今世界对城市的存在和发展提出了新要求，即城市不仅仅是片面追求经济增长效率的经济实体，城市应该是能够改善人类健康的理想环境，城市应被看作一个有生命、能呼吸、能

生长和不断变化的有机体。

世界卫生组织于1986年首次提出健康城市行动战略，成立健康城市欧洲地区办事处，开展健康城市建设项目。加拿大多伦多市首先响应，制定了健康城市的规划，制定了相应的卫生管理法规，采取了反污染措施，组织全体市民参与城市卫生建设等，取得了很大成效。随后，健康城市项目活动从加拿大扩展到美国、欧洲，而后在日本、新加坡、新西兰和澳大利亚等国家，逐渐形成全球健康城市网络。到1993年，已经有1 200个城市参加，其中包括100个发展中国家城市。

在中国，居住人口超过百万的城市数已由解放初期的几十个发展到600多个，城市人口也迅速发展，故对创建健康城市活动高度重视。1993年中国引入健康城市概念。于1994年开始，由国家卫生部医政司和国际合作司牵头与联合国世界卫生组织合作开展此项工作，并正式批准加入该合作项目试点工作的城市和地区有北京市东城区、上海市嘉定区、海南省海口市、辽宁省大连市及河北省保定市等。2007年底，全国爱卫办在全国正式启动了建设健康城市、健康区镇活动，并确定上海市、杭州市、苏州市、大连市、张家港市、北京市西城区等10市（区、镇）为国家首批建设健康城市试点。2013年，中国大陆第一个世界卫生组织健康城市合作网络在上海成立，成员包括沪、杭、苏等地的46家单位。2016年全国爱卫会印发《关于开展健康城市健康村镇建设的指导意见》，该《指导意见》中明确提出，建设健康城市和健康村镇是新时期爱国卫生运动的重要载体，也是健康中国建设的重要抓

手。健康城市建设的内容涵盖了健康环境、健康社会、健康服务、健康文化、健康人群五个领域。健康城市建设的一项重点任务是夯实基础，建设好"健康细胞"，即加快推进创建健康社区、健康学校、健康单位、健康家庭。同年10月，中共中央、国务院印发《"健康中国2030"规划纲要》，明确"把健康城市和健康村镇建设作为推进健康中国建设的重要抓手"。之后，全国爱卫办组织制定了《全国健康城市评价指标体系（2018版）》，推动健康城市建设科学、有序的良性发展。

**实施** 根据健康城市项目进展情况，1992年世界卫生组织划分了3个阶段：

第一阶段为启动阶段，包括建立支持系统、统一思想、了解城市现况、确定组织机构、寻找资助、准备项目计划、争取批准同意。

第二阶段为组织阶段，包括、指定项目工作委员会、分析环境状况、规定课题工作内容、设立办公地点、计划工作策略、培养能力、确定职责。

第三阶段为实施阶段，包括、提高对健康的认识、宣传项目工作计划、组织跨部门的行动、鼓励社区参与、促进革新、保证健康的公共政策。

如1993年，世界卫生组织欧洲健康城市项目第二阶段时，其重点在于"健康的大众政策和全面的城市健康规划"，在欧洲建立了新的世界卫生组织项目城市网，根据修订后的标准，欧洲的各个城市都可以申请参加健康城市项目，但在这一阶段参加城市需确保开展一系列相应的"人人享有卫生保健"的项目，包括"减少保健状况的不平等现象，满足基

本的保健需求，生活方式的改变，创造更好的环境和保健工作的改革"。同年，在美国旧金山召开第一次国际健康城市大会，引起了很大反响，共有来自世界各地的17 000名成员参加了这次会议，显示了全球健康城市运动的迅速发展。大会的组织者主要是美洲大众健康联合会，加利福尼亚州（简称"加州"）健康城市协会以及世界卫生组织、联合国儿童基金会、联合国教科文组织、联合国、加州卫生部和美国国家民政部。大会主题是"生活质量、环境和社会公正"，参会者列举了许多成功的例子。并认为需要一个广泛的以各部门为基础的实施方法。在以社区为基础实施这一计划中发现在城市健康发展计划中存在另外一些弱点，需要进一步协调健康保健服务与社区需要（特别是对城市贫民），并需要建立强大的有生命力的社区以便有效实行健康促进和健康教育计划。

2016年11月21日，第九届全球健康促进大会在上海召开，来自全球100多个城市的市长相聚于中国上海，就协同推进健康与城市可持续发展达成《健康城市上海共识》。《上海共识》承诺实现良好的健康治理，致力于在城市治理的所有领域中优先考虑健康相关的政策，并评估所有政策对健康的影响。《上海共识》将推动全球健康城市的可持续发展。

**应用领域** 世界卫生组织在全世界各个地区都成立了健康城市项目办公室，认为健康城市的实施涉及七大领域。

**政治领域** 要求城市领导人管理者从战略高度重视健康城市建设，根据社会经济、文化教育的需要和可能，全面确立城市的功能定位，提出与世界卫生组织

目标相吻合的、符合实际的健康城市可行性规划，并在组织、经费及政策方针等方面给予大力支持。

**经济领域** 坚持以经济建设为中心，实施可持续发展战略和科教兴市战略，促进国民经济持续、快速、健康发展，提高人民群众生活质量和健康水平，努力创造就业机会，增加市民收入，改善居民住房条件等。

**社会领域** 通过健康城市运动，动员广大群众积极参与和管理影响他们生活、卫生和健康的决策，提高公众对健康的行为、生活方式和习惯的认识，促进文化、教育、福利、保障等各项社会事业的全面发展，为广大市民提供一个祥和、安定、文明向上的社会环境。

**生态环境** 不断改善自然、社会环境，为市民提供一个干净、卫生、安全和高质量的自然环境，建立一个长期稳定的生态系统，使广大市民得以享受清洁的饮水、清新的空气和无污染的食物，享受蓝天、碧水、葱翠如荫的绿树和草坪。

**生物、化学和物理因素** 坚持"预防为主"的方针，重点加强卫生防病和妇幼保健工作，依法加强食品卫生、公共场所卫生和传染病防治，切实控制传染病、职业病、地方病、食物中毒和社会行为性疾病的传染和流行，让广大市民喝上放心水、吃上放心肉、放心菜。

**社区生活** 深入、广泛开展以健康教育、环境教育为主的健康城市市民教育活动，培养文明、健康、向上的行为方式，丰富业余文化娱乐生活，使市民自觉讲文明、讲道德，安居乐业，互相友爱。

**个人行为** 重视心理卫生、心理保健，积极开展健康教育、健康促进活动，通过广泛的宣传教育，消除居民中存在的有害健康的行为习惯和不良生活方式，全面地、综合地提高市民健康水平，保证他们都能享受更长的健康生活、时间和平均期望寿命。

**评价指标** 世界卫生组织提出从健康城市概念意味着这项行动的过程和结果同样重要。评价一个健康城市既有"硬"指标，也有"软"指标。

**世界卫生组织评价标准**
1996年4月5日，世界卫生组织公布了健康城市10项标准。这是世界卫生组织根据世界各国开展健康城市活动的经验，对健康城市提出的要求，各国也可根据本国国情作相应的调整。①为市民提供清洁安全的环境。②为市民提供可靠和持久的食品、饮水、能源供应，具有有效的清除垃圾系统。③通过富有活力和创造性的各种经济手段，保证市民在营养、饮水、住房、收入、安全和工作方面的基本要求。④拥有一个强有力的相互帮助的市民群体，其中各种不同的组织能够为了改善城市健康而协调工作。⑤能使其市民一道参与制定涉及他们日常生活、特别是健康和福利的各种政策。⑥提供各种娱乐和休闲活动场所，以方便市民之间的沟通和联系。⑦保护文化遗产并尊重所有居民（不分其种族或宗教信仰）的各种文化和生活特征。⑧把保护健康视为公众决策的组成部分，赋予市民选择有利于健康行为的权力。⑨做出不懈努力争取改善健康服务质量，并能使更多市民享受健康服务。⑩能使人们更健康长久地生活和少患疾病。

WHO建议，对于发展中国

家，健康城市亦可重点从以下三个方面进行评价：①卫生指标。如出生时期望寿命、婴儿死亡率、营养水平、疫苗接种覆盖率、疾病谱、死因顺位。②社会经济指标。儿童在校学习时间、成人识字率、就业情况。③环境指标。包括居住在贫民窟人群的比例、饮用水供水覆盖率、基本卫生设施覆盖率、寄生虫疾病的预防。

**中国的评价标准** 根据《全国健康城市评价指标体系（2018版）》，健康城市指标体系共包括5个一级指标，20个二级指标，42个三级指标，能比较客观地反映各地健康城市建设工作的总体进展情况。指标体系同时给出了每个指标的定义、计算方法、口径范围、来源部门等信息，确保健康城市评价的数据收集工作能够按照统一标准开展。一级指标对应"健康环境""健康社会""健康服务""健康人群""健康文化"5个建设领域，二级和三级指标着眼于中国城市发展中的主要健康问题及其影响因素。指标体系的构建中，强调健康城市建设应当秉持"大卫生、大健康"理念，实施"把健康融入所有政策"策略，坚持"共建共享"，发挥政府、部门、社会和个人的责任，共同应对城市化发展中的健康问题。同时强调预防为主，全方位全周期保障人群健康。指标体系要求，健康城市建设必须致力于使人们拥有清新的空气、洁净的用水、安全丰富的食物供应、整洁的卫生环境、充足的绿地、足量的健身活动设施、有利于身心健康的工作学习和生活环境，使群众能够享受高效的社会保障、全方位的健康服务和温馨的养老服务，营造健康文化氛围，努力提升人们的健康意识和健康素养，促使人们养成健康生活方式和行为。通过这些综合措施，达到维护和保障人群健康的目的。

**卫生城市与健康城市的关系** 卫生城市与健康城市既有联系又有区别。联系在于中国的健康城市是在创建卫生城市的基础上发展起来的，健康城市是卫生城市的升级版，在一定意义上，创建国家卫生城市也是创建具有中国特色的健康城市。卫生城市在许多方面还没有达到健康城市的要求，但卫生城市建设以及城市初级卫生保健工作，已经为开展健康城市建设打下了坚实的基础。区别在于：①卫生城市是中国在20世纪80年代发起的爱国卫生运动的重要内容，是依据中国国情所开展的一项政府牵头、全社会广泛参与的社会卫生运动。旨在提高城市卫生水平的城市模式，改善城市卫生面貌，提高人民健康水平。健康城市是国际健康促进"将健康融入所有政策"理念的有效实现形式，是新时代推进健康中国建设的重要抓手。②卫生城市建设着重强调提高城市的整体卫生水平（如市容市貌、行业卫生等），重点在于解决城市的脏乱差和不文明、不卫生状况，从而逐步为市民创造一个良好的生活环境，评价指标对生活质量指标和社会环境指标重视不够，涵盖面较窄。而在健康城市评价指标中，除了一些传统的健康指标外，还包括经济状况、就业情况、受教育水平、住房质量、交通便捷性、社会平等和贫困等问题，涉及面较广。③国家卫生城市对大中小城市的标准是一样的，一般来说要经过省级爱卫会专家组的调研、考核和全国爱卫会专家组的调研、考核四个严格的考核程序，达到要求的由全国爱卫会予以命名。健康城市没有考核与命名程序，只强调创建和实施项目的过程，并在城市的规划、建设、管理和产业发展等方面都力求与之相适应。同时，随着城市经济、社会的进步，不断提高创建的质量，使之不断完善。总的来说，卫生城市更注重硬件，重点在改善城乡环境卫生状况，重点解决预防控制传染病、寄生虫病、地方病等问题。而健康城市以卫生城市为基础，更加突出全面的社会健康管理，更加注重软件，注重进一步综合提升健康环境、健康社会、健康文化、健康服务和健康人群，着力解决慢性病等公共卫生问题，全面促进群众身心健康。健康城市建设与卫生城市创建的目标是一致的，都是为了提高人民群众健康水平和生活质量。

**意义** ①使城市具有健康的人群、健康的环境、健康的社会，从而促进经济和社会的发展。②动员群众积极参与影响他们生活、卫生、健康的决策，提高城市自然和社会环境质量。③建立适宜的城市健康保健系统，改善卫生服务质量。④通过部门间更密切的协作和公众参与，提高国家改善城市卫生状况的能力。⑤建设健康城市、健康村镇是建设健康中国的重要抓手，是推进新型城镇化建设的重要内容，也是新时期爱国卫生运动的重要载体。

(马骁)

jīběn gōnggòng wèishēng fúwù zhōng de jiànkāng jiàoyù

**基本公共卫生服务中的健康教育**（health education in basic public health services） 以基层卫生机构为主体，通过信息传播等干预措施，帮助辖区内常住居民掌握卫生保健知识、树立健康观念,自愿采纳并养成有利于健康的行为和生活方式,从而减少或消除影响健康的危险因素,达到防治疾病,增进健康的目的。这是一种有计划、有评价的系统的社会活动。是国家免费为城乡居民提供的基本公共卫生服务项目的重要内容之一。

**基本内容** 《国家基本公共卫生服务规范(第三版)》中明确提出了基本公共卫生服务中健康教育的对象,7项健康教育内容,5类健康教育形式及4个健康教育工作考核指标。

健康教育对象 辖区内常住居民。

健康教育内容 ①宣传普及《中国公民健康素养——基本知识与技能(2015年版)》。配合有关部门开展公民健康素养促进行动。②对青少年、妇女、老年人、残疾人、0~6岁儿童家长等人群进行健康教育。③开展合理膳食、控制体重、适当运动、心理平衡、改善睡眠、限盐、控烟、限酒、科学就医、合理用药、戒毒等健康生活方式和可干预危险因素的健康教育。④开展心脑血管、呼吸系统、内分泌系统、肿瘤、精神疾病等重点慢性非传染性疾病和结核病、肝炎、艾滋病等重点传染性疾病的健康教育。⑤开展食品卫生、职业卫生、放射卫生、环境卫生、饮水卫生、学校卫生和计划生育等公共卫生问题的健康教育。⑥开展突发公共卫生事件应急处置、防灾减灾、家庭急救等健康教育。⑦宣传普及医疗卫生法律法规及相关政策。

健康教育形式 ①提供健康教育资料(包括发放印刷资料及播放音像资料)。②设置健康教育宣传栏。③开展公众健康咨询活动。④举办健康知识讲座。⑤开展个体化健康教育。

考核指标 ①发放健康教育印刷资料的种类和数量。②播放健康教育音像资料的种类、次数和时间。③健康教育宣传栏设置和内容更新情况。④举办健康教育讲座和健康教育咨询活动的次数和参加人数。

**意义** 基本公共卫生服务是在当地上级疾病预防控制机构等专业卫生机构指导下,由城市社区卫生服务中心、乡镇卫生院等城乡基本医疗卫生机构向全体居民提供的公益性公共卫生干预措施,主要起到对疾病和重大健康问题的预防与控制作用。2009年中共中央、国务院颁布《关于深化医药卫生体制改革的意见》,新一轮医改启动,实施国家基本公共卫生服务项目是深化医改的五项内容之一,是促进卫生服务逐步均等化的关键环节,是中国公共卫生制度建设的重要组成部分。

健康教育是旨在帮助对象人群或个体改善健康相关行为的系统的社会活动,处于疾病预防工作的第一线。健康教育可分为专业性健康教育工作和普及性健康教育工作:专业性健康教育工作主要由医疗卫生机构中的公共卫生医师承担;普及性健康教育工作主要由担负基本公共卫生服务任务的基层卫生工作者和社区社会工作者承担。基本公共卫生服务中的健康教育是为普及性健康教育工作。

基本公共卫生服务是一种"人人需要、共同受益"的社会公益事业,社会参与程度直接影响到基本公共卫生服务工作的实施效果。通过健康教育能提高群众对基本公共卫生服务项目的知晓率并主动接受卫生服务,普及健康知识使群众对疾病早认识、早预防、早治疗,并引导人们采取健康的行为和生活方式,从而达到防制疾病,增进健康的目的。在实施国家基本公共卫生各项服务时贯穿始终地融入健康教育,能协同增强其他各项内容的服务效果。

(马 骁)

jiànkāngjiàoyùhéxīnxìnxī

## 健康教育核心信息(key messages of health education) 为实现特定的健康传播目标,围绕某一传播主题而确定的关键信息内容。健康教育核心信息是在明确了健康传播活动目的,分析了目标人群需求,确定了传播主题之后而确定的最基本、最重要的健康信息,是目标人群实现行为改变必须了解和掌握的知识要点。健康教育核心信息的选择和使用,要遵循如下几个原则:①明确对象。针对目标人群的特点和需求,围绕活动的主题,筛选和确定核心信息。②科学准确。要基于专业共识和权威发布,从可靠的信息源中收集、筛选,确保科学性。③简洁通俗。从使用者的角度,核心信息中的一些内容虽然简练,但可能并不十分通俗,需要专业人员在使用之前加以释义,使其更加通俗化,才能被群众理解和接受。为了普及基本健康知识,提高人们的健康意识和自我保健能力,近些年来,国家卫生主管部门组织多学科领域专家研发了多项重大疾病和健康问题及不同人群健康素养的健康教育核心信息,为基层开展健康教育活动提供权威性的健康信息资源。具体内容见附录。

(米光明)

# 附　　录

## 预防控制艾滋病宣传教育知识要点（key messages of health education for AIDS prevention and control）

来源：卫生部办公厅

发布时间：2004 年 11 月 26 日

基本知识：

1. 艾滋病是一种危害大、病死率高的严重传染病，是可以预防的。目前尚无有效疫苗和治愈药物，但已有较好的治疗方法，可以延长生命，改善生活质量。

2. 艾滋病通过性接触、血液和母婴三种途径传播；与艾滋病病毒感染者或病人的日常生活和工作接触不会被感染。

3. 洁身自爱、遵守性道德是预防经性接触感染艾滋病的根本措施。

4. 正确使用质量合格的安全套，及早治疗并治愈性病可大大减少感染和传播艾滋病、性病的危险。

5. 共用注射器静脉吸毒是感染和传播艾滋病的高危险行为，要拒绝毒品，珍爱生命。

6. 避免不必要的注射、输血和使用血液制品；必要时，使用经过艾滋病病毒抗体检测合格的血液或血液制品，并使用一次性注射器或经过严格消毒的器具。

7. 对感染艾滋病病毒的孕产妇及时采取抗病毒药物干预、减少产时损伤性操作、避免母乳喂养等预防措施，可大大降低胎儿、婴儿被感染的可能性。

8. 艾滋病自愿咨询检测是及早发现感染者和病人的重要防治措施。

9. 关心、帮助、不歧视艾滋病病毒感染者和病人，鼓励他们参与艾滋病防治工作，是控制艾滋病传播的重要措施。

10. 艾滋病威胁着每一个人和每一个家庭，影响着社会的发展和稳定，预防艾滋病是全社会的责任。

## 预防控制乙肝宣传教育知识要点（key messages of health education for hepatitis B prevention and control）

来源：国家卫生部办公厅

发布时间：2007 年 2 月 15 日

1. 乙肝是一种危害大的严重传染病，但可以通过接种乙肝疫苗和其它措施预防。

2. 乙肝通过血液、母婴和性接触三种途径传播。日常生活和工作接触不会传播乙肝病毒。

3. 新生儿接种乙肝疫苗是预防乙肝的关键。新生儿出生后要及时并全程接种三针乙肝疫苗。

4. 新生儿乙肝疫苗接种已经纳入国家免疫规划管理，免费接种。

5. 推广新生儿以外重点高危人群接种乙肝疫苗。

6. 避免不必要的注射、输血和使用血液制品，使用安全自毁型注射器或经过严格消毒的器具，杜绝医源性传播。

7. 乙肝病毒携带者在工作和生活能力上同健康人没有区别。由于乙肝传播途径的特殊性，乙肝病毒携带者在生活、工作、学习和社会活动中不对周围人群和环境构成威胁，可以正常学习、就业和生活。

8. 目前，乙肝病毒感染尚无理想的特异性治疗药物，医学科技领域亦尚未攻克有些媒体广告宣传的"转阴""根治"等难题。

9. 乙肝病毒携带者应定期接受医学观察和随访。乙肝患者要规范治疗、定期检查。

10. 乙肝威胁着每一个人和每一个家庭，影响着社会的发展和稳定。预防乙肝是全社会的责任。

## 防治糖尿病宣传知识要点（key messages of health education for prevention and treatment of diabetes）

来源：卫生部办公厅

发布时间：2008 年 7 月 8 日

1. 我国糖尿病患病率正在快速增长

我国糖尿病患病率在过去 20 年中上升了 4 倍；2002 年全国居民营养与健康状况调查结果显示，我国有糖尿病患者 2000 多万人，另有近 2000 万人糖耐量低减；据国际糖尿病联盟估计，我国 2007 年糖尿病患病人数约为 3980 万，2025 年将达到 5930 万；我国已成为全球糖尿病患病率增长最快的国家之一。

2. 我国糖尿病以 2 型为主

2 型糖尿病占 93.7%，1 型糖

尿病占 5.6%，其他类型糖尿病仅占 0.7%；膳食结构改变和体力活动减少导致的肥胖是 2 型糖尿病的重要影响因素；中国人是糖尿病的易感人群；年龄越大，2 型糖尿病患病率越高。

3. 糖尿病控制不良将产生严重危害

糖尿病患者发生心血管疾病的危险性较非糖尿病人群高出 2~4 倍，并使心血管疾病发病年龄提前，病变更严重；糖尿病患者常伴有高血压和血脂异常；糖尿病视网膜病变是导致成年人群失明的主要原因；糖尿病肾病是造成肾功能衰竭的最常见原因之一；糖尿病足严重者可导致截肢。

4. 2 型糖尿病的预防措施

普及糖尿病防治知识；提倡健康生活方式；在重点人群中开展 2 型糖尿病筛查，推荐采用口服葡萄糖耐量试验（OGTT）。如筛查结果正常，3 年后重复检查；及早干预糖调节受损（糖耐量受损和空腹血糖受损）。

5. 糖尿病高危人群

有糖调节受损史；年龄 ≥45 岁；肥胖：体重指数（BMI）≥ 28；2 型糖尿病者的一级亲属；有巨大儿（出生体重 ≥4Kg）生产史；妊娠糖尿病史；高血压（血压 ≥140/90mmHg）；血脂异常〔HDL-C ≤35mg/dl（0.91mmol/L）及 TG ≥250mg/dl（2.75mmol/L）〕；心脑血管疾病患者；静坐生活方式者。

6. 强化生活方式干预

具体目标：使肥胖者 BMI 控制在 24 或以下；至少减少每日总热量 400~500kcal；限制摄入高能量食物，禁止含糖饮料；限制红肉摄入，多吃植物性食物；中等强度身体活动，每天 30 分钟，每周至少 5 天。

7. 2 型糖尿病的综合治疗

2 型糖尿病的综合治疗包括：降糖、降压、调脂、抗凝、减肥和改变不良生活习惯等措施；

降糖治疗包括采用饮食控制、合理运动、血糖监测、糖尿病自我管理教育和降糖药物等综合性治疗措施。

血糖控制目标必须个体化；

每位糖尿病患者都应接受糖尿病防治知识教育；

饮食治疗的原则是控制总热量的摄入，合理均衡各种营养物质。膳食中热量来源：脂肪低于 30%，碳水化合物 55%~60%，蛋白质 15%~20%，或 0.8~1.2g/kg 体重/天；食盐摄入量限制在每天 6g 以内；

运动增加胰岛素敏感性，可以改善血糖控制，有利于减轻体重。运动治疗应在医生指导下进行，运动频率和时间为每周至少 150 分钟，如一周运动 5 天，每次 30 分钟；养成健康的生活习惯，将有益的体力活动融入到日常生活中；运动要因人而异，注意运动保护；

糖化血红蛋白（Hb A1c）是长期血糖控制最重要的评估指标。血糖自我监测适合于所有糖尿病患者，应由医生和护士进行检测技术和检测方法的指导，包括如何测血糖，何时监测，监测频率和如何记录监测结果；

糖尿病的药物治疗包括口服降糖药物和胰岛素，在饮食和运动治疗的基础上应及时采用药物治疗。糖尿病病人应选择正规医院进行治疗，并应终身治疗。

## 结核病防治核心信息（key messages of health education for prevention and treatment of TB）

来源：中华人民共和国国家卫生和计划生育委员会

发布时间：2011 年 3 月 21 日

结核病防治核心信息分为面向所有人群和面向目标人群使用的核心信息。其中"面向所有人群的核心信息"是通用的核心信息，在开展健康促进工作时，在通用核心信息的基础上，可根据目标人群选择相应的面向不同目标人群（政府领导、医务人员、患者、密接、流动人口和教师）使用的核心信息。

一、面向所有人群的核心信息

1. 肺结核是我国发病、死亡人数最多的重大传染病之一。

2. 肺结核主要通过咳嗽、打喷嚏传播。

3. 勤洗手、多通风、强身健体可以有效预防肺结核。

4. 咳嗽喷嚏掩口鼻、不随地吐痰可以减少肺结核的传播。

5. 如果咳嗽、咯痰 2 周以上，应及时到医院诊治。

6. 我国在结核病定点医疗卫生机构对肺结核检查治疗的部分项目实行免费政策。（各地在宣传中应明确定点医疗卫生机构名称和具体免费项目）

二、面向目标人群的核心信息

（一）面向医务人员的核心信息

1. 对咳嗽、咳痰两周以上的患者要警惕肺结核。

2. 发现疑似肺结核病例，依法报告、转诊。

3. 要对疑似肺结核患者及家属进行健康教育。

（二）面向肺结核患者的核心信息

1. 坚持完成全程规范治疗是治愈肺结核、避免形成耐药的关键。

2. 避免肺结核传播是保护家人、关爱社会的义务和责任。

（三）面向密切接触者的核心信息

1. 要督促患者按时服药和定期复查，坚持完成规范治疗。

2. 如出现咳嗽、咯痰要及时就诊。

3. 注意房间通风和个人防护。

（四）面向流动人口的核心信息

1. 肺结核诊治优惠政策不受户籍限制。

2. 患者尽量留在居住地完成全程治疗；如必须离开，要主动告知主管医生。

3. 患者返乡或到新的居住地后，要主动到当地结核病定点医疗卫生机构继续治疗。

（五）面向教师的核心信息

1. 结核病检查是学校常规体检项目之一。

2. 教师有义务对学生开展结核病防治健康教育，并督促咳嗽、咯痰2周以上的学生及时就医。

3. 学校依据结核病定点医疗卫生机构的诊断证明，管理学生患者的休学、复学。

慢性病防治核心信息（key messages for prevention and treatment of chronic diseases）

来源：国家卫生和计划生育委员会

发布时间：2012年7月9日

1. 心脑血管病、癌症、糖尿病和慢性呼吸系统疾病等慢性病发病广、致残致死率高，严重危害健康和生命，给个人、家庭和社会带来沉重负担。

2. 慢性病受经济社会、生态环境、生活方式、遗传等多种因素影响，高血压、高血脂、高血糖、超重肥胖、吸烟、不健康饮食、缺乏运动、过量饮酒是慢性病的重要危险因素。

3. 坚持合理饮食、适量运动、戒烟限酒、心理平衡的健康生活方式可以有效预防慢性病。

4. 每个成年人都应知道自己的身高、体重、腰围、血压、血糖值，定期体检，尽早发现早期征兆，积极采取有效措施，降低慢性病患病风险。

5. 慢性病病人应及时就诊，规范治疗，合理用药，预防并发症，提高生活质量。

6. 防治心脑血管疾病的重要措施是预防和控制高血压、高血脂等危险因素，及早发现冠心病和脑卒中的早期症状，及时治疗。

7. 多数癌症是可以防治的，早发现、早诊断、早治疗是提高治疗效果，改善生活质量的重要手段。

8. 糖尿病的治疗不仅要血糖控制达标，还要求血脂、血压正常或接近正常，保持正常体重，坚持血糖监测。

9. 避免烟草使用，减少室内外空气污染，是预防慢性呼吸系统疾病发生发展的关键。

10. 预防控制慢性病是全社会的共同责任，要做到政府主导、多部门合作、全社会动员、人人参与。

母婴健康素养—基本知识与技能55条（maternal and infant health literacy-basic knowledges and skills）

来源：国家卫生部妇幼保健与社区卫生司

发布时间：2012年2月9日

基本知识和理念（30条）

1. 女性生育的最佳年龄是24~29岁，孕妇年龄超过35岁属于高龄孕妇。

2. 准备怀孕的女性最好从孕前3个月开始补充叶酸，并持续至整个孕期。

3. 早孕反应一般在孕6周开始出现，在孕3个月后自然消失。

4. 孕妇（成人）正常血压为收缩压低于140毫米汞柱（mmHg），舒张压低于90毫米汞柱。

5. 由于梅毒、艾滋病和乙肝病毒可以透过胎盘感染胎儿，因此在首次产前检查时应做相应的化验检查，以便及时发现异常，及时处理。

6. 如果在孕前或孕期感染了弓形虫病，可能造成孕妇流产、死胎、死产、早产或胎儿畸形等不良妊娠结局。

7. 在孕晚期产前检查项目中，血压、体重、宫高、尿蛋白、胎心率是每次必查的项目，但B超不需要每次检查。

8. 产前诊断是指对胎儿进行先天性缺陷和遗传性疾病的诊断，包括相应筛查。年龄超过35岁的孕妇应进行产前诊断。

9. 按照世界卫生组织的标准，妊娠期贫血的诊断标准为孕期血红蛋白（Hb）低于110克/升（g/L）。

10. 贫血孕妇应在医生指导下补充小剂量铁剂，同时注意补充维生素C，以促进铁的吸收与利用。

11. 孕妇补充各种维生素并非多多益善。如果过量摄入维生素A，可能会对胎儿有害。

12. 孕妇分娩前，如果出现阴道出血量多伴有或不伴腹痛、规律宫缩伴阵痛、胎膜破裂（破水）、头晕、头痛、严重呕吐、高烧、视物不清等情况，应立即去医院。

13. 足月产是指妊娠满37周

至不满 42 周期间分娩。

14. 自然分娩是最理想、对母婴最安全的分娩方式。与剖宫产相比，有明显的优越性。

15. 由于分娩后体内激素水平急剧改变，产妇从分娩开始至产后 10 日内容易出现短暂、轻微的心境不良，如：郁闷、易落泪、哭泣、不安、轻度情绪紊乱、易疲乏并伴随焦躁，称为产母郁闷。

16. 新生儿出生时的平均体重为 3200 克（6 斤 4 两）左右，出生体重达到或超过 4000 克为巨大儿。

17. 新生儿出生后由于体内水分丢失较多，可导致生理性体重下降，但一般不超过出生体重的 10%，约 7~10 天体重恢复。

18. 新生儿满月时，体重增加 600 克以上为正常。

19. 新生儿的生理性黄疸一般 7~10 天左右消退。

20. 新生儿的脐带脱落时间一般在出生后 1~2 周。

21. 假月经、乳房肿大与泌乳、"螳螂嘴"与"马牙"等都属于新生儿期正常的生理现象。

22. 母乳是婴儿最理想的天然食物。纯母乳喂养可满足 6 个月内婴儿所需的全部液体、能量和营养素。婴儿添加辅食后，可继续母乳喂养至 2 岁或 2 岁以上。

23. 0~6 个月的正常足月婴儿如果采用纯母乳喂养或者配方奶喂养，一般不用额外补充钙剂，但应于生后 15 天开始，每天补充维生素 D400~800 国际单位。

24. 满月内的新生儿能看清楚的最佳距离为 20 厘米左右。

25. 充足的睡眠有助于促进婴儿发育，满月内的新生儿一昼夜的睡眠时间一般为 16~18 个小时。

26. 新生儿疾病筛查是在婴儿出生 72 小时后采集足跟血，进行先天性甲状腺功能低下和苯丙酮尿症（PKU）等疾病的筛查。

27. 新生儿听力筛查在出生后 3~5 天内进行。如果初步筛查有问题或可疑，应于 3 个月内进行复查或转诊到专科医院，以便及早发现听力异常。

28. 婴儿的前囟（在头的顶部）是由 4 块颅骨相接处形成的空隙，出生时对边距离约为 2.5 厘米，一般在 12~18 个月时闭合。

29. 婴儿出生后要按照计划免疫程序进行预防接种。其中，乙肝疫苗应在孩子出生、满月和 6 个月时接种三针。

30. 婴儿乳牙萌出的时间有较大差异，一般在 4~10 个月之间。

健康生活方式和行为（14 条）

31. 为减少铅对胎儿生长发育的影响，孕妇最好不染发、少化妆。孕期的服装以舒适为宜，最好不穿高跟鞋。

32. 孕妇在电脑视屏前的工作时间，每周不宜超过 20 小时，每天不宜超过 4 小时。

33. 正常孕妇应每天进行适量身体活动，如散步、体操、瑜伽、游泳等。

34. 孕期应选用软毛牙刷，除了每天两次正确刷牙，还应饭后漱口，保证口腔处于清洁状态。

35. 孕前体重正常、体瘦型和体胖型的孕妇，孕期增重分别为 12 公斤、14~15 公斤、7~8 公斤。孕中期开始每周体重增加分别为 400 克、500 克、300 克。

36. 孕妇应从孕中期开始每天增加能量摄入 200 千卡，建议孕中期每天增加蛋白质 15 克，孕

晚期每天增加蛋白质 20 克，相当于每天增加总计约 50~100 克的鱼、禽、蛋、瘦肉。

37. 孕中期、孕晚期和哺乳期妇女钙的适宜摄入量分别为每天 1000 毫克、1200 毫克和 1200 毫克。

38. 从孕中期开始，孕妇应每日至少摄入牛奶 250 毫升或相当量的奶制品并补充钙 300 毫克，或者喝低脂牛奶 500 毫升（避免能量摄入过多），同时还应补充维生素 D，以促进钙的吸收。

39. 用母乳喂养的产妇每日需要增加摄入蛋白质 20 克，即相当于二两瘦肉或 3 个鸡蛋所提供的蛋白质，摄入过多并无好处。

40. 新妈妈在产后坐月子期间，房间应定时通风，室内温度在 25 摄氏度左右，湿度约 50%~60%，每天都应该吃水果和蔬菜，可以刷牙、洗头、淋浴。

41. 婴儿出生后应尽早开始母乳喂养，产妇应在分娩后 1 小时内开始让婴儿吸吮乳房。

42. 由于各种条件限制无法完全用母乳喂养时，为婴儿首选补充的母乳代用品为婴儿配方奶粉。

43. 中国营养学会建议，从 6 月龄开始，需要逐渐给婴儿补充非乳类的辅助食品，首选添加铁强化婴儿营养米粉。

44. 根据国家规定：有不满 1 周岁婴儿的女职工，其所在单位应当在每班劳动时间内给予其两次哺乳（含人工喂养）时间，每次 30 分钟。

基本技能（11 条）

45. 月经规律的女性，推算预产期的方法是从末次月经的第一天开始计算，（公历）月份-3 或+9，日数+7。

46. 妇女怀孕后，首次产前

检查最好在孕 13 周前。孕期如果没有异常情况，应至少接受 5 次产前检查，城市孕妇产前检查一般在 9 次以上。

47. 孕妇在孕 18～20 周开始自觉胎动。孕晚期胎动计数的方法为：每天早、中、晚各数 1 小时，三次相加再乘以 4，12 小时胎动计数正常应在 30 次及以上。

48. 孕妇生病需用药时，应在医生指导下使用。在需要紧急医疗救助时，应拨打 120 急救电话。

49. 哺乳闭经避孕法要求产妇符合产后 6 个月内、完全母乳喂养（每日 6 次以上）、月经未恢复三个条件，避孕效果可达 98%。如果有任何一条不符，即应尽早采取其他避孕措施。

50. 为婴儿制作辅食时，应尽可能少糖、无盐、不加调味品，但可添加少量食用油。婴儿满 1 岁后，为其单独制作的辅助食品，才可以额外加少许盐。

51. 良好的进食行为要从小培养。婴儿应从 7～8 个月开始锻炼咀嚼能力，允许其用手抓握食物吃，到 10～12 个月可以训练孩子自己用勺进食。

52. 婴幼儿发热时体温超过 38.5℃，需要在医生的指导下及时采取适当的降温措施，如物理降温或给予退热药物。

53. 婴儿发生腹泻后，不需要禁食，可以继续母乳喂养，调整饮食，并及时补充液体，避免发生脱水。

54. 数呼吸次数，有助早期识别肺炎。在相对安静状态下，2 天至 2 个月的婴儿呼吸次数不应超过 60 次/分，2 个月至 1 岁的婴儿呼吸次数不应超过 50 次/分。

55. 避免儿童发生摔落、烧烫伤、溺水、中毒、触电等意外

伤害。

## 控烟健康教育核心信息（key messages of health education for smoking control）

来源：国家卫生计生委办公厅

发布时间：2013 年 8 月 14 日

1. 中国吸烟人数超过 3 亿，约有 7.4 亿不吸烟者遭受二手烟暴露的危害。

2. 中国每年因吸烟死亡的人数逾 100 万，超过结核病、艾滋病和疟疾导致的死亡人数之和。

3. 现在吸烟者中将来会有一半因吸烟而提早死亡，吸烟者的平均寿命比不吸烟者缩短至少 10 年。

4. 烟草烟雾至少含有 69 种致癌物。

5. 烟草制品中的尼古丁可导致烟草依赖，烟草依赖是一种慢性成瘾性疾病。

6. 吸烟及二手烟暴露均严重危害健康，即使吸入少量烟草烟雾也会对人体造成危害。

7. 二手烟暴露没有安全水平，室内完全禁止吸烟是避免危害的唯一有效方法。

8. 在室内设置吸烟区（室）、安装通风换气设施等均不能避免二手烟暴露的危害。

9. 不存在无害的烟草制品，只要吸烟即有害健康。

10. "低焦油卷烟"、"中草药卷烟"不能降低吸烟带来的危害，反而容易诱导吸烟，影响吸烟者戒烟。

11. 吸烟可以导致多种恶性肿瘤，包括肺癌、口腔癌、鼻咽部恶性肿瘤、喉癌、食管癌、胃癌、肝癌、胰腺癌、肾癌、膀胱癌、宫颈癌、结肠直肠癌、乳腺癌和急性白血病等。

12. 吸烟可以导致慢性阻塞性肺疾病（慢阻肺）、青少年哮喘，增加呼吸道感染的发病风险。

13. 吸烟可以增加肺结核患病和死亡的风险。

14. 、吸烟可以导致冠心病、脑卒中和外周动脉疾病。

15. 男性吸烟可以导致勃起功能障碍。

16. 女性吸烟可以导致受孕几率降低、流产、死胎、早产、婴儿低出生体重，增加婴儿猝死综合征的发生风险。

17. 吸烟可以导致 2 型糖尿病，增加其并发症的发生风险。

18. 吸烟可以导致牙周炎、白内障、手术后伤口愈合不良、皮肤老化、老年痴呆、绝经后女性骨密度降低和消化道溃疡。

19. 二手烟暴露可以导致肺癌、冠心病、脑卒中、乳腺癌、鼻窦癌。

20. 二手烟暴露可以导致成年人急慢性呼吸道症状、肺功能下降、支气管哮喘和慢性阻塞性肺疾病。

21. 孕妇暴露于二手烟可以导致婴儿出生体重降低、婴儿猝死综合征、早产、新生儿神经管畸形和唇腭裂。

22. 二手烟暴露可导致儿童支气管哮喘、肺功能下降和中耳炎。

23. 戒烟是降低吸烟危害的唯一方法，戒烟越早越好，任何年龄戒烟均可获益。

24. 戒烟可以显著降低吸烟者肺癌、冠心病、慢阻肺等多种疾病的发病和死亡风险，延缓上述疾病的进展，并改善预后。

25. 吸烟的女性在妊娠前或妊娠早期戒烟，可以降低早产、胎儿生长受限、新生儿低出生体

重等多种问题的发生风险。

26. 吸烟者在戒烟过程中可能出现不适症状，必要时可依靠专业化的戒烟治疗。

27. 吸烟者应当尊重他人的健康权益，不在室内工作场所、室内公共场所、公共交通工具内和其他禁止吸烟的场所吸烟。

28. 吸烟者应当积极戒烟，吸烟者本人的戒烟意愿是成功戒烟的基础。

29. 戒烟门诊可向吸烟者提供专业戒烟治疗。

30. 全国戒烟热线电话为400 888 5531，公共卫生服务热线电话为12320。

## 中国公民环境与健康素养（试行）（Chinese citizens environment and health literacy）

来源：中华人民共和国环境保护部

发布时间：2013 年 9 月 29 日

一、基本理念

1. 良好的环境是生存的基础、健康的保障。

2. 健康的维持、疾病的发生与多种环境因素相关。

3. 环境污染是影响健康的重要因素。

4. 环境污染造成健康危害的大小与暴露程度有关。

5. 老人、孕妇和儿童对环境危害更敏感。

6. 环境与健康安全不存在"零风险"。

7. 重视自我防护，可预防或减轻环境污染带来的健康危害。

8. 每个人都有保护环境、维护健康的责任。

二、基本知识

9. 空气污染会对呼吸系统、心血管系统等产生重要影响。

10. 削减机动车污染物排放可改善城市环境空气质量。

11. 雾霾天应尽量减少户外活动。

12. 关注室内空气污染，注意通风换气。

13. 安全的饮水是保证人体健康的基本条件。

14. 保障饮水安全，首先要保护好水源。

15. 看上去清洁的水不一定安全。

16. 讲究饮水卫生，不宜直饮生水。

17. 土壤污染影响整体环境质量，危害人体健康。

18. 保护土壤环境质量是保障农产品安全的重要手段。

19. 日常生活中难以避免接触辐射，但不用谈"核"色变。

20. 噪声污染影响健康，不做噪声的制造者。

21. 保持环境卫生，减少疾病发生。

22. 合理处置生活垃圾，既保护环境也利于健康。

23. 保护生物多样性，与自然和谐共处。

24. 要注意工作和生活中有毒有害物带来的污染及健康危害。

25. 良好的卫生或行为习惯可预防儿童铅中毒。

三、基本技能

26. 发生环境与健康事件时，应按政府有关部门的指导应对。

27. 遇到污染环境危害健康行为时，主动拨打"12369"热线投诉。

28. 能识别常见的危险标识及环境保护警告图形标志。

29. 积极关注并通过多种途径获取环境质量信息。

30. 主动有序参与环境保护，合理维护个人和社会公共环境权益。

## 合理用药健康教育核心信息（key messages of health education for rational use of drugs）

来源：国家卫生和计划生育委员会

发布时间：2013 年 12 月 10 日

1. 合理用药是指安全、有效、经济地使用药物。优先使用基本药物是合理用药的重要措施。不合理用药会影响健康，甚至危及生命。

2. 用药要遵循能不用就不用、能少用就不多用，能口服不肌注、能肌注不输液的原则。

3. 购买药品要到合法的医疗机构和药店，注意区分处方药和非处方药，处方药必须凭执业医师处方购买。

4. 阅读药品说明书是正确用药的前提，特别要注意药物的禁忌、慎用、注意事项、不良反应和药物间的相互作用等事项。如有疑问要及时咨询药师或医生。

5. 处方药要严格遵医嘱，切勿擅自使用。特别是抗菌药物和激素类药物，不能自行调整用量或停用。

6. 任何药物都有不良反应，非处方药长期、大量使用也会导致不良后果。用药过程中如有不适要及时咨询医生或药师。

7. 孕期及哺乳期妇女用药要注意禁忌；儿童、老人和有肝脏、肾脏等方面疾病的患者，用药应谨慎，用药后要注意观察；从事驾驶、高空作业等特殊职业者要注意药物对工作的影响。

8. 药品存放要科学、妥善，防止因存放不当导致药物变质或失效；谨防儿童及精神异常者接触，一旦误服、误用，及时携带药品及包装就医。

9. 接种疫苗是预防一些传染病最有效、最经济的措施，国家免费提供一类疫苗。

10. 保健食品不能替代药品。保健食品指具有特定保健功能，适宜于特定人群食用，具有调节机体功能，不以治疗疾病为目的的食品。

## 中国公民中医养生保健素养

（Chinese citizens traditional medicine and healthcare literacy）

来源：国家中医药管理局 国家卫生计生委

发布时间：2014 年 5 月 16 日

一、基本理念和知识

1. 中医养生保健，是指在中医理论指导下，通过各种方法达到增强体质、预防疾病、延年益寿目的的保健活动。

2. 中医养生的理念是顺应自然、阴阳平衡、因人而异。

3. 情志、饮食、起居、运动是中医养生的四大基石。

4. 中医养生保健强调全面保养、调理，从青少年做起，持之以恒。

5. 中医治未病思想涵盖健康与疾病的全程，主要包括三个阶段：一是"未病先防"，预防疾病的发生；二是"既病防变"，防止疾病的发展；三是"瘥后防复"，防止疾病的复发。

6. 中药保健是利用中药天然的偏性调理人体气血阴阳的盛衰。服用中药应注意年龄、体质、季节的差异。

7. 药食同源。常用药食两用的中药有：蜂蜜、山药、莲子、大枣、龙眼肉、枸杞子、核桃仁、茯苓、生姜、菊花、绿豆、芝麻、大蒜、花椒、山楂等。

8. 中医保健五大要穴是膻中、三阴交、足三里、涌泉、关元。

9. 自我穴位按压的基本方法有：点压、按揉、掐按、拿捏、搓擦、叩击、捶打。

10. 刮痧可以活血、舒筋、通络、解郁、散邪。

11. 拔罐可以散寒湿、除瘀滞、止肿痛、祛毒热。

12. 艾灸可以行气活血、温通经络。

13. 煎服中药避免使用铝、铁质煎煮容器。

二、健康生活方式与行为

14. 保持心态平和，适应社会状态，积极乐观地生活与工作。

15. 起居有常，顺应自然界晨昏昼夜和春夏秋冬的变化规律，并持之以恒。

16. 四季起居要点：春季、夏季宜晚睡早起，秋季宜早睡早起，冬季宜早睡晚起。

17. 饮食要注意谷类、蔬菜、水果、禽肉等营养要素的均衡搭配，不要偏食偏嗜。

18. 饮食宜细嚼慢咽，勿暴饮暴食，用餐时应专心，并保持心情愉快。

19. 早餐要好，午餐要饱，晚餐要少。

20. 饭前洗手，饭后漱口。

21. 妇女有月经期、妊娠期、哺乳期和更年期等生理周期，养生保健各有特点。

22. 不抽烟，慎饮酒，可减少相关疾病的发生。

23. 人老脚先老，足浴有较好的养生保健功效。

24. 节制房事，欲不可禁，亦不可纵。

25. 体质虚弱者可在冬季适当进补。

26. 小儿喂养不要过饱。

三、常用养生保健内容

27. 情志养生：通过控制和调节情绪以达到身心安宁、情绪愉快的养生方法。

28. 饮食养生：根据个人体质类型，通过改变饮食方式，选择合适的食物，从而获得健康的养生方法。

29. 运动养生：通过练习中医传统保健项目的方式来维护健康、增强体质、延长寿命、延缓衰老的养生方法，常见的养生保健项目有太极拳、八段锦、五禽戏、六字诀等。

30. 时令养生：按照春夏秋冬四时节令的变化，采用相应的养生方法。

31. 经穴养生：根据中医经络理论，按照中医经络和腧穴的功效主治，采取针、灸、推拿、按摩、运动等方式，达到疏通经络、调和阴阳的养生方法。

32. 体质养生：根据不同体质的特征制定适合自己的日常养生方法，常见的体质类型有平和质、阳虚质、阴虚质、气虚质、痰湿质、湿热质、血瘀质、气郁质、特禀质九种。

四、常用养生保健简易方法

33. 叩齿法：每天清晨睡醒之时，把牙齿上下叩合，先叩白齿 30 次，再叩前齿 30 次。有助于牙齿坚固。

34. 闭口调息法：经常闭口调整呼吸，保持呼吸的均匀、和缓。

35. 咽津法：每日清晨，用舌头抵住上颚，或用舌尖舔动上颚，等唾液满口时，分数次咽下。有助于消化。

36. 搓面法：每天清晨，搓热双手，以中指沿鼻部两侧自下而上，到额部两手向两侧分开，经颊而下，可反复 10 余次，至面部轻轻发热为度。可以使面部红润光泽，消除疲劳。

37. 梳发：用双手十指插入发间，用手指梳头，从前到后按搓头部，每次梳头 50~100 次。有助于疏通气血，清醒头脑。

38. 运目法：将眼球自左至右转动 10 余次，再自右至左转动 10 余次，然后闭目休息片刻，每日可做 4~5 次。可以清肝明目。

39. 凝耳法：两手掩耳，低头、仰头 5~7 次。可使头脑清净，驱除杂念。

40. 提气法：在吸气时，稍用力提肛门连同会阴上升，稍后，在缓缓呼气放下，每日可做 5~7 次。有利于气的运行。

41. 摩腹法：每次饭后，用掌心在以肚脐为中心的腹部顺时针方向按摩 30 次左右。可帮助消化，消除腹胀。

42. 足心按摩法：每日临睡前，以拇指按摩足心，顺时针方向按摩 100 次。有强腰固肾的作用。

## 口腔健康核心信息和知识要点
（key messages of oral health）

来源：国家卫生和计划生育委员会

发布时间：2014 年 9 月 11 日

一、维护口腔健康，促进全身健康

1. 世界卫生组织对口腔健康的定义是"牙齿清洁、无龋洞、无痛感，牙龈颜色正常、无出血现象。"

2. 口腔是人体的重要组成部分，是消化道和呼吸道的起端，具有咀嚼、吞咽、言语、感觉和维持颌面部形态等功能。口腔健康是全身健康的基础。

3. 口腔疾病与全身疾病可相互影响，常见的牙周病会诱发或加重全身性疾病，如心脑血管病、糖尿病、早产、老年痴呆等。

全身系统性疾病如糖尿病、艾滋病、某些血液病等也会在口腔有所表现。

4. 口腔疾病是可以预防、控制和治疗的，良好的口腔卫生习惯与定期口腔专业保健相结合可维护口腔健康，促进全身健康，提高生命质量。

二、牙周病和龋病是最常见的口腔慢性感染性疾病

1. 牙周病和龋病是最常见的口腔疾病，第三次全国口腔健康流行病学调查显示，我国中老年人牙周健康率不足 15%，5 岁儿童乳牙龋病的患病率为 66%，中年人和老年人龋病的患病率分别为 88.1% 和 98.4%。

2. 牙菌斑是粘附在牙齿表面的细菌膜，是龋病和牙周病的致病因素。有效刷牙是减少和控制牙菌斑最主要的方法。如果牙菌斑没有被及时清除，就会钙化形成牙石，增加牙周病发生的风险。

三、龋病、牙周病如不及时治疗，最终会导致牙齿丧失

1. 龋病早期没有自觉症状，只有通过定期检查才能发现，及时治疗效果好；如任其发展，会出现疼痛、牙根发炎，肿胀，治疗复杂、费用高，甚至导致牙齿丧失。

2. 牙周病包括牙龈炎和牙周炎，是成人牙齿丧失的首位原因。牙龈炎主要表现为牙龈出血，可治愈但易反复发生。牙周炎是牙龈炎进一步发展的结果，可出现牙龈红肿出血或退缩、牙齿松动、移位、口腔异味等。及时治疗可控制病变，但需长期维护，否则会加重或复发。

四、龋病是可以预防和控制的

1. 氟化物可有效预防龋病，应用方法包括全身及局部用氟，

局部用氟主要有使用含氟牙膏、含氟漱口液，以及口腔医生使用的含氟涂料和氟化泡沫等。

2. 窝沟封闭可有效预防窝沟龋，窝沟封闭的适宜年龄：乳磨牙在 3-4 岁，第一恒磨牙（六龄齿）在 6-7 岁，第二恒磨牙在 11-13 岁。

3. 减少吃糖的次数，少喝碳酸饮料，避免口腔内细菌利用其产酸破坏牙齿而产生龋齿。

五、牙周病是可以预防和控制的

4. 养成良好的口腔卫生习惯，早晚刷牙、餐后漱口，使用牙线或牙间刷。

5. 刷牙是控制牙菌斑的主要方法，提倡用水平颤动拂刷法，重点刷牙龈边缘和牙缝处的牙面，刷牙要面面俱到，每次至少刷牙 2 分钟。

6. 洁治（洗牙）是清除牙石最有效的方法。提倡每年 1 次到具备执业资质的医疗机构洁治，预防牙周病的发生。

7. 吸烟是牙周病的主要危险因素之一，吸烟者患牙周病的概率较不吸烟者高。戒烟对防治牙周病是非常重要的。

六、及时修复缺失牙，康复口腔功能

1. 缺失牙在我国中老年人群中很常见，约一半的老年人缺失的牙没有得到修复，且大多数修复的义齿没有得到正确的护理。

2. 牙齿缺失会影响美观、发音和咀嚼功能，应当及时修复。修复后要正确戴用、注意维护和清洁。

## 科学就医宣传教育核心信息（key messages of health education for scientific treatment）

来源：国家卫生计生委

发布时间：2014 年 9 月 16 日

1、科学就医是指合理利用医疗卫生资源，选择适宜、适度的医疗卫生服务，有效防治疾病、维护健康。

2. 遵从分级诊疗，提倡"小病在社区、大病去医院、康复回社区"，避免盲目去大医院就诊。

3. 定期健康体检，做到早发现、早诊断、早治疗。

4. 鼓励预约挂号，分时段、按流程就诊。

5. 就医时需携带有效身份证件、既往病历及各项检查资料，如实陈述病情，严格遵从医嘱。

6. 出现发热或腹泻症状，应当首先到医疗卫生机构专门设置的发热或肠道门诊就医。

7. 紧急情况拨打 120 急救电话，咨询医疗卫生信息可拨打 12320 卫生热线。

8. 文明有序就医，严格遵守医疗机构的相关规定，共同维护良好的就医环境。

9. 参加适宜的医疗保险，了解保障内容，减轻疾病带来的经济负担。

10. 医学所能解决的健康问题是有限的，公众应当正确理解医学的局限性，理性对待诊疗结果。

## 老年健康核心信息（key messages for aged health）

来源：国家卫生计生委

发布时间：2014 年 10 月 7 日

1. 积极认识老龄化和衰老。老年人要不断强化自我保健意识，学习自我监护知识，掌握自我管理技能，早期发现和规范治疗疾病，对于中晚期疾病以维持功能为主。

2. 合理膳食，均衡营养。老年人饮食要定时、定量，每日食

物品种应包含粮谷类、杂豆类及薯类（粗细搭配），动物性食物，蔬菜、水果，奶类及奶制品，以及坚果类等，控制烹调油和食盐摄入量。建议老年人三餐两点，一日三餐能量分配为早餐约 30%，午餐约 40%，晚餐约 30%，上下午各加一次零食或水果。

3. 适度运动，循序渐进。老年人最好根据自身情况和爱好选择轻中度运动项目，如快走、慢跑、游泳、舞蹈、太极拳等。上午 10~11 点和下午 3~5 点为最佳运动时间，每次运动时间 30~60 分钟为宜。

4. 及早戒烟，限量饮酒。戒烟越早越好。如饮酒，应当限量，避免饮用 45 度以上烈性酒，切忌酗酒。

5. 保持良好睡眠。每天最好午休 1 小时左右。如果长期入睡困难或有严重的打鼾并呼吸暂停者，应当及时就医。如使用安眠药，请遵医嘱。

6. 定期自我监测血压。测前应当休息 5 分钟，避免情绪激动、劳累、吸烟、憋尿。每次测量两遍，间隔 1 分钟，取两次的平均值。高血压患者每天至少自测血压 3 次（早、中、晚各 1 次）。警惕血压晨峰现象，防止心肌梗死和脑卒中；同时应当避免血压过低，特别是由于用药不当所致的低血压。

7. 定期监测血糖。老年人应该每 1~2 个月监测血糖一次，不仅要监测空腹血糖，还要监测餐后 2 小时血糖。糖尿病患者血糖稳定时，每周至少监测 1~2 次血糖。老年糖尿病患者血糖控制目标应当适当放宽，空腹血糖 <7.8 毫摩/升，餐后 2 小时血糖 <11.1 毫摩/升，或糖化血红蛋白水平控制在 7.0%~7.5% 即可。

8. 预防心脑血管疾病。老年人应当保持健康生活方式，控制心脑血管疾病危险因素。如控制油脂、盐分的过量摄入，适度运动，保持良好睡眠，定期体检，及早发现冠心病和脑卒中的早期症状，及时治疗。

9. 关注脑卒中早期症状，及早送医。一旦发觉老年人突然出现一侧面部或肢体无力或麻木，偏盲，语言不利，眩晕伴恶心、呕吐，复视等症状，必须拨打"120"，紧急送到有条件的医院救治

10. 重视视听功能下降。避免随便挖耳；少喝浓茶、咖啡；严格掌握应用耳毒性药物（如庆大霉素、链霉素等）的适应证；力求相对安静的生活环境。听力下降严重时，老年人要及时到医疗机构检查，必要时佩戴助听器。定期检查视力，发现视力下降及时就诊。

11. 重视口腔保健。坚持饭后漱口、早晚刷牙，合理使用牙线或牙签；每隔半年进行 1 次口腔检查，及时修补龋齿孔洞；及时镶补缺失牙齿，尽早恢复咀嚼功能。

12. 预防跌倒。老年人 90% 以上的骨折由跌倒引起。平时应当保持适度运动，佩戴适当的眼镜以改善视力，避免单独外出和拥挤环境，室内规则摆放物品，增加照明，保持地面干燥及平整。

13. 预防骨关节疾病和预防骨质疏松症。注意膝关节保暖，避免过量体育锻炼，尽量少下楼梯，控制体重以减轻下肢关节压力。增加日晒时间。提倡富含钙、低盐和适量蛋白质的均衡饮食，通过步行或跑步等适度运动提高骨强度。

14. 预防压力性尿失禁。注意改变使腹压增高的行为方式和

生活习惯，如长期站立、蹲位、负重、长期慢性咳嗽、便秘等。

15. 保持良好心态，学会自我疏导。一旦发觉老年人出现失眠、头痛、眼花、耳鸣等症状，并且心情压抑、郁闷、坐卧不安，提不起精神，为一点儿小事提心吊胆、紧张恐惧，对日常活动缺乏兴趣，常常自卑、自责、内疚，处处表现被动和过分依赖，感到生活没有意义等或心情烦躁、疲乏无力、胸闷、睡眠障碍、体重下降、头晕头痛等抑郁症早期症状，要及时就诊，请专科医生进行必要的心理辅导和药物治疗。

16. 预防阿尔茨海默病的发生发展。阿尔茨海默病多数起病于 65 岁以后，主要表现为持续进行性的记忆、语言、视空间障碍及人格改变等。老年人一旦出现记忆力明显下降、近事遗忘突出等早期症状，要及早就诊，预防或延缓阿尔茨海默病的发生发展。

17. 合理用药。用药需严格遵守医嘱，掌握适应证、禁忌证，避免重复用药、多重用药。不滥用抗生素、镇静睡眠药、麻醉药、消炎止痛药、抗心律失常药、强心药等。不轻易采用"秘方"、"偏方"、"验方"、"新药"、"洋药"等。用药期间出现不良反应可暂时停药，及时就诊。

18. 定期体检。老年人每年至少做 1 次体检，积极参与由政府和大型医院等组织的普查，高度重视异常肿块、肠腔出血、体重减轻等癌症早期危险信号，一旦发现异常应当去肿瘤专科医院就诊，发现癌症要去正规医院接受规范化治疗。早发现、早干预慢性疾病，采取有效干预措施，降低疾病风险。保存完整病历资料。

19. 外出随身携带健康应急

卡。卡上注明姓名、家庭住址、工作单位、家属联系方式等基本信息，患有哪些疾病，可能会发生何种情况及就地进行简单急救要点，必要时注明请求联系车辆、护送医院等事项。

20. 促进老年人积极进行社会参与，结合自身情况参加有益身心健康的体育健身、文化娱乐等活动，提倡科学文明健康的生活方式。注重生殖健康，避免不安全性行为。倡导全社会关爱老年人，实现老有所养、老有所医、老有所为、老有所学、老有所乐。

## 中国公民健康素养——基本知识与技能（2015 年版）（Chinese citizens health literacy-basic knowledge and skills）（2015 edition）

来源：国家卫生计生委办公厅

发布时间：2015 年 12 月 30 日

一、基本知识和理念

1. 健康不仅仅是没有疾病或虚弱，而是身体、心理和社会适应的完好状态。

2. 每个人都有维护自身和他人健康的责任，健康的生活方式能够维护和促进自身健康。

3. 环境与健康息息相关，保护环境，促进健康。

4. 无偿献血，助人利己。

5. 每个人都应当关爱、帮助、不歧视病残人员。

6. 定期进行健康体检。

7. 成年人的正常血压为收缩压 $\geq 90$ mmHg 且 $< 140$ mmHg，舒张压 $\geq 60$ mmHg 且 $< 90$ mmHg；腋下体温 $36℃ \sim 37℃$；平静呼吸 $16 \sim 20$ 次/分；心率 $60 \sim 100$ 次/分。

8. 接种疫苗是预防一些传染病最有效、最经济的措施，儿童出生后应当按照免疫程序接种

疫苗。

9. 在流感流行季节前接种流感疫苗可减少患流感的机会或减轻患流感后的症状。

10. 艾滋病、乙肝和丙肝通过血液、性接触和母婴三种途径传播，日常生活和工作接触不会传播。

11. 肺结核主要通过病人咳嗽、打喷嚏、大声说话等产生的飞沫传播；出现咳嗽、咳痰 2 周以上，或痰中带血，应当及时检查是否得了肺结核。

12. 坚持规范治疗，大部分肺结核病人能够治愈，并能有效预防耐药结核的产生。

13. 在血吸虫病流行区，应当尽量避免接触疫水；接触疫水后，应当及时进行检查或接受预防性治疗。

14. 家养犬、猫应当接种兽用狂犬病疫苗；人被犬、猫抓伤、咬伤后，应当立即冲洗伤口，并尽快注射抗狂犬病免疫球蛋白（或血清）和人用狂犬病疫苗。

15. 蚊子、苍蝇、老鼠、蟑螂等会传播疾病。

16. 发现病死禽畜要报告，不加工、不食用病死禽畜，不食用野生动物。

17. 关注血压变化，控制高血压危险因素，高血压患者要学会自我健康管理。

18. 关注血糖变化，控制糖尿病危险因素，糖尿病患者应当加强自我健康管理。

19. 积极参加癌症筛查，及早发现癌症和癌前病变。

20. 每个人都可能出现抑郁和焦虑情绪，正确认识抑郁症和焦虑症。

21. 关爱老年人，预防老年人跌倒，识别老年期痴呆。

22. 选择安全、高效的避孕

措施，减少人工流产，关爱妇女生殖健康。

23. 保健食品不是药品，正确选用保健食品。

24. 劳动者要了解工作岗位和工作环境中存在的危害因素，遵守操作规程，注意个人防护，避免职业伤害。

25. 从事有毒有害工种的劳动者享有职业保护的权利。

二、健康生活方式与行为

26. 健康生活方式主要包括合理膳食、适量运动、戒烟限酒、心理平衡四个方面。

27. 保持正常体重，避免超重与肥胖。

28. 膳食应当以谷类为主，多吃蔬菜、水果和薯类，注意荤素、粗细搭配。

29. 提倡每天食用奶类、豆类及其制品。

30. 膳食要清淡，要少油、少盐、少糖，食用合格碘盐。

31. 讲究饮水卫生，每天适量饮水。

32. 生、熟食品要分开存放和加工，生吃蔬菜水果要洗净，不吃变质、超过保质期的食品。

33. 成年人每日应当进行6~10千步当量的身体活动，动则有益，贵在坚持。

34. 吸烟和二手烟暴露会导致癌症、心血管疾病、呼吸系统疾病等多种疾病。

35. "低焦油卷烟"、"中草药卷烟"不能降低吸烟带来的危害。

36. 任何年龄戒烟均可获益，戒烟越早越好，戒烟门诊可提供专业戒烟服务。

37. 少饮酒，不酗酒。

38. 遵医嘱使用镇静催眠药和镇痛药等成瘾性药物，预防药物依赖。

39. 拒绝毒品。

40. 劳逸结合，每天保证7~8小时睡眠。

41. 重视和维护心理健康，遇到心理问题时应当主动寻求帮助。

42. 勤洗手、常洗澡、早晚刷牙、饭后漱口，不共用毛巾和洗漱用品。

43. 根据天气变化和空气质量，适时开窗通风，保持室内空气流通。

44. 不在公共场所吸烟、吐痰、咳嗽、打喷嚏时遮掩口鼻。

45. 农村使用卫生厕所，管理好人畜粪便。

46. 科学就医，及时就诊，遵医嘱治疗，理性对待诊疗结果。

47. 合理用药，能口服不肌注，能肌注不输液，在医生指导下使用抗生素。

48. 戴头盔、系安全带，不超速、不酒驾、不疲劳驾驶，减少道路交通伤害。

49. 加强看护和教育，避免儿童接近危险水域，预防溺水。

50. 冬季取暖注意通风，谨防煤气中毒。

51. 主动接受婚前和孕前保健，孕期应当至少接受5次产前检查并住院分娩。

52. 孩子出生后应当尽早开始母乳喂养，满6个月时合理添加辅食。

53. 通过亲子交流、玩耍促进儿童早期发展，发现心理行为发育问题要尽早干预。

54. 青少年处于身心发展的关键时期，要培养健康的行为生活方式，预防近视、超重与肥胖，避免网络成瘾和过早性行为。

三、基本技能

55. 关注健康信息，能够获取、理解、甄别、应用健康信息。

56. 能看懂食品、药品、保健品的标签和说明书。

57. 会识别常见的危险标识，如高压、易燃、易爆、剧毒、放射性、生物安全等，远离危险物。

58. 会测量脉搏和腋下体温。

59. 会正确使用安全套，减少感染艾滋病、性病的危险，防止意外怀孕。

60. 妥善存放和正确使用农药等有毒物品，谨防儿童接触。

61. 寻求紧急医疗救助时拨打120，寻求健康咨询服务时拨打12320。

62. 发生创伤出血量较多时，应当立即止血、包扎；对怀疑骨折的伤员不要轻易搬动。

63. 遇到呼吸、心跳骤停的伤病员，会进行心肺复苏。

64. 抢救触电者时，要首先切断电源，不要直接接触触电者。

65. 发生火灾时，用湿毛巾捂住口鼻、低姿逃生；拨打火警电话119。

66. 发生地震时，选择正确避震方式，震后立即开展自救互救。

**留守儿童健康教育核心信息**（key messages of health education for left-behind children）

来源：国家卫生计生委

发布时间：2017年12月16日

一、心理健康

1. 沟通交流——自立自强，多理解父母外出的艰辛，多与家人、老师、兄弟姐妹和亲友交流，培养积极乐观、健康向上的心理品质和良好的社会适应能力。

2. 互帮互助——多与同学聊天、玩耍，多分享积极、开心的事，与同伴友好相处、互相帮助。

3. 情感支持——遇到不开心的事情，要及时向家人、老师和朋友倾诉，寻求抚慰和情感支持。

4. 青春期健康——学习、了解青春期生长发育知识，学会处理好青春期的情感或冲动。

二、预防伤害

5. 安全环境——在熟悉、安全的地方玩耍；不要远离家人或老师，不要独自外出；一旦受伤或遇到危险，及时寻求救助。

6. 识别危险——学会识别高压、易燃、易爆、剧毒、放射性等常见危险警告标志，远离危险物。

7. 预防溺水——不到江河湖泊、池塘等开放性水域游泳、玩耍。别人溺水时，要先确保自身安全，不要贸然下水救人。积极寻求成人帮助。

8. 道路安全——识别交通标识，遵守交通规则，不随意横穿马路，不在马路上追逐玩耍。

9. 小心火、电——不玩火；不用湿手触摸电器，避免触电或烧烫伤。

10. 预防抓咬——不要随意逗犬、猫，远离无主犬、流浪犬；被犬、猫抓伤、咬伤后，要及时告诉看护人或老师、父母，立即冲洗伤口，并尽快注射抗狂犬病免疫球蛋白（或血清）和狂犬病疫苗。

11. 保护自己——坚决拒绝他人触摸你的隐私部位；一旦发生，及时告诉家人或老师等值得信赖的人，必要时拨打110报警，主动寻求帮助。

12. 积极求助——遭到他人殴打、恐吓、辱骂或索要钱财，要及时告诉看护人、老师、父母，或向公安机关等机构寻求帮助和保护。

三、膳食营养

13. 合理膳食——坚持食物多样、荤素搭配，多吃蔬菜、水果、奶类和豆制品。

14. 饮食习惯——坚持吃早餐，不挑食、不偏食、不暴饮暴食。

15. 零食选择——合理选择零食，学会查看食品包装标签和营养标签，不吃、不买过期、变质或没有标签的食品。

16. 合理饮水——多喝白开水，尽量不喝饮料。

四、行为习惯

17. 身体活动——加强体育锻炼，每天坚持户外运动1小时以上。

18. 睡眠休息——早睡早起，每天保证8—10小时睡眠。

19. 卫生习惯——饭前便后要洗手，勤洗澡、勤换衣、勤理发、勤剪指甲，不乱扔垃圾。

20. 口腔卫生——早晚刷牙，饭后漱口。

21. 预防近视——看书、写字时注意姿势和光线，看电视、用电脑、玩手机不要连续超过1小时。

22. 不共用物品——不与他人共用毛巾、牙刷、水杯、脸盆、脚盆、拖鞋等私人用品。

23. 不随地吐痰——不近距离对人大声说话，咳嗽、打喷嚏时遮掩口鼻，不随地吐痰。

24. 远离烟酒——不吸烟，不饮酒。

25. 拒绝毒品——吸毒毁灭自己、祸害家庭、危害社会，一定不能沾染毒品。

26. 避免网瘾——上网时多学知识，少玩游戏，避免网络成瘾。

五、卫生服务

27. 获取信息——主动学习健康知识，掌握必备的自救互救知识和技能，做自己健康的主人。

28. 及时就医——受伤或觉得身体不舒服时，要及时告诉家长或老师，不要拖延或自行用药。

29. 急救电话——需要紧急医疗救助时拨打120，需要报警时拨打110，发生火灾时拨打119。

**留守儿童监护人健康教育核心信息（key messages of health education for left-behind children' guardian）**

来源：国家卫生计生委员会

发布时间：2017年12月16日

一、责任义务

1. 监护责任——《中华人民共和国未成年人保护法》规定，父母或者其他监护人应当创造良好、和睦的家庭环境，依法履行对未成年人的监护职责和抚养义务。

2. 家庭关爱——给孩子一个温暖、快乐的家庭养育环境，培养孩子积极乐观、健康向上的心理品质。

3. 学习知识——要主动学习育儿和健康知识，掌握基本健康技能，守护孩子健康。

二、心理健康

4. 关注心理——孩子的心理健康与身体健康同样重要。心理健康是成才的基础，要重视孩子在情绪和行为上的异常变化，必要时及时寻求专业人员帮助。

5. 陪伴沟通——陪伴沟通对孩子的身心发育非常重要，外出打工的父母要多找机会陪孩子，加强与孩子的情感交流。

6. 早期发展——父母应当尽量把孩子特别是0—3岁婴幼儿带在身边养育，通过亲子交流、玩耍可有效促进儿童早期发展。

三、预防伤害

7. 特别关注——伤害是我国儿童的第一位死亡原因，掌握正确的防护知识，采取积极防护措施，伤害是可以预防的。

8. 安全环境——识别和清除家庭环境中可能伤害孩子的危险因素，管好犬、猫，为孩子营造安全的生活环境。

9. 专心看护——近距离、专心看护是预防 6 岁以下儿童伤害发生的关键。

10. 预防溺水——溺水在儿童中高发，教育并看护好孩子是预防溺水的有效方法。

11. 道路安全——要给孩子作出正确的交通行为示范，教育、监督孩子遵守交通规则。

12. 加强防范——教育孩子提高自我保护意识和能力，防止遭受他人侵害、拐卖等。

四、膳食营养

13. 母乳喂养——准备外出务工的母亲有责任纯母乳喂养婴儿至少 6 个月，并尽可能继续母乳喂养至 2 岁及以上。

14. 辅食添加——婴儿从 6 个月起开始添加辅食，先添加含铁的泥糊状谷类食物，从少到多，从一种到多种，逐步达到食物多样化。

15. 合理补充维生素 D——婴儿出生数日后应当开始补充维生素 D 至 2 岁左右，晒太阳是婴幼儿获得维生素 D 的重要途径。

16. 规律进餐——培养孩子有规律地吃饭、自主进食，养成不挑食、不偏食、不暴饮暴食的良好饮食习惯，预防营养不良。

17. 合理饮食——保证孩子正餐吃饱、吃好，教孩子合理选择有营养的零食，不吃"垃圾食品"，多喝白开水，尽量不喝饮料。

五、行为习惯

18. 卫生习惯——从小培养孩子养成良好的刷牙漱口、洗手洗澡、爱眼护眼、充足睡眠、爱

护环境等个人卫生习惯。

19. 运动游戏——鼓励孩子多在户外参与打球、跳绳、跑步等运动和游戏，少看电视，少玩手机。

20. 拒绝烟酒毒品——教育孩子不吸烟、不饮酒，拒绝毒品。

21. 饮食安全——教育孩子不喝生水、不吃不洁食物，注意食品安全和饮食卫生。

22. 青春期健康——关注青春期孩子生理、心理发育变化，引导孩子养成青春期健康行为习惯。

23. 健康上网——引导并监督孩子在网络上多学知识，少玩游戏，杜绝网瘾。

六、卫生服务

24. 享受服务——保证孩子享受国家免费提供的建立健康档案、健康教育、预防接种、0—6 岁儿童健康管理等基本公共卫生服务。

25. 及时就医——注意观察，发现孩子身体不舒服、有创伤、情绪不良或行为异常时，及早就医。要遵从医嘱，不要随意用药。

26. 急救电话——需要紧急医疗救助时拨打 120，需要报警时拨打 110，发生火灾时拨打 119。

**公民卫生应急素养条目**（Chinese citizens health emergency literacy）

来源：国家卫生健康委员会卫生应急办公室

发布时间：2018 年 4 月 15 日

1. 突发事件时有发生，公民应主动学习卫生应急知识和技能，家庭常备应急用品。

2. 周围出现多例症状相似的传染病或中毒患者时，应及时向当地医疗卫生机构报告。

3. 公民应积极配合医疗卫生

人员采取调查、隔离、消毒、接种等卫生应急处置措施。

4. 从官方渠道获取突发事件信息，不信谣、不传谣，科学理性应对。

5. 在突发事件卫生应急处置时，政府可根据需要依法采取限制集会和人员活动、封锁疫区等强制性措施。

6. 家畜、家禽和野生动物可能传播突发急性传染病，应尽量避免接触；不食用病死禽畜。从事饲养、加工、销售等人员应做好个人防护。

7. 应按旅游部门健康提示，慎重前往传染病正在流行的国家或地区旅行；从境外返回后，如出现发热、腹泻等症状，应及时就诊，并主动报告旅行史。

8. 发生重大传染病疫情时，应做好个人防护，尽量避免前往人群聚集场所。

9. 关注自然灾害预警信息；发生灾害时，应有序避险逃生，积极开展自救互救。

10. 遭遇火灾、爆炸、泄露等事故灾难时，应立即撤离危险环境，拨打急救电话。

11. 不随意进入有警告标志的地方。

12. 沾染有毒有害物质后，应尽快脱除污染衣物，大量清水冲洗污染部位，积极寻求专业帮助。

**中国青少年健康教育核心信息（2018 版）**（key messages of health education for Chinese teenagers）（2018 edition）

来源：国家卫生健康委员会

发布时间：2018 年 9 月 25 日

1. 养成健康文明的生活方式，可有效预防绝大多数青少年期健康问题，促进青少年健康

成长。

2. 合理用眼、注意用眼卫生，可有效预防近视。当怀疑近视时，及时到眼科医疗机构检查，遵从医嘱进行科学的干预或近视矫治。

3. 保持健康体重的关键是合理膳食和科学运动。超重、肥胖和盲目减轻体重都不利于健康。

4. 肺结核是常见的慢性呼吸道传染病，易在聚集性群体中传播。出现咳嗽、咳痰 2 周以上等症状，须及时就诊。学生应主动向学校报告。

5. 烟草严重危害身体健康。要抵制烟草诱惑，拒吸二手烟，远离烟草危害。

6. 增强自身安全防范意识，掌握伤害防范的科学知识与技能，可有效预防交通伤害、暴力伤害、溺水等发生。

7. 掌握正确的生殖与性健康知识，避免过早发生性行为，预防艾滋病等性传播疾病。

8. 毒品严重危害身体健康安全，并具有很强的成瘾性，一旦沾染毒品很难彻底戒除。不应以任何理由尝试毒品。

9. 掌握科学的应对方法，保持积极向上健康心理状态，积极参加文体活动和社会实践，有问题及时求助，可减少焦虑、抑郁等心理问题和网络成瘾等行为问题。

# 索　引

## 条目标题汉字笔画索引

### 说　明

一、本索引供读者按条目标题的汉字笔画查检条目。

二、条目标题按第一字的笔画由少到多的顺序排列，按画数和起笔笔形横（一）、竖（丨）、撇（丿）、点（、）、折（乛，包括丁乚𠃌等）的顺序排列。笔画数和起笔笔形相同的字，按字形结构排列，先左右形字，再上下形字，后整体字。第一字相同的，依次按后面各字的笔画数和起笔笔形顺序排列。

三、以拉丁字母、希腊字母和阿拉伯数字、罗马数字开头的条目标题，依次排在汉字条目标题的后面。

# 六　画

## 十一　画

## 十二　画

## 十三　画

## 十四　画

## 十六　画

# 条 目 外 文 标 题 索 引

# 内 容 索 引

## 说 明

一、本索引是本卷条目和条目内容的主题分析索引。索引款目按汉语拼音字母顺序并辅以汉字笔画、起笔笔形顺序排列。同音时，按汉字笔画由少到多的顺序排列，笔画数相同的按起笔笔形横（一）、竖（丨）、撇（丿）、点（丶）、折（乛，包括丁乚く等）的顺序排列。第一字相同时，按第二字，余类推。索引标目中夹有拉丁字母、希腊字母、阿拉伯数字和罗马数字的，依次排在相应的汉字索引款目之后。标点符号不作为排序单元。

二、设有条目的款目用黑体字，未设条目的款目用宋体字。

三、不同概念（含人物）具有同一标目名称时，分别设置索引款目；未设条目的同名索引标目后括注简单说明或所属类别，以利检索。

四、索引标目之后的阿拉伯数字是标目内容所在的页码，数字之后的小写拉丁字母表示索引内容所在的版面区域。本书正文的版面区域划分如右图。

| a | c | e |
|---|---|---|
| b | d | f |

# 本卷主要编辑、出版人员

执行总编　谢　阳

责任编审　谢　阳

责任编辑　李元君

索引编辑　王小红

名词术语编辑　王晓霞

汉语拼音编辑　潘博闻

参见编辑　周艳华

责任校对　苏　沁

责任印制　陈　楠

装帧设计　雅昌设计中心・北京